中医误诊学

主编 李灿东

全国百佳图书出版单位
中国中医药出版社
·北京·

图书在版编目（CIP）数据

中医误诊学 / 李灿东主编 . —北京：中国中医药
出版社，2021.12
ISBN 978-7-5132-7337-4

Ⅰ.①中…　Ⅱ.①李…　Ⅲ.①中医诊断学—误诊
Ⅳ.① R241

中国版本图书馆 CIP 数据核字（2021）第 247242 号

中国中医药出版社出版

北京经济技术开发区科创十三街 31 号院二区 8 号楼
邮政编码　100176
传真　010-64405721
山东临沂新华印刷物流集团有限责任公司印刷
各地新华书店经销

开本 787×1092　1/16　印张 29.25　字数 635 千字
2021 年 12 月第 1 版　2021 年 12 月第 1 次印刷
书号　ISBN 978-7-5132-7337-4

定价 138.00 元
网址　www.cptcm.com

服 务 热 线　010-64405510
购 书 热 线　010-89535836
维 权 打 假　010-64405753

微信服务号　zgzyycbs
微商城网址　https://kdt.im/LIdUGr
官 方 微 博　http://e.weibo.com/cptcm
天猫旗舰店网址　https://zgzyycbs.tmall.com

如有印装质量问题请与本社出版部联系（010-64405510）

《中医误诊学》
编 委 会

再版前言

误诊现象是伴随着临床诊疗活动的产生而产生的，可以说自从有了临床诊断就开始有误诊现象的发生。误诊现象的产生，对患者、家庭、社会及中医学术等均造成了不良影响。因此，如何避免误诊现象的产生，提高辨证论治水平，是医务工作者努力追求的目标。欲达此目的，单从诊断学方面研究如何正确诊断疾病是远远不够的，必须从另一方面研究如何防范不正确的诊断，这是误诊学研究的内容。于是，我们在总结历代经验的基础上，结合自己的研究成果，于2003年9月编写了《中医误诊学》专著，并由福建科学技术出版社出版；2006年我们在中国中医药出版社的组织下，成立了编写委员会，编写了全国高等中医药院校中医专业教育的专业课程《中医诊断学》课堂教学配套教材，逐步将误诊研究独立成科。

《中医误诊学》作为第一部中医误诊专著，它从中医诊断的另一个侧面或者反面，分析、研究在诊治工作过程中未获得正确、及时、全面诊断的各种内在和外在因素，充分体现了中医学的整体思维。其编写的目的是希望借此提高中医临床工作者、医学生正确运用中医诊断学知识处理临床实际问题，防止误诊误治现象发生的能力。因此，该书自初版近18年来，在教学、临床、学术推广中均得到了广泛赞许，也得到了出版界的好评。但伴随着中医诊断学的发展，研究方法、技术和理论的创新，中医误诊学理论研究也不能故步自封，必须完善再版才能跟上中医诊断的整体发展。

自《中医误诊学》初版以来，由福建中医药大学李灿东教授带领的国医博士团队经过18年对健康状态、健康管理领域的研究和实践，以及对中医临证思维的研究和总结，先后出版了《中医诊断临床模拟训练》《中医状态学》《中医健康管理学》等健康状态分类、采集、辨识、预警、评价和管理的相关书籍，总结了诸如把握健康状态的"五辨"（辨症、辨证、辨机、辨病、辨人）理论和研究方法，为中医误诊学关于整体避免不正确、不及时、不全面诊断研究的补充和完善提供了丰富的素材。因此，本次再版拟以福建科学技术出版社出版的《中医误诊学》为蓝本，在内容和形式上依照教材的特点进行修订和补充，更加注重中医"五辨"的综合应用，以体现中医整体思维的优势，以及临床思维在中医误诊学中的应用与研究。

李燕东

2021 年 9 月

于福建中医药大学

原序一

诊断和误诊是相对的概念。长期以来，人们习惯于从正面研究诊断问题，误诊的研究往往被人们忽视。但是，从科学方法上讲，谋求任何一个问题的解决，既可以从其正面，也可以从其反面，从不同的角度进行研究。诊断学从正面研究疾病的诊断规律，而误诊学则从反面把诊断的研究引向深入。因此，研究中医误诊学，也是继承和发扬中医学文化遗产的重要内容之一。

误诊的原因很多，涉及方方面面，回顾中医误诊研究所走过的路，不难发现，以往的研究主要从临床角度看待误诊现象，而《中医误诊学》的作者则站在历史唯物主义的角度，多因素地看待中医误诊问题，把人的因素作为误诊的主要原因重点加以分析，特别强调了中医临床思维对误诊的影响和临床思维能力的培养。

本书可贵之处还在于作者始终坚持中医理论对中医诊断学和误诊学研究的指导，比较客观地看待中医误诊问题，提出中医误诊的新概念和研究误诊的新思路。误诊和误治往往是联系在一起的，临床误治从本质上讲，都是误诊的结果，本书从反面透视临床失误现象，为我们开拓了另一视野，对于中医诊断学教学和临床具有借鉴意义。

本书的主编李灿东博士是我的学生，他长期从事中医诊断学的教学科研工作，有较扎实的中医理论基础和临床基本功。"初生牛犊不怕虎"，尽管书中还存在某些不足，但综观全书仍然给人一种清新的感觉，我很高兴看到中医诊断学领域的另一侧面，故欣然为其作序！

中华中医药学会中医诊断专业委员会主任委员

湖南中医学院教授、博士生导师

朱文锋

2002 年 12 月 1 日

原序二

传统的中医诊断主要是依靠"四诊",即望、闻、问、切收集临床资料,然后进行辨证。中医师临床技能的提高一方面有赖于理论的学习,另一方面需要通过临床实践不断积累,才能真正做到去伪存真,从而得到正确的诊断。

中医临床资料的收集主要是在医患之间面对面地进行,这里有患者的主诉与客观症状及体征。由于受到诸如文化程度、医学知识、风俗习惯等因素的干扰,对疾病的表现、患者的主诉往往无法准确、真实地表述;而客观症状、体征的收集又会受到医师素质、环境条件等诸多因素的影响。中医通过"四诊"收集来的临床资料进行诊断,属于"无器械""无化验"诊断,由于受到主、客观因素的影响而容易出现偏离,从而影响诊断的正确性。如果诊断不正确,必然影响有效的治疗,延误病情,严重的还会危及患者的生命。因此,误诊应引起临床医师的高度重视。

李灿东博士主编的《中医误诊学》一书已完稿,即将付梓,我特借来阅读。一看,真有"先睹为快"之感。该书将"中医误断"这一临床现象提升到"中医误诊学"的高度,把误诊作为一门学问进行研究,系统地阐述了它的历史渊源、发展状况、理论基础、产生的原因及避免的对策等,这对中医界本身的学术提高有很大的帮助,相信误诊学的研究将有效地降低临床误诊率而惠及患者。

中医学已有两千多年的历史,顺着其自身的规律发展到今日。自19世纪开始,现代科学技术突飞猛进地发展,西医充分地利用了当时先进的科技优势,多方位地对生命现象、疾病产生、发展趋势、诊疗手段等方面进行研究,从而取得了丰硕成果。而中医却没有紧密地与其结合,让人有停滞不前之感。20世纪50年代开始的"西学中",接着"中西医结合",很快为中医的发展开辟了一条新径,几十年中取得了令人瞩目的进展。本书在误诊学研究方面,引进了西医先进的诊断手段和方法,倡导"证""病"结合,从而达到减少误诊的目的,这在临床上是十分重要的,也是近几十年中医临床实践所取得的成果。

今后，中医药如何与时俱进？这里有许多工作要做，有许多问题需要我们去思考，大家应从多角度来研究中医药。而本书从探讨误诊的现象与规律出发，对中医在临床上诊疗效果的提高，将会有极大的帮助。

福建中医学院院长

教授、博士生导师

杜 建

2002 年 12 月 10 日

前　言

　　误诊是医学科学共有的临床现象，在中医临床各科中普遍存在。历代中医文献中记载有大量误诊案例，近几十年来，一些中医学家在中医临床误诊研究领域已取得了一些成果，为中医误诊学的研究打下了良好的基础。但以往研究的内容大多是针对误诊个案的分析和总结，或从临床的角度研究误诊的现象和规律，缺乏系统性和完整性，在理论上尚未形成相对独立的学科。

　　"失败乃成功之母"，从这一角度出发，诊断学的发展是建立在对临床误诊误治的不断总结基础上的，因此，研究误诊学具有重要意义。

　　中医误诊学应用历史唯物主义和自然辩证法的基本原理，强调中医误诊学理论的系统性和独立性。其以适应现代中医临床和教学为最基本要求，通过对前人有关误诊误治文献的复习和总结，结合现代中医临床误诊研究进展，从另一侧面反映中医诊断学的研究成果，有较强的理论研究价值和临床指导意义。

　　中医误诊学是在中医学的理论指导下，探讨中医临床中出现误诊现象的原因、后果及其规律，并针对其防范处理措施进行研究的学问，是中医诊断学的重要分支和补充。

　　《中医误诊学》分为上、下两篇。本书强调中医误诊的客观性，澄清传统观念对中医误诊的模糊认识；建立中医误诊的判断标准；突出中医特色和中医理论对误诊学研究的指导，力求体现中医误诊学理论的完整性。

　　上篇系统地介绍了中医误诊学的基本原理，误诊的原因分析，临床思维与误诊及中医误诊的避免，主要反映中医误诊学的总体理论框架。

　　下篇主要为中医临床常见病症的误诊案例分析。根据中医误诊学的理论，以内科病症为主，针对各种病症常见的误诊原因进行分析，同时整理了部分临床具有典型意义的误诊案例，使理论和实践更好地结合起来。在证名、病名、症名处理上尽可能采用国家标准，但是，由于古今中医病名有较大的差别，因此部分病症仍然沿用旧的名称，以实现新旧名称的过渡。在所引的案例中，为了更好地体现原书的风貌和时代特点，原有的计量单位和表述方式均予保留。此外，每一案例均附有"按"，着重分析该例误诊的原因和提示，而"原按"则收录历代医案中原有的按语，以供读者参考。

由于误诊是临床的共性，中西医在误诊研究方面具有互通性，同时，中医误诊的研究凝聚了几代中医人的心血，应该说，本书是在总结前人宝贵的学术经验基础上形成的。在撰写中，主要参考了刘振华等编著的《误诊学》、靳建华主编的《医误博典》等书，参考书目分列篇后。

本书从构思到成稿历经几个寒暑，在此过程中，得到许多中医前辈的关怀和鼓励，也得到了许多青年同道以及福建科学技术出版社领导和同志们的支持和帮助；中华中医药学会中医诊断专业委员会主任委员、湖南中医学院博士生导师朱文锋教授，福建中医学院院长、博士生导师杜建教授在百忙之中为本书作序；朱文锋教授审阅了部分书稿，提出了许多指导性意见，谨此一并致以衷心感谢！

由于水平有限，虽然我们已尽心尽力，但搁笔之际，仍感到有些不尽人意之处，敬请各位专家和读者关怀指正！

李燈东

2002 年 12 月 15 日

于福建中医学院

目　录

上篇　总　论

第一章　中医误诊学导论

2

第二章　中医误诊原因

33

第三章　中医临床思维与误诊

第四章 中医误诊的避免

下篇　中医临床常见病证误诊案例

第五章　肺系病证

136

第六章　心系病证

170

第七章　脑系病证

193

第八章　脾胃肠病证

227

第九章　肝胆病证

276

第十章　肾系病证

305

第十一章　气血津液病证

339

上篇 总论

第一章　中医误诊学导论

一、误诊的定义

误，即失误；诊，即诊断。"误诊"是指医师在临床诊疗过程中对患者的健康状况和疾病本质所做出的错误判断，或因此而导致误治。

关于误诊的概念，刘振华等提出：误诊是指患者在就诊时，所具有的全部客观资料已能够确诊为某一疾病，或者由于当时的客观资料不全，暂时无法确诊为该病，而接诊者未积极收集，未全面分析各项资料并进行必要的会诊、观察、随访，盲目诊断并投以无效治疗而使病情延误的现象。因此，误诊的概念主要包括四方面内容：一是患者已经就诊；二是就诊时具备了确诊的条件；三是医师没有主动地收集用于诊断所需的资料；四是已经投以无效的治疗并使病情延误或恶化。

误诊是所有医学共有的临床现象，在中医临床各科中也普遍存在。中医误诊概念的内涵包括：临床资料收集过程的遗误；诊断确立时间的延误；将某种病证诊断为另一种病证的失误；将有病诊断为无病，或将无病诊断为有病的谬误；将两种或两种以上的病证（如合病、并病、相兼、错杂）诊断为其中某一种病证的漏误。因此，误诊可以概括为包括所有不正确、不及时、不全面的"三不"诊断。误诊无疑会导致治疗上的失误，任何医师都应力求避免。

二、中医误诊学

误诊学是研究临床工作中误诊规律及其防范措施的一门科学。医学上所有与误诊有关的问题都应该是误诊学研究的范畴。它与传统的诊断学相对应，是从诊断学的另一个侧面或反面，分析、研究在诊治工作过程中未能获得正确、及时、全面诊断的各种内在和外在因素。其目的是指导临床工作，提高辨证论治水平和诊断的准确率，为人类健康事业服务。

中医误诊学是在中医学理论的指导下，探讨中医临床中出现误诊现象的原因、后果及其规律，并针对其防范处理措施进行研究的学问，是中医诊断学的重要分支和补充。

对疾病诊断的研究，一方面要研究如何正确诊断疾病，这是诊断学研究的内容；另一方面要研究如何防范不正确、不及时、不全面的诊断，这是误诊学研究的内容。两者相互联系、相辅相成，具有同等重要的作用，中医也不例外。中医误诊研究虽然属于中医诊断学的范畴，但是已有的诊断学的理论知识和研究方法既未能全面揭示误诊的规律，也无法完全避免误诊的发生。中医误诊学正是把中医诊断学的这另一面相对地独立出来，用新的方法，从新的角度来研究探索误诊的规律。

第一节　中医误诊学的形成与发展

一、中医误诊研究的历史

误诊现象是伴随着临床诊疗活动的产生而产生的，可以说自从有了临床诊断就开始有误诊现象的发生。中医学是我国劳动人民数千年来同疾病做斗争的经验总结。在长期的临床实践中，古人很早就认识到误诊现象的存在，如《史记·扁鹊仓公列传》记载有"扁鹊过虢，虢太子死……"的故事，所谓"虢太子死"就是误诊，幸而扁鹊路过及时发现，指出"若太子病，所谓'尸厥'者也"。

《黄帝内经》是我国现存的第一部中医经典著作，其中《素问·阴阳应象大论》指出"善诊者，察色按脉，先别阴阳……以治无过，以诊则不失矣"。而《素问·疏五过论》《素问·徵四失论》两篇更是指出医者易犯的过失并以为惩戒的专篇。东汉名医张仲景所著的《伤寒杂病论》创立了辨证施治的理论体系，在《伤寒论》和《金匮要略》中虽然没有明确提出"误诊"一词，但其中数十处提到了"误治"，分析了原因，提出了防范措施，如"伤寒脉浮，自汗出，小便数，心烦，微恶寒，脚挛急，反与桂枝汤，欲攻其表，此误也"（《伤寒论》第29条）。

"失败乃成功之母"，从这一角度出发，诊断学的发展和完善是建立在对误诊误治的不断总结基础上的。中医诊断以"证"为中心，从整体上认识疾病，对于诊断与误诊的界限虽然没有西医学那么明确，但是，古代医学家在研究诊断的同时也十分重视误诊的避免，在有些古代医案中也常能见到临床误诊记载。在此过程中，误诊学伴随诊断学而存在，如隋代巢元方等编撰的《诸病源候论》是我国第一部论述病源与证候诊断的专著；南宋陈无择的《三因极一病证方论》是病因辨证理法比较完备的著作；南宋施发的《察病指南》是诊法的专著，其中均有不少关于误诊误治的论述。金元时期的医家中，专攻诊断者不乏其人，如金元四大家中李杲的《内外伤辨惑论》、元代滑寿的《诊家枢要》及清代喻昌的《医门法律》等，虽非专论误诊，但各种关于诊断理论、方法、惩戒的论述都对误诊的分析、减少和避免起到了直接作用。清代医家王清任在《医林改错》中不但介绍了自己亲身观察尸体见到的真实情况，纠正文献记载的错误认识和古代许多认识疾病的错误结论，还主张著书立说必亲治其证，反对脱离实际和徒取虚名，不能主观臆断，要集思广益，这些"辨错""改错""防错"的理论，对于今天来说依然是很有意义的。

二、中医误诊学的提出

尽管中医学对误诊的认识已经有悠久的历史，但是，一门学科的形成和独立，不是凭人们的主观意愿所能实现的，而是它自身发生、发展的必然结果。一门学科能否确立，首先要看其确立的意义和价值，看其是否对学科的深入研究和发展有推动作用；其次是要有特殊的研究对象和特定的内涵，有其自身比较系统的理论和方法。古往今来，误诊一直是阻碍中医临床发展的大障碍。医师和患者都不愿意发生误诊，迫切希望寻求避免误诊的方法。误诊学正是在这样的背景下提出的。近几十年来，一些中医学家在中医临床误诊方面的研究已取得了一些成果。如钟昔意编著的《中医误诊误治析微》、张笑平的《中医失误百例》、徐复霖等的《古今救误》、靳建华的《医误博典》等，为中医误诊学的研究打下了良好的基础。因此，无论是从研究方法还是从理论体系来说，当前都已具备了确立这一学科的可能性、必要性和迫切性。

随着中医现代化、客观化、规范化研究的不断深入，中医诊断的国家标准开始在临床实施，中医诊断学在许多领域有了长足的进步，已形成了一整套的理论和方法。这些理论和方法都是从正面告诉我们如何去认识疾病的。但是我们在强调诊断学的同时，往往忽略了另一方面，那就是正确认识疾病的障碍因素及其规律，还没有得到足够的重视和研究。事实上，从误诊或误治反证诊断的正确与否一直是中医诊断学的特点之一，也是中医诊断学发展的动力。借鉴现代误诊学的研究成果，我们能够在整体观念指导下研究中医误诊的理论和方法，为中医误诊学的研究开辟一个广阔的前景。

第二节　中医误诊学研究的范围和意义

一、中医误诊学研究的范围

中医误诊学以研究中医临床误诊现象的原因、规律及其防范措施为主要内容。

（一）误诊的基本理论

中医误诊学把临床误诊在形式上分为三类：错误诊断、延误诊断和漏误诊断。其中，错误诊断又包括病因、病位、病性、病名的判断错误；延误诊断是指诊断时间的滞后；漏误诊断是指诊断结论的不完整。中医误诊学研究的依据是中医辨证施治的理论体系，中医误诊的判断标准是中医诊断学的基本理论。坚持"以中医理论为基石，以四诊规范为前提，以辨证思维为核心"，并且坚持"实践第一"，是中医误诊学研究的基本要求。

（二）误诊的原因分析

误诊的原因是指引起误诊的主要因素。它包括了病家原因、医师原因、临床原因、护理原因、辅助检查原因和社会原因。在上述原因中，除了临床原因和辅助检查原因与中医学的固有特点和仪器设备条件密切相关外，更多体现了人的因素是误诊的主要原因，这也正是研究中医误诊学的出发点。

（三）临床思维与误诊

中医误诊与中医临床思维息息相关。中医的思维特点包括中医理论体系中最具特色的整体观念、辨证论治及恒动观等，与误诊有着十分密切的关系，因此中医误诊具有自己的特点。临床思维对中医误诊具有重要影响，了解中医辨证思维是研究中医误诊学的关键和基础。

（四）误诊的避免

研究误诊的目的在于防范和避免误诊的发生。中医误诊学对避免误诊的方法和临床思维能力的培养做了初步介绍。

（五）常见误诊案例分析

误诊是一种临床现象，历代中医文献中记载有大量误诊案例。对误诊案例的整理、分析和总结是中医误诊学研究的基本方法和主要内容。根据中医误诊学的理论，对常见诊断、辨证错误的案例进行分析，对于提高辨证论治水平和提高诊断的正确率，避免误诊具有重要的借鉴意义。

二、中医误诊学研究的意义

长期以来，人们存在一种错误的认识，认为"中医治病凭经验""中药没有副作用，中医医不死人"，所以中医误不误诊似乎关系不大。事实上，误诊在中医临床中普遍存在，它影响医疗质量、危及患者安全，是造成医疗事故、医疗差错、医疗纠纷的主要原因之一。临床上只要有诊断，就可能有误诊发生，误诊的可能性始终伴随着诊断的全过程。随着医学和相关学科的发展，中医学自身也在不断完善，诊断水平有了很大进步，但是临床误诊率并没有因此而明显下降。在过去相当长的一段时间里，人们总是把正确诊断和减少误诊寄希望于诊断的新技术上，但是实践证明，随着新的诊断理论和新的诊断方法的出现，新的误诊现象又产生了，有些原来被认为是正确的诊断又重新被判为错误，中医病名的发展就是一个很好的例子。因此，诊断学的进步并不与误诊率的下降成正比。虽然也有一些统计资料提示，随着医学的发展、检查手段的更新，误诊率显示出逐年下降的趋势，但是临床上的误诊现象仍然十分严重。

任何客观存在的事物都是有一定规律的，误诊也如此，也有其固有的规律。既然有规律，就应当认真地去研究它，而研究误诊规律性的学问就是误诊学。误诊学作为诊断学的另一面，研究意义重大，尤其是在开展临床实践过程中，降低误诊率是提高临床疗效的重要手段。但是长期以来，误诊问题并没有在理论上作为一门独立的学问进行系统的研究，造成这种状况的原因是多方面的，其中主要的原因：一是对中医诊断的准确性要求不高，对中医误诊现象不够重视；二是造成误诊的因素繁杂，在纷繁的因素中，似乎无法找出误诊的固有规律。但是我们不能因为问题复杂而放弃对它的研究。相反，越复杂的事物，越应当认真地去研究它。否则，误诊的内在规律就永远难以弄清，人们也就永远无法驾驭它。误诊问题确实是一个复杂的问题，但是，只要用正确的理论和方法做指导，锲而不舍地进行探究，误诊的规律终归是可以认识清楚的。在开展误诊学研究的起始阶段，就想要迅速达到对误诊规律的完全认识，那是不可能的。同样，研究误诊学也不可能在临床中完全避免误诊的发生。但是，只要逐步地、认真地对误诊所涉及的有关问题进行广泛深入的探讨，就能够不断接近并达到对误诊规律相对完全的认识，就能够在临床中最大化地减少误诊，提高诊疗水平。

（一）促进中医诊断学发展

1. 误诊学的产生是诊断学发展的必然　随着社会科学文化的进步，现代医学科学一方面不断向纵深发展，在更深层次上揭示疾病发生、发展与转归的内在规律，以致分科越来越细；另一方面各学科进一步相互联系和结合发展，多学科协同攻关。只有这样，才能适应医学科学发展的需要，才有利于临床上各种重大疑难问题的解决。中医学理论以整体观念为主导，强调以人为本，把疾病、健康，甚至是整个人放在时间、空间的演变中去考察，强调疾病的发生发展与天文、地理、物候、人的精神心理状态等的相关性，强调对疾病的多因素分析。研究中医误诊学，就要运用中医学特有的临床辨证思维，结合生物-心理-社会-道德医学模式，从另一角度探索疾病发生、发展的固有规律，为中医诊断学研究提供新方法、新思路。在中医发展的历史长河中，误诊误治的现象一直困扰着广大中医工作者，对中医误诊学理论的研究，将有助于我们认识和解决中医学中悬而未决的问题。

误诊原因的研究是复杂的、多方面的，但是就医师而言，医师的临床思维方法是一个重要的原因，尤其是中医学具有独特的思维方式。近年来医学方法论得到了广泛的普及，临床思维方法备受重视，这就为我们更加深入地研究误诊问题创造了良好的条件。

科学发展史证明，任何一个课题的解决，每门学科的建立，都是几种不同的科学方法综合或交替使用的结果。近几十年来中医的规范化、现代化研究，推动了中医诊断学的进步与发展。但是，彻底解决中医临床诊断准确率低、诊断结果各执己见的局面，单靠传统中医诊断学所提供的理论方法都是远远不够的，它已无法满足临床实际的需要，也不利于临床经验的总结和中医学术的发展，因此有必要拓宽研究思路，改变过去一贯的正面研究方法，运用科学的反证方法，带动中医诊断学的彻底革命，这正是研究中医误诊学的根本目的所在。

2. 诊断学不能代替误诊学　为了使疾病能够得到及时正确、全面的诊断及减少误诊，历代医家对诊断学和鉴别诊断学进行了研究，并取得了丰硕成果。各种病证的诊断和鉴别诊断已有了比较统一的标准和方法。尽管如此，误诊率并没有因此而减少。究其原因，是由于所有的诊断专著只给我们提供了诊断学方面的规律和技巧，它所提供的是疾病综合的共性特征，却忽视或摒弃了个体差异中那些缺乏共性的次要特征，而误诊则常常是由于忽略疾病的特殊性及个性所引起的。因此，要避免误诊，具有关键意义的，恰恰在于对个体的特殊差异的识别和把握。正因为诊断学没有完全揭示误诊的规律，所以误诊现象在临床上十分普遍。古往今来，无论是一代宗师，还是初出茅庐的岐黄后学，他们一方面不断检讨别人的误诊，另一方面又不断为新的误诊所困惑。后来者因为缺乏经验而误诊，前辈们却因为拘泥于经验而误诊，疑难疾病可以因病情复杂而误诊，常见疾病也可以因为疏忽而误诊。这些都说明误诊有其固有的特殊规律。这种特殊规律的揭示单靠诊断学的理论和方法不能完全解决问题，还应当有与诊断学相对应的误诊学来研究和探索。

3. 误诊学促进诊断学的发展　科学的理论、科学的研究方法从来都是与科学的发展水平密切相联的。认识的水平决定着认识的方法。尽管前人为我们留下了许多宝贵的经验，这也是我们开展误诊研究的借鉴和良好基础。但是，面对生命科学迅速发展的现实，面对未来，对于临床上严重影响医疗质量的误诊问题，应当采用新的观念和新的研究方法，应当不拘一格。长期以来，人们在诊断方法上已经付出了很大的努力，现代化的检查设备不断进入临床，各种诊断性的检查项目不断更新，却依然未能使误诊率根本下降。可见过去单纯地从正面研究诊断的规律，存在着明显的局限性，应当从研究方法上认真地查找原因。

从科学方法上讲，谋求任何一个问题的解决，既可以从其正面，也可以从其反面，还可以从其侧面，从不同的角度进行研究，所谓异曲同工就是这个道理。既然诊断学从正面研究疾病的诊断规律，未能最大限度地减少误诊的发生，那就应当改变一下研究的方法。从反面、侧面或从正、反两面多方位共同研究将更为合理，更能把诊断学的研究引向深入。这也是继承和发扬中医学文化遗产的重要内容之一。

（二）提高临床疗效

诊断的准确性决定临床疗效，长期以来我们一直认为，中医理论与临床脱节。究其原因，很重要的一点就是没有真正做到以中医理论指导临床，对诊断的准确性缺乏足够的认识，把错误的结论当作正确的诊断。凭着感觉处方用药，表面上看似乎理法方药头头是道，实际上，治疗的前提错了，自然谈不上好的疗效。从这一意义上说，误诊是制约中医临床疗效的主要因素。认识水平的滞后，必然限制临床的发展，不利于揭开人类生命的奥秘。相反，许多疾病，包括疑难病症，只要能取得早期的、正确的诊断，就完全能够获得理想的治疗效果。可见，研究并解决误诊问题，已成为提高疗效、降低死亡率的关键。因此，加强对误诊的研究已成为临床医学发展的迫切任务。

（三）有利于总结经验

中医学的形成是一个不断完善、不断发展的过程。在这一过程中，一方面要吸取成功的经验，另一方面要总结失败的教训。研究误诊能够教会我们甄别文献和临床经验的是与非。在对前人的批判继承中，只有站在诊断学的反面加以辨别，方能心领神会，运用自如。正如《温病条辨》所说："所谓大匠诲人，能与人规矩，不能使人巧。至于奇巧绝伦之处，不能传，亦不可传，可遇而不可求，可暂而不可常者也。学者当心领神会，先务识其所以然之故……所谓神而明之，存乎其人。"此外，有些经典著作，由于历史条件的限制，认识判断存在偏差，后人注解难免也有失误，这就更需要我们审慎谬误，取其精华，弃其糟粕。如张山雷认为，全部《伤寒论》百十三方，可解而对证可用者十之七八，其不甚可解而竟无绝对之证可用者亦十之二三。向来注家，皆以尊敬仲景之故，认作圣经贤传，以为一字一句，不容妄议，即遇本文之必不可通者及病理药理之不可思议者，虽自己未明其妙，亦必随文敷衍，空说几句，究竟糊里糊涂，徒令后之读者，更加一层障碍。所以，要成为良医，学习须别有慧悟，非必拘于纸上陈言。只有这样，才能不断总结经验，达到神圣工巧的境界。

第三节　中医误诊学的任务与研究方法

一、中医误诊学的任务

中医误诊学的根本任务是在中医理论指导下研究误诊发生的原因、规律，运用辩证唯物主义观点，对古今医家论述中有关误诊的内容、医案医话、中医临床中零散的个案报告、误诊误治的经验教训，进行理论总结，使其成为比较全面、系统探索误诊原因、规律的学科；把对中医误诊研究的理论与实践推向深入，成为临床医学中的一门独立的学科，指导医师在临床工作中提高辨证论治水平，提高诊断正确率，降低误诊率。具体地说，中医误诊学的任务就是运用中医的临床思维方法，对前人的临床误诊教训进行理论的总结，研究中医误诊规律，从误诊角度确立中医诊断的法律地位，使其成为正确处理中医临床诊断纠纷的理论依据。

误诊学是在对前人无数次失误教训的总结基础上产生的，如果没有这些沉痛的教训就不会有误诊学。过去有关中医误诊的总结大多是案例报道，侧重点在误诊发生的临床原因，缺乏系统研究。《中医误诊学》一书则从医、护、患三者的关系中，突出人的因素在中医临床误诊中的决定作用，从辨人、病、机、证、症结合"五辨"的角度对临床误诊案例进行分析，重在分析与总结，探索其规律，强调理论的守正与创新，目的在于建立中医误诊理论体系，纠正忽视中医误诊的认识错误，促进中医诊断学规范的建立。

二、中医误诊学的研究方法

由于误诊发生的原因不同，中医误诊学的研究方法主要有以下几点。

（一）共性与个性方法

要明确证在中医诊断中的核心地位，熟悉证的传变规律，知常方能达变。研究误诊，首先要抓住各种疾病的诊断要点和各个证候的辨证要点。在分析疾病的误诊原因时发现，大部分误诊的病例是由于疾病本身的复杂性所致，因此对于这类疾病要进行临床一般规律性的分析，这就是共性。共性的研究有助于揭示误诊的普遍规律。其次，要弄清楚哪些病证容易发生误诊，多在什么情况下误诊，然后，才有可能针对误诊个案进行分析，这就是个性。个性的分析有助于针对性地提出预防和避免误诊的措施。从临床误诊的实际看来，容易发生误诊的疾病也不过百余种，证的误诊无非病位、病性、病势三方面，如果能把这些病证的误诊规律基本搞清楚，相信临床总体误诊率就会有根本性的改观。

（二）逻辑思维方法

正确的诊断，来源于四诊所收集资料的完整性和准确性，以及对这些资料的正确认识和推理判断。因此，在临床资料完整的情况下，误诊的原因在很大程度上是由于医师思维方法的偏差。所以在研究中医误诊时，应当充分运用中医的临床思维和逻辑推理，认真细致地分析导致误诊的思维方法方面存在的偏差。对诊断过程中思维方法的特点，诊断的思维过程和规律，容易发生误诊的思维方法和避免误诊的思维方法，都要进行系统的分析，从中找出规律。

（三）人文学方法

临床上许多疾病的误诊，既不是由于疾病本身的复杂性，也不是由于技术设备条件和医师知识经验水平的限制，而主要与医师的主观因素（如医德医风）及人文素养有关。因此，应当用伦理学的方法，从医师的医疗行为中找出原因，在加强医德医风建设、提高医师素质、增强责任心等方面进行研究。同时，还要强调医学以外多学科的交叉和渗透，充分考虑天、时、地等因素的影响，以减少误诊的发生。

（四）社会学方法

误诊现象涉及许多复杂的社会因素，如社会科学文化的限制，医学的总体发展水平，医院的设备条件、政策法规、规章制度、管理水平，医院的人际关系和医患关系，有些误诊还与患者的主观因素、就医目的和就医时的心理状态等有关。因此，要从社会学的角度，应用社会心理学的方法来分析误诊产生的社会心理原因，从中找出预防误诊的方法。

中医误诊还涉及中医的法律和社会地位及社会保健制度等问题，如中医科普、中医诊断的法律效力、卫生保健和健康普查等制度，以及指导患者选择就医，扬长避短，及时发现隐患，避免延误诊断。但是这些工作并不是单靠医师或者患者所能做成的，需要有国家和卫生行政部门的干预。因此，研究误诊并从根本上减少误诊，需要全社会的力量。

（五）临床学方法

误诊是一种临床行为，在通常情况下，主要与临床四诊、辨证的基本环节有关。因此，在应用其他研究方法的同时，决不能忽视临床方法。中医的诊断基本过程可以概括为"辨证求因"，四诊是依据，辨证是目的。因此，要从中医四诊中存在的某些模糊的、片面的、甚至假象的方面，以及辨证方法容易出现的交错、重复和不确定的结果等，探讨可能引起误诊的因素；掌握误诊的原因、范围特点、避免或减少误诊的措施和方法，特别要把握住容易发生误诊的疾病的个性特征。因此，我们在从理论上系统研究误诊的同时，还要对临床容易误诊的疾病，从临床资料的收集，疾病的病因、病性、病位等方面进行分析。

（六）自然科学的研究方法

必须认识到，虽然单纯运用自然科学的研究方法不能很好地进行中医误诊学的研究，但是随着中医客观化、规范化研究的深入和中医误诊学研究自身的发展需要，自然科学研究方法必将被引入中医误诊学研究体系中。如互联网+、大数据应用、人工智能、传感器等方法为研究中医误诊提供大样本整理文献、多中心交流案例、自动化采集数据等手段和方法，大大提高了研究效率和研究质量。运用自然科学的研究方法，结合社会学研究方法将成为中医误诊学的主要研究方法之一，符合中医误诊学的学科特点。

三、中医误诊学研究的注意事项

第一，中医误诊学是以中医理论为基础的，研究中医误诊学首先应明确中医理论的指导地位。因为中医诊断的诊察方法和辨证思维无不贯穿着中医理论，正确的中医诊断来自中医理论的指导，西医的诊断不能代替中医诊断，同样西医误诊学的研究也不能代替中医误诊学的研究。中医误诊学的研究应当坚持以中医为主体，按中医学的自主思维来研究中医误诊的现象和规律。第二，要强调多实践，切忌浅尝辄止。正规操作和规范诊断标准是减少误诊的关键。第三，要注意思维方法和思维形式的锻炼和修养，用发展的观点看待中医诊断的失误。中医病名、诊断标准古今不一，因为中医对疾病的认识本身是一个发展过程，曾经是正确的诊断在今天看来未必都是对的，今天认为是正确的认识又可能在将来被否认。第四，要充分认识研究误诊学的意义，要树立远大理想，敢为天下先；要有创新意识，学习王清任《医林改错》精神，敢于打破陈规，敢于纠正前人的错误，促进中医学的不断发展。

第四节　中医误诊学的理论基础

中医误诊学是中医诊断学的重要组成部分，它的理论基础是中医学理论，必须符合中医诊断学的基本原理，遵循中医诊断学的基本原则和方法。

一、中医诊断学的基本原理

中医学认为，人体是一个有机的整体，事物之间存在着相互作用的关系和因果联系，局部的病变可以产生全身性的病理反应，全身的病理变化又可反映于局部。因此，病理本质虽然藏之于"内"，但必有一定的症状、体征反映于"外"，而通过审察其反映于外的各种疾病现象，在医学理论指导下进行分析思考，便可求得对疾病本质的认识。《素问·阴阳应象大论》"以我知彼，以表知里，以观过与不及之理，见微得过，用之不殆"，这是中医诊断学的基本原理。

（一）司外揣内

中医在诊断思维过程中，十分强调"从外知内""从表知里"的症状、体征与病因病机的一致性，即内外相袭的普遍性。《灵枢·本脏》说"视其外应，以知其内脏，则知所病矣"，明确地指出了症状与体征是体内病变的"外应"。外应与体内的关系，正如《素问·五运行大论》所说："形精之动，犹根本之与枝叶也，仰观其象，虽远可知也。"

《灵枢·刺节真邪》对外应的作用做了恰当的比喻："下有渐洳，上生苇蒲，此所以知形气之多少也。"而《灵枢·外揣》则更明确地阐述了体内病变与外表症状、体征之间是"内外相袭，若鼓之应桴，响之应声，影之似形"的关系，并且可以运用"远者司外揣内，近者司内揣外"的方法进行推理判断。后世医家对于这种观点给予了充分的肯定并运用于临床指导诊断。朱丹溪在《丹溪心法》中说："欲知其内者，当以观乎外。诊于外者，斯以知其内。盖有诸内者，形诸外。"这种肯定症状体征与病因病机之间存在着内外相袭的因果关系的观点，是符合辩证法的。

（二）见微知著

"见微知著"，意指机体的某些局部的、微小的变化，常包含着整体的生理、病理信息，局部的细微变化常可反映出整体的状况，整体的病变可以从多方面表现出来。中医在进行临床诊断时，可通过微小的变化，以测知整体的情况。

《灵枢·五色》将面部分为明堂、阙、庭、蕃、蔽等部，而在其中头面、手足、脏腑、胸背等整个人体皆有相应的分属部位，此即"此五脏六腑肢节之部也，各有部分"。中医进行面部诊察时，常依此来了解患者全身的病变。再如，《素问·五脏别论》有"气口何以独为五脏主"之说。《难经·一难》更强调"独取寸口以决五脏六腑死生吉凶之法"，于是通过寸口之三部九候，可以推断全身的疾病情况。舌为心之苗，又为脾胃之外候，舌与其他脏腑也有密切联系，故舌的变化可反映脏腑气血的盛衰及邪气的性质；五脏六腑之精气皆上注于目，故目可反映人体的神气，并可察全身及脏腑的病变。临床证明，某些局部的改变，确实有诊断全身疾病的意义。因而有人认为中医学包含当代"生物全息"的思想，故提出局部为脏腑的"缩影"。

（三）以常衡变

《素问·玉机真脏论》提及"五色脉变，揆度奇恒，道在于一"。"道"和"一"，是物质世界运动变化的一般规律，要认识客观事物，必须通过观察比较，知常达变，在认识正常的基础上，发现太过、不及的异常变化，从而认识事物的性质及变动的程度。中医望色、闻声、切脉以诊病，均属此理。

健康与疾病，正常与异常，色泽的不同，脉象的虚、实、细、洪，都是相对的，是通过观察比较做出的判断。在诊断疾病时，一定要注意从正常中发现异常，从对比中找出差别，进而认识疾病的本质。这也就是所谓以我知彼，以观太过不及之理的诊断原理。

（四）因发知受

清代钱潢《伤寒溯源集》载："外邪之感，受本难知，发则可辨，因发知受。""发"指人在疾病中出现的全身反应，"受"指感受的邪气和机体的反应状态。该探求病因的方法，又可称为"审症求因"。《伤寒论》总结说："观其脉证，知犯何逆。"即通过审察临床所表现的证候推求疾病发生发展的内在机制和本质。这与西医学通过检测病原体而判断疾病的病因和病理，在思维和诊断依据上有着本质的区别。

因发知受，是根据机体在疾病中所反应的证候特征，确定是寒是热，是风是湿，这种寒、热或风、湿，不是根据气候变化或气温、湿度高低做出判断。各种外来的邪气作用于人体后，是否发病取决于邪正斗争的结果。邪气的性质主要是通过对证候的辨别确定的，如天气突然变化，并非所有的人都会感受外邪，是否感受外邪、感受何种邪气主要是由机体的反应能力、反应状态决定的，必须通过人体表现的证候做出判断，然后推测其是否感受邪气和感受何种邪气。

二、中医诊断学的基本原则

疾病的病情变化极其错综复杂，临床表现有显、隐、微、著、真、假的差别，病、证有先后、标本、合病、并病等的不同。医师要在千变万化、纷纭复杂的表现中，抓住疾病的本质，对病、证做出正确判断，绝不是一件容易的事，除了应熟悉中医学的理论与知识外，还需要用辩证唯物主义的认识论作为指导。

（一）整体审察

人是一个有机整体，内在脏腑与体表的形体官窍之间、局部与整体之间、人体与自然环境之间是密切相关的。因此，人一旦有了疾病，局部的病变可以影响全身，内在的病理变化可以通过外在的病理变化反映出来，外部环境对疾病的发生发展也会产生影响。

通过四诊收集患者的临床资料时，就必须从整体上进行多方面的考察，既要审其外又要察其内，既要看到局部的变化，又要从整体了解疾病的病因病机、脏腑气血阴阳的变化状况，同时还要了解病史、体质、家庭、环境、时令、气候等对疾病有无影响。只有这样，才能准确收集临床资料，做出正确诊断。这是整体审察的一种含义。

另一方面，有了丰富的真实资料，还必须做到全面分析、综合判断，而不能只顾一点、不及其余。如果只注意到当前的、局部的、明显的病理改变，而忽视了时、地、人、病的特殊性，不能从疾病的前因后果、演变发展趋势上加以考虑，那就不能成为一名高明的医师。这也是整体审察的意思。

（二）诊法合参

所谓"诊法合参"，通常是指四诊并重，诸法参用，综合收集病情资料。

四诊从不同的角度来检查病情和收集临床资料，各有其独特优势，但也有其局限性，不能互相取代。体表的每一个表现都是人体整体性的反映，一般地说，根据任何一症的内容都可以测知人体内部的疾病，即"观一征而知全局"。但是，本质与现象的联系是复杂的，有的现象直接反映本质，有的现象间接反映本质，有的现象是假象、歪曲反映本质。正是由于现象与本质关系的复杂性，只有通过对多种现象的综合分析才能把握事物的本质。中医学在长期的医疗实践中认识到，四诊的内容必须互相补充、互相配合、互相参伍才能准确地认识疾病。《素问·脉要精微论》中说"切脉动静而视精明，察五色，观五脏有余不足，六腑强弱，形之盛衰，以此参伍，决死生之分"，强调了切诊和望诊要互相参伍比较。《灵枢·邪气脏腑病形》篇中亦指出："见其色，知其病，命曰明；按其脉，知其病，命曰神；问其病，知其处，命曰工……见而知之，按而得之，问而极之……能参合而行之者，可以为上工。"虽然"见""按""问"，可以"知之""得之""极之"，即可以"知其病"，但唯有"能参合而行之者，可以为上工"，高明的医师必须四诊合参，才能避免片面性错误。中医学理论强调四诊并用、诊法合参。如《医门法律》说："望闻问切，医之不可缺一。"《四诊抉微》也说："然诊有四，在昔神圣相传，莫不并重。"医师对望诊或脉诊有精深的研究和专长是很好的，但忽视其他诊法，甚至以一诊代替四诊，则是不可取的。如果不能全面了解病情，便难以做出正确的诊断。

实际上，临床时四诊是参合运用而难以截然分开的。比如对排出物的诊察，既要望其色、状，又要闻其气，还要问其感觉。又如在诊腹时，要望其腹之色泽形状，通过叩诊而听其声音，通过按诊而知其冷热、软硬，并问其喜按、拒按等。临床往往是望时有问、有闻，通过问诊而提示检查的内容。这些都说明，临床必须做到诊法合参。诊病时，有时是望色在先，有时是闻声在先，有时是问病在先，并不都是按问望闻切或望闻问切的顺序进行的。甚至赋予中医意义的理化指标、影像学检查等现代诊断手段都应该扩充到中医诊断的"四诊"中来，使之不断丰富，"多诊"合参。

（三）病证结合

中医学中，"病"和"证"是密切相关的不同概念。

辨病和辨证，对于中医诊断来说，都是重要的。辨病有利于从疾病的全过程、特征上认识疾病的本质，辨证则重在从疾病当前的表现中判断病变的位置与性质。正由于"病"与"证"对疾病本质反映的侧重点有所不同，所以中医学强调要"辨病"与"辨证"相结合。

临床进行思维分析时，有时是先辨病然后再辨证，有时先辨证然后再断病。这是因为确定了病名，便可根据该病的一般演变规律而提示常见的证型，因而是在辨病的基础上进行辨证。当疾病的本质尚反映得不够充分时，则先辨证不仅有利于当前的治疗，并且通过对证的变化的观察，有利于对疾病本质的揭示，从而确定病名。

辨病与辨证相结合，既重视疾病的基本矛盾，又抓住了疾病当前的主要矛盾。在通常情况下，只强调辨证，而忽视辨病，或者只做病名诊断而不进行辨证，都是不恰当的。

（四）动静统一

由于疾病是发展变化的，在疾病的发生、发展变化过程中，人体的正气不断地与邪气进行抗争，以期恢复机体阴阳的动态平衡，症状的有无、轻重的变化，往往提示着病情的轻重、缓急与转归。

通常情况下，疾病具有贯穿始终相对稳定的基本病理，发展演变有相对的稳定性，这是"静"的一面；但由于个体差异和环境、气候、季节等因素的不同，在疾病的不同阶段，又有不同证的变化，这是"动"的一面。如感冒的基本病理是外邪侵犯肺卫，一般常见有表证，如果表证未及时治疗，邪气可由表入里，在邪气入里的过程中，由于正气强弱的不同可以产生多种变化趋势。如寒邪可以化热，形成里热证；表证不解，可转化为里证或形成表里同病；实证可以转化为虚证或虚实夹杂等。再如同是温病，有"先夏至日为病温，后夏至日为病暑"，温病作为"静"的一类疾病，表现出时间不同的"动态"病证。

中医的辨证思维充分体现了对健康状态的动态把握，因此，在明确疾病诊断的同时，要时空统一、动静统一，密切注意观察证的变化，把握病情发展的趋势，及时调整治疗的法则和方案。

三、中医诊断学的基本方法

中医诊断学是一门理论性、实践性、科学性很强的学科。它通过中医基础理论、基本知识和基本技能对疾病进行诊断，既有理论知识，又有实际操作，还要进行思维分析。中医诊断学的基本方法主要有如下几种。

（一）理论研究方法

中医的诊病方法和辨证思维，无不贯穿着中医学的基本理论。所以，历代医家都十分重视理论的研究。诊断理论是临床四诊、辨证的依据，理论又是对临床经验的总结和升华。因此，对基本理论的学习、钻研，对前人理论的整理、发掘和对新理论的不断探索，是中医诊断学的基本方法。正如喻昌所说："从上古以至今时，一代有一代之医，虽神圣贤明，分量不同，然必不能舍规矩准绳，以为方圆平直也。"

（二）实践验证方法

中医诊断学理论来源于临床实践，实践又是诊断的目的和检验标准。所以，实践的方法是中医诊断学的核心。前人说："熟读王叔和，不如临证多。"这说明了理论必须同实践相结合的道理，强调了临床实践在中医诊断中的重要意义。比如何谓有神？如何判断色泽？怎样才是绛舌、腻苔？弦脉、紧脉到底是什么样子……如果不通过临床实际观察、体会，仅从书本上、口头上了解，诊断就失去了意义。我们一定要主动、积极地参加临床实践，争取早接触临床，多接触患者，多实践，并且要正规操作，严格要求，勤练基本功，这样才能逐步达到熟能生巧的目的。

（三）辨证思维方法

临床诊断，从收集病情资料，到做出病、证判断，是一个完整的认识过程，是从感性认识到理性认识的飞跃，是医学理论知识和科学思维的综合运用，其中临床思维方法占有重要位置。一个正确的诊断，首先是一个临床行为，其次需要医师的理论知识，把这二者联系起来的则是医师的科学思维能力。中医学的独特思维贯穿于临床始终，中医辨证思维是中医诊断学的基本方法。临床诊病不明、辨证不准，与医师的中医临床思维能力较差或不正确密切相关。

（四）科学实验方法

随着生命科学的飞速发展，中医诊断学开始接触并引进现代科学实验方法，包括数学、物理、化学、生物学、计算机等方法，主要被用于四诊客观化、病证规范化、诊断微观化的研究。科学实验方法的应用代表了中医诊断学研究方法学上的另一方向。尽管实验方法与整体观念之间的冲突一直是争论的焦点，但是，用实验方法研究中医是一种进步。实验作为中医诊断学研究的基本方法之一已经得到认可。

四、中医误诊学研究的理论依据

中医误诊学与中医诊断学一样，都是以中医基本理论为主要依据，同时还应借鉴现代误诊学和方法学理论。

（一）中医基础理论

中医误诊学是在中医理论指导下研究误诊规律的，研究中医误诊必须符合中医对疾病认识的基本框架。中医理论认为，人体是以五脏为中心，通过经络将五脏、六腑、形体、官窍联系成一个统一的有机整体。脏腑组织器官之间，在生理情况下相互协调配合；在病理状态下则相互影响，机体内部形成相互作用的关系与因果联系，因此，中医的病证是某种病理变化在特定时间和空间的综合。脏腑发生病变，必有一定的症状、体征反映于体表，通过对体表各种症状与体征的诊察，再运用中医理论进行分析、综合，便可求得对疾病本质的认识，进而做出对诊断或误诊结论的判断，这就是中医误诊学的基本原理。整体观念和辨证论治理论是研究中医误诊学的理论依据。

（二）历代误诊误治理论

误诊和诊断是相对的，误诊与救误研究是促进诊断水平不断提高的重要途径。历代医家在长期的临床实践中总结了大量误诊误治的经验教训。"前车之鉴，后世之师"，中医经典著作中记载了大量误诊误治的案例分析、避免误诊的惩戒等，不仅为我们研究误诊学的形成历史提供了依据，也为我们研究中医误诊学打下了可靠的理论基础。

（三）现代误诊学理论

中医误诊学理论有其固有的特点。但是，由于医学的对象都是人，这就注定了中、西医误诊学理论有其相通之处。因此，中医误诊学可以借鉴西医误诊学的理论和方法。还应指出的是，随着高科技的发展，医学在不断地进步，人们的观念也在不断地变化，单纯中医的诊断结果往往适应不了当代社会的进步与人们就医的要求。因为如今的患者已不满足中医大夫给自己辨的是什么证，而且还要知道自己患的是什么病。所以"证与病"的结合已不知不觉地走进了患者的心中，由此用"证与病"的结合来界定中医是否误诊、误治也就是理所当然的。但这并不是说要用西医来套中医，而是我们应当借鉴西医误诊学研究的成果和方法来发展和完善中医误诊学。

（四）方法学理论

由于受到中国传统哲学思想的影响，中医学对人体的生理病理现象具有其独特的解释方法。从它的方法学上看，中医学运用的是哲学界迄今为止最令人信服的解释形式之一。这种演绎规律解释和概念解释，反映了宇宙间的普遍规律。但是，它对科学解释的另一重要形式，也就是用以反映宇宙间统计规律的归纳统计解释却鲜有运用，这就造成了由因果关系决定的生理、病理就只能靠猜测性的思辨加以说明，这成为中医解释方法上的一大缺憾。因此，中医学的诊断方法论，应该在保持自己特色的基础上，充分利用现代方法学的最新成果，展开元素分析，系统、规范其概念，扬弃不合逻辑的说理方法，这样才能使中医误诊学的研究方法更趋于科学。如此中医学才有可能完成对人体疾病认识的性状—元素—结构的循环，进入下一个更深层次上的新的认识循环，进而促进中医误诊学理论的发展。

第五节　中医误诊学的特点

由于文化背景、哲学思维模式、生产力水平等原因，中医误诊学存在着自身固有的特点，与西医误诊学有着一定的差异。

一、中、西医误诊学的差异

中、西医是生命科学的两个不同分支，尽管其研究对象是一致的，但是医学科学的发展与文化背景、哲学思维模式和生产力水平是相适应的。由于中、西医所经历的社会历史发展道路不同，决定了中、西医在理论体系、思维方法、诊疗模式等方面存在着一定的差异。正如中医诊断学不同于西医诊断学一样，中、西医误诊学也存在着一定的差异。

（一）理论基础不同

中医学依赖于传统哲学的思辨，形成了以整体观念、辨证求因、宏观调节为特点的整体医学体系，在思维模式上把天、地、人、时空的统一关系作为研究对象，建立了相应的理论框架，即以五脏为中心，经络为联系的有机整体观念，以及以人体为中心，与自然界息息相关的"天人合一"观，强调了机体、自然、社会、心理的统一，整体与局部的统一和表里上下的统一。

西医学是以形态学为基础发展起来的，科学实验方法贯穿了从基础研究到临床诊疗的各个过程，认识水平逐渐从系统、器官、组织发展到细胞、分子层次，实现了从宏观到微观的第一次否定。随着解剖学和显微镜的引入，对客观实体的认识为西医与现代科学的结合提供了切入点。现代科技成果在医学上的广泛应用，带来了医学日新月异的变化。局部定位的思维方式在西医学中占有主导地位。这种思维主要体现在：人是由系统组成的，系统是由器官组成的，器官是由组织构成的，组织是由细胞组成的，所以"人体是细胞的联合王国""细胞的不正常活动是各种疾病的根源"。

（二）误诊判断标准不同

在整体观念的指导下，中医诊断的立足点是功能的改变、关系的失调，以及与之相应的临床表现。而西医诊断采用解剖还原分析的方法，其立足点是器官组织的损伤，以及相应的客观病理变化。中医诊断的核心是以证为基础的病、证相合，强调的是人与自然、时间和空间、病位与病性的统一。因此，中医误诊研究的判断标准是哲学思辨、经典文献、临床疗效，相对宏观和朴素，具有模糊性和发散性的特点。而西医诊断的核心是病，没有证的概念，强调的是疾病过程中的病变规律，其误诊研究的判断标准是理化检查、病理检查、尸体解剖等，较客观、精确，同时，由于割裂了时间和空间的联系，较为机械和片面。

（三）误诊学研究手段不同

中医误诊研究的手段主要是经典文献的回顾研究和临床资料的分析总结。中医学通过长期、反复的观察—实践—总结—实践，在充分应用中国古代哲学理论的基础上采取了比较、类比、分析、推理、归纳、演绎、反证等研究方法；同时又在全面继承前人经验和不断创新的基础上，建立了以整体观为纲，以脏腑为核心，以阴阳五行为说理工具的生理、病理、诊断、治疗、预防等一整套理论。两千多年的实践证明，这些理论不仅能从宏观方面把握住疾病运动变化的规律，而且可以基本解决其运动变化过程中各个环节的矛盾。由于历史条件的限制，未能借助于其他科学仪器进行研究，没有由宏观转变到微观的研究方法，不能更深入地从形态学的角度揭示疾病运动变化的所以然的道理，这又不能不说是中医学不足的一面，也是使中医发展缓慢的原因之一。

西医误诊研究手段主要是误诊率的计算分析和大样本的评价体系。西医学是以定性定量的细胞学为诊断基础的，诊断学已形成了一整套的理论和方法，但是，局部、片面和对仪器设备的依赖是其不足之处。随着生物-心理-社会医学模式的普及，使我们有机会和可能从医学的总体上来考虑和研究误诊现象的复杂性，而医学与方法学的结合，为我们提供了新的研究方法。

二、研究误诊应保持中医特色

与中医诊断学一样，中医误诊学以中医学的理论为基础，研究中医误诊学应保持中医固有的特色。

（一）坚持中医理论指导

整体观念是中医学的主导思想，面对人这一复杂的有机整体，中医诊断学的特点是删繁就简、以简驭繁，其基本方法有二：一是降维方法，人体是一个复杂系统，是一个高维空间，中医把高维空间化为二维空间，用阴阳两个变量描述人体；二是模型方法，即把人体结构简化为一个五行模型。从这一意义上说，中医与系统科学（理论生物学）有共性，又有互补性，二者都立足于整体论。系统科学理论形态是现代的，但不足之处是方法繁难；中医理论形态是古代的，而方法巧妙、实用。当然，中医某些诊断理论和手段滞后于时代，建立现代中医诊疗体系是中医现代化的一项重要工作。此项工作应由中医基本概念入手，揭示其医学内涵和科学价值，理出脉络，归纳规律，然后综合，最后借鉴系统科学建立起中医现代诊断理论体系。

以研究兼有生物性和社会性的人的复杂生命活动本质和规律为目标的医学科学，对于各门学科的各种方法，更须博采兼用，方济臻备。在将实践知识升华为理论形态的过程中，由于必须受到当时历史条件、科学背景的制约，而各自有所侧重。故人类认识物质世界的两种基本的主要思维方法——系统综合法和分析还原法，在中、西两种医学中虽均使用，但由于视角和力度的差异而各成体系、尽显本色。因此，我们不能用西医误诊学替代中医误诊学。

以医、哲结合为主导思路所构成的中医理论模式，是依据尽可能全面的、直觉观察的"象"（天象、地象、法象、人象），主要以形象思维方法，高度综合而成的以人体"气化"为中心的形神-环境医学模式。因此中医学中的脏腑、经络等称谓，已不是解剖意义的实体，而是超越形质的类功能单元。中医的诊断术语，如邪正、表里、虚实、寒热、气滞、血瘀等，均为标示人体的状态，并非解剖病理学的排列组合。中医诊断则始终主要着眼于患"病"的"人"，而不是仅仅针对患者在解剖、生理方面的具体病理改变或检查数据，用以作为诊断正误的依据和标志。

中医理论模式的整体性、全息性和程序性，与现代科学方法中的控制论黑箱功能模拟法、信息论和普通系统论方法、耗散结构理论和自组织原则等，有着相通之处。当前，在现代科技发展又重新向综合"复归"的大趋势中，通过中、西古今思维方法的比较，面对以中医学为代表的中国传统思维方法，不能仅仅因其古老朴素就妄断否定，更不能因古已有之而盲目自封。我们研究误诊学必须从新时期的需求出发，把握中医固有的本质特征和优势，以冀实现对传统的超越。

（二）重视经典著作学习

从历史上看，中医多是跟师带徒或自学成才，而现代中医高等教育在教学方法上有了新突破。但是，中医学是在不断总结前人经验基础上形成的，经典著作一直是指导临床和误诊判断、防范的重要依据，这也是中医学的特点之一。纵观历代有名医家之成长，都是在苦读经典著作之后，有所心得，从而有所创见，成长为名医的。要想提高诊断水平，减少贻误，必须深求经旨。正如《医验录》指出："惟学则能生人，不学则适足以杀人。盖不学则无以广其识，不学则无以明其理，不学则不能得其精，不学则不能通其权达其变，不学则不能正其讹去其弊。如是则冒昧从事，其不至杀人也几希矣。""凡遇一病，必认得真，拿得定，不为邪说所惑，不为假象所欺，得心应手，起死回生，以此言学，则真学也，学真而术自神矣。岂仅仅得之听受之间，守其一成之规者，遂得谓之学哉。若仅恃此以为学，则必得其偏而失其全，得其浅而失其深，得其皮毛而失其神髓，得其俗套而失其真诠。至其临症施治，非隔靴搔痒，即傍皮切血；非画饼充饥，即鸩酒解渴。此术之不精，由学之不足之故，此理医者不可不知。"因此，研究误诊学，一方面要勤于观察，善于总结；另一方面更要勤求古训，从经典著作中汲取营养。《滕氏医谈》指出，经典著作是"医家之准绳，病候之规矩，舍之莫以取法矣……盖人身之疾病奇症，异候变化，不可举知，舍灵素难经，其何以为规矩准绳哉。"朱丹溪指出："仲景诸方，实为万世医门之规矩准绳也。后之欲为方圆平直者，必于是而取则焉。"古人认为，不学经典，犹如无目夜游，无足登涉，动致颠陨。所以每个医者必须熟读经典著作，用以指导临床实践。

（三）坚持实践检验标准

中医学是一门实践性很强的学科。实践是中医学形成与发展的基础和前提，脱离临床实践去谈诊断或误诊，是没有意义的。当然强调实践应该是在理论指导下的实践，而不是盲目的实践。我们研究诊断和误诊是为了更好地服务于临床实践，更好地有利于"中医对个体的功能失调做出精确而特异的判断并能治愈它"这一优势的发挥，与此同时，在临床实践中也能吸收当代最先进的科学技术和方法来充实自身，进而完善和发展中医理论体系。

中医学以其独特的临床疗效作为其临床与理论的源泉。从临床上讲，疗效是中医师的立业之本，正确诊断是疗效之基，临床实践是其观察病状、用药及疗效，不断总结并积累经验，进一步穷之于理，提高医疗水平的源泉。从基础方面讲，中医学有以药测证，即从药物与疗效的关系上逆推疾病的病理，并进一步分析疾病的病因与病机的方法。同时，临床疗效与中医生理学的建立密切相关，如脏腑学说，便是在古代的解剖知识及对人体生理、病理现象的观察的基础上，结合反复的医疗实践，从病理现象和治疗效应来分析和反证关于机体的生理功能而建立起来的。

临床实践是判定中医理论的意义与价值，诊断正确与否的重要依据。因而，判定中医理论的真伪与意义，不是看其如何解释了人体的内在规律，而是看它在临床应用中的实际效果。中医理论能够顺利地将一部分经验转移到另一部分经验，将诊断、用药、疗效圆满地联系起来，也就是说，中医理论的科学性表现在它联络经验过程中的适用性、有效性和有用性上。

中医临床经验是不断发展、不断补充的，我们需要经验，但不要形而上学的经验主义，事物总是发展的，而不是一成不变的，死抱经验有碍于思维的更新，有碍中医的发展。经验是相对的，受诸多因素的影响，墨守成规、照搬经验，经验也就失去其经验的可贵性。客观、公正、辩证地认识中医临床经验是我们共同的出发点。

第六节　中医误诊的分类和判断标准

对中医误诊进行有效分类有利于开展中医误诊学的基础与临床研究，明确中医误诊判断标准是开展中医误诊研究的重要条件之一。

一、中医误诊的分类

临床常见的中医误诊在形式上大致可分为错误诊断、延误诊断和漏误诊断三类。

（一）错误诊断

错误诊断是指诊断的结果错误，包括完全误诊或部分误诊。完全误诊是指将某种病证诊断为另一种病证，将无病诊断为有病，或将有病诊断为无病。如把甲病诊断为乙病；或者在体检过程中，由于张冠李戴，把属于乙的病证结论套在本来无病的甲的身上，将无病的甲误诊为有病，而把有病的乙误诊为无病。部分误诊是指患者患有两种以上的病证，其中部分病证诊断正确而另一部分诊断错误。根据中医诊断学的特点，错误诊断包括以下几种。

1. 病因判断错误　中医学强调辨证求因，这里的"因"是疾病发生的根本原因，是疾病的本质，也是治疗的依据之一。临床上由于体质差异和病因复杂常导致误诊。如六淫致病常相兼为患，夏季贪凉，过食生冷而致腹中拘急冷痛、呕吐泄泻，是为寒邪直中，而常误为暑湿内伤；热天汗出淋雨而致恶寒发热、头身疼痛，是为寒湿所伤，而常被误为风热外感。这些都将导致治疗的失误。

2. 病位判断错误　病位判断错误是指在诊断过程中对疾病发生的部位判断错误。中医学中病位是一个相对概念，有层次的差别，八纲辨证把病位大致分为表里两类，脏腑辨证、经络辨证、气血辨证等方法把病位的判断进一步具体化。中医病位有空间与时间两重含义。表里的判断错误固然十分严重，但是脏腑、六经、经络的定位错误，卫气营血、三焦等的判断错误在临床误诊中更为常见。如胃脘痛的病位不一定在胃脘，可能在肝，也可能在脾，这要根据患者所表现出来的证候来判断。此外，由于病位的兼杂，而致顾此失彼也应属病位判断错误。病位错误是影响诊断准确性的重要因素。

3. 病性判断错误　病性判断错误是指对疾病性质的判断错误。临床上如气滞与气闭，气滞与血瘀，热毒与水毒、湿毒等的误判，均是常见的定性错误。此外，诸如"大实有羸状""至虚有盛候"和真寒假热、真热假寒等都是病性判断失误常见的原因。病性是中医诊断的主要因素，也是立法的主要依据。因此，病性判断错误是中医误诊中最严重的失误。

4. 病名判断错误　病名判断错误是指对中医的病名判断错误。疾病的病名是对该病全过程的特点与规律所做的概括与抽象，即该疾病的代名词，如痢疾、肺痈、消渴、痛经、麻疹、夏季热等。病名的诊断有助于把握疾病发生发展的普遍规律和对疾病的全面了解。然而在中医临床上，部分医师忽略了病名诊断的重要性，认为中医只需辨证，不必诊病，或只知发热、咳嗽、胃脘痛等症状性诊断，而不诊具体的病，或照搬西医诊断而施用中药等，这些均应视为误诊。

（二）延误诊断

延误诊断是指因各种原因导致的诊断时间延长，或对疾病发生发展的规律不了解而致预后判断错误。如有些疾病，由于病史不清楚，症状、体征不典型，或"无症可辨"，一时未能诊断，又未及时会诊，经过较长时间的观察和对症治疗，最后获得正确的诊断。但是，由于时间拖延太久，在拟诊过程中所选择的治疗方法不利于疾病的好转，甚至促使其恶化，到最后确诊时已经失去了最佳治疗时机。疾病本身是一个发生发展变化的过程，有一定的发展变化规律，正如张仲景所说，"见肝之病，知肝传脾"，医师应能见微知著，及时做出正确诊断。由于受医师思维方法、经验及专业知识水平等的制约，不能及时做出正确的判断，均称为延误诊断。延误诊断是时效性的失误造成耽搁，确定是否延误诊断，不应当以时间的长短为标准，也不能简单地以延误的后果为标准。因为临床上疾病有轻重缓急之分，诊断的时效性对于急、慢性疾病的要求是不同的。有些疾病的转归没能很好地预测，失去了及时治疗和预防的机会；有些疾病的诊断虽然被延误了，但并不造成不良后果，仍属延误诊断。

（三）漏误诊断

漏误诊断是指因各种原因引起的诊断不完全，患者有两种或两种以上的病证（如患者合病、并病、兼证等)，而医师只诊断出其中某种病证，同时遗漏存在于患者身上的其他病证。由于疾病的错综复杂，同一证可能有不同的临床表现，而同一症状却有不同的诊断意义，临床上因此也出现一些似是而非的情况。当患者同时患有几种病证，医师只对其中一种疾病做出了诊断，并给予相应的治疗，但遗漏了同时存在的其他病证，或者有时诊断出的仅是居次要地位的病证，而占主导地位的病证却被遗漏，这种现象在脏腑兼病辨证或六经合病、并病等的诊断过程中时常发生。如心肝火旺而见面红目赤、急躁易怒、心烦失眠、口苦口干、尿赤便秘等，常被诊为肝火上炎，其中的心火旺则被漏诊。

另外，部分患者在接受治疗或住院过程中，由于病情发展变化出现新的病证或并发其他病证，没被主治医师及时发现而继续沿用原来的诊断和治疗，也属于漏诊。例如，麻疹患儿在治疗过程中突然疹出即没，高热喘促，为麻毒内陷遏肺；又如高热患者出现四肢抽搐、角弓反张，为热极生风等。如医者不察，对于新发病证遗漏诊断则属于漏诊；如果错过时机，事后做出诊断，则属于延误诊断。新发生疾病和并发症的漏误在临床中很常见，患者因某一种诊断已明确的疾病住院，在观察治疗过程中又发生了新的疾病，对于新发生疾病的诊断疏漏，也属于漏误诊。新发生的疾病除了医院内感染外，最常见的是与治疗有关的并发症，如褥疮、腹腔手术后并发的腹胀和手术后的继发性出血等。由于这些并发症就在预测观察的范围之内，如果因为医师、护士麻痹大意或技术原因，未及时发现而延误了治疗时机或导致不良后果，尽管延误的时间有长有短，程度和情节有轻有重，但是都应看作误诊。

二、中医误诊的判断标准

正与误是一对矛盾，没有"正"也就无所谓"误"。中医误诊学研究的第一步，必须将落脚点建立在中医诊断学基础上，确定诊断标准。如果没有诊断标准，就无法判断、鉴别、检验中医诊断的正确性，那么中医误诊研究就无法开展。

(一) 中医诊断的判断标准

1. 理论标准　中医诊断学是建立在中医理论基础上的独立学科，具有其完备的理论体系和方法体系。所谓理论标准就是诊断结论和对疾病发生发展过程及规律的认识必须符合中医诊断学的理论。在临床实践中，要对患者做出明确的诊断，就必须在客观存在的疾病现象中挑选出能从某一侧面反映患者所患疾病本质的一些特殊现象作为诊断的依据，这些诊断依据一开始是"约定俗成"的，逐步变成"明文规定"，成为中医诊断学的理论标准。这一标准体现了中医学整体观念和辨证求因的基本特点。近几年来，中医诊断的规范化和标准化研究取得了可喜的进步，国家中医药管理局颁布了中医临床症状、证和病名诊断的"国家标准"，并开始推广应用。这些标准同样属于中医诊断学的理论标准。

2. 经典标准　从历史上看，中医多是师承或自学成才。经典著作一直是学医者学习和临证的准则。历代有名医家之成长，都是在苦读经典之后，有所心悟，有所发挥，而成为良医的。因此，中医经典著作既具有无可替代的理论指导意义，又具有极其重要的临床实用价值。长期以来，"上古圣人"之言被视为诊断的重要标准，这种做法一直沿用至今。我们提倡创新，也不赞成经典著作"字字珠玑"之说，但是，在没有充分发掘总结其科学内涵的情况下，我们不能妄自菲薄，轻易否认中医经典的作用。在守正的基础上创新，这也是中医诊断的方法学特点之一。

3. 疗效标准　"实践是检验真理的唯一标准。"作为临床医师，无论是哪个学派，无论以何种理论为指导，诊断的是与非，最终都以疗效为标准。医学的最终目的是为了达到最好的疗效。由于医学科学发展水平的限制，有的疾病虽然诊断正确，疗效却不显著。正如《黄帝内经》所说："言不治者，未得其术也。"但是，我们不能因此而否认实践标准的重要性。相反，只有通过不断的实践和总结，我们才能够不断完善思维，提高诊断的准确率。

4. 微观标准　中医微观辨证是建立在中医诊断学理论基础上的，是中医诊断学的发展。近年来有关微观辨证的含义还有一些争议，这方面的理论与实验研究有些已比较成熟，有些还在探索阶段。对此既不能操之过急，妄下定论，也不能永无休止地停留在观察、探讨的水平上，而应当将微观辨证的方法及成果逐步引入中医诊断体系之中，以确立其在中医诊断中的地位，推动中医诊断研究的深入发展。当然，开展微观辨证研究并不是单纯引进西医诊断学的理论，而是借助其先进的诊断方法，将其检查结果赋予中医病因、病机、证的意义。这是一项复杂而艰巨的任务。

我们在研究中医诊断标准的同时，要注意保持中医特色。但是，我们也必须看到，在科学高度发达的今天，应广泛应用现代诊断技术来感知认识对象，弥补人类在感官上的局限，尽早实现中医诊法客观化，辨证规范化、标准化，充实、提高、发展中医学。这不仅关系到中医诊断学的发展，还关系到中医学在国际上的传播和为全人类服务的问题。

（二）中医误诊的判断标准

中医误诊的判断标准以中医诊断标准为依据，因此，对中医误诊的判断就是诊断的结论与诊断学标准相左。除此之外，误诊的判断还应具备以下相对标准。

1. 专指性标准　对病证判断错误可能是患者的自我诊断行为，也可能是医师的诊断行为。中医误诊学研究的对象标准是，误诊发生在患者就诊之后，专指医师对患者所患的病证诊断结论错误。也就是说，患者在受到致病因素作用之后，已经感觉到不适和有了某种痛苦，求助于医师，并经过医师的诊断，医师对疾病得出的结论与疾病的本质不一致，这才为误诊。如果患者已经发生了疾病，甚至疾病已经发展到了严重的程度，但其自身却未察觉明显的不适，或者因为某种原因未能就诊，而致病情拖延，失去了有效的治疗时机，甚至造成某些不良后果，这种因患者延迟就医造成的延误诊断不应看作误诊。在做医疗质量的评价或误诊率的统计时，应将这种情况剔除。相反，患者一旦求医就诊，无论疾病所表现出来的症状、体征是否典型，哪怕只是疾病的早期表现，但是经过医师的诊断，由于医师主、客观方面或其他原因，所做的诊断与疾病的本质不一致，所用的治疗方法有误病情，均应视为误诊。值得一提的是，评价是否误诊时，不能强调中、西医师的差别或医院和接诊医师的级别如何，凡是经过医师诊断的，无论医师级别是高是低、医院是大是小、设备条件是优是劣，只要发生了误诊，都应做误诊统计。因为即使是同等级别的医院、同等职称的医师，其相互间的诊断水平及误诊率也是有差别的。

2. 时效性标准 在判定是否误诊时，既要强调时效性，又不能完全以时间作为唯一的标准。强调时效性，是因为疾病本身的发生发展就有着明显的时间性。有些疾病来势凶猛，病情急迫，需要医师迅速、准确、果断地做出决定，给予有效的救治，甚至是分秒必争地抢救。对这种患者，几个小时甚至几分钟的延误都会引起截然不同的结果。如对厥证、血证、亡阴、亡阳、外伤等的诊断，都需要有较强的时间性，否则将延误病情。但是在临床上，许多疾病的发生和发展，疾病的病理反应程度，典型症状和体征的暴露，是需要有一个时间过程的。另一方面，医师在接触到患者之后，对疾病的检查、观察、思考、认识，也需要有一个时间过程。所以对一般疾病来说，不能单纯强调时效性，更不能以时间的长短作为评定是否误诊的唯一标准。临床上通常是将住院患者三日确诊率作为评价诊断水平高低的指标之一，但是急性患者不允许有三天时间等待诊断而不予治疗，总是需要有一个初步的诊断并给予相应的治疗。另外，即使是规定了三日确诊率，也并不是说任何疾病在三日之内的确诊都是正确的、合理的。三日确诊率只能作为评价诊断水平高低的一项指标，而不是判定误诊与否的指标。总之，虽然临床上允许医师对疾病有一个观察拟诊的时间过程，但不能因为允许观察拟诊而有误病情。如果观察拟诊的时间过长，并且拟诊的结果与疾病的本质、部位、程度相差甚远，所选择的治疗方法不仅未能使病情好转，反而促进了病情的恶化，也应看作误诊。

3. 准确性标准 临床诊断要求医师对疾病的判断准确无误，在临床实践中，无论对病因、病位、病性的判断错误，或因为误诊而对患者施以毫无意义的治疗，不但未能阻止病情的恶化，反而增加了患者的痛苦和经济负担，从后果来看，无论其时间长短，都应视为误诊。除此之外，由于患者的临床表现不够典型或者医师对四诊信息的收集不够完整，也常导致诊断结论不完整或定位定性不准确。例如感冒患者，因表邪入里，表里同病，而医师仅诊断为里证或表证；肝火亢盛证仅诊断为热证或实证。在中医诊断学中，八纲辨证具有提纲挈领的作用，临床医师容易满足于以八纲诊断，忽略了辨证结果的深化。大的方向虽然没有错，但从诊断学的角度仍应视为误诊，理由是八纲的分类与精确的诊断结论还有一定距离，不能完全有效地指导临床准确用药施治。诊断的精确性不仅是判断误诊率的相对标准，也是判断医师临床水平高低的依据之一。

4. 单纯性标准 误诊是对诊断结果的一种评判，与临床疗效没有绝对的联系，这就是误诊的单纯性标准。临床上有这样一种情况：诊断是错误的，并根据错误的诊断给予治疗，但是临床症状却得到了一定的改善。这样的结局似乎使人费解，但是临床上这种实例并不少见。其原因有以下几方面：①疾病的共性：有些疾病虽然病因、病性、病位不同，但是它可能属于同一个范畴的疾病。例如心火、肝火病位不同，但都属于里实热证，用清热泻火的方法均能奏效。②药物作用的多面性：通常情况下，尽管诊断错误或诊断不明确，但是医师的治疗是根据自己的诊断对症下药的，其目的不外乎缓解症状，改善全身的一般状况，所以容易促进病情在一定程度上的缓解。而一味中药大都具有多种功效，如大黄既能清热泻火，又能活血化瘀、消肿止痛。所以，在临床应用某种药物时，就难免会收到治疗目的之外的、未曾预想到的效果。③患者的心理作用：心理学研究表明，任何治疗方法都能使患者产生病愈的信心，从而使患者情绪乐观，而任何乐观的情绪都可以取得一定的疗效，从而有利于疾病的痊愈。因此，虽然是误诊，也给予了不恰当的治疗，但是由于发挥了患者乐观的心理效应，也能取得一定疗效。一些慢性病和功能性疾病尤其如此。

以上这种情况究竟算不算误诊呢？从诊断学的角度讲，诊断和随之而来的治疗应当具有针对性，要在诊断正确的基础上做到有的放矢，决不能因为在临床上出现了或有可能出现出乎诊断意料之外的有效事实而放弃对正确诊断的要求。虽然得到病情好转的治疗效果是患者和医师都期盼的，但是我们应该注意，这是由于中医学治疗注重整体联系的特点所致，虽然疾病症状得到改善，病情得到暂时缓解，但治疗并没有针对疾病的主要矛盾进行，没有真正"治病求本"，没有取得最佳效果，也没有真正治愈疾病。相反，上述情况下出现的治疗效果却还可能潜伏着贻误诊断、恶化病情的危机。虽然误诊亦未导致不良的后果，但是严格来说，只要诊断与疾病的本质不一致，都应看作误诊。而且，作为医师，如果在诊断上仅满足于此，则只能使自己的诊断思维越来越肤浅，使误诊率越来越高。因此，中医诊断学的研究应改变传统经验型的思维模式，打破靠灵感、顿悟或侥幸心理把握事物本质的非逻辑性思想模式，注重对误诊的研究，这样才能不断提高辨证论治水平，真正提高中医临床疗效。

第七节　误诊的不良后果和对待中医误诊的态度

误诊的影响都是负面的，我们研究中医误诊学，就应当充分认识到误诊的不良后果，同时要实事求是地看待中医误诊。

一、误诊的不良后果

（一）对患者的影响

患者是临床诊疗活动的承受者，因此，误诊的直接受害者是患者。

1. 延误病情　由于误诊，不能对患者所患的疾病做出及时正确的判断，未能采取有效的治疗，或者犹豫不决，没有及时转科或会诊，延误了病情。对危重患者，错过了抢救的时机，可能使患者的病情迅速恶化，甚而导致死亡。有的患者，哪怕是短时间的诊断延误，也可能会导致严重的后果。对于某些慢性病，虽然暂时误诊不会造成严重后果，但是由于误诊，没有对病因进行针对性的治疗，使患者不得不四处求医，失去了治愈的机会，甚至致死或致残。

2. 误诊导致误治　诊断是治疗的前提，没有正确的诊断，治疗必然带有盲目性。无论什么原因造成的误诊，也无论什么性质的误诊，都可能导致误治，或者缺乏针对性的治疗，从而使病情复杂化。根据误诊的性质及程度，可能出现种种不同的结局。一个患者同时患有多种疾病，医师只诊断出一种疾病；或者只注意到疾病的个别表现，缺乏对疾病正确、综合的判断，甚至忽略了病变的主要矛盾或矛盾的主要方面，使治疗缺乏针对性。有时不恰当治疗还可能掩盖疾病的某些典型症状，使诊断更加困难，也拖延了病情，或者表面上获得了暂时的好转，但不久又复发，甚至隐藏着更大的危险。

3. 增加患者负担　由于误诊，病情得不到有效控制，不但使患者长期忍受疾病的折磨，还会给患者带来一定的经济负担。临床上将甲病误诊为乙病，可以导致误治；将有病误诊为无病，可以因未及时治疗，导致病情恶化；将无病误诊为有病，或将良性疾病误诊为恶性疾病，导致无故地给患者及其亲属增加精神和经济负担；将非传染性疾病误诊为传染性疾病，还可以引起家庭和周围人际关系的紧张。以上几种情况都会给患者增加精神压力，患者会因此而不安，产生烦躁、孤独，甚至绝望等心理。

4. 增加药物的不良反应　误诊会导致非针对性的治疗，在误诊情况下施行的治疗，效果常常是不理想的。如果医师未意识到发生了误诊，当治疗效果不理想时，常常从用药的时间和剂量方面找原因，采取增加药物剂量和延长疗程的措施，这就自然地增加了药物的不良反应，提高患者的耐药性，甚至会因为大量或长时间用药出现新的医源性疾病，给患者增加额外的痛苦。

（二）对社会的影响

误诊虽然是临床诊断过程中的意外现象，但是它绝不仅仅对患者或接诊医师个人不良影响，它对社会产生的负面影响也是显而易见的。

1. 影响医患关系　救死扶伤本是十分崇高的行为，医患之间本来是一种相互信任的良好关系，但是误诊使得这种关系受到破坏。长期以来，误诊是导致医疗纠纷的主要原因。由于误诊常会导致误治，使患者的疾病不能如期痊愈，严重的误诊误治还可以导致患者残疾甚至死亡，从而构成医疗事故。一旦因误诊出现不幸结局时，患者及其家属往往会因为未达到原就医目的，而对经治医师和医院产生不满情绪，对诊断和治疗过程提出这样那样的质问。而当医患双方对医疗后果及其原因在认识上发生分歧，患者及家属要求追究责任或赔偿损失，非经过行政的调解或法律的裁决不能解决时，便构成了医疗纠纷。这些不但能够造成医患关系的紧张，还会在社会上产生不良的影响。

2. 影响社会风气　误诊和纠纷使患者和家属对医院和医师抱有成见，或者对医疗机构产生不信任感。医院为了处理这些关系，需要花费大量的时间和精力，常常因此扰乱了医院正常管理工作的进行。而且，医院要根据因误诊构成医疗事故的等级标准而支付一定的经济赔偿；或者因为纠纷官司找律师、跑法院等。有些人借此机会，提出不合理要求，甚至产生了职业"医闹"，导致医患关系紧张。此外，有些医师因为误诊而精神上受到打击，自暴自弃，丧失了积极进取的动力；部分医师因为怕承担责任，互相推诿，影响了医师之间、医护之间的关系。这些都对社会风气产生了不良影响。

3. 影响社会健康水平   误诊常导致误治，使本来可以治愈的疾病未能彻底治愈，诊疗水平低下直接影响了民众的健康水平，增加卫生事业的财政开支。严重的误诊误治，可能遗留下严重的后遗症；因误诊，使患者失去了良好的治疗时机，病情无法恢复；或因误诊，未及时治疗，未能阻止病情的发展，最后确诊时，病情损害已无法挽回。上述情况都可能给患者带来严重的后果，甚至造成终身残疾，乃至死亡。伤残人数增加，使社会负担加重，从而影响社会的整体健康水平，这与医学的宗旨是相背离的。

4. 影响家庭伦理关系   误诊除了给患者本人增加痛苦外，也给家庭增加不幸和经济损失。有些疾病本来经过治疗可以康复，但是由于误诊被判为"不治之症"，家庭对患者失去信心，使得部分患者被家庭遗弃。此外，由于误诊使医疗费用增加，有的患者家庭因无法承担昂贵的医药费用而走上绝路。这些都可能使原本十分和睦的家庭关系被破坏。

5. 影响医疗机构和医师声誉   患者一旦被误诊、误治，所产生的不良后果在社会上将迅速产生反响，对该医疗机构及经治医师会产生种种非议。这种舆论一旦在社会上传播，往往会使医疗机构和医师的声誉受到影响。不仅如此，这种不良的社会舆论还会使正在住院或正在诊疗的患者产生许多复杂的心理反应，使某些患者对医师和医疗机构失去信任，甚至会把过去误诊的实例与自己疾病的诊断相联系。这种对医师的不信任心理一旦形成，将会给临床工作带来许多麻烦。临床上人们热衷于总结推广自己成功的经验，却不愿意轻易地总结自己失败的教训，其原因之一，恐怕就是在一定程度上担心影响自己的声誉和引起不良的社会舆论。

（三）对中医学术和临床的影响

1. 对中医学术的影响   由于误诊，使医师对疾病的本质不能做出正确的判断，不能揭示疾病生理病理变化的固有规律，盲目施以治疗，或能中病，但对于诊疗水平的提高是不利的。正如徐大椿所说："若不问其本病之何因，及兼病之何因，而徒曰某病以某方治之，其偶中者，则投之或愈，再以治他人，则不但不愈，而反增病。必自疑曰：何以治彼效，而治此不效？并前此之何以愈，亦不知之。则幸中者甚少，而误治者甚多。终身治病而终身不悟，历症愈多而愈惑矣。"（《医学源流论》）

中医理论来源于临床实践，不断总结经验是每一个医师提高学术水平的重要手段之一，也是中医理论发展的源泉。但是，如果对误诊缺乏足够的认识，将失误的案例当作成功经验进行总结，必然严重影响中医临床诊疗水平，对后来者产生误导，不利于中医学术的发展。

2. 对医疗质量的影响   医院在评价医疗质量优劣时，常以 8 项医疗指标为依据，即诊断符合率、治愈率、抢救成功率、床位使用率、床位周转率、平均住院日、床位周转次数和治愈者平均住院日。发生误诊时，几乎对上述医疗质量指标都会产生不利的影响。所以误诊不单纯是一个诊断问题，由于误诊施以缺乏针对性的治疗，必然影响治疗的效果、疗程和住院的周期。误诊还因久治不愈而影响平均住院医药费、医源性伤残发生率等医疗指标。

从上述指标可以看出，诊断和疗效是衡量医疗质量的两大要素，而诊断的准确率是疗效好的前提。对于某些疾病如肿瘤，早期的诊断是影响患者 5 年生存率的重要因素之一。根据现有的诊断技术，确诊恶性肿瘤并没有太大的困难，困难的是早期诊断。然而，迄今为止，恶性肿瘤患者确诊的时间仍然普遍较晚，其原因是多方面的。肿瘤早期常无特殊症状、体征，而表现为一些慢性病常见的症状，医师对这些表现缺乏应有的警惕，尤其是部分中医医师的西医学基础较薄弱，在临床上过分强调辨证而忽略了辨病，往往要待症状、体征明显并典型化时，方引起重视，但为时已晚，失去了最佳的治疗时机。因此，诊断的延误或漏诊对医疗质量的影响是显而易见的。

二、对待中医误诊的态度

尽管误诊的发生是医师和患者都不愿意看到的，但是，无论医学科学如何发达，误诊现象都是客观存在的。长期以来，人们对于中医临床误诊的态度存在着偏差，这对于研究中医误诊学是极为不利的。

（一）中医误诊法律责任的认定

1. 中医误诊不能等同于西医误诊　误诊的界定是以医学理论和诊断标准为依据的，尽管中、西医研究的对象都是人，但是，它们属于生命科学的两个不同分支。中医诊断与西医诊断有本质的差别，西医诊断的优势在于对器质性疾病的诊断和对疾病全过程的认识，纵向认识疾病的发展变化规律；而中医的优势在于对功能性疾病的诊断，强调疾病在某一点上时间和空间的总和，横向看待疾病与天、地、人、时的关系。因此，我们不能以任何一门学科的标准来衡量另一门学科。在临床工作中，一方面要积极倡导发挥各自之长，另一方面又要承认二者的特殊性。如隐性糖尿病、早期恶性肿瘤，中医靠四诊收集的资料做出诊断有困难；又如跌仆后瘀血内停、劳倦内伤，要求西医进一步分型诊断也不可能。中、西医诊断均有其局限性，中医误诊不能等同于西医误诊。不可否认，对于某些疾病，如果中医医师不能做出西医诊断，其后果比西医医师不能做出中医诊断更严重。但是，我们不能以后果的轻重来判断是否误诊。

2. 中医诊断具有同等法律效力　中医学作为一门独立的生命科学，其诊断的权威性必须得到确认。国家明确提出中医、西医、中西医结合三条腿走路，这就决定了三者都必须有自己的诊断标准，否则离开了自己的诊断，任何一种疗法也就失去了存在的前提。中、西医的标准不同，就好比拳击比赛的规则与武术比赛不同是一样的道理。必须强调的是：中医诊断与西医诊断具有同等的法律效力。由于理论基础不同，中医的病名、证名是由中医的思维决定的，是基于临床的一个总结，其采用整体的思维方式，比较直观、实用，整体性强，但缺乏特异性；西医往往用疾病的某种特征来命名，然而并非每种疾病都有明显的特征，而且缺乏整体性。中医和西医对疾病的认知不同，因此，辨病的过程中不能够用西医的病去套中医的病，也不能用中医的病去套西医的病。目前，中医临床诊断的法律认定往往借助于西医诊断，严格地说，这种做法是错误的。法律上对医疗事故责任的认定是指医疗单位及医务人员在从事诊断、手术、用药、护理等活动中，因诊疗护理过失，造成病员死亡、残疾、组织器官功能障碍或其他不良后果的事故，其强调的是"诊疗护理过失"。中医医师在临床实践中，只要其诊断和治疗符合中医诊断学的理论，都不应视为过失。针对中医诊断过程中存在的问题，国家中医药管理局自 1994 年起陆续颁布了中医诊断的国家标准，并在全国推广应用。作为国家标准，它是具备法律效力的。如甲型黄疸性肝炎，症见神疲乏力，周身困重，胸脘痞闷，恶心欲呕或身目发黄，舌红胖大，苔黄厚腻，脉滑数，中医诊为"湿阻"应该是有效的，即使经过检查后发现是甲型病毒性肝炎，但"湿阻"的诊断仍是正确的。

（二）对待误诊的态度

1. 误诊的客观性和主观性　误诊是医师的临床过错行为，在临床上具有普遍性。关于过错的概念，中外学者已有诸多不同的解释，有学者把它归纳为"主观说"与"客观说"两大类。主观说认为，过错是"行为人实施行为时的某种心理状态，包括故意和过失两种形态"。客观说将过错理解为"行为人对客观上应当注意的义务的违反，是违反社会准则的行为意志状态"。由于"主观说"和"客观说"对过错界定的差异导致了判定过错标准的不同。临床误诊误治的概率，为医学界公认和经常使用的数据是 30% 左右。本数字已处于不低的水平，但亦有文献称全世界的临床误诊率为 15%～40%，我国的情况大同小异。必须承认，发生误诊在医学科学较为发达的现阶段仍然是一个难以避免的问题。这不是哪个医师或哪家医院医疗水平高低的问题，而是整个医学的水平问题。诊断不是一次性行为，而是一个过程，人类对任何事物的认识都不可能是一次完成的，都有一个实践—认识—再实践—再认识的过程，任何一个高明的医师也不能对每种疾病一见便知。因此，我们应当把误诊存在的客观性和医师的主观错误区别开来。

2. 误诊的可预见性和不可预见性　所谓"预见"，就是根据事物的发展规律预先判断将来。关于临床误诊误治的发生规律，我们已总结了一些，但从目前误诊的现状看，离我们运用这些规律去预先料到临床误诊误治的"将来"还有相当距离。"应当预见"是与行为人的职业、受教育程度、积累的经验和认识对象的复杂程度紧密相关的，而"预见能力"也常因行为人的各相关因素的差异而不同。在医疗服务行业，预见范围及预见能力更会因临床专业的划分与医务人员的技术水平及医院的等级等出现较大的差别。出于就诊人的特殊心理状态，误诊误治最好不要发生。因此，人们有"理由"要求，临床误诊误治完全应该在医务人员的应当预见范围之内。然而，大量误诊的现实却与之相悖。如何认识"应当"而又"不能"实现之间的差距呢？这是由于临床误诊误治本身"与生俱来"的特点所决定的，它是否该在"应当预见"之列，是很值得探讨的。误诊是由认识主体、认识客体和认识环境等因素综合作用的结果，而对如此复杂的事物，要医务人员完全"应当预见"是不可能的。我们能够竭尽全力去减少误诊，而无法做到完全"应当预见"误诊，因为目前还缺少可行措施来改变高误诊率这个严峻的现实，尽管近年我们对误诊的研究在逐渐深入，但要预见误诊，并非易事。

3. 临床误诊的已然性　临床误诊误治的确定，都是在误诊误治发生之后总结出来的，具有较强的已然性。然而我们对误诊的研究，不能像其他学科那样，可以事先设定课题或假说，然后通过"实验"、论证、再实践，从而得出科学的结论。我们确实不能在临床工作中去设定一个误诊病例来研究临床误诊误治的发生发展规律。如果我们已知其"误诊"，避免都唯恐不及，根本不可能就其自然发展来进行研究，这是道德和法律所不容许的。同时，由于医学模式的变更，临床误诊误治的不可控因素变得更加复杂了。从单纯的生物医学模式走向社会-心理-生物医学模式，医务人员不但要像希波克拉底所说的"医师认识一个患者是什么样的人比认识是什么病更重要"那样去重新审视自己所服务的对象，而且要随时严格剖析自身的行为和心态。因此，我们研究误诊，远非单纯运用医学科学技术的方法所能奏效，我们必须把研究范围扩大到人文科学领域，采用自然科学与社会科学相结合的方法，逐步将不可控因素转变成可控因素，把已然转变成未然，实现未雨绸缪的目标。

4. 竭力避免误诊的发生　虽然误诊是客观存在的，具有已然性，但我们不能因此忽视误诊的研究。因为临床上的许多病证，在现有的知识理论和技术水平基础上，经过医师的努力，是可以及时确诊的。医师有责任做到及时正确的诊断和治疗，竭力避免任何不可原谅的误诊误治的发生，这是高尚的医德所要求的。有些疾病病情本身并不复杂，但是由于医师主观上的疏忽，或对四诊资料收集不全，以致一些诊断的关键要素被遗漏，从而得出错误的诊断结论；有些医师缺乏上进心，不重视中医理论修养，诊断能力和技术水平差，又不善于总结经验教训，骄傲自满、固执己见，以致一错再错。另外，由于医院管理制度不健全，医院之间、医护之间、医技之间缺乏应有的配合协调，因此影响了正常的诊断程序，或者因为医师工作忙乱、医师过度疲劳等，导致了错误的诊断。这些人为的因素在临床工作中是完全可以避免的。

因此，对待误诊的性质，要实事求是，要有所区别。一方面要正确对待误诊的客观性和普遍性，把它作为误诊学研究的主攻方向；另一方面要确实防范和避免不该发生的误诊，使误诊学研究更有成效。

第八节　误诊率的计算和误诊文献的总结

无论是中医误诊还是西医误诊都属于临床诊断错误，中、西医的误诊率计算应该是一致的，都必须遵循统计学的一般原则。我们可以借鉴西医误诊率研究的方法，这里主要介绍《误诊学》一书中提到的方法。

某一种疾病误诊率的高低，在一定程度上反映着该病本身的复杂性和诊断的难度。因此，在研究误诊时，首先应对每种疾病的误诊率有一个基本的了解，这样才能做到心中有数。下面主要介绍误诊率的计算。

一、评价诊断试验的误诊率和漏诊率

在诊断试验中，如果试验对象由样本含量够大的某病病例组和对照组构成，试验结果可表达如下（表1-1）：

表 1－1 评价试验诊断某病的结果

诊断结果	患病情况		合　计
	患者	非患者	
阳性	a	b	a+b
阴性	c	d	c+d
合计	a+c	b+d	N

表中"患病情况"是用"金标准"确定的，即经手术、尸体解剖、长期随访或其他令人信服的检查结果确定的。"诊断结果"指该试验的诊断结果是阳性还是阴性。N 为观察总例数。a、b、c、d 为下列各种情况的例数：a 是患者被诊断为阳性的例数，即真阳性；b 是非患者被诊断为阳性的例数，即假阳性；c 是患者被诊断为阴性的例数，即假阴性；d 是非患者被诊断为阴性的例数，即真阴性。

那么，评价该试验的诊断效能时，常用下列指标：

灵敏度＝a/（a+c）×100%（患者被诊断为阳性的百分率）

特异性＝d/（b+d）×100%（诊断与无患病情况符合的百分率）

诊符率＝（a+d）/N×100%（诊断与患病情况符合的百分率）

误诊率＝b/（b+d）×100%（非患者被诊断为阳性的百分率）

漏诊率＝c/（a+c）×100%（患者被诊断为阴性的百分率）

误诊率和漏诊率则是从不足的一面来说明。必须强调的是，误诊率和漏诊率的含义是不同的。

灵敏度和特异性是从正面说明评价试验诊断的指标，可用诊符率来综合说明。评价诊断试验的效能是一项科学研究，要求有严密的设计，足够的例数，在同样条件下，用统一的试验方法和操作程序，尽可能减少试验误差，这样才能准确地评价试验的效能。

二、临床回顾性研究中的误诊率和漏诊率

在临床诊断的回顾性研究中，收集资料的方式可以有以下几种。

1. 收集入院诊断为某病的资料 n 例，经确诊，非某病的 k 例，这样：

误诊率＝k/n×100%　　式（1）

2. 收集出院诊断为某病的资料 n′ 例，其中入院诊断非某病的 k′ 例，这样：

漏诊率＝k′/n′×100%　　式（2）

3. 收集曾经诊断为某病的病例若干份（包括入院时或出院时诊断为某病的病例），其中误诊的人数（包括漏诊或误诊的在内），这样：

误诊率＝误诊人数/曾诊断为某病的人数×100%　　式（3）

这里，误诊人数中包括了漏诊人数，因为漏诊是对正确诊断的推迟和延误，误诊、漏诊都是做出了错误的诊断。因此临床上就把公式（3）作为通用公式，统称为误诊率。

三、误诊的文献整理和总结

中医历代文献中有大量关于误诊方面的论述和医案，这些是我们研究中医误诊学的宝贵资料。但是，由于历史条件的限制，过去文献所记载的大量资料不少属于医话、医论，虽然也可见到部分医案，但均属于个案报道，且资料多不完整、不具备西医学的"金标准"，也没有尸体解剖、理化指标等客观依据。此外，不同年代中医的病名、证名不统一。因此，要采用"误诊率"的计算方法对历代中医误诊案例的误诊进行统计是不可能的，也不符合认识过程的客观规律。但是，这并不意味着我们将对古人的经验和教训置之度外。相反，对这些宝贵经验和教训的整理、总结是十分必要的，也是中医误诊学研究的特色之一。开展古代误诊误治文献的研究应从以下几个方面入手。

第一，对古代文献中有关误诊误治的内容进行归类，这是开展此项研究的前提。历代有关误诊的文献形式上大致可分为医论、医案两大类，内容上可分为理论阐述、案例报道、惩戒三类。对于不同类型的文献处理是不一样的，对医论研究的着重点是古代医家对误诊的认识和思考，可以说中医诊断学的发展与前人对误诊误治教训的总结是息息相关的；对古代误诊案例研究的着重点是从古今的临床实例中，寻找误诊现象的普遍规律，少走弯路。

第二，开展新旧病名、证名的对照研究。为了保持某一病证误诊误治研究的延续性，探讨误诊的规律，必须对古代误诊文献中的病名、证名与现在的病名、证名进行比较。借鉴古人的经验，也是我们今天开展中医误诊学研究的基础。新旧方法的接轨，不仅能够应用现代的中医辨证体系或临床各科的国家标准对于古今误诊的案例进行系统的整理和研究，也有助于我们运用历史唯物主义方法把握各种病证误诊误治的规律。

第三，学习掌握历代医家诊治法度，减少和避免误诊的发生。对临床误诊规律的分析总结是提高诊断水平的重要途径，历代医家之所以能够成为一代名医，很大程度上体现在善于总结误诊误治经验，临床误诊率较别人低。因而有人认为，《伤寒论》就是一部误诊误治救逆专著。阅读历代名著，通晓历代医家的学术思想，扩大眼界，活跃思维，这对于正确诊治疾病、减少贻误是大有裨益的，所谓"外感法仲景，内伤法东垣，热病用元素，杂病用丹溪"。

第四，正确认识历代医家之偏，纠正自己之弊。正如《医学正传》所说："每憾世医多蹈偏门，而民命之夭于医者不少矣……若不参以诸贤所著，而互合为一，岂医道之大成哉。"对于历代医家之学术思想或著作，常是合之则见其全，分之即见其偏，即如《证治汇补》所说："古人之说，各有一长，取其所长，合为全璧。"为什么在学习中会认为各家学说有偏呢？其根源在于自己不善于学习。之所以认为某医家有过激之弊者，常是以偏击偏，不能认识医之全体。历代医家各明一义，发前人之未备，促进医学的发展，此即所谓"无偏不成家，成家必无偏"。若医者不识其全体，则必犯见偏而不识全的错误。为了防止以偏概全，在学习方法上应将各家的学术思想互相参照，注重从医家当时的时代背景去考察其学术思想。在临床运用中，更不能执一家之说而忽视另一家或反面之说。如在治疗出血病证时，唐容川举例说："世之读朱丹溪书者，见其多用凉药，于是废黜热药……世之读陈修园书者，见其多用热药，于是废黜凉药……两贤立论，不过救一时之偏，明一己之见。世之不善读者，得其所详，忽其所略，岂知两贤所略，亦曰人所已详，吾固不必详焉耳。"这些认识，在我们在整理总结历代医家著作时，不可不知。

（李灿东）

第二章　中医误诊原因

中医误诊的原因纷繁复杂，虽难以一语蔽之，但大致可归纳为医师原因、病家原因、护理原因、临床原因、辅助检查原因、社会原因等。这些原因可以单独出现，也可多个同时出现。每个原因之间又相互交叉或相互影响，如临床原因可以归属于医师原因和护理原因之中；辅助检查原因受医师原因和护理原因的影响，同时又影响了医师、护理和社会原因；医患关系是社会原因的重要组成部分，可直接影响医师原因、护理原理和病家原因。兹将中医误诊常见原因分述于以下各节。

第一节　中医误诊的医师原因

中医学虽有"病为本，工为标"之说，但在诊断上，医师是主体，则"工为本，病为标"。事实证明，临床大部分误诊现象与医师的医德医风、基本修养、专业素质有着密切的关系。因此，分析临床失误的原因必须从医师自身的医德、医术和医疗行为入手，才能不断降低误诊率，提高诊断的准确性和临床疗效，达到研究误诊学的目的。

一、医师的医德、医风

临床实践证明，有一半以上的医疗纠纷不是由于医疗技术的原因，而是由于医师的医德医风造成误诊、误治引起的。中医学强调"以人为本"，以人为中心的整体观，对医师不仅要求要具有高超的诊治技巧，还需要具备高尚的医德水平。医术是治病的手段，而医德是医术的载体，是医术得以正确运用的保障。作为上工，为了减少误诊，必须做到医德医术兼备，而高尚的医德是减少误诊的前提。

我国古代对医德有很严格的要求，早在西周时期，对医师就有全面考核的制度。据《周礼·天官》记载，我国医学在西周时期即已出现分科，分为食医、疾医、疡医及兽医四科。不论哪一科，每到年终都要进行稽考，"岁终则稽其医事，以制其食，十全为上，十失一次之，十失二次之，十失三次之，十失四为下"。毫无疑问，这里的年终考核，不单纯是技术考核，还包括医师的思想、品德、作风、态度等方面的内容。一个思想品德很差的医师，就不可能得到"十全为上"的成绩。由于医师服务的对象是至贵之

"人"，而医学"至道在微，变化无穷"（《素问·灵兰秘典论》），因此，《黄帝内经》为医师树立的道德标准很高，要求学医者必须具备诚实纯朴、聪敏好学的基本品德；对工作严肃认真，有高度的责任心；对技术精益求精，不断进取；对患者热心周到，有高度的仁爱精神和同情心。《素问·金匮真言论》之"非其人勿教"，即对医学生基本品德的选择。《素问·移精变气论》之"去故就新，乃得真人"，即要求医师在技术方面必须不断进取。此外，还对那些马虎从事、不学无术，或学而不精的"受业不通，人事不明"的医工，提出了严厉的批评，并立《素问·徵四失论》《素问·疏五过论》等专篇进行分析，使凡业医者能疏远过失而备完美医德与医风。因为医师的医德、医风因素而造成误诊的主要表现在以下几方面。

（一）心存不仁，缺乏人道

从事医业的态度和目的——人道主义观贯穿古今，贯穿医学发展的全过程，即使在今天社会主义市场经济条件下，这一原则作为医德的基石，仍是医德的最佳选择。它要求医务人员以人道主义的精神和态度对待患者，尊重患者的生命价值、人格，以及其健康和医疗卫生保健权利，关心、同情患者。人道主义，强调医者以仁心济世，是中国古代优良医德的核心和基本原则。如果医师缺乏同情心，缺乏人道主义精神，必然影响他对待患者的一言一行，在专业上放松对自己的要求，在临床诊断过程中不能精益求精，这就是误诊的思想根源。

我国古代称"医乃仁术"，关爱生命为行医之本。《黄帝内经》指出："天覆地载，万物悉备，莫贵于人。"唐代名医孙思邈在《备急千金要方》中进一步指出："人命至重，有贵千金，一方济之，德逾于此。"正因为"人命至重"，所以"医存仁心"是医家第一要则。医师要对人的生命负责，要有高度的仁爱精神，就是现在所说的人道主义精神，这是作为一名医师必须具备的基本德性。从这一道德准则出发，医师对病家应有深切的同情心，要视病家之疾苦为己事，杜绝名利，不计得失，甚至为救人可牺牲自己的生命。此外，古人很强调从事医学的人一定要目的明确，态度端正，要忠诚和热爱医业。从事医学的人必须具有为医学事业和人民大众的献身精神。历代不少医家为了医学事业的发展，为了人类的健康长寿，不怕艰苦，不为名利，献出自己毕生的精力。只有存济世之心，时刻以革命的人道主义要求自己，以此来处理医师与患者的关系，才能严格要求自己，不断提高业务水平，提高服务质量而减少误诊。

医学是自然科学，不带阶级属性，它是人类创造的产物，又服务于人类。在医学的范畴里，只有医师和患者的区别，而没有富人、贫人、贵人、贱人、美人、丑人、本民族人、异民族人等区别。医师对待患者的态度应当客观公正，它要求医师在医疗实践中正确对待自己和服务对象，在各方面对患者一视同仁，普同一等，一心赴救，这是人道主义思想的根本宗旨。

历代名医都认为医学是仁术，德为术之首，术为医之基，强调对任何患者都要关心、体贴、爱护，做到竭诚尽智，全力救治。《大医精诚》强调："凡大医治病，必当安神定志，无欲无求，先发大慈恻隐之心，誓愿普救含灵之苦。若有疾厄来求救者，不得问其贵贱贫富，长幼妍媸，怨亲善友，华夷愚智，普同一等，皆如至亲之想。"如果对患者不能一视同仁，面对富贵权豪者则露谄媚之象，面对贫穷困苦者则露鄙视之貌，对贫民诊治漫不经心，就可能因此致误，这是极其错误的。若医师不自重，则反被病家轻视，无法取得患者信任，无法获得完整、准确的资料，发生误诊则在所难免。有的名医恃能傲物，对患者不能视同一等，致令病家不敢轻易延请，虽身怀绝技，却冷漠无情，草菅人命，及至病情延误或误诊误治，方悔之莫及。正如《冷庐医话》所说："必病势危笃，医皆束手，然后求之。于是望之甚切，责之甚重，若真能操人生死之权者。如知病之必死，示以死期而辞去，犹可免责。若犹有一线生机，用轻剂以塞责，致病患万无生理，则于心不安；用重剂以背城一战，万一有变，则谤议蜂起，前人误治之责，尽归一人。故名医之治病，较之常医倍难。"故为医者，无论有名无名，对患者都应视同一等，尽力救治。

（二）精神不专，志意不理

医师系着患者的安危，凡看病施治，必须严肃认真，一丝不苟，切忌粗心大意，敷衍塞责。《素问·徵四失论》就曾指斥过那些看病草率的庸医，指出诊病之时，不详细询问饮食起居情况、起病始因经过，仓促之间，只凭寸、关、尺三部切脉，是不能中肯地分析出病情的。至于妄骋辩说，巧立名目，实乃诳言惑众，只不过是取败之道而已。这种不负责任的医师，看病只满足花言巧语、装腔作势，或者漫不经心、应付了事，这样的医师又怎能谈得上什么"视死别生"呢？

中医注重整体观念和辨证论治，强调治病要联系自然环境、社会因素及人体本身的条件进行分析，做到因时、因地、因人而异，切不可片面地看问题。《素问·移精变气论》说："治不本四时，不知日月，不审逆从，病形已成，乃欲微针治其外，汤液治其内。粗工凶凶，以为可攻，故病未已，新病复起。"说明治病不联系四时阴阳的变化，不问患者本身的条件，头病医头，脚病医脚，攻其一点，不顾其他，这并非稳妥的方法，往往导致旧病未除，新病复起的不良后果。中医强调心身合一，不仅重视外邪的侵袭，还非常重视内伤七情等社会心理因素。《素问·疏五过论》说："凡未诊病者，必问尝贵后贱，虽不中邪，病从内生，名曰脱营；尝富后贫，名曰失精。"又说："诊有三常，必问贵贱，封君败伤，及欲侯王。故贵脱势，虽不中邪，精神内伤，身必败亡。"如果诊病不全面地注意这些精神因素，就会造成治疗过失。但要掌握患者的心理特点和情志病，比了解一般外感疾病困难得多。如果不是眼光敏锐、诊病仔细的医师，是不可能观察出来的。对于患有情志疾病的患者，更需要医师耐心诱导和仔细倾听。如果医师关心体贴患者，态度和蔼，说话和气，服务热情周到，使患者如沐春风，情绪轻松愉快，则大大有助于病势的减轻；反之，态度恶劣，语言粗鄙，就会使患者在心理上、精神上受到刺激，因而使病情迅速恶化，尤其是情志因素导致的患者，更是如此。因此，讲究文明礼貌，对一个医师来说，不单是个人道德修养问题，也是医治疾病这一特定职责的迫切需要。《素问·徵四失论》谓："所以不十全者，精神不专，志意不理，外内相失，故时疑殆。"导致误诊的重要原因就在于医师诊病时"精神不专，志意不理"。

（三）瞻前顾后，自虑吉凶

很多医师在进行合理的诊疗时，也难免受到患者的投诉；有些疾病已是"在骨髓，司命之所属，无奈何也"，但由于患者家属的不理解，或是医师未能及时向家属做好必要解释，抑或解释不到位，患者及其家属责怪甚至殴打医疗人员的现象多有发生。这种由于患者及其家属对于疾病的认知有限，对医师诊疗行为的不理解、不信任的情况比比皆是。在这日趋紧张的医疗大环境下，势必增加医护人员的心理负担。不少医师为了自我的人身安全，在诊疗过程中往往不敢积极诊治，有些稍急、重或疑难的病情，本有能力治疗，但往往草草应对或转诊，这就延误了患者确诊和合理治疗的时间，从而可能给后续的诊治增加难度，甚至导致患者死亡的严重后果。假如扁鹊面对像"虢太子"那样地位显赫的患者也瞻前顾后，自虑吉凶，想的是万一医不好可能会被天下人取笑，甚至承担侮辱太子"尸体"的刑责，这样虢国太子就真的死了。

基于此，一名合格的医师不仅应该拥有扎实的基本功和不断学习的精神外，还更应该懂得提高医患之间的沟通技能，保护自己；在临床上做到不瞻前顾后、自虑吉凶，竭尽全力救治每一位患者。

（四）趋于名利，贪图回报

作风是人们在日常生活和工作中经常表现出的态度和行为特征，是人们世界观、事业心和责任感的外在表现。作风具有明显的行业特点。医务人员的作风叫作医疗作风，即医务人员在医疗活动中所表现出的态度和行为。一个人的作风如何，受着自身世界观的影响。医师良好的医疗作风会提高临床诊断的正确性和医疗效果，不良的医疗作风会成为误诊的原因。

作风与认识活动密切相关，作风会直接影响认识的效果，医师对疾病的正确认识需要有严谨的医疗作风做保证。比如临床上对疾病的诊断，首先需要搜集大量可靠的病史资料，需要做准确的实验观察，有时要反复进行方能获得有价值的诊断资料，这就需要医师具有坚持不懈、勤恳耐劳的优良作风做基础；相反，如果医师平时作风拖拉，怕苦、怕累、怕麻烦，粗枝大叶，浅尝辄止，不愿做深入的观察和思考，则必然难以获得准确的诊断资料。作风不严谨，凡事马虎是误诊的重要因素。

宋代无名氏所著《小儿卫生总微论方》曾指出："凡为医之道，必先正己，然后正物。"又说："凡为医者，性存温雅，志必谦恭，动须礼节，举乃和柔，无自妄尊，不可矫饰。"明代医家李中梓在《医宗必读》中也说，医师必须"宅心醇谨，举动安和，言无轻吐，目无乱视，忌心勿起，贪念罔生，毋忽贫贱，毋惮疲劳，检医典而精求，对疾苦而悲悯"。他们的话，概括起来都强调医师应当品行端正，举止大方，待人诚恳，作风正派，服务热忱，彬彬有礼。救死扶伤是医师的天职，医者不能从私利出发，视诊疗技术为商品，恃技勒索患者钱财，或抱施恩观念，贪图酬谢。孙思邈说得好，"所以医人不得恃己所长，专心经略财物"，"但作救苦之心"而已，否则有悖医德。《外科正宗》说："病愈之后，不得图求匾礼，亦不得请托人情，致生罪戾。"要像清代名医郑梅涧那样，以"利人为急，未尝受人丝粟之报"。贪名好利之徒勿可为医，那些只顾捞取名誉，从患者身上榨取钱财的医者，亦常是贻误较多之人，应引以为戒。

（五）骄傲自满，固执己见

历代有成就的医学家都是谦虚谨慎，实事求是的。骄傲自满，自以为是，听不进他人正确意见的，在诊断过程中，常常容易误诊。

临床上强调三级检诊，病例讨论时主张各抒己见、集思广益，目的就是为了使人拓展思路，排除有关的可能性，避免犯主观主义错误。但是有骄傲自大作风的医师，常常听不进别人的不同意见，对患者的症状、体征以偏概全，满足于一孔之见，喜欢根据自己的想象做主观性的解释和决断。

在学术方面，我们提倡争鸣，提倡敢于坚持自己正确的意见，但是更提倡勇于修正自己的错误认识，虚心听取别人的正确意见。在诊断过程中，任何一个医师，包括一些著名的专家、权威人士，其认识和经验都具有一定的局限性。因为每个人的经验既受其个人认识知水平的影响，又受其实践环境条件的限制，同时还受其各自所处时代背景的制约。经验再丰富的医师，仍然有他所没有实践过的疾病。所以，作为临床医师，应当善于学习他人的经验，虚心听取他人的意见，只有这样才能减少误诊。

同行之间，应当互相尊重，互相切磋砥砺，以便取长补短，共同提高。历代名医之所以技艺专精，造诣很高，因素很多，但他们都有一个共同点，那就是善于虚心诚恳地向别人学习。孙思邈闻人有"一事长于己者，不远千里，伏膺取决"。清代名医叶天士，只要听说哪位医师有某种专长，就立即前往请教，十年之内，拜了十七位老师。由于他们虚怀若谷，多得高人指点，故能集思广益，使自己医术日益精进。

随着医学专科的分化发展，尊重同行、虚心向同行请教显得非常重要。每个医师各有所长，也各有所短，作为跨世纪的中医药人才，应摒弃文人相轻、同行是冤家的陋习，彼此敬重，互相学习，切不可持门户之见互相鄙薄，这样才不会导致误诊。

（六）迷信鬼神，不求甚解

临床医师，除加强基础医学知识的学习和广泛阅读医学文献外，还必须培养唯物辩证法的思维方法，这是减少漏诊、误诊和提高医疗质量的基本要求。只要对临床上出现的可疑现象都做认真的分析研究，态度端正，方法科学，处事严谨，误诊、漏诊情况一定会大大减少。中医是一门传统医学，尽管大多是精华，但不可避免有其糟粕，对待临床问题，一定要坚持唯物主义观点。《黄帝内经》明确指出："拘于鬼神者，不可与言至德。"意谓迷信鬼神的人，根本没有资格谈论医学。患者"信巫不信医者"病不可治，如果连医师自己也迷信鬼神巫术，则对临床上症状不典型，病因复杂的疑难疾病就不可能做出客观准确的分析，求助于鬼神巫术，实是不求甚解，必然导致误诊、漏诊。《灵枢·贼风》举例说："黄帝曰：今夫子之所言者，皆病人之所自知也，其毋所遇邪气，又毋怵惕之所志，卒然而病者，其故何也？唯有因鬼神之事乎？岐伯曰：此亦有故邪留而未发，因而志有所恶，及有所慕，血气内乱，两气相搏，其所从来者微，视之不见，听而不闻，故似鬼神。"《黄帝内经》已经明确指出，任何疾病都有其原因，有的疾病原因看而不见，听而不闻，故似鬼神作祟，其实不然，而是一种伏邪发病的情况。医学是一种实践科学，医师一定要坚持科学的态度，实事求是，才能对复杂的疾病做出正确的诊断。

二、医师的基本素质

医学是一种特殊行业，历代对医者的要求很高，《黄帝内经》称"非其人勿教，非其真勿授"。遇到合适的人才，就要传授其适当的医学知识与技术，而不要放过机会；不适合做医师的人，就不能传授其医学科学，以免破坏医德，危害社会。在诊断过程中，医师与患者及患者家属的愿望和目的是相同的，都希望能够尽快地获得正确的诊断和得到及时有效的治疗。作为一名临床医师，对其基本素质的要求是十分重要的。

（一）职业素质

职业素质低下是医师误诊的重要原因。职业素质综合体现在个人的仪表、性格、表情、语言等方面。

1. 仪表　仪表是一个人的外在形象，包括相貌、着装、风度、神态等。医师个人的气质、涵养通过仪表体现出来。仪表在某种程度上反映着一个人的内心境界，当医师第一次接触患者时，最先在对方心理上产生印象的就是仪表。所以，仪表是给患者的第一印象，也是医师文明修养的象征和取得患者信任的基础。当医师接触到患者，并开始了解其发病过程时，患者心理上对医师的第一印象会直接影响整个医疗过程。整齐的仪表体现了医师个人乃至医院的精神面貌，给人以作风严谨的印象。当患者在优美的诊疗环境中，面对仪表整洁的医师，信任之感油然而生。相反，如果医师不修边幅或服装不整，会给患者"不认真"的印象，但如果过分打扮追求时髦，反而会给患者"不学无术"的印象，并由此在心理上产生失望和不信任感。这种不信任的心理一旦形成，在提供病史时，患者就不愿把埋藏在心底的话全部倾吐出来，特别是某些难言之隐。如果患者隐瞒的正好是对诊断具有重要意义的关键性病史，就可能成为误诊的原因。因此，医师的仪表带有特殊的职业技术性质，它与临床过程中的每个环节都有直接的关系。临床上要求医师仪表庄重大方，既严肃而又不拒人于千里之外，和蔼而又不轻佻，如此方能取得患者的信任而获得完整、准确的资料。诚如《大医精诚》所说："夫大医之体，欲得澄神内视，望之俨然，宽裕汪汪，不皎不昧。"就是要求医者仪表应庄重大方，不亢不卑。对于患者，无论其富贵还是贫穷，无论其地位高低，外表漂亮还是丑陋，都应一视同仁。

2. 性格　性格是一个人的个性特征，即对事对物的态度和行为的表现形式。医师的性格是指医师对待患者和疾病的态度及其心理活动的外在表现，这一态度通过医师与患者的接触流露出来。性格是在长期的学习、工作和生活经历中形成的，每个医师都有各自独特的性格，表现在其日常生活中对人对事的态度、方式等，从而直接影响患者就诊的心理和对医师的态度。性格一旦形成后不易发生变化，因此，职业的特殊性要求每一位医师从一开始就要注意良好性格的培养和形成，历代医家对此十分重视。作为一名合格的医师，必须树立全心全意为患者服务的思想和认真负责的精神。

患者在就诊时，首先希望遇到的是一个值得信赖的"好医师"，除了能够为自己做出正确的诊断和治疗外，还希望能对自己的健康状态和疾病的预后有所了解。因此，患者在陈述自己疾病的过程中，总是想把所有的感受全部向医师诉说。所谓"医者父母心"，医师应当理解患者的这种心情，耐心细致地倾听患者述说，因为这既能赢得患者的信任，又能全面了解病史，对医师做出正确诊断是有益的。但是，如果患者面临的是一个性格急躁、容易冲动的医师，加上工作忙、时间紧等原因，就可能表现出不耐烦的情绪，甚至打断患者的诉说。医师的这种急躁性格，不但不能最大限度地掌握所有与疾病有关的信息，也会因此而失去患者的信任。

一个性格十分傲慢又主观臆断的医师，当他面对文化素养较低、语言理解能力较差的患者时，常会对患者缺乏主题的病史陈述表现出轻蔑的态度，会在对病情未做深入细致的了解时便武断地做出诊断结论，有时甚至对同行的合理建议及不同见解也不能虚心听取。主观臆断，固执己见，都是可能导致误诊的原因。另外，性格急躁的人，办事缺乏耐心，对事物的分析不容易做到深思熟虑，往往强调速度而粗心大意。这些弱点，对诊断一些病史曲折、症状体征表现复杂的疾病是十分不利的。同样，性格懦弱，办事拖拉，所谓"急中风碰到慢郎中"者，亦不能得到病家的信任。因此，为了避免误诊，医师应当自觉地加强个人性格修养，办事既要果断，善于抓住主要矛盾，又要避免主观臆断，要养成稳重、老练、踏实、热诚、有涵养的良好性格，克服急躁、冲动、傲慢、散漫、主观臆断等不良性格。良好的性格是一个良好的医师应当具备的基本素质。

3. 表情 表情是面部及肢体表面形状的动态特征，也是心理状态的反应。每个人都有一个相对稳定的表情特征，但是表情特征并不是固定不变的。人们的各种不同表情决定于一定的社会心理素质，是个人文化素养及道德修养的体现。不同表情特征的形成与个人的职业及社会实践有着密切的关系。在临床诊断疾病的过程中，医师的表情特征是患者注意的对象之一。患者常常会通过医师的表情来预测自己的病情，并通过医师的表情来评价医师的服务态度和技术水平。作为临床医师，表情应轻松、自然、亲切，给人一种容易亲近的感觉，才能建立起良好的医患关系，这样患者才敢于尽情地、无拘束地述说病史。同时，还要认真严谨，给人以可信任感，但又不能过于死板严肃，拒人于千里之外。表情过分严肃，板着面孔，会使患者产生畏惧心理。患者心理上的过分紧张，加上医院的陌生环境，可能使他在陈述病史时前言不搭后语，缺乏逻辑性，难以给医师提供全面系统、有诊断价值的资料。特别是儿科患者，陌生的环境加上医师过于严肃的表情，常常使他们产生恐惧心理，甚至有时连真实的病痛感受还未曾诉说就已哭了起来，如果这样，在望闻问切时肯定很难获得应有的配合。因此，不良的表情不但有碍于病史的了解，同时又影响了医师对疾病阳性体征的发现，这些都是获得正确诊断的主要障碍。此外，当医师面临急重患者时，要镇静自若，不可惊慌失措。医师慌张的表情必然引起患者的紧张，从而使患者对医师失去信任。还有，对于贫穷的患者有鄙视的表情，对于达官显贵有奉迎阿谀的表情，对于可疑性病、传染病流露出轻视厌恶的表情等，都会妨碍医师与患者正常的信息交流。表情是一个不容忽视的误诊原因。因此，在诊断过程中，医师应当以和蔼而不失严肃、庄重而又热心的表情来对待患者。

4. 语言　语言是交流沟通的工具，也是文明的重要载体。言为心声，在临床过程中，语言担负着传递信息、交流思想的功能。问诊是中医临床资料的主要来源之一，问诊的过程实际上是医师与患者的语言交流。中医学要求医师必须注意语言艺术。一般说来，文明、得体、谦和、有礼貌的语言，能使患者心平气和，思想乐观，信任医师，乐意成为医师的知己，并积极地配合治疗。这种美好的语言，甚至可以转化为巨大的精神力量，增强药物的治疗效果。相反，口出不逊、言词粗鲁，乃至恶语伤人，常使患者气愤、苦恼、伤心。很难想象，满腔愤怒、怨恨或忧郁的患者会信任医务人员，乐意与医务人员交朋友，并积极配合治疗。

语言与误诊的关系主要表现为医师与患者在语言交流方面存在误差。如医师口齿不清，言语含混，患者没有真正理解就盲目作答或所答非所问；还有医师运用自己习惯了的医学术语，患者运用自己的地方性方言，这些术语和方言有些是音同意不同的，对方不易理解。这些误差都可能成为病史资料不准确、不真实的原因。例如，用"里急后重""纳呆""嘈杂"等中医专有术语来问诊，则患者不解其意难于正确而完整地表述，医师亦不能获取正确而全面的资料，必然会出现误诊。另外，由于中、西医术语的差异，患者对中医的理解易受西医知识的误导，甚至造成误解，给患者增加精神负担。例如，给患者诊断为"肝气郁结"，患者经常考虑到其是否患有肝炎，因此必须给予适当的解释。

由此可见，在医师与患者的语言交流中，医师应该口齿清楚，既要引导患者主动叙述病情，又不能采用暗示性语言，以免产生误导，还要注意问诊过程中尽量不使用专业术语。只有这样，才能保证问诊的内容真实可靠。

（二）心理素质

1. 粗心大意　医学是一种特殊行业，对从医者有特殊的心理素质要求。过于胆大粗心者，临诊时不能耐心倾听患者的诉说，不能全面仔细地进行体格检查，不能敏锐地捕捉疾病发展过程中的微细变化，这不仅不能取得患者的信任，而且无法获取准确完整的资料，是临床发生误诊的重要因素。但是临床见症，千变万化，少有一致，对于那些虚实寒热错杂的证情和似是而非的证候（如阴盛格阳、阳盛格阴、真寒假热、真热假寒等证的表现），若医者心粗而胆小，胸无灼见，也常可导致误诊误治。只有胆大心细、临事不惑的医师，才能做到正确的诊断和治疗。一个医师要做好这点，是件难度很大的事，必须以扎实的基本功、过硬的技术本领和丰富的临床经验为基础。正如《医述》所说："任医非难也，而难于临事不惑，确有主持，而不致朱紫混淆者之为更难也。倘不知此，而偏听浮议……危急之际，奚堪妄之误投。"从这个角度而言，临诊时应胆大，但是医师的工作对象是人，如果不谨慎，稍有疏忽，就会给患者造成更大的痛苦，轻则延误诊治，甚则伤人性命。在临证中，常是表里易蒙，寒热易混，虚实易淆，阴阳易蔽，必须洞察精微，谨慎从事，方不致误。只有心细之人，临诊时详察细诊，方能洞察病情的任何细微变化，才不致误诊、漏诊。因此，作为临床医师，既要胆大又要心细。

2. 固守成见 中医治病强调个体化治疗，强调因人、因时、因地制宜，即朱丹溪谓之"圆机活法"，孙思邈所说的"智欲圆而行欲方"。临床诊治时既要有一定的原则要求，又要求能灵活运用；既要能通常，又要能达变。因为无病者，人之常也；有病者，人之变也。人在气交之中，常而变，变而又变，变化无穷也。况且，世间的一切事物都在发展变化，天在变，地在变，人亦在变，疾病亦在不断变化，诊治疾病的方法亦是不断变化的。医学的发展正是随着疾病的不断变化而不断发展的。疾病谱不断变化，中医学要能不断适应时代的要求以解决新的疾病，这就要求医者既要知其常，又要达其变。因为病症有共性，亦有个性，如禀赋有厚薄，年岁有老少，身形有肥瘦，性情有缓急，境地有优劣，风气有强弱，天时有寒热，昼夜有轻重，气色有好坏，声音有高低，受病有新久，运气有太过不及。知常达变，方能减少误诊，提高诊疗水平。如果一名医者老是恃着所谓"家藏秘学秘方"，而不进行新知识的学习，将误人不浅。只有通常达变的医者，才能明性命吉凶之数，处虚实之分，定逆顺之理，依疾量药，给予患者正确的诊治。所以《回春录》强调："故为医无才、无学、无识，不可也；为医者恃才、恃学、恃识，亦不可也。"作为一名好的医者，不但要知常达变，而且还应知变察原，找出导致变化的原因，才能真正做到临证不惑。例如，本是脾气虚而气短不能以续，发为喘促，若辨为肺气壅滞，尚用宣肺定喘之药，则使本已虚弱之脾更加虚弱。所以，知病而察原对于防止误诊误治有重要意义。

王堉在《醉花窗医案》中载有一典型例子："曾忆邻村，有医士姓王名维藩者……故业医，货药饵。邻有妇人病胃痛者请王治之，王用《海上方》中失笑散，取之立效。后凡有患心胃痛者，王辄以失笑散服之，效否各参半。王素食洋烟，一日自觉胃痛，亦自取失笑散服之，痛转甚，至夜半，痛欲裂，捣枕椎床，天未明寂然逝矣。因思失笑散为逐瘀之药，王之邻妇必因瘀血凝滞，故用之立效。其余风寒暑热、饮食气郁，皆能致之，若概以失笑散施治，又不求其虚实，几何不误人性命乎。"

总之，古人认为，医之术莫不以合法为本，取变为用，苟反于法，则安者危；不知变，则存者亡。这些教诲，对于医者防止误诊有一定的指导意义。

（三）人文素质

医学是研究人的健康和疾病及其相互转化规律的科学，首先必须从人的本质属性入手，将其作为核心与出发点。人性是由生物属性、心理属性和社会属性构成的。它们互相依赖、制约、包含、渗透、影响和转化。人的文化活动和社会活动以及由此建立的各种关系，在人性活动中占主导地位，而医学不可能脱离这种人性活动单独存在、作用和发展。医学的人性化决定了医学的人文属性。医学的本质是人文。它穿透人文与科技、道德生活与商业运作、世俗关注与终极关怀的各个层面，表达着人性、知性、理性的深刻关系。无论医学科学技术多么发达，患者仍然需要医师那种给人以希望的温柔触摸，那种无所不包的从容长谈。因此，医师人文素质的高低影响着医师的诊疗水平，毕竟，医患关系是一种人与人之间关系，人文素质不高的医师，不能处理好自己与不同层次患者的关系，不能真正体察不同行业患者的生活习性、职业特点，在临床中则不能做出及时正确的诊断。

医师的服务对象是至贵之"人"，中医强调的不仅仅是治"病"，更是治"人"，毕竟"病"是发生在"人"身上的。以人为中心的恒动疾病观，处处将疾病置于活的人身上，随着时间、空间的演变中去考察，决定了为医者必须"上知天文，下知地理，中晓人事"。例如，同为外感表证，感邪可有风、寒、湿、燥之别，夏天还可以夹暑，北方多寒邪，南方易化热，而个体体质、嗜好、职业等又可使之兼虚、兼湿。如果医者不明此理，诊病时把思路局限于病家的只言片语，或仅简单的舌脉之象，全然不顾四时气候、天地阴阳，必然顾此失彼。值得一提的是，在当今中医临床中，由于受到西医学模式的影响，部分中医师开始把注意力集中在现代仪器检查结果上，中医学原有的天人合一的先进思想在诊断中逐渐被淡忘。中医诊断的客观化，一方面把诊断结果引向深入，另一方面新的误诊不断产生，这点应引起重视。医学的道理很艰深，疾病的发展千变万化，若非多闻博识，勤学苦练，是难以掌握的。只有人文素质高的医家，在临床当中灵活运用各种知识，详察疾病之缘由，洞悉疾病之隐曲，才能做出正确的诊断，从而融会贯通，灵活治病。我们还应当看到，在科学技术日新月异、突飞猛进的时代，科学门类日益增多，知识更新周期不断缩短，作为一个现代中医工作者，只有广泛涉猎群书，不断更新自己的知识结构，提高自己的文化素质修养，才能于医道无所滞碍，才能减少误诊。

三、医师的专业素质

诊断是医师能动地运用已有专业知识和经验具体地认识患者某一疾病的过程。"诊"是医师通过各种手段和方法全面收集患者与疾病相关的各种信息的过程；"断"是医师根据所学和经验对"诊"得的所有信息综合判断的思辨过程。精湛的医术是正确诊断的前提，医师的专业素质低下是临床误诊的重要原因。引起误诊的医师专业素质方面的原因主要包括基本功不扎实、经典钻研不深、实践经验不足和临床思维能力差等方面。

（一）基本功不扎实

中医诊断学是中医基础理论与临床学科之间的桥梁，也是阐述和研究中医基本理论与诊断基本技术在临床上的具体运用的一门学科。中医基础理论的学习和基础技术能力的训练是正确诊治的基本功。基本功的扎实与否直接关系着诊断的准确性。由于中医诊断主要依靠医师运用"四诊"和辨证思维，而辅助仪器和化验检查结果并不十分重要。护理人员则主要在患者住院期间为医师提供一些临床观察过程中发现的征象，供医师参考。因此误诊与主诊医师的临床基本功关系最为密切，这也是中、西医误诊的主要差别之一。

中医学的特点是"理法方药一体性"，学习中医专业知识更强调对基础理论课程的学习。"万丈高楼平地起""千年古树靠根长"，任何事物只有根基牢固、基础雄厚，才有广阔的发展前景。如果专业基础课程学得好，基础理论掌握得牢靠，学习专业临床课就轻松，就能举一反三；如果专业基础课程没有学好，基础理论水平较差，专业临床课的学习和应用就差。有些医师片面地认为"中医主要凭经验"，因而把精力花在看验方、抄验方上，忽略了理论知识的学习和提高，忽视了实践与理论的统一，于是产生了一些不应该的错误。由于疾病千变万化，经验再丰富的医师也可能遇到从未见过的病例。如果没有扎实的理论知识，就会束手无策，容易造成误诊。因此，业医者必须博学精技。《医学集成》说："医之为道，非精不能明其理，非博不能至其约。"《医门法律》亦强调，"不精则杀人"。就是说在学习基本理论时要消化、吸收，经过一番思考，把次要的、非本质的东西与主要的、本质的东西加以区别，掌握具有本质特征的共同点，进行更高层次的概括，找出规律。所以，在学习中医诊断学时，要特别重视中医基本理论的学习，打好基础，深入理解；历代名医对诊断学的论述，要择其要者加以研读，深刻领会，只有把所学的知识致力于融会贯通，才能在诊断上运用自如。

临床基本功不扎实势必直接影响诊断结果的正确性。如问诊由于缺乏技巧、主次不清，或使用专业术语，使患者无所适从；或者应用诱导性、暗示性语言，影响问诊内容的真实性。又如望诊重点不突出；脉诊的布指、指力、三部分候等不规范，斜飞脉、反关脉没有发现等。再如辨证的逻辑思维和分析能力差，重点把握不准确，这些都会引起误诊。基础技术训练是诊断的基本功，对诊断技术要精益求精。《难经·六十一难》说："望而知之谓之神，闻而知之谓之圣，问而知之谓之工，切脉而知之谓之巧。"又说："以外知之曰圣，以内知之曰神。"《难经》之阐述是对《黄帝内经》所提出的望、闻、问、切四诊技术最高要求的明确概括。诊断技术是在基本理论指导下用于临床检诊的方法，它的熟练掌握需要有大量的临床实践、正确的操作规程、反复的琢磨体会。如脉诊"在心易了，指下难明"，要想正确辨脉，就要随师体察，心领神会，反复实践，观察检诊要至精至微。《备急千金要方·序例》说："今病有内同而外异，亦有内异而外同，故五脏六腑之盈虚，血脉荣卫之通塞，固非耳目之所察，必先诊候以审之。而寸口关尺有浮沉弦紧之乱，俞穴流注有高下深浅之差，肌肤筋骨有厚薄刚柔之异，唯用心精微者，始可与言于兹矣。今以至精至微之事，求之于至粗至浅之思，岂不殆矣？"诊断是关乎患者生命安危的大事，临床必须养成精密检诊和细心观察的良好作风。

（二）对经典钻研不深

重视经典的钻研与学习是中医专业素质的基本要求。中医药学是有着悠久历史的传统医学，每一个学习中医的人都必须面对这样一个问题，即如何学习古代医学经典著作。由于经典著作在中医学理论体系的确立和发展上的特殊地位，所以长期以来，《黄帝内经》《伤寒论》《金匮要略》《温病条辨》等经典著作一直都是学习中医者的必读之书，也一直是中医专业重要的必修课。中医专业不少课程的教材也都取材于中医经典著作及名家医著。经典著作是医者临证之准绳，有的中医名家深有感触地说："对经典著作及各派的代表著作反复精读，乃是古往今来有所建树的医家卓有成效的途径之一。"对经过千百年流传下来的医典精品，就应该认真读，重点读，并做到深入的探讨和研究。众所周知，中医学之所以历经数千年而不衰，是因有其自身独特的理论体系。这一理论体系源于长期的临床实践观察，反过来又一直有效地指导中医的临床实践，并在实践中不断地得到发展与提高。中医学理论与实践的精华就蕴藏在经典著作中。

从历史上看，中医多是跟师带徒或自学成才。一些医者对经典著作的学习不够，如戴叔明指出："世之习医者，不过诵一家之成说，守一定之成规，以幸病之偶中，不复深为探索，上求圣经之意，又不能博览群书，采择众议，以资论治之权变，甚者至于尽弃古方，附会臆见，辗转以相迷，而其为患不少矣！"亦有一些医者，认为经典著作难学，有的甚至认为对于今天的医术不适用，因而放弃学习，这些认识是十分错误的。"经典延伸"是中医学的发展规律和特征之一，对经典的注疏，不仅是学习的过程，也是深化发展和补充。用一定的哲学思想总结临床经验，使其上升为理论，就是古代中医学的发展机制。医经注释作为一种特殊的文化现象持续了数千年，势必有其存在的理由和土壤。重视经典的钻研是提高中医专业素质和辨证论治水平的重要途径。

（三）实践经验不足

正确的诊断是理论与经验有机结合的结果。中医理论的形成很大程度上是对长期经验的不断总结，因此实践经验在中医临床活动中占有重要地位。经验不足则易被临床疾病的复杂性所迷惑而导致误诊。

诊断需要医师对患者进行观察，而任何形式的观察又总是渗透着自己的理论知识和实践经验。对于临床上同一种疾病现象，知识和经验不同的医师会做出不同的诊断。只有理论知识和实践经验都丰富的医师，才能及时做出正确的诊断。而仅有理论知识，却没有实践经验的医师，即使疾病的症状体征十分典型，也难以做出正确的诊断，更不用说对于那些症状体征不典型、临床表现复杂的病例了。这是因为丰富的实践经验可以直接指导医师对病史资料的收集和选择，影响他对诊断资料的着眼点和注意力，会从零散的资料中取得能够反映疾病本质的有用部分，为正确的诊断奠定基础。而缺乏实践经验的医师，对具体患者的病史和体征分不清主次，不能从复杂的现象中认清其本质。临床上许多疾病的误诊率，基层医院高于地市级综合医院，地市级综合医院又高于省级专科医院，其中很重要的原因除与医师的理论知识水平的高低有关外，还和实践经验的多少有关。医师的实践经验会直接影响对病史资料的收集、辅助检查项目的选择和观察结果的评价，同时还制约着医师在整个诊断过程中的思维方法。临床经验丰富的医师，面对患者的某一不典型特征，可以举一反三，把疾病的现象与本质联系在一起，进行推理分析，最后得出正确的诊断结论；而实践经验缺乏的医师，在面对患者的非典型体征表现时，则可能犹豫不决，临时去翻书本以期"对号入座"，常常抱怨症状体征不典型而难下决断，即使勉强做出诊断，也容易发生误诊。

当然，一个人的经验难免有局限性，因为它是从个人临床实践的比较中产生的，受其自身的实践条件和实践程度的影响。因此，在应用自己经验的时候，只能以经验为引导，不能把经验绝对化，如果完全拘泥于自己有限的经验，也可以成为误诊的原因。

至于因为医师理论水平的限制而导致的误诊，主要是指对某些新近发生的疾病而言。理论是实践的总结，反过来理论又可以指导实践。一般来说，在具有一定临床经验的基础上，医学理论基础越深厚的医师，对疾病诊断的准确性就越高，反之亦然。但是，如果是某些新近发生的疾病或者医学上极为罕见的疾病，经治的医师在临床上尚未实践过，又缺乏这方面的理论知识，则难免会发生误诊。因此，医学理论也是相对的，也需要随着实践的深入而不断地发展。另外，理论和诊断标准是不断变化的，社会在发展，自然在变化，疾病的种类和表现方式也在不断地改变，所以诊断标准也需要经常补充和修订。这就是说，医师应当通过实践和学习，不断地充实自己的经验，决不要死抱着过去的经验不放，否则即使有经验，也会在新的情况下发生误诊。

（四）临床思维能力差

临床思维的偏差是导致误诊的主要原因之一，已日益成为广大医务工作者的共识。然而，要掌握正确的临床思维并非易事，不可能一蹴而就，这是医学领域内的一个重大课题，既包含着很多理论问题，涉及医学辩证法、逻辑学及医学心理学等，又是一个实践性很强的问题，只有不断学习、反复实践，才能逐步掌握。

中医理论体系一经形成，就有其特定的临床思维活动。从某种意义上讲，中医学的发展、完善也有赖于临床思维能力的不断提高，而中医和西医的根本差别就在于二者的思维方式不同。中医临床思维活动是对中医临床活动的主体——中医师，临床认知、判断、决策、验证等一系列思考活动的高度概括，是临床疾病的现象、事实在中医师头脑中的认知反映。这种反映如同其他的思维活动一样必须以大脑的生理结构、生理功能为基础，受心理现象发生发展一般规律的支配和影响。为了实现在感觉的基础上透过现象深入本质，以达对疾病本质间接的概括反映，中医临床思维活动也需要一定的思维形式、方法，遵循科学认识思维的一般规律。但是，中医的临床活动毕竟不同于其他社会实践活动，它不是主要依靠现代科学技术和知识来认识、处理健康与疾病问题，而是依靠外部的直接观测，在中医特有的思维结构指导下进行系统考察和辨证思维，通过对疾病事实和患者个体因素、环境因素等方面的相关分析来揭示疾病本质，探求治疗的方法和手段。

中医的临床思维能力差，则不能充分运用所学的各种知识，充分收集临床资料并进行分析并做出正确的诊治。关于临床思维与误诊的关系将在第三章中专门进行阐述。

第二节　中医误诊的病家原因

中医诊断主要依据望、闻、问、切四诊所收集的临床资料。有些自觉症状主要来源于患者的叙述，医师很难通过其他手段了解清楚。因此，患者的主、客观因素直接影响着临床资料的准确性而成为误诊的一大原因，这就是中医误诊的病家原因。

一、病家的主观因素

（一）失于审慎

医患关系是一种人与人之间的关系，患者求医的目的本应是为了治疗疾病，维护自己的健康，是一件十分严肃慎重的事，患者对自身病史的描述、症状的诉说、体检的反应应是认真、客观而且实是求是的。但是，由于医师所面对的就诊患者是具有思想情感和心理活动的个体，在医师面前，就医者虽然都表现为就诊看病，但是不同的患者来自不同的社会阶层和家庭环境，在就诊时，其心态、愿望和目的也不尽相同。患者若失于审慎，或者想用就诊来达到某种目的，如临床上常见工伤或因人际纠纷致伤者，为了提高伤残等级，为了住院治疗，或者为了使用贵重药物和进行特殊检查，其本人或家属往往歪曲病史，夸大甚至编造伤情。而某些患者可能为了某种医疗外的目的，无病装病，夸大或隐瞒病情等。他们各自在对自身疾病的陈述上会自觉或不自觉地表现出一定的目的性，导致全面地影响病史和症状的真实性及症状、体征、检查的正确性，严重干扰医师的思维和认知，从而造成误诊。这在临床上并不少见。

类似上述的情况，虽然经过认真观察，最后能把真实病情弄清楚，但是在诊断之初却可使医师陷于迷惘和困惑。有些患者不真实的自述还可以把医师的注意力和判断引导到错误的方向上去，最终导致对重要疾病的漏诊或延误诊断。

（二）讳疾忌医

人之情，莫不恶死而乐生，害怕疾病、向往健康是人之常情。但俗话说："人吃五谷杂粮，哪有不生病的？"中医学提倡"未病先防、既病防变"等治未病理念，如能防患于未然，把疾病消灭在萌芽状态当然是最佳的；而如果疾病已经产生，就必须早期诊断，早期治疗，预防传变。要做到早期诊断、早期治疗，除了与医师的诊疗水平密切相关外，它的重要前提条件是患者自身。患者本身要有维护健康的意识，不讳疾忌医，有病应及时就诊，如果没有及时就诊，早期诊断、早期治疗等预防原则就成了一句空话。历史上著名的医师扁鹊见齐桓公的故事，就是因为身为君主的齐桓公骄恣轻人、讳疾忌医，对于名医扁鹊的一再劝告不屑一顾，终于延误诊治而丧失性命。在现实生活中，有些人平时很少看病，对服药、打针、手术等医疗措施有恐惧感，因而可能已经自觉身体有某种不适，或明知道自己可能患了某些疾病，却不愿到医院就诊。由于讳疾忌医，多数人并不愿意相信自己有病，也不主动就医或接受治疗，尤其是一些老年人。还有一些患者出于其他目的而有病不去就医，如有的因为经济困难，有的怕影响工作等，即使就医，也会对病情有所隐瞒。这些都会使医师丧失警惕，从而增加误诊的机会。有的患者碍于面子，如有些妇女思想保守，明明已经发现自己的乳腺有包块，但因怕人耻笑而隐瞒，甚至迟迟不去就诊，最后被迫求医，但为时已晚。

（三）盲目就医

患者有病求医，求医应有正确的求助行为，应力求"明医"。对于一些庸医，患者要有鉴别能力，不然反而误了自己。常言道"病急乱投医"，如何正确地求诊并不是一件容易的事。随着临床医学的不断发展，临床分科越来越细，这对各专业疾病研究的不断深入显然是有益的，但是也会带来另一方面的问题：患者在最初就医时，并不清楚自己应当选择哪个专科，往往是根据自己对疾病的主观感受和突出症状而选择就诊专科的，然而症状最突出的部位并不一定与疾病部位完全一致。由于机体各系统之间是一个互相联系的整体，某一系统的疾病可以首先表现为其他系统的症状、体征。因此，患者在选择专科时常常带有某种盲目性。如果医师也和患者一样"头痛医头，脚痛医脚"，将自己的诊断思路仅仅局限在局部或某一突出的症状、体征上，就可能导致误诊误治。因为医师的诊断往往是在患者就诊之初，挂号分诊时就开始的，患者的主观选择对医师有先入为主的导向作用，而一般医师受患者就诊主诉时先入为主的影响是相当普遍的，因此这也是不可忽视的一个误诊因素。

分析此类原因造成的误诊不能完全归因于患者的盲目性，因为医学的专业性太强，患者本身不可能准确地把握疾病的本质。误诊的主要原因还是在于医师的知识经验欠缺、思维方法有误及体格检查不全面等。但是，无论如何，患者所选择的就医对象缺乏针对性，在客观上为正确诊断增加了困难。

盲目求医还表现在中国民间传统观念——"中医越老越好"。迷信老中医，迷信权威是病家的通病。我们经常可以看到一些患者和患者家属不惜代价寻求某个地区或某个专业学术领域里有名的权威或专家，特别是在某些医院的中医门诊，某些有名专家的诊室，候诊的患者门庭若市。这是患者盼望自己的疾病能够得到及时、正确的诊断和治疗的表现。患者的心情是可以理解的，但是他们往往忽略了老中医、专家的相对性和局限性，如果对权威过于迷信，对权威专家的诊断过于盲从，也会成为某些疾病拖延诊断的原因。

事实上，专家是指某一方面有较高造诣或较高学术水平的医师。一名医师一旦在某一学科领域里做出了成绩，在某个地区出了名，就会被人们看作权威、专家，患者很容易对他产生迷信的心理，甚至把他做出的诊断绝对化，认为无论什么疾病，只要是经过专家权威的诊断就不会有错，也无须继续观察了。在这种迷信心理的支配下，满足于已有的诊断，即使用药后无效也不去怀疑诊断是否正确，而是一拖再拖，直到病情恶化时再回头思考诊断问题，往往已经失去了最佳的治疗机会。专家不是万能的，但患者却不明白。如果把专家绝对化，甚至在治疗无效或病情加重的情况下，仍不及时改换医师，延误了病情，这种情况患者就诊的心态显然也是导致误诊、误治的直接原因之一。

（四）自用意临医

随着现代生活水平的提高、医学知识的普及，人们越来越关注自身及家人的健康问题，从原来普遍的"生病才去就医"，到现在的积极主动地从各种途径了解自身及家人身体状况，以"维护健康"。这说明人们的健康意识越来越强了。这本来是一个非常好的现象，但是由于医学知识的专业性和特殊性，人们在了解相关知识的同时，由于过度迷信"专家""权威"，或者自恃"自学成才"等原因固执己见，往往出现错误的、过度解读的，或是轻视的情况。这就会造成对自身及家人身体状态的误读误判，自我采用不适合自身的"养生""治疗"手段，以致影响健康的维护和疾病的诊治。因此，现代医师面临的患者比以往更加"了解"自身的身体状况，因而受到患者的质疑也更加普遍。这一方面可以激励临床医师努力提高自身的临床诊疗水平，另一方面如果医患双方意见不一，患者固执己见、偏信偏疑，这无形中也增加了诊疗的难度，干扰医师的正常诊治程序，造成误诊误判，延误治疗。

南朝《后汉书·郭玉传》："其为疗也，有四难焉：自用意而不任臣，一难也；将身不谨，二难也；骨节不强，不能使药，三难也；好逸恶劳，四难也。"这里讲到医师有"四难"，很符合现代中医的现状，第一难就是患者"自用意不任臣"，即患者往往自己有一套思维观念，不相信别人。西医、中医和偏方一起上，即使碰到真正的专家也不相信，这样医师就很难为他治病。现在患者通过网络、报纸、电视等了解医学知识，无法判断是否合理和知识的准确性，有时固执地认为自己更了解自身的病情，自己决定如何治疗而不听医师的要求，最终造成疾病的误诊、病情的误判、治疗的不佳或无效。《史记·扁鹊仓公列传》中也提到，扁鹊不给六种患者诊治，其中"骄恣不论于理，一不治也"，就是不诊治那些不谨遵医嘱按时服药，消极对抗治疗的患者。古代中医也有"十不治"的患者，实际也是对患者提出要求，要配合医家的治疗，否则被列入中医十不治的"黑名单"，那就算神医再世也不可能治愈。

临床中医师也经常会遇到患者指定开什么药的现象。如高血压患者常常不管自身高血压的原因及类型，会让医师开些道听途说或网络上查到的降压药。这就在很大程度上增加了误诊误治的可能性，自行用药也增加了伤害身体的危险性。因此，临床中医师并不反对患者与医师讨论病情，但是医师是经过专业训练的专业人士，相对来说，临床诊疗用药更加合理规范。因此，在整个诊疗过程中，患者应遵循专业医师的指导，这样才能减少不必要的误诊误治。

（五）信巫不信医

任何时候每个人都应坚持科学的态度，反对巫术迷信。司马迁在《史记·扁鹊仓公列传》中写道："信巫不信医，六不治也。"有病不及时就诊，不相信医师的诊断和治疗，而迷信鬼神巫术，必然容易导致误诊。

人们总认为在治疗疾病的过程中，患者只是处于从属的、次要的地位，实际情况并非如此。从表面上看，医疗活动中医师的行为起着决定性的作用，但在多数情况下，患者是诊治过程中的主体，他们的行为常对诊治结果有着举足轻重的影响，医师有时仅仅起到指导或帮助作用。绮石在《理虚元鉴》中强调"必病者生死切心，自讼自克，自悟自解，然后医者得以尽其长，眷属得以尽其力"，正是对这一问题的深邃洞察。《素问·五脏别论》"拘于鬼神者，不可与言至德；恶于针石者，不可与言至巧；病不许治者，病必不治，治之无功矣"，说的亦是同一问题。"病为本，工为标"，在任何时候，如果患者一味迷信歪理邪说，不遵医嘱，拒绝科学、规范的治疗，即使医师再高明、设备再高级、药品再高档，亦无济于事。此鬼迷心窍、自以为是者必然无法得到正确诊治，而致小病转重，甚至至死。兹举陈廷儒《诊余举隅录》一例说明："壬辰八月，天津有某姓子，病经月余，厥逆时作，而且两腮肿胀，饮食不进，来速余诊。脉象虚浮细数，知是阴虚生热，热甚生风，并感时气所致。以滋养兼清化法治之，两服后，肿消厥止；又用滋补法调理之，未及两旬，眠食俱安而愈。惟病愈后，两目有时昏暗。余云：此系经真阴不足，非调养半年，不能如常。朱丹溪所谓阴虚难疗是也。主人以为迂阔，误听人言，求神可速效，设坛于家，专服乱方，又八阅月而殒。呜呼甚哉！邪说之足以惑众也，如神仙可召而来，丹药可求而得，则汉武诸人，虽至今存可矣。而不然者，书符弄鬼，直妖孽耳！驱而逐之，亦不为过。而人顾信此，以殒其身，命乎，非命乎？”在现实生活中，类似的案例也屡见不鲜，迷信于歪理邪说有病不医而致死致残的惨痛教训，是“信巫不信医”者的现实鉴戒。

二、病家的客观因素

中医诊断主要依据望、闻、问、切四诊所收集的临床资料。有些自觉症状主要来源于患者的叙述，医师很难通过其他手段了解清楚。但是，即使是同一种疾病发生在不同的患者身上，患者对疾病的感觉和体验也是不同的。同样的病理变化，由于每个患者的文化素质及言语表达能力的差别，他们向医师陈述病情的准确性也会存在明显的差异。如果医师未能警惕这种差异，就可能成为误诊的原因。

（一）感觉、表达能力差

问诊是四诊的重要组成部分，通过对患者自我感受的询问，可以了解疾病发生发展及诊治经过，了解现在症状，为辨证提供依据。患者感觉的灵敏度、耐受能力、文化素质、表达能力、逻辑思维能力、就诊动机等的差异，直接影响所提供资料的准确性。有些患者由于感觉不灵敏或表达能力差，不能把病情真实的感受告诉医师，引起了误诊。有些相似的症状或症状的程度差异很难表述。例如头晕与头痛，少气与短气，心痛与胃痛，耳鸣的声音，饥不欲食与食欲不振，齿衄、鼻衄与咯血，尿频、尿急与多尿等，都可能因为患者错误的表达造成误诊。同样的疾病，青年人比老年人更为敏感，青年人表现出的症状、体征比较突出，而婴幼儿对疾病的感受和反应比青年人更为明显。老年人因为感觉能力下降，疾病的体征比较隐蔽，某些疾病的体征表现不如青壮年人的典型。青壮年陈述病史时能够比较系统地回忆其疾病发生经过，对症状的叙述准确，善于抓住中心，但有时容易带有夸张的成分，而老年人陈述病史往往较为凌乱，不全面，或含混不清，因此准确性差。

（二）混清中、西医概念

由于西医学的不断普及，西医的病名越来越为人们所理解和接受，有些患者会直接把西医诊断当作中医诊断告诉中医医师。如抗链“O”、红细胞沉降率（血沉）升高即称“风湿痹痛”；心电图异常或心力衰竭称“心脏病”等。虽然多数情况下医师能够做出判断，但当疾病一时难以收集到充分的诊断依据时，容易因先入为主而致误诊。又如，中医诊为“伤寒”则被认为是“肠伤寒”，要求做“肥达试验”；诊为“肾虚”误为“肾功能异常”等。患者对中、西医诊断的误解，均可能对医师的辨证思维产生负面影响。

（三）体质因素不同

由于每个人的体质状况及对疾病的耐受能力不同，虽然是同样的疾病，但患者自身的感觉体验并不一样。如平时身体健康的青壮年或体力劳动者常对一般的疾病表现出不在乎的态度，在陈述病史时常三言两语，甚至仅凭自我感觉就对疾病进行诊断性推理，或直接向医师点名要药。这种患者病情不发展到一定程度是不去就诊的。而平时体质较弱，又对自身健康状况十分关注的人，则表现出对疾病的高度关心，对病情的描述常带有明显的主观成分，往往将症状描述得过多或过严重，但检查时却缺乏应有的体征。上述情况都容易将医师的注意力和判断引向错误的方向。

（四）经济因素

经济的好坏不但可以直接影响人们的生活水平，从而影响人的健康状态，同时也会影响人们对待健康和疾病的态度，以及对维护健康意愿的程度。在每个人经济能力范围内，人们普遍追求"简、便、廉、效"的疾病治疗方案和健康维护措施。虽然在当下我国的社会经济条件大为提高，医保政策也更加普及，但看病难、看病贵的现象仍旧存在，经济因素也一直影响着很大部分人的就医选择。例如经济条件一般或比较差的人，以及一些虽然经济条件不错但比较节俭的人，他们在生病的时候，往往存在很多顾虑，担心自己的就医花费成为家庭的沉重负担，由此会请求医师减少检查项目、减轻用药剂量，甚至会隐瞒或谎报病情，以便达到减少医疗费用的目的。这一做法是非常不可取的，一方面隐瞒或谎报病情，增加了医师对患者病情的误诊误判的概率，延误正确的诊断和治疗的时机；另一方面，减少一些必要的辅助检查也会增加疾病诊断的难度，容易导致漏误、延误诊断和错过治疗的最佳时机。有时候可能还会适得其反，本来"早发现、早诊断、早治疗"可以花费很少，结果因为顾虑经济因素，造成疾病的误诊误治，导致后期疾病诊治花费更多的后果。这样，不仅增加了自身的痛苦，也带来了更多的经济负担，更甚者因此造成致残、致死的严重后果。总之，经济因素虽然是病家就医的考虑之一，但是应在不耽误自身病情诊断和治疗的前提下减少不必要的开支，这样才能更好地诊疗疾病、预防疾病、维护健康。

三、病家对医师的影响

诊断是医师对患者的健康和疾病状态所做的判断，尽管诊断的正误缘于医师，但是，病家的一些"通病"常常影响医师的正确诊断，从而成为误诊的原因。

（一）秘患试医

不少患者找中医师看病时，经常一言不发，仅伸手让医师把脉，试图通过医师切脉后对自己病情的诊断来推测医师的医术高明与否，即"秘患试医"或"以脉试医"。这实是对自己健康不负责任的态度。必须指出，正确的诊断必须望、闻、问、切四诊合参，缺一不可。切诊是四诊之末，是在望、问、闻的基础上进行的。但有不少病家由于对中医不了解，以为中医只要切脉就可洞察一切。虽然其中固有多方原因，但患者这种秘患试医的做法容易影响医师对疾病资料的收集，容易误导医师而发生误诊。部分医师为了迎合患者的这种心理，或出于抬高自己身价等不正确思想，顺水推舟，对疾病的发生发展经过闭口不问，无形中增加了误诊的机会，这点实应引起患者的重视。有的患者有难言的隐私，怕影响自身的声誉，加上对陌生医师的不了解，也会有意地隐瞒某些重要病史。如未婚的妊娠女子，由于不向医师提供或根本否认性生活史及停经史，导致医师可能把正常的妊娠误诊为包块，把右侧宫外孕误诊为肠痈等。此外，有些患者就诊前已在他处就诊用药，就诊前服过的药物有些会掩盖病情，对诊断有误导作用；患病后，某脏必有所损伤，则用药必有所禁忌。以上资料均须通过问诊获得。因而对既往史、服药史等，患者应如实相告，不可瞒病欺医。秘患试医最终只能导致误诊，害了自己。程效倩指出："望问固医家之事，亦仍病家毫无隐讳，方能尽医家之长。"

（二）未病先药

随着医学知识的普及和自我保健意识的增强，人们可以主动与医师配合加强自我护理，促进疾病的痊愈，所以有"久病成良医"之说。但有个别患者满足于对疾病、对药物的一知半解，误以为中成药无不良反应，不按医嘱服药，随意增减药量，随意服药，随便停药。在这里必须指出不管是中药还是西药都有一定的应用机制，其配伍、疗程有法有度，即使是中成药亦应辨证用药。如果患者自行服药，则会干扰病变的发展和疾病的表现，就诊时患者未加以说明而医师又不能很好分析，则可能造成误诊。医师毕竟经过了系统、专业的培训，医师所开的处方，药物配伍、服药量、服药时间和服药方法都是有科学依据的，目的都是为了使药物发挥最佳疗效，尽快改善症状，治愈疾病。患者找医师看病，就应信任医师，按医嘱用药。如果患者不信任医师，即使医师辨证处方正确，药物也很难发挥疗效。患者如果擅改处方用药，复诊时必然使医师无法正确判断，不但贻误病情，而且轻则使病情加剧，甚则导致死亡。

（三）趋补厌攻

趋补厌攻亦是病家的一大通病，常常干扰病变进程而导致误诊。徐大椿在《医学源流论·人参论》中针对当时喜补厌攻的风气，一针见血地指出滥用人参的害处。一般人只知道人参的滋补之功，而不知道人参有"杀身破家"之害。患者吃人参至死"可以无恨"，而医家视其为"邀功避罪之圣药"。殊不知，"人参一用，凡病之有邪者即死，其不得死者，终身不得愈"。补药用之得当，确可治病，但病有当补与不当补之分。尤其是当今人们生活水平提高了，加上一些商品广告的不恰当宣传，使人们迷信一些保健补品能祛病健身、延年益寿而长期滥用。须知"凡药三分毒""有病病受之，无病人受之"。有些患者有病不就医服药，一味滥用保健品，保健品毕竟不是药，治病更不能单靠保健品，如果患者一味喜补，擅服补药，必然贻误治疗时机，且容易掩盖病情，若医师顺从患者而开补药则必然发生误诊误治。

（四）急于求成

现代人的生活节奏普遍加快，无论做什么事情都追求速度和效率，对待疾病的诊断和治疗也是如此。每个患者去医院看病都希望不用排队、挂号，直接就诊、开方、抓药，用药后药到病除。这是一种理想的心理状态，也是医疗机构管理者和医护人员们一直不懈追求的医疗状态。但是，不能否认当前的医疗大环境还不能满足人们对这种美好就医体验的需要，而且疾病本身存在个体差异性。每个人对待疾病和药物的反应不同，治疗效果就会各异。每种疾病的发生、发展过程不同，每个医师干预的手段也可能不同，所以同样会出现治疗时间和结果的不同。因此，患者急切治疗疾病、恢复健康和维护健康的心情可以理解，但是也要遵循疾病发生发展的客观规律和当前的医疗技术水平，以及所处地区能够提供的医疗服务能力。否则一味地急于求成，容易影响医师产生同样焦躁的心理，造成对疾病诊断的草率和治疗的冒失。也有一些患者特意夸大自己病情，自以为这样可以让医师开大剂量药物，并能药到病除。更甚者私自调整药物剂量，自认为能达到更快治愈疾病、恢复健康的不切实际的目的。因此，违反自然规律，追求所谓快速治愈的方法无异于"揠苗助长"，可能会造成医师对患者误诊误治，甚至影响到患者的生命安全。

第三节　中医误诊的护理原因

护理工作是临床工作的重要组成部分。科学的护理是按照国家各级卫生健康委员会及其他医疗管理机构所规定的法律法规等相关条文执行开展相应的护理项目，有条理、有目的、有计划地完成基础或常规护理，观察了解患者体表体重基础情况，根据病情变化监测或获取病情数据，以配合医师完成对患者的治疗，加强输液巡视和教育，及时处理医疗纠纷，防止医疗事故的发生，开展危重症生命体征监测、标本采集、体重营养定期采集分析，并从生理心理、社会文化和精神诸方面，照顾患者的生活起居、日常活动、用药和安全等问题。尽管临床护理有其特殊性和独立性，但是护理工作质量的高低同样与中医误诊具有密切的关系。

一、护理与误诊的关系

护理工作与诊断有着不可分割的关系，医师的许多诊断依据、诊断资料是由护士收集、记录并提供的。护理工作直接参与了患者的诊断、治疗和康复过程，是整个医疗卫生服务过程中的一个重要环节。医师虽然担负着诊断工作的主要职责，但由于护理工作的一重要任务就是对病情进行详细的、连续性的观察和记录，并及时地向医师反映，而医师对疾病的确诊正是以充分掌握病情为基础的。因此，良好的护理质量有利于医师及时确诊，低劣的护理质量会导致不同程度的诊断延误。

（一）护理工作伴随医疗工作的全过程

本章节讨论的护理工作主要指疾病发生发展的过程中，家庭、社会对患者的关怀照顾及护理人员所做的专业护理活动。不管是中医还是西医的诊疗体系，护理工作始终是临床工作中重要的组成部分。作为与患者密切接触的亲属、护工、护士等护理人员，如果能及时、准确地判断病情发展情况，施予必要的护理或带领患者前往就诊，则能让患者在最佳时机得到诊治。在这种情况下，就诊的时机、病状的描述或临时性非专业的对症处理无疑将对临床诊断和病情预后产生一定的影响，尤其是小儿、聋哑或昏迷等无法亲自陈述病情的患者。对于癫痫、惊厥、胸痹等病，其发作时的临床表现和缓解期的表现存在很大的差异，这类患者就诊时机的选择和发病的诱因、病史的描述对临床诊断尤显重要。而对于发热的患者，就诊前体温的测量、采取的降温方法、主要的伴随症状对医师判断疾病的程度和性质都具有直接的影响。如果没有护理人员对患者冷静、果断、全程、整体、动态、个性化的观察和紧急处理，而忽略对诸如上述问题的综合考虑，就容易产生误诊误治。

（二）护士是护理工作的主体

除了家庭或患者自身因素外，护士承担了患者就诊后的主要护理工作，特别是住院患者。护士是专业性护理的主要实施者，参与了患者的诊断、治疗和康复过程。由于护士处在医疗服务的第一线，直接参加抢救并对急、危、重症等患者进行护理，因此护士往往比医师更能了解到患者的实际情况。

护士虽然不直接参与诊断工作，但是护理工作质量的高低与诊断能否及时确立密切相关。护理工作的重要任务之一就是对病情进行详细的观察和记录，并及时地向医师反映，这为医师充分掌握病情及确诊疾病提供了依据。一方面，对已经具有初步诊断并进入观察治疗的患者，护士的认真观察可以发现患者新出现的变化。如果发现患者出现与已有诊断不相符的症状体征，护士可以及时向医师提供信息，帮助医师修正或补充现有的诊断。另一方面，对已经确诊的患者，护士可通过追踪患者治疗前后症状和体征的变化，判断是否存在服药后的不良反应等问题，协助医师及时发现新的并发症和医源性疾病。此外，虽然医师担负着诊断工作的主要职责，但作为诊断主要依据的四诊存在一定局限性，四诊所获得的资料往往不具备连续性。从这一层面上说，护士比医师更容易发现患者的一过性或间断性病情变化等实际情况，这对临床诊疗具有重要的参考价值。所以，护理人员不但是医师对患者治疗方案的执行者，同时也是协助医师诊断疾病的好助手。因此，护理工作是一个综合、动态，具有决策和反馈功能的完整过程，护士作为这项工作的主导者，对临床诊疗发挥着举足轻重的作用。

二、中医误诊的护士原因

中医的理法方药是临床诊疗工作的核心，医师是这一过程的主要实施者，严格说来，护士不直接参与疾病的诊断工作，诊断的正确与否，护士并不负任何责任。但是，临床上任何一个诊断的确立都是建立在对各种临床资料详细收集分析的基础之上，而这些对诊断有重要意义的资料很多是通过护士系统、全面、动态、连续的观察，记录病情变化情况所得的。因此，护士也间接地参与了诊断工作。故规范护士工作显得尤为重要。兹分析中医误诊的护士原因如下。

（一）缺乏中医基本知识

护士作为临床医疗工作的主要群体之一，发挥着不可替代的重要作用。长期以来，护士所接受的医学专业知识教育基本上是以西医学理论为基础的现代护理学知识。近年来，虽然许多院校开设了中西医结合护理学或中医护理学专业，但是并没有从根本上改变护士的知识结构，大部分护士的中医基础理论知识依然相当匮乏。由于对中医知识的不了解，以至于原有的护理工作在中医临床实践过程中难以发挥更大的作用。在临床工作的各个环节，包括导诊、护理、临床观察和日常护理工作等方面不能为中医诊断提供更全面和有效的支持，在某些特定情况下，甚至还会给诊断带来负面的影响。如大多数初次就诊中医门诊的患者并不清楚怎样选择合适的科室和医师，此时门诊护士的导诊工作尤显重要。如果门诊护士缺乏中医基础知识，无法针对患者所简单描述的症状进行分诊分科，一旦引导错误就容易误导患者而延误了疾病的诊治；另一方面，由于中医学和西医学知识框架不同，因此针对病情的诊断和治疗各异，这就需要护士全面掌握相关的理论知识。如体温的观察，按照常规护理工作的要求，主要是定期测量体温，观察热型并做好记录。但是，从中医的角度看，对于发热的患者还要注意观察究竟是体温升高还是患者自身有发热的感觉，是否兼有恶寒，恶寒与发热的时间次序关系等。因为在中医学中发热并不单纯依据体温的高低，体温正常但患者自觉身热也属于发热；发热与恶寒同时并见多属表证，寒热往来属半表半里，但热不寒多见于里热证。再如，高热患者采用物理降温，可以用冰水擦浴、酒精擦浴、荆芥水擦浴，或用冰枕等。但是这些方法从中医角度分析，所产生的效果是不同的，对诊断意义的提示也不一样，其中酒精和荆芥水擦浴兼有发散作用，而冰水擦浴和冰枕则可能使寒邪冰伏。因此，夯实中医理论对于避免护理过程中的失误尤显重要。

（二）思维模式存在偏差

护理工作除了执行医师的医嘱，如体温测量、脉搏计数、皮下注射等常规护理，还应严密观察患者病情变化，掌握患者病情发展的特点和规律，了解患者的生活动态及关注情绪和心理的波动。而作为一名中医专业护士，护理工作还必须在中医的理论指导下开展临床护理工作，只有具备扎实的中医理论知识和掌握四诊、辨证技能，才能为医师提供更完整真实的临床资料，充分发挥中医在护理工作指导应有的作用。然而目前临床中，大部分护理人员由于缺少中医基本理论修养，导致无法形成整体、动态的中医思维模式。由于更多地接受西医学理论的教育，大多数护士依然习惯在西医学固有的思维模式指导下开展一系列护理工作。因此，认知思维的偏颇容易使护士在开展护理工作时出现失误，从而影响疾病的诊断及预后，并且在思维上形成定式，在对疾病生理病理的认识上，直接套用西医的诊断和病理方法。第一，由于护理工作是临床的基本环节之一，这种护理上的中、西医混杂对医师的诊断思维是不利的。第二，在进行临床观察时，注意收集与西医疾病诊断有关的资料，而忽略了中医所需的临床资料，如脉搏的观察局限于脉搏的次数、奇脉、水冲脉的判断，忽略了寸关尺和举按寻。第三，在对疾病护理工作中同时采用中、西医两套方法，如发热患者既用汗法又予物理降温等，其结果不利于对临床表现变化规律的总结。第四，由于中医思维模式没有建立，对于病证的传变规律不了解，不能及时预测病情的变化。如温病气分证临床表现为大热、大汗、大渴、脉洪大，但当病程中出现口不甚渴，舌绛少苔时，则往往是热入营分的表现。如果护士对这一病理变化不了解，则无法及时发现这些有益资料，为医师诊断提供依据而产生误诊。

（三）忽略疾病的动态观察

中医诊断资料主要通过医师临证四诊获得，除此之外，诊断前护士提供的常规资料如体温、血压等，以及治疗过程中的病情变化、药物反应等均是病证诊断的重要依据。

对病情进行动态观察是护理工作的重要内容之一，在诊断中所体现的医护间的合作也是现代中医临床的常见模式。疾病本身是错综复杂的，临床上不同疾病之间又有着许多相同和相似之处，而同样的疾病在不同患者身上表现又不完全一样，即所谓同病异症和同症异病现象。因此，动态观察病情并不是一句空话，它蕴含临床实践的"大智慧"。护理工作需不断地观察、识别、思考、分析和总结，才能对症状、体征有一个相对正确的认识。此外，临床上许多疾病的发作是一过性的，由于医师、护士工作的性质、重点不同，护士比医师拥有更多的时间和机会与患者接触，常能获得疾病发作时的第一手资料，如疾病发作前的诱因，起病的方式，各种症状、体征出现的顺序和症状的兼夹，以及一些具有鉴别意义的体征。此外，一些护士由于轻视自己的工作，把护理工作错误地认为是被动执行医嘱，缺乏刻苦钻研的精神，因而业务技术水平长期得不到提高，对患者出现的病情变化缺乏应有的思想准备，不能及时发现对诊断有重要意义的症状和体征，更不可能及时记录或向医师报告，医师得不到准确的诊断依据，必然会对疾病做出错误的判断。

（四）缺乏人文关怀

人文关怀是护理工作的基本要求。患者由于自身疾病的影响，思想较为脆弱，更需要医护人员那种给人以希望的温暖的关怀。爱心与医德是在深厚的人文土壤中培育出来的，现代整体护理的新观念更要求护士自己必须是一个人性丰满的人，才能把患者看成一个人而不只是疾病的一个载体。中医学对医护人员的人文素质要求很高，作为中医护士，对患者充满人文的关怀是临床工作中必不可少的，因为它不但可以协助患者配合医师进行治疗，还可从中发现一些医师无法发现的病变诱因。如一些心理性疾病的诱因发现往往因为护士的人文关怀使患者放下心中的戒备而不经意展露。此外，较高的人文素养还有助于对整体观念的了解，为医师在诊疗活动中做到"因人、因时、因地制宜"提供帮助。

三、护理工作在避免误诊中的作用

如前所述，护理工作与中医临床工作息息相关，对医师及时做出正确的诊断，有效地避免误诊的发生，有着极其重要的作用。

（一）及时提供第一手资料

护理工作时刻与疾病的发生发展以及诊断治疗相伴。许多疾病在发作时并没有医师在场，而这些第一手资料对于诊断有时是至关重要的。对于这类患者，资料的来源只能是间接的、事后的，因此，资料的准确性、可靠性和及时性决定了诊断结论的正确与否。临床上，由于疾病的复杂性和患者自身的心理、感受、医学知识和表达能力的影响，其对疾病的描述可能出现偏差，如果医师以此为依据对疾病做出推理性判断，就难免出现错误。常言道"旁观者清"，此时在旁的家属和护理人员所提供的对疾病的观察情况常常更为客观。特别是中医专业护士，由于本身拥有中医学专业知识，对疾病的发生发展规律有较深刻的认识，而且有较多的机会和时间接触患者，只要用心细致地进行观察，就有条件获得疾病发作时的第一手资料，比医师更及时、更全面，比患者和家属更准确、更客观。因此，作为护士，如能及时了解患者病情，详细记录并及时向医师报告，无疑能为早期诊断提供线索和依据。

（二）及时发现某些错误诊断

无论是中医还是西医，误诊都不可能完全避免。即使是正确的诊断，往往也不是一步到位的。这主要是由于疾病的发生、发展、变化是一个动态的过程，具有诊断意义的典型症状和体征的出现也需要一个过程。因此，如果不能对疾病的症状、体征进行系统的、连续的观察，就无法深刻地了解疾病的本质变化，也就难以对疾病做出及时、正确的诊断。临床上有些疾病一时难以确诊，只能根据现有的资料做出初步诊断，然后在治疗中不断修正。护士一方面熟悉医学理论知识，另一方面了解疾病发生发展的全过程，就这一点而言，护士比医师更具备优越的条件，更能及时发现医师诊疗过程中可能存在的失误，为医师重新确立正确的诊断提供参考。例如所收集临床资料的片面性、病程中发生的各种变化、所采取治疗措施的疗效和反应，都可能隐含着某些错误的信息，而这些信息也可能会被医师所忽略。如果此时护士能够认真观察、仔细分析，完全有可能纠正某些医师原有的诊断错误。现代护理学提出了护理诊断的新概念，应该说是一个进步，这对减少临床误诊是很有意义的，值得中医护理学借鉴。

（三）及时反馈病情变化

在诊断治疗开始实施后，由于疾病本身的发展变化或药物的作用，可使病情发生一系列的变化，某些疾病还可能出现新的并发症。因此，在诊断过程中及时了解病情变化，不断修正诊断结论是很重要的。由于工作性质的限制，医师与患者的接触仅限于间断的门诊或常规的查房，对病情缺乏系统、全面、及时的了解，而护理工作的特点决定了护理人员必须保持与患者面对面的接触，能够及时了解病情的变化和药物的疗效、不良反应以及由此产生的并发症。所以，护士在日常工作中应改被动的工作状态为主动状态，全面、仔细地观察病情的动态变化，主动地做患者的思想工作，充分赢得患者的信任，同时还应及时、准确地把所观察到的情况向医师报告，这对于提高诊断的准确率十分重要。例如，临床上的中医疗法、中药的种类繁多，而机体对各种治疗的反应个体差异甚大，有关中药产生不良反应的报道屡见不鲜，因而在临床上可能会出现一些与原来疾病无关的、治疗目的以外的疾病，临床上称为医源性疾病。如果这些疾病不被及时发现，未能及早地停药和进行相应的治疗，有时就会因为应用时间过长、用量过大而导致严重的后果。因此，对医源性疾病未能及时发现和诊断治疗，也应当看作是误诊的表现。要避免医源性疾病的误诊，及时发现在用药过程中患者出现的反应，除了医师每天查房询问之外，也要靠护士及时发现。此外，临床上对于部分复杂的但又缺乏典型表现的病证，允许医师在初步诊断的基础上，采取诊断性治疗，根据治疗后患者的反应做出进一步诊断，在这个过程中也需要护士的配合。护士每天直接给患者实施治疗，护士可以及时、动态地发现患者所表现的异常变化，而这些新的发现都是医师很难在第一时间观察到的，但对确立、修正和补充诊断具有不可估量的意义。

此外，对于某些病证，即使诊断已经明确，还要随时注意各种原因引起的并发症。对并发症未及时发现并给予有效的治疗，也属于延误诊断。临床上由于许多疾病的并发症原因复杂，症状表现隐匿，无论是医师还是患者都容易因过多地注意原发病而忽视新并发的疾病。但是，细心的护理人员却能更及时地发现新出现的变化，为诊疗提供依据。这些对于减少和避免误诊都是十分重要的。

（四）及时消除医患之间沟通的障碍

在临床工作中，除了接诊和查房时患者与医师能够直接接触，其他大多数时间都是与护理人员直接接触。护理人员往往是患者倾诉身体痛苦、心中不快、家庭不幸的对象。可以说，护理人员是连接医师和患者之间的纽带，是医患沟通的重要补充途径。在日常的护理工作中，护士不仅要询问患者每日的病情，还要给患者打点滴、分药，甚至进行翻身按摩、辅助二便等无微不至的照顾。这些不可替代的护理工作直接拉近了患护之间的距离，更易于被患者接纳和称赞。

由于我国人口基数大，当前很多地方的医疗资源不能满足患者数量的需求，医师在临床工作中除查房外，还需书写病历、临床教学、手术操作以及参与各种考核等，医患之间难免存在沟通不充分、病情了解不透彻等情况。相对医师而言，护理人员态度往往更加和蔼、陪伴时间更多，和患者之间的感情也更深、更容易赢得他们的信任，患者也更愿意将一些情绪上的问题与护理人员诉说，而这有可能是某些疾病诊断的关键线索。此外很多医患之间难以沟通的事情，经过护士的耐心讲解，患者往往更容易接受，这样能很好地弥补医患之间的沟通不足、不全、不透彻等问题，为医师正确的临床诊疗、减少医患纠纷保驾护航。

第四节　中医误诊的临床原因

中医的临床思维特征决定了中医临床思维活动的特殊性。误诊的原因虽然很多，但其中最重要、最复杂的原因还是临床原因。中医学由于历史条件的限制和自身固有的特点，临床资料的收集和判断主要依靠医师的直觉和感悟，而辨证方法错综复杂，缺乏直观和量化依据。因此，临床原因在中医误诊学中占有举足轻重的地位。现根据四诊、辨症、辨证、辨病、辨机、辨人、治疗几个环节分析误诊的临床原因。

一、四诊

四诊古称"诊法"，指的是望、闻、问、切，是搜集临床资料的主要方法。四诊具有直观性和朴素性的特点，在感官所及的范围内，直接地获取信息，医师即刻进行分析综合，及时做出判断。四诊的基本原理是建立在整体观念和恒动观念的基础上的，是阴阳五行、藏象经络、病因病机等基础理论的具体运用。

（一）望诊

望诊是医师运用视觉观察患者的神色形态、局部表现，以及舌象、分泌物和排泄物色质的变化来诊察病情的方法。

中医学通过长期的临床实践观察，认识到机体外部表现可反映内在脏腑、气血、经络的病变。人体是一个复杂的多层次的有机整体，是以五脏六腑为中心，通过经络与体表、五官、四肢密切联系，在生理和病理上可相互影响。故其外部表现特别是精神、面色、舌象的变化，与内在脏腑的虚实和气血的盛衰关系密切。当人体脏腑、气血、经络、阴阳等发生病理改变时，必然会反映于体表的相关部位，所以观察患者的外部异常表现可以诊察内在的病变。

望诊在中医诊断学中占有重要的地位，被列为四诊之首，并有"望而知之谓之神"之说。这是因为人的视觉观察在认识客观事物中具有重要的作用。患者神色形态等方面的外部表现只有通过望诊才能了解，而这些又是临床诊断的重要依据。所以医师在诊病时要充分利用视觉观察，并在临床实践和日常生活中注意培养和训练敏捷、准确的观察能力，通过诊断知识的学习和临床经验的积累使望诊技巧日臻成熟。但望诊毕竟是一种主观感觉对客观物象的认知，望诊的局限性也是导致临床误诊常见的原因。

1. 缺少参照体系　望诊是医师通过视觉对患者外在神色形态的感知。视觉对外界的判断往往需要一个参照指标。例如红与不红，表情痛苦与不痛苦，舌质胖大与瘦小都是相对的。中医学中采用了类比的方法，试图举证自然界的某些事物和现象作为"症"的参照物，但都过于粗糙、朴素。如"青欲如翠羽，不欲如草兹""舌绛无苔如去膜猪腰"等，这种比较对于临床诊断的准确性来说是远远不够的。倘若医者仅仅靠"如翠羽"或"如草兹"去判断患者的预后，难免发生错误。再如，望面色之常色有主色和客色之分，但是，主色与客色的判断只能以医师的直觉和经验，以及平时对周围人群面色的观察而形成的大致印象为依据。知常方能达变，如果连正常的面色都缺乏一个标准，望诊的准确性必然受到影响。

此外，中医望诊实际上是一种"一会即觉"，一方面是患者客观的表现，另一方面是医师的洞察力。患者的表现必然受到各种因素的影响。例如，当患者被医师久久凝视时可能由于紧张而使本来不红的面色变红，表情也因此由本来的自如变得不自然。而医师则可能因为观察力不够敏锐，对一些客观的表现没有及时领悟，遗漏了某些重要的体征，从而产生错误的判断。

2. 缺乏"度"的区别　事物的发展变化是一个过程，这个过程应由许多的"点"构成。中医望诊内容所展现的仅仅是一个或数个"点"，而对于"点"与"点"之间的认识是一个薄弱的环节。具体地说，就是望诊对神色形态特征的判断缺乏量化标准。例如赤色主热证，尽管赤色中尚有"满面通红""两颧发红""颧红如妆"等差别，但是三者之间如何界定，红色的深浅与热的程度、证的虚实相关性，以及红色的部位、范围等都是未知数；又如得神、少神、失神，三者是生命活动从正常到不正常再到严重异常的不同表现，但三者的判断依据和临床表现都缺乏量化标准。这种现象在望诊中普遍存在。因此，医师的诊断结论只能是一个相对模糊的方向。在通常情况下，还需要通过四诊合参才可以做出准确的判断。但当望诊成为某些病症判断的主要依据时，这种模糊性则可能成为误诊的主要原因。

此外，医师望诊的认识偏差也是误诊的常见原因。例如，中医舌象的分类十分复杂，但鉴别标准简单，临床上常被忽略。例如，薄苔与厚苔的区别是"见底不见底"，腐苔和腻苔是共同特点是舌苔较厚。但是，不少医师对此全然不知，因而厚苔与薄苔不分；临床报道、医案中也常常可见到"薄腐苔、薄腻苔"的写法。对上述舌诊资料的误判，其结果必然在客观上导致表里证的误诊和对湿、痰、食证的判断错误。

3. 共性中存在个性　望诊的另一特点是共性中存在个性。理论上说，诊断学的内容是临床现象的理论升华，代表了病症表现的普遍规律，根据这些规律我们可以对一组的临床症状进行综合分析判断。但是，在中医望诊中有许多个性的存在。例如，五色诊是临床的普遍规律，但是不同病色还会因为体质、病种的不同而表现各异：黑色主肾虚，但又可见于瘀血、水饮等；青色主瘀血，但也可见于寒证和惊风；分泌物色黄主热证，色白主寒证，但临床上也有黄色不主热证，白色不主寒证者等。诸如此类，如果医者不察，则容易以偏概全而酿成误诊。

又如，紫舌和灰黑苔都有寒热之分。紫舌形成的机制是由于血行不畅而瘀滞故见紫色。寒盛患者由于寒凝气结而见血行不畅，其紫舌多由淡白舌转变而来，故多见淡淡青紫，而且较为湿润；热极之人由于热邪煎熬，热盛气壅，而致血行不畅，其紫舌多由红绛舌转变而来，故多见绛紫，而且舌面较干。同样地，寒证见灰黑苔多由白苔转变而来，故灰黑四周仍可见白苔且较湿润；而热极见灰黑多由黄苔转化而来，故灰黑四周常有焦黄苔且较干燥。舌诊在中医诊断中占有重要地位，是辨证的主要依据，但如果不注意鉴别，则容易因此出现误诊反而耽误病情。

（二）闻诊

闻诊是通过听声音和嗅气味来诊断疾病的方法。听声音包括诊察了解患者的声音、呼吸、语言、咳嗽、呕吐、呃逆、嗳气、太息、喷嚏、呵欠、肠鸣等各种声响。嗅气味包括嗅病体发出的异常气味、排出物的气味及病室的气味。

闻诊是诊察疾病的重要方法之一，颇受历代医家重视。早在《黄帝内经》中就有根据患者发出的声音来测知内在病变的记载。如《素问·阴阳应象大论》提出以五音、五声应五脏的理论；《素问·脉要精微论》以声音、语言、呼吸等来判断疾病过程中正邪盛衰的状态。东汉张仲景在《伤寒论》和《金匮要略》中也以患者的语言、咳嗽、喘息、呕吐、呃逆、肠鸣、呻吟等作为闻诊的主要内容。后世医家又将病体气味及排出物气味等列入闻诊范围，从而使闻诊从耳听扩展到鼻嗅。清代王秉衡曾说："闻字虽从耳，但四诊之闻，不专主于听声也。"

由于声音和气味都是在脏腑生理活动和病理变化中产生的，所以通过闻声音与嗅气味的异常变化可诊察病情。闻诊依靠的是医师的听觉和嗅觉，但是这两方面的感觉能力个体差异很大。在现代中医临床中，闻诊常被忽视，从而影响了诊断的准确性，增加了误诊的发生率。闻诊的误诊因素主要有以下几点。

1. 缺乏客观依据　在中医长期的医疗实践和临床教学中普遍存在着一个问题，就是病变产生的声音和气味十分复杂，而且个体的特异性很强。例如，咳嗽是一种常见症状，但是，咳嗽的声音在不同的患者和不同的病证中表现是不一样的，在当时的历史条件下要想模拟这些声音或气味是不可能的。因此，在客观上闻诊缺乏统一的标准，学习中只能凭老师的口授和学生见习、实习中对极为有限的病例的感悟，大多数情况下只能是对书中所载闻诊内容的一种想象。如"顿咳"，患者"咳嗽顿作，终末如作鹭鸶之声"。事实上，大多数人都不知鹭鸶为何物，更不可能理解"鹭鸶之声"。诸如病变过程中各种音调的"清浊、锐钝、柔和、圆润"，声音的"前轻后重""前重后轻"等，描述有困难，理解更是不易。又如短气是指呼吸气急而短促，数而不能接续，似喘而不抬肩，呼吸虽急而无痰声；少气是指呼吸微弱虚怯声低，气少不足以息，言语无力的症状。二者的临床意义是不同的，但临床上把短气误为少气，或把少气误为短气是极为常见的，其结果必然导致误诊的增加。再如呃逆，中医常以呃逆的发生频率和呃声的高低、清浊来判断病证的寒热虚实，但是，临床上也常因医师或患者主观理解差异而导致误诊。

2. 缺乏足够重视　尽管历代医家一再强调闻诊的重要性，并把它提高到"圣"的地位，但实际在诊断过程中，闻诊常被忽视。这里的原因是多方面的。除闻诊本来不容易掌握以外，还与医师的责任心和敬业精神有很大关系。就听声音而言，患者的声音往往是在与医师接触的过程中流露出来的，如语声的强弱、高低，咳嗽、喘、哮的声音，都是辨证的关键，而就患者而言，他们并没有意识到这些内容对辨证有意义，因此就不可能在就诊时主动告诉医师相关内容。嗅气味的情况也是一样，如果医师没有主动去嗅，则有些本来通过闻诊完全可以做出判断的病症，极有可能被忽视。虽然综合其他的诊断方法也能够做出诊断，但是由于缺少核心的依据，诊断的准确性必然受到影响。闻诊及相关内容在现代诊断标准中也往往被忽略不计。例如，在各种版本的《中医诊断学》脏腑辨证中肺病各个证候的临床表现及《中药新药临床指导原则》中肺的相关疾病的诊断标准都是以咳嗽气喘，痰的量、色、质等及其他兼症、舌脉为主，极少提到咳嗽、气喘声音的强弱、高低、清浊。又如嗅气味除了个别病例或章节提到味臭或酸腐外，在大多数病证的诊断中很少把嗅气味作为诊断的依据之一，临床医师在实践中对气味的变化更是知之甚少。除此之外，在中医四诊的研究中，有关闻诊的课题相对于其他诊法少得可怜，更谈不上新进展和新突破。

（三）问诊

问诊是医师通过对患者或陪诊者进行有目的的询问，了解疾病的起始、发展及治疗经过、现在症状和其他与疾病有关的情况，以诊察疾病的方法，是中医诊察疾病的基本方法之一。在《黄帝内经》中早已记载有许多关于问诊的具体内容。如《素问·三部九候论》说"必审问其所始病，与今之所方病，而后各切循其脉"，《素问·疏五过论》又说"凡欲诊病者，必问饮食居处"，这些论述为中医问诊奠定了基础。其后，问诊备受历代医家的重视，在长期的医疗实践中得到不断补充而日趋完善。如明代张景岳认为问诊为"诊病之要领，临症之首务"。清代医家赵晴初在《存存斋医话稿续集》中也曾说"脉居四诊之末，望、闻、问贵焉。其中一问字，尤为辨证之要"，充分说明了问诊在疾病诊断中的地位。问诊的关键在于分清主次，全面、及时、准确地收集病史资料。正确问诊对诊断是十分重要的，反之，往往导致误诊的发生。问诊中常见的误诊因素可归纳为以下几方面。

1. 主诉　主诉往往是疾病的主要矛盾所在，一般只有一两个症，即主症，是患者就诊时最感痛苦的症状、体征及持续时间。通过主诉常可初步估计疾病的范畴和类别、病势的轻重缓急。因此，主诉具有重要的诊断价值，是调查、认识、分析、处理疾病的重要线索。主诉内容的正确与否直接关系到诊断快慢和正误，因此主诉中也存在某些可能误诊的因素。

（1）受主观因素的影响：主诉（或称自诉）是患者对自身疾病的发生发展、表现部位、时间、切身感受的主要诉说。自己的疾病，自己感受最深刻，应当说主诉是有较大的诊断参考价值的。但是主诉有明显的主观成分，因为无论是对疾病发生发展的描述，还是对疾病痛苦的体验，都是患者凭着自我感觉、自我观察、自我记录、自我判断而得来的。所以，对待主诉要持正确的态度，既要认真地听取，又要鉴别分析。患者对自身疾病的感受虽然比其他人更为深刻，但是患者所感受到的大多是疾病比较明显的刺激因素，而这些明显的刺激因素并不一定都是疾病的本质。例如，某患者以无明显原因出现右侧腰部疼痛伴有灼热感为主诉就诊，因为该患者原有腰痛病史，而被诊为"腰痛"（腰肌劳损），经过治疗无效，两天后复诊见右侧胁腰部潮红，并有成簇水疱触之痛甚，方确诊为"缠腰火丹"。本案如果不是简单地顺着患者的主诉，而认真分析，详细观察局部，误诊就可以避免。由此可见，患者的主诉常以疾病的显性表现为主，而隐性表现很少被洞悉。因此，对待主诉应采取"不可不信，不可全信"的态度。不能满足于已获得的主诉，而应将主诉作为向导，通过主诉深入到疾病的本质，全力规避误诊。

（2）受表达能力的限制：患者对自身疾病虽然感受深刻，但是在诉说疾病的表现时，却不一定都能准确无误地表达出来。因为患者的观察和判断受着自身思维的影响，通过语言来表达的主诉，又受着自身的科学文化水平、语言表达能力、概括能力的影响。因此，主诉虽然有重要的诊断参考价值，但是又不能全部作为诊断的依据。临床上经常见到一些患者，自觉症状繁多，难以区分症状的主次、兼杂，对具体部位和性质表达不清。如胃痛与心痛难以区分，正如古人所说"木郁之发，民病胃脘当心而痛"。例如，某些患者自觉怕冷，便主诉"恶寒"，实际上在中医学中，除了恶寒还有畏寒，二者是不同的。其余的如头晕、头重、头痛，哮与喘，嗳气、呃逆、太息，呕吐、恶心，肌肉拘挛与抽筋，咯血与吐血等，如果对患者这些概念模糊的诉说不加分析就做出诊断，其结果必然会失之毫厘，差之千里。

2. 现病史　现病史是指围绕主诉从起病到此次就诊时疾病的发生、发展和演变以及治疗经过。现病史应从发病情况、发病过程、治疗经过三方面进行询问，通常是医师从患者及其陪伴者那里获得的。因现病史而误诊的因素有以下几点。

（1）突出一点，以偏概全：通常病史是经医师提问，由患者或患者亲属或其他陪伴者以口述的方式提供的。无论是谁来诉说，都带有一定的主观性。患者描述的是自己的主观感觉，而亲属和陪伴者提供的信息则是从旁观察所得到的印象，因此都难免会带有明显的主观成分。因为患者既不知道自己所患的是什么病，又不清楚在什么情况下会出现什么样的症状，更不了解自己所感觉到的症状与疾病有什么关系，所以他们只能把表现得最突出、最明显和最深刻的症状作为重点向医护人员介绍的内容。患者也许认为，这些最突出的表现就是疾病的本质，就是最重要的诊断依据，所以在叙述病史时，就可能把一些突出表现加以渲染和夸大，而对一些不明显的表现则一带而过或弃之不说。如果医师不加分析地完全接受这种带有主观性的诉说，诊断思维被引向或围绕着患者所说的"突出"症状或部位，就容易形成一种思维定式，而将其他"一般的""不突出的"症状丢在一边，甚至视而不见。然而，患者所提供的最突出的症状并非都是疾病的本质。例如，肠痈初起，患者最突出的是胃脘部位疼痛，石淋患者最明显感觉的可能是腰痛；而某些疾病如郁病、绝经前后诸症等，患者则可能因为全身不适，所述症状几乎可涉及各个脏腑。所以，对于患者提供的病史，既要听，又要分析，才能抓住主要病史，把握疾病发生发展的全过程。

（2）病史遗漏：通常情况下，患者或伴诊者都会主动地把疾病起因和发生发展过程告诉医师，目的是让医师能尽快地做出诊断。但是，当疾病过于复杂、涉及面较广时，或慢性病新旧病史交错，患者无法对病史与现在症的关系做出判断时，常会导致部分与疾病关系极其密切的、有直接关系的重要病史被遗漏。这些病史如果在综合分析、确立诊断时没有被考虑进去，则容易导致误诊的发生。例如，有些患者平素有月经不调的病史，当突然出现头晕、恶心呕吐时，由于没有注意到停经史，那么就会使妊娠恶阻这个可能被漏诊。再如，有些药物本身具有副作用，服用后出现诸如头痛、咳嗽等症状，但是，患者往往认为药是医师所开，自然不会把这些症状与服药联系起来，造成诊断的困难。此外，部分医师由于认识水平有限或责任心不强，仅仅依赖于病家的述说，没有进一步询问，也可能导致病史遗漏。例如有一老年女性患者长期高热，一直被考虑为肺系或胃肠病证，经多方治疗仍高热持续不退，后经详细问诊，方知该患者发热前一周曾到海边游泳，因而经过进一步分析，诊为湿热侵袭，下注膀胱。因此，作为医师一方面要熟悉各种病证的发生、发展规律，另一方面要全面了解每一病例的病因、病史，才能做到去伪存真。除此之外，部分患者出于某些特殊原因，对病史进行隐瞒或伪造，也可导致病史不全或遗漏。

（3）掺杂意外因素：在病史演变过程中，除了疾病本身之外，还会有一些疾病以外的因素出现。这些因素虽然与疾病无直接关系，但是患者在提供病史时，也许会把这些因素掺杂在病史之中加以描述，使病史变得复杂化。如果医师在归纳和分析病史时，将这些无关的因素同疾病联系在一起则容易发生误诊。如一少年患者，因左脸颊被一同学打伤，次日晨起即见局部红肿疼痛，伴有发热，检查时虽见左侧耳根周围红色肿起，局部触痛，张口困难，但因有被打的病史而被诊为外伤，及至第三天，另一侧随之肿起，方发现该患实为"痄腮"。本例患者原为痄腮初起，但症状不明显，外伤只是巧合，医师接诊时忽视了综合分析，只是简单地把被打和局部红肿作为因果关系联系起来，造成了误诊。

3. 现在症　问现在症是指对患者就诊时所感到的痛苦和不适以及与病情相关的全身情况进行详细询问。

症状是病理变化的反映，是诊病、辨证的主要依据。但疾病的病理变化甚为复杂，往往缺乏客观征象，故临床难以察觉。如痞闷、胀满、困重、疼痛、麻木等症状，唯有患者自身能感觉的，通过询问方能得知。诚如清代医家徐大椿在《医学源流论》中所说："病者之爱恶苦乐，即病情虚实寒热之征。医者望色切脉而知之，不如其自言之为尤真也。"因此，问现在症状，是问诊的主要内容，对确诊病情有重要参考价值，中医历来极为重视。

（1）问诊不全：临床表现是指疾病在发生、发展、变化过程中表现出来的症状体征和一些辅助检查的总和。根据典型的临床表现，可以及时地对疾病做出诊断，但是，如果不能正确地判断临床表现中的复杂情况，也会造成误诊。问诊是现在症的主要来源，病家和医师的疏忽都可能导致现在症资料不全。常见的有以下几种情况：①忽略了不同症状之间的联系：例如胃痛患者在描述疾病临床表现时，更多提到的是食欲、食量或恶心、呕吐等，并没有意识到胃痛与性情、胸胁等的关系，而这些对于肝气犯胃证的诊断是很重要的。②忽略了症状的性质和特点：在问诊过程中，了解症状有无相对容易，而对于症状的性质、特点往往被疏于了解，如头痛如裹或如刺，身痛酸重、麻木或游走疼痛，恶寒发热同时并见、但寒不热或寒热往来等，而这些都是辨证的关键。

（2）表现类似：临床表现是机体在疾病过程中的外在表现。临床表现与机体内在的病理变化通常是相适应的，特定的临床表现反映了特定的病理状态。相似的症状组成相似的证候，反映了相似的证，这就是症状的单一性，即所谓"有诸内必形诸外"，这也是中医诊断的原理之一。但是，在临床实际中，经常见到不同的证却有着相似的症状表现。如果不能认真区别相互之间的差异，从类似的表现中洞悉不同之处，则容易造成误诊。如肝阴虚、肺阴虚、肾阴虚均有五心烦热；紫斑是皮肤出血的表现，又称肌衄，瘀血证和脾不统血证、血热证均可见局部皮肤紫斑，三者证的本质不同；脾胃气虚证与气滞证都见有胃脘胀满，食后胀甚，二者病机不同，前者为运化无力，后者为气机不畅。如果对不同证的类似表现不详细加以审察，就可能产生误诊。因此，对于各种临床症状应认真分析，同中求异，还要充分参考其他兼症，方能正确诊断。除此之外，临床上常有一些疾病同时或先后累及几个脏腑，症状体征表现得十分复杂的现象，使诊断无所适从。应正确认识这些多种表现共存的本质，才不至于造成误诊。

（3）表现互相矛盾：临床表现可以看作疾病的现象。通常情况下，在疾病发展变化过程中所表现出来的症状，是与其病理变化的本质相一致的，但是也并非每个患者都是如此，它们在某些情况下又可以是不一致的，甚至是对立的。《伤寒论》阳明腑实证中的"热结旁流"就是一个明证。患者肠道热结，出现腹胀、腹痛、拒按，但反见下利清水，与疾病本质相左。因此，要获得正确的诊断，不能仅凭某些疾病的现象，还要通过现象深入本质。相同的致病因素作用于不同的个体时，由于机体个性的差异，可能会出现不同的表现。两个人患同样一种疾病，但就诊时间不同，也许一个患者的疾病现象表现得典型，另一个则表现得不典型或者根本还未表现。临床上还有一种情况，就是在疾病的发展过程中可能出现一些与初拟诊断相矛盾的临床表现，如果不能正确对待这种矛盾的现象，也会成为误诊的原因。

（4）表现中的假象：在诊断过程中，经常会遇到一些临床表现的假象。假象也是一种现象，它是以歪曲、颠倒的形式反映事物的本质。在疾病的发展变化过程中，有时真假表现互相交叉，互相掩盖，如不认真分辨真伪，会使思维陷于茫然。医师在诊断时，如果被患者的假象所迷惑，常常会导致误诊，甚至会由此而造成不良的后果。因此，导致误诊重要原因的临床假象是值得注意的。八纲辨证中的寒热真假、虚实真假，都是疾病在严重阶段出现的与本质相反的假象，即"阳极似阴""阴极似阳""大实有羸状""至虚有盛候"。如热证在一定阶段也可以出现手足逆冷、脉沉等真热假寒的证候；而寒证发展到了极期，也可以出现身上发热、面红如妆、口渴、脉大的真寒假热现象。如果仅凭表现而下诊断，肯定难以取得应有的治疗效果。因此，医师面对各种复杂的临床现象，必须清醒地区别真象与假象，否则无法察觉疾病的本质，从而得出错误的诊断结论。

（5）表现变化不定：任何疾病的临床表现都有着明显的不稳定性和动态性。如果医师忽略了疾病过程中症状的转变，只凭一时的观察所见来衡量某一临床表现是否典型并作为诊断的依据，就往往导致误诊。疾病的典型表现有一定的时间性，在发病的早期、中期和晚期等不同阶段的病理变化、辨证分型及临床表现却有差别。如感冒患者初起咳嗽痰白，随后咳痰逐渐转黄；腹痛患者开始伴有泄泻，之后转为便秘或溏结不调。这实际上是证候因病情变化而改变的表现。如果临床上轻易抓住患者的只言片语便匆忙下结论或一定要等待其典型症状出现再做诊断，显然有误于患者，不利于治疗。因此，对待临床表现，应当着眼于事物的发展运动，随时注意临床表现的发展和变化，这样才能减少失误。

（四）切诊

切诊，是医师用手的触觉在患者体表的一定部位进行触、摸、按、压，以了解疾病内在变化和体表反应的一种诊察方法，一般分脉诊和按诊两部分。切诊在中医临床中占有重要地位，尤其是脉诊已成为中医诊法特色之一。中医学认为，脉诊之所以重要，是由于脉象能传递机体各部分的生理病理信息，是窥视体内功能变化的窗口，可为诊断疾病提供重要依据。《景岳全书》曰："脉者，血气之神，邪正之鉴也。有诸中必形诸外，故血气盛则脉必盛，血气衰则脉必衰，无病则脉必正，有病则脉必乖。"脉象的盛、衰、正、乖都是气血邪正的外在表现，通过诊脉可以了解气血的虚实、阴阳的盛衰、脏腑功能的强弱及邪正力量的消长，为治疗指明方向。不识脉就无以辨证，不辨证则无以论治，只有精通脉理方能成为良医。临床上由于主、客观的影响，切诊也存在着一些误诊因素。

1. 对脉诊临床意义的质疑　脉诊一直被认为是中医诊病的特色之一，大多数医家也十分推崇。自《难经》倡"独取寸口，以决五脏六腑死生吉凶之法"，脉诊成为中医临床不可缺少的、最具特色的诊法之一。但是，脉诊在当代中医临床中的意义究竟如何，一直存在两种不同认识。一是认为脉诊可以决生死、处百病。《素问·三部九候论》记载了遍诊法，并把它提到很高的地位，指出："人有三部，部有三候，以决死生，以处百病。"《难经》继承了《黄帝内经》的学术思想，首创"独取寸口"的理论，并一直沿用至今。此后，历代医家大都十分重视脉诊。如李东垣指出"持脉有道，虚静有保……以此参伍，以决死生之分矣"。张景岳则认为："脉者，血气之神，邪正之鉴也。"徐大椿也提出："虚实之要，莫逃于脉。"他们都从不同侧面强调了脉诊的重要作用。而有的医师甚至把脉诊的临床意义绝对化，仿佛一按脉便能知百病。二是认为，脉诊玄妙难知，不足为凭。脉象幽微难辨，非言可尽，自古有"心中了了，指下难明"一说，且在诊脉过程中易受医者主观影响。因此，一部分医家产生了疑问。陈修园言："脉之为道，最为微渺而难知也。方书论脉愈详，而指下愈乱，何苦张大其言，以人命为戏乎？"辩证法告诉我们，任何事物都不是绝对的，我们应该客观看待脉诊的临床意义，把它说得神乎其神或一无是处都是错误的。

2. 对脉学理论研究不精　目前对于中医脉象主要从脉位、脉率、脉宽、脉律、脉力、脉形等方面来认识，在分类上采用二十八脉分类法。学习脉诊首先要熟练掌握各种脉的脉象特点和主病，同时还要强调临床多实践、多体会。现代中医临床中许多医师对脉学理论研究不精，往往一错再错，以讹传讹。如弱脉是指脉"沉细而弱"，包含了沉和细两个特点；濡脉是指"浮而细软"，包含了浮和细两个特点。临床常见一些医者写道"脉沉细无力"或"脉浮细而软"，至少说明该医根本不懂何为"弱脉"，何谓"濡脉"。又如促脉是指"脉来急促，时有一止，止无定数，一止即来"；结脉是指"脉来缓慢，时有一止，止无定数，一止即来"；而代脉是指"脉来缓弱，时有一止，止有定数，方久方返"。促、结、代三者在脉率和节律上有本质的不同，是不可能同时在一个患者身上见到的。然而在不少文献中和临床病案中常见有"脉结代"的提法，仿佛只要有不规则脉或"心律不齐"就是"结代脉"，这种现象在实践中具有普遍性。以上几种错误提法本身就说明了医者对脉理认知的浅薄，因此根本谈不上脉诊的诊断价值，误诊也就在所难免。

3. 对脉象体会不深　临床上有部分医师对脉诊不够重视，应付了事，诊脉似乎仅仅是做给患者看看而已，正如张仲景所言："观今之医……省疾问病，务在口给，相对斯须，便处汤药，按寸不及尺，握手不及足，人迎趺阳，三部不参，动数发息，不满五十……所谓窥管而已。"这种现象对于患者来说似乎望闻问切四诊悉备，但对于诊断来说却毫无意义。如见到舌苔黄腻，便写上"脉滑数"，见到肝病便写"脉弦"，妊娠试验阳性便有"脉滑"。如此以舌测脉，以症测脉，不仅对诊断没有帮助，而且从一开始便埋下了误诊的危机。如是则中医学中的"舍症从脉""舍脉从症"便成了一句空话。

必须承认，临床上许多病证的发生发展具有一定的规律，许多病证在特定的时间、空间上有一事实上的共性，在多数情况下，我们不须借助脉诊便可得出正确的诊断从而取得良好的疗效，但是我们决不能因此而否定脉诊的诊断价值。正如许多病不需要做计算机断层扫描（CT）或磁共振成像（MRI）检查便能做出诊断一样，我们不能因此而否认 CT 或 MRI 的存在价值。详细脉诊对诊断有帮助这是勿令置疑的，而充分利用各种手段把误诊率降到最低水平是每个临床医师所必须坚持的。

4. 对按诊不够重视　　按诊与脉诊同属于切诊，但是由于长期以来封建思想的束缚和对解剖定位认识的不足，许多医师不重视按诊检查，这也是误诊的临床原因之一。中医历来有"按虚里""诊尺肤""按腧穴"的方法。按诊对于判断病情的寒热虚实、津液的存亡、水肿的性质、斑疹的鉴别等都具有不可替代的意义。例如腹痛患者的"喜按"与"拒按"，斑疹的"扪之碍手"与"不碍手"、"压之褪色"与"不褪色"，高热患者肢末的冷与热对等，都对临床正确诊断的确立具有重要意义，理应引起重视。除此之外，部分按诊内容，我们还可以借鉴西医学腹诊的方法。如肠痈患者的麦氏点压痛，胆胀患者的"墨菲征"阳性等，这些都是比较成熟的经验，其诊断价值不言而喻。但是临床上部分医者过分强调脉诊的诊断意义，忽视按诊的价值，使按诊没能发挥应有的价值。因此，中医的发展不能故步自封，在提倡发扬中医传统特色的基础上又需融会新知、衷中参西，这也是我们减少误诊所必须遵循的原则。

二、辨症

中医的症，指表现于外的各种表征，除西医学讲的症状和体征外，亦包含了与疾病发生发展相关的各类因素，如气候条件、地理环境、社会人文及部分客观指标。辨症是辨证、辨机、辨病和辨人的前提和基础，只有经过先辨症，后面的分析病机、辨别病证及临床处方用药论治才能继续进行，如此才能全面、准确地把握患者的健康状态。"四诊的全面、规范、准确"和"四诊合参"是保证四诊信息即"症"可靠性的前提，但在实际临床应用中，很多医师容易因忽视症的有无、症的轻重、症的真假及症的偏全等问题而造成误诊。

（一）不辨"症的有无"

李灿东教授曾言："有些中医师……望诊几乎没有了，连最起码的得神、失神、少神都不会辨了，神色形态就更别说了；闻诊基本没有了……但对于咳嗽来说，声音的强弱、高低大致上就可以判断出寒热虚实；脉诊一般都成为摆设，连脉枕放在哪里都不知道，那怎么诊浮沉？……问诊呢？丢三落四，想到什么就问什么，甚至患者话还没说完药就开好了。四诊不可靠，这样的中医辨出来的证又有什么价值呢？"辨症的有无，对于诊断的正确与否至关重要。例如，患者恶寒发热，头项强痛，流清涕，舌淡红，苔薄白，脉浮。如果病历不写出汗情况，我们只能辨其为"风寒表证"；但如果病历出现"无汗"，就当辨为"风寒表实证"；而如果病历上写的是"有汗"，就要辨为"风寒表虚证"。再如血压高的患者来就诊，有些医师一问患者没有任何不适感，就有意无意地把高血压等同于"眩晕"。这些没有认真辨"症的有无"的后果当然就会成为误诊误治的主要原因之一。

因此，作为医务工作者应当跟患者进一步核实患者所述每个症的有无，有一些可能是患者自我的一种理解，而表达出来可能是不存在或可能不是这么回事的症状。如患者直接描述自己心脏无力，实际上心脏无力不是一个症状，而是患者自己觉得有时候心慌，稍微动一下心砰砰跳得很快，就认为是心脏无力了。或者有的患者看报告单，觉得自己是贫血所以可能是心脏无力。这是患者自己的一种理解错误，但是也有可能是中西医之间理解的差异，比如贫血和血虚是有区别的，贫血不一定就是血虚，有可能是血虚，也可能是气虚。这些症状，尤其是这些指标，到底是有还是没有，就是症的有无。同时，对于中西医理解的一些差异，我们也要合理地去处理，比如高血压、高血糖，那么它不会因为是中医或者西医认识角度的不同就有所区别。所以，我们不能够简单地把高血压等同于眩晕，认为高血糖就是消渴，就一定出现多饮、多食、多尿和消瘦"三多一少"的症状。对症有无的判断是非常重要的，有的时候需要我们临床上进一步去查寻和甄别。

需要特别注意的是，时至今日，医学诊疗手段不断进步，各种理化检测手段在临床中得到广泛应用，许多疾病能在早期即被诊断。我们用现在的手段去获取的一些临床的信息，如体检时发现子宫的细小肌瘤，或者卵巢囊肿，或者是胆囊有息肉或者小结石，这些都应该当作临床的信息，应该属于症的范畴。故临床中常可见到患者无任何自觉不适症状，仅体检发现某些实验室检查指标异常，造成了临床常见的"无症可辨"现象，医者往往陷入无方可用的困境。其实，客观存在的各种常规、生化检查等微观指标异常也是一种"症状"，是"症"在现代临床中的延伸，是"症"的微观和客观的表现形式，因而应将异常理化指标也纳入症的范畴，借助中医学理论等对这类症加以分辨，赋予中医的内涵，从而解决"无症可辨"的难题，减少误诊的发生。

（二）不辨"症的轻重"

对于症的轻重的判断是把握疾病主要矛盾和矛盾主要方面、证的本质的重要依据，也是疗效评价的主要依据，若分辨不清势必会造成误诊。目前有一些描述方法可以把症状分级：一般还没有出现特殊症状就是零级；如果出现这些症状，但它不影响生活，可能是一级；一段时间影响了正常生活，就可能是二级；如果严重影响生活，甚至出现了一些功能的障碍，这可能就是三级。这是一种对症状轻重描述的方法。例如从西医角度来讲，肿瘤的分化程度直接决定预后，那么肿瘤的分化程度不同，它是否表现出症状轻重的不同呢？此外关于肿瘤本身的大小，刚开始肿瘤很小的时候和长得很大的时候压迫到胃肠、神经、血管等，当然它的程度也是有区别的。在辨症的过程中对这些信息的判断必须有所体现，尤其我们未来进行客观化采集信息的时候一定要体现出来。有一些信息对于西医来说可能没有多少差别的，如血糖 6.0mmol/L 和 5.0mmol/L，但从中医学的角度看它们是存在一定差异的。每一症对病、证的诊断价值并不相同，并不是一一对应的简单关系，故中医辨证亦需评估症状的轻重权重。例如同样是着凉后出现"恶寒、发热、鼻塞、流涕、咳嗽、咳痰"，如果恶寒很严重，其他症状很轻，我们可能辨其为

"感冒，风寒表证"；如果"发热"很重，其他症状较轻，我们可能诊其为"感冒，风热表证"；但如果以"咳嗽、咳痰"为主，这个病就不应诊断为"感冒"，而是诊断为"咳嗽"。再者，临床辨症要注意分清标本缓急，急则治标，缓则治本，标本俱急则标本同治，只有把握疾病的主要矛盾和矛盾的主要方面，才能避免延误病情造成误诊误治。

（三）不辨"症的真假"

由于疾病的复杂性，临床所表现的症状或体征存在着真假的现象，如神疲乏力却动后稍舒、口干咽干却见舌苔水滑等，对于症的真假的判断与四诊信息采集手段和能力密切相关，如果不辨症的真假便很容易出现错判误治。这都说明临床病情资料中有显隐真假微著之别，医者很容易被表象所迷惑，从而做出错误诊断。因此，要特别注意分辨症的真与假，秉承辨伪存真的临证理念，就是在临床上表现出来的重要特征也可能有一些是真的，有一些是假的，比如中医诊断学提到的舍脉从症、舍症从脉。既然有脉症从舍，那么就可能就存在脉象反映的不是真正疾病的本质。这些临床表现不是疾病的本质，所以才有从舍的问题，因此就需要我们去综合判断它的真假。再如患者发热，出现四肢冰冷，不一定说明热是退的，有可能是"热深厥亦深"的情况，即热更严重了，而不是热退了，手脚逐步转温和才是热退的表现，症状本身存在真假。此外，在现今医学背景下，患者经治疗以后生物学指标显示正常，似乎治愈了，但机体可能依然处于阴阳偏颇的病态。如肿瘤患者把肿块切除之后，从病理层面来说肿块没了，从生物学层面来讲相关肿瘤指标恢复正常了，但导致肿瘤的内环境是否依然存在，这需要我们继续去辨识。

（四）不辨"症的偏全"

虽然"经方派"常常在辨证中"但见一症便是，不必悉具"，但这种抓主症的辨证方法是建立在对疾病的整体把握和丰富的临床实践经验的基础上的。此时的"偏"是对"全"的凝练和概括，而非偏颇侧重。身体健康状态表征参数可以分成宏观、中观和微观，从某种意义上来讲还可以有阳性、阴性和隐性之分。"全面"是四诊信息采集的基本要求，需要诸法参用对"宏观""中观""微观"这疾病过程的"三观参数"进行综合采集。但我们有时候采集可能有一定的局限性，没有很好地从整体上把握患者的健康状态。以偏概全的做法对诊断过程也会产生一些误导。假设我们采集的不够全面、不够完整，可能就会导致症的可靠性受影响。如新型冠状病毒肺炎不去考虑气候特点、地理因素，那我们可能就仅仅认为是"瘟疫"，疗以清热解毒，则容易犯"虚虚实实""寒温不辨"之戒。2003 年暴发的重症急性呼吸综合征（SARS）同属疫病，但北京和广东的治法就不同。北京地区比较冷，比较干燥，而广东地区比较潮湿，比较热。所以北京可能采用辛温的方药治疗，而南方采用清热利湿的方药治疗。四诊信息的全面与否决定了诊断的完整性和正确性，如发热的特点及是否兼有恶寒、汗出情况等对判断表里、寒热具有重要参考意义。因此，在临床诊断过程中应重视兼症的收集。如果四诊信息不全面、不可靠，极易影响中医诊断的准确性。现在中医临床中存在只重视报告单、化验单，忽略望、闻、问、切，或者强调一诊而忽略他诊的现象，这必然影响中医临床诊断的水平。例如，有的医者对于临床资料没有认真诊察收集，对于脉象只是数脉搏的快慢，对于脉之浮沉、虚实、洪细等全然不辨，舌象不看，寒热、睡眠、饮食、二便等不问，或者丢三落四，必然导致误诊。再如，"感冒"一病，需要了解患者口渴与否、二便、舌象、脉象及四时气候等情况，这样才能把握病因病机，区别风热、风寒或其他，若仅依靠零散的、碎片的资料，以偏概全，则将导致错误的辨病辨证结论。

现举一临床医案说明："费伯元分司，患烦躁不眠。医见其苔白也，投以温药，因而狂妄瘛疭，多方不应。某荐孟英视之，左脉弦细而数，右软滑，乃阴虚之体，心火炽，肝风动，而痰盛于中也。先以犀、羚、桑菊息其风，元参、丹皮、莲心、童溲清其火，茹、贝、雪羹化其痰，两剂而安。随与三甲、二至，磁朱潜其阳，甘、麦、大枣缓其急，地黄、麦冬养其阴，渐次康复。"本案之误，要在四诊舍弃不当，只重舌苔，忽弃症状。这提示我们临证必须四诊合参，仔细推求，务求药证恰合无遗，方不致误。

三、辨证

"辨证"是指在中医学理论的指导下，对四诊所收集的各种临床资料进行分析、综合归纳，从而对疾病当前的病位、病因、病性、病势等本质做出判断，并概括为完整证名的思维过程。有人习惯上把证称为证候，但严格地说，证候是指每个证所表现的具有内在联系的症状、体征，即证候为证的外候。临床较为常见、典型、证名规范的证，称为证型。

中医辨证方法很多，主要包括八纲辨证、病因辨证、气血津液辨证、脏腑辨证、六经辨证、三焦辨证、卫气营血辨证、经络辨证等。辨证论治是中医学的特点和精华。对疾病进行诊断辨证，是中医诊断应有的、特殊的内容，它是治疗立法处方的主要依据。掌握了辨证论治，即使没有明确病名诊断，或者虽有病名诊断而目前对该病尚乏特殊疗法，也能对这些疾病所表现出来的证进行治疗。辨证错误是临床过程中最严重的误诊现象，也是中医误诊学研究的核心。常见的辨证误诊原因如下。

（一）套用西医理论指导辨证

中医辨证只有使用中医理论作为指导，才能做出可靠的中医诊断结果，从而为后续的治法治则、治疗调养奠定基础。但是在临床中，不遵循中医理法方药的整体性来处理疾病的现象比较普遍，从而导致临床误诊误治的发生。

很多医师对临床各种理化指标的意义了如指掌，对影像学的变化也洞若观火，这有益于从微观层面了解疾病的衍变。但如果太执着于这些指标，当遇到指标或影像学异常而受检者无任何不适，就简单地直接套用西医诊断代替中医辨证，或者直接依据西医诊断和检查出的异常指标处方用药。如现在大多数中医院的住院病历，血压高了就硬辨为"眩晕，肝阳上亢"；血糖高了就辨为"消渴，阴虚燥热"；一遇"炎症"，即为热证；一见"血小板减少"，便运用补血药或四物汤等。反之，指标、影像学均无异常而患者感到不舒服，甚至非常难受，这时又会觉得"无证可辨"，或简单地给患者冠上"神经症"。这完全摒弃了中医辨证论治的精神，其结果必然容易导致临床误诊误治的发生。

（二）辨证方法不统一

中医辨证方法形成于不同年代，最早形成的是张仲景在《伤寒论》中总结出的六经辨证，其奠定了中医辨证施治的理论体系，此后出现的其他辨证方法是在六经辨证基础上的一种完善和补充。

1. 八纲分类不明确　八纲辨证是各种辨证方法的总纲，能为诊断和治疗指明大方向。八纲虽然十分简单，但八类证候的分类和层次欠规范。首先，阴阳二纲可以概括其他六纲，表、实、热属阳，里、虚、寒属阴。但是，临床辨证不能仅限于单一的八纲证候这个层次，因为很少有单纯的表证、热证、实证，以及单纯的里证、虚证、寒证。八纲证候有相兼、转化、错杂、真假，当出现阴阳二组证候交叉重叠时，如里虚热证、表实寒证等，要用阴阳进行归类是很难的。又如，在阴证、阳证中有阴虚证、阳虚证，虚证中也有阴虚证、阳虚证，热证中有实热证、虚热证，寒证中有实寒证和虚寒证。这些证候分类不明确，相互之间交叉重叠。正因为如此，八纲辨证看起来似乎条理清楚，但实际做起来却是很复杂的。

2. 不同辨证方法交叉重复　首先，不同的辨证体系具有不同的适用范围，侧重点不同。例如，三焦辨证和卫气营血辨证主要是针对外感热性病传变规律而创立的，脏腑辨证主要用于内伤杂病。因此，不同辨证方法的证候分类有很大的差别，但其中却有许多交叉重复，如太阳经证在八纲辨证中属表寒证，在脏腑辨证中属风寒犯肺；三焦辨证中上焦病证在卫气营血辨证中多属卫分证，在脏腑辨证中属风热犯肺。分类上的不统一，使医师在辨证过程中莫衷一是，这也是中医临床误诊的常见原因之一。其次，由于不同辨证方法的理论基础不同，临床诊断标准（辨证依据）不同，传变规律也不一样。如太阳经证与风寒犯肺同属表寒证，但是前者属寒邪袭表，太阳经脉不利，故以"恶寒发热，头痛，脉浮紧"为主症，内传阳明经则为阳明经证而见"胃家实"或热结于少阳经而见"口苦、咽干、目眩"；而后者为风寒袭肺，肺气不宣而以"恶寒发热，咳嗽气喘，鼻塞，流清涕"为主症，寒邪不解入里化热则转为热邪壅肺，而见"高热，咳喘痰黄稠，口干，舌红苔黄，脉数"。造成这些差别的主要原因并不是病症本身的差异，也不是不同时代疾病谱的变化，而是不同的认识方法对同一病证辨证结论的表达不同。但是，在临床实践中却常因此而影响了诊断的正确性。再如，卫分证与上焦病证同为表热证，但前者为"温热病邪侵犯肺卫，致使卫外功能失调，肺失宣降"，故见"发热，微恶风寒，舌边尖红，脉浮数"，如内传脏腑，正盛邪实，阳热亢盛，则为气分证，根据邪热侵犯肺、胃、胸、膈、肠、胆等脏腑而见不同见症；而上焦病症为"温热之邪侵袭手太阴肺经和手厥阴心包所表现的证候"，如果进一步侵袭中焦脾胃，则可从燥化或从湿化而成中焦病证。详细分析不难看出，卫气营血辨证与三焦辨证均为外感热性病的辨证方法，二者实属异途同归。总之，卫气营血辨证强调的是温热之邪侵犯人体，从表到里的发展过程，三焦辨证的侧重点是温热之邪从上而下的传变过程，脏腑辨证则立足于不同脏腑的常见证候，八纲辨证是对不同证候在时间和空间的概括。前二者侧重点在疾病发生的规律和证候间的联系，而后二者侧重点是证候的分类，因此出现了同证异名的现象。作为临床医师，如果不明白不同辨证理论体系的道理，误诊的发生在所难免。

3. 证名不规范 首先是证的要素（即证素）不明确。根据传统的中医辨证理论，证包含了病性、病位、病势和类别，但是四个要素的合理性没有论证，排列组合不规范。其次是证名规范没有形成。一个规范的八纲证名应当是几个字，包含了多少个组合，有没有不同层次，这些层次之间，证与证之间究竟有什么关系，这都是未知数。如表证、里证、热证、实证是一个层次，与阴证、阳证不应属同一个层次，表寒证、表热证、里寒证、里热证是一个层次，表实寒证、里虚热证等又是一个层次。如果八纲辨证的络脉不清晰，就谈不上准确的诊断。再次，每个证候诊断标准没有建立，症状中有过多的或然性。例如表证的诊断依据是恶寒发热、脉浮，但是，是否每个表证患者都有这些表现？是否有了这些表现就可以诊断为表证？又如，里证的诊断依据是"除了表证就是里证"。像这样的诊断标准，自然增加了误诊的概率。

（三）不辨"证的轻重"

长期以来我们对证的轻重一直缺乏比较有效的权衡。我们原来都只讲辨证，但是没有判断证的轻重，所以给患者辨证开药，药吃完以后如果好些了，患者可能会说："医师，我这个湿气很大，你给我的药吃完后湿气好像好了一些。"到底什么好，什么没好？这个非常重要。所以证的轻重是可以测量的。如果我们要进行疗效评价，其实也涉及证的轻重问题。假设疗效评价是对干预前后状态的测量的话，或者对证的测量的话，那么证的轻重就必须得明确。传统的中医辨证方法并不能提供这一点，而目前基于证素辨证原理研究的状态医学能够为我们对证的轻重的判断提供有效的手段。

在疾病发生、发展的过程中，部分患者已成危重之"证"，但其"症"却表现为轻，极易为医患双方所忽视。如《伤寒论》第 61 条："下之后，复发汗，昼日烦躁不得眠，夜而安静，不呕，不渴，无表证，脉沉微，身无大热者，干姜附子汤主之。"本证病从太阳病而来，现为身无大热、烦躁，也仅表现为"昼日烦躁不得眠，夜而安静"，看似轻证，但"不呕，不渴，无表证"，排除了病在三阳，结合"脉沉微"，当知是证为少阴阳气暴脱之危证，故用干姜附子汤。再如第 252 条："伤寒六七日，目中不了了，睛不和，无表里证，大便难，身微热者，此为实也，急下之，宜大承气汤。"本证"无表里证，大便难，身微热"，既无潮热、谵语、腹部大胀之里，又无高热、恶寒之表，看似轻证，但"目中不了了，睛不和"似轻而实重，当是真阴欲竭之证，故用大承气汤急下之。如仅对"症"处理，明显误诊误治，甚至可能发生不可挽回的后果。另外，临床上有表现急重，而证情反轻者。如《伤寒论》第 309 条："少阴病，吐利，手足逆冷，烦躁欲死者，吴茱萸汤主之。"本证从其表现而论，"吐利，手足逆冷，烦躁欲死"，其"症"颇剧，正与第 296 条"少阴病，吐利，烦躁，四逆者，死"相符，但细分辨之，本证"症"虽剧，但神志清楚，何以知之？"欲死"已明，患者因剧烈吐利而自知"欲死"，非第 296 条之阴盛阳亡，神志不清，而无"欲死"感觉，故断为阴寒虽盛，但阳气尚能与阴邪剧争，故"吴茱萸汤主之"可也。此类病症貌似急重，而病证却轻。因此，如果不辨证的轻重，对病证产生了错误的判断，则相应的立法处方则误，导致病重药轻，杯水车薪，从而错失截断病势的良机，或病轻药重，反伤其人。

（四）不辨"证的缓急"

《素问·至真要大论》云："帝曰：气有多少，病有盛衰，治有缓急，方有大小，愿闻其约奈何？岐伯曰：气有高下，病有远近，证有中外，治有轻重，适其至所为故也。"诚如《素问·至真要大论》所言"所治为主，适大小为制也"，因此，临床辨证要注意分清标本缓急，急则治标，缓则治本，标本俱急则标本同治，只有把握疾病的主要矛盾和矛盾的主要方面，才能避免延误病情造成误诊误治。

一位患者单纯的证可能很少见，往往几个证同时存在，就会出现轻重缓急，因为它有缓急，所以才有标本的关系。治标和治本在临床上是非常重要的，现在很多患者，特别是慢性病的患者，本身患有一些基础病，如肿瘤或高血压、糖尿病，哪怕是健康的人，也存在体质的差异，这些原来的表现都是"本"；当他感受了外邪或饮食不节产生新的证的时候，这新发的表现就是"标"。如肿瘤患者感冒了，那么肿瘤是本，感冒是标，肿瘤和感冒的标本关系，当然就体现在证的标本关系。所以证的缓急，需处理好标和本的关系。

例如，《伤寒论》"伤寒，医下之，续得下利清谷不止，身疼痛者急当救里。后身疼痛，清便自调者，急当救表。救里，宜四逆汤，救表宜桂枝汤"，指出里已虚极而泄泻不止，故应急治里，且里气实才有所俾助以托表邪。此外，若表急应先解表。如"伤寒大下后，复发汗，心下痞，恶寒者，表未解也。不可攻痞，当先解表，表解乃可攻痞"，指出表邪急迫，当先急祛，若先攻其实，则表邪易于内陷。而现在常见的证名，如表寒里热，并未体现证之缓急，故有悖于临床实际。

（五）不辨"证的主次"

现今教材对疾病大多以固定单一证型来辨证分型，但实际在临床中，单一的证少见，相兼、错杂的证多见。证又有主、次之分，若医者无法分清疾病的主证与次证，则在辨证用药时容易出现失治、误治的情况。如虽然是寒热错杂，但是寒热有主次关系，临床实际需要辨是以寒为主，兼杂热，还是以热为主，兼杂寒。再如泄泻的病机是"脾虚湿盛"，如出现以神疲乏力、短气懒言、纳呆、腹胀等症状为主，那么此时"脾虚湿盛"的主证是脾气虚证，次证是水湿内停证；若主要表现为"大便稀溏甚至水样状，带下量多，苔白腻，脉濡等"，则主证为水湿内停证，兼脾气虚证。

《金匮要略》中茵陈五苓散所主治之湿热证黄疸，即以湿证为主，热证次之；而栀子大黄汤所主治的湿热证黄疸，则以热证为主，湿证次之。又如《伤寒论》中厚朴生姜半夏甘草人参汤所主治之脾虚气滞证腹胀，是以气滞证为主，脾虚证次之，若医者不辨证的主次而用药，则难以收效甚至使腹胀加重。可见，医者能否分清疾病的主证与次证，是正确诊断疾病的前提条件，不辨证的主次是医者误诊的重要因素之一。

（六）不辨"证的真假"

《内经知要·阴阳》提出"大实有羸状""至虚有盛候"，意指疾病发展到了后期严重阶段，出现与疾病本质相反的现象，这就是证的假象。假象是疾病危重阶段出现的与本质相反的假象，是八纲辨证的难点。而除了疾病严重阶段外，复杂疾病亦常出现证的假象。在临床中，要学会从症的真假来辨别证的真假。常见的有寒证与热证的真假、虚证与实证的真假、表证与里证的真假，若医者辨认证候不细，不能由表及里、去伪存真地洞察病情，缺乏动态分析病情的能力，则极易导致误诊。但是，真象和假象的界定缺乏客观标准，例如，中医诊断学常以身热是否喜加衣被、喜暖或恶热，面色是否浮红娇嫩，肢冷是否冷过肘膝，腹痛是喜按还是拒按，腹满是时减还是常满不减等来判断寒热、虚实的真假，可操作性很差。如果把诊断的依据寄托在对这些模棱两可现象的分析综合基础上，则医者的主观因素占有很重要的地位，误诊在所难免。因此，真假判断的失误是八纲中最常见也是最严重的误诊现象。

例如，里热炽盛证除出现胸腹灼热、神昏谵语、口臭息粗、渴喜冷饮、小便短黄、舌红苔黄而干、脉有力等里实热证的典型表现外，亦可出现因阳气郁闭不能外达而导致的四肢厥冷、脉沉迟等寒证假象，若医者不辨证的真假，误作寒证治疗投以温热药，则贻误了病情。

（七）不辨"临床表现多样"（证的兼杂）

以八纲为例，证的错杂真假十分常见，如寒热错杂、虚实夹杂、表里同病，在实践中由于个体体质有差异，对邪气的易感性也不同，故单纯的证是很少见的，错杂的证占大多数。从理论上区别这些证似乎并不困难，但是许多症状本身就具有两重性。如感冒患者见有发热、咳嗽，究竟是表证、里证还是表里同病，辨起来不是一件很容易的事，因为发热、咳嗽既可见于表证，又可见于里证；又如高热患者，见有神疲少气、口干便秘，一方面属热邪致病特点，另一方面是气津两伤，如何判断其属虚属实，还是虚实夹杂，这个度的把握是很困难的。但是，诊断学又要求我们对上述证做出明确的答复。临床上在八纲证候的误诊中，证的相兼错杂占了相当部分，往往是诊断了其中的某一方面而忽略了另一方面，有的医师甚至不加辨证直接处方。

因此，证的不确定性和症状的多面性往往是误诊的原因。由于证的发展演变是一个过程，从甲证到乙证的发展中，两证的临床表现有许多交叉，也就是说甲乙两证可以有许多共同的临床表现。如里实热证转为里虚热证，患者所见的发热面红、口干、烦躁、尿赤、便秘、舌红少津、脉数等这些症状是二者共有的。临床上要进一步研究发热的高低面红的部位、时间等，实际上也是很困难的。此外，同一的证在不同的患者却有完全不同的表现，也增加了诊断的难度，例如里虚证可能表现为神疲少气乏力，或午后潮热长期低热不退，或头晕眼花等。如果没有引起高度的重视，则可能成为误诊的隐患。

（八）不辨"证的动态转化"

许多在住院部工作的中医师，会经常给患者的病"匹配"证型，甚至会为诸如胃脘痛分八个还是九个证型争得不可开交。当出现诸如发热、咳嗽、咳痰的"肺炎"患者，发热、咳嗽、咳痰等症状已经消失，从中医的角度该患者已经好了，已"无证可辨"了，但是影像学示炎症尚未完全吸收，医师们就依然在病历上写上"肺热病，痰热蕴肺"的中医诊断。中医的临床过程强调动态观察，同一个病，不同阶段证是不同的，如感冒患者初起咳嗽痰白，随后咳痰逐渐转黄，腹痛患者开始伴有泄泻，之后转为便秘或溏结不调，把握证的动态性对辨证具有重大意义。像这样一种疾病虽经过辨证，确定了证型和治法，一成不变，一方到底的做法明显违背了中医辨证论治的原则，也脱离了中医临床的实际。临床辨证若仅抓住患者的一时临床表现作为辨证依据，则容易存在片面性，忽视了证与证之间的动态联系。如阴黄患者，经过治疗突然出现心烦不安、腹泻，若不辨证地转变思路，一味地温阳健脾止泻则可能误诊。患者若泄泻逐渐停止，精神好转，此为阳气来复，脾气运化复常，是病渐愈之兆；若泄泻后出现大便干硬不通，则提示温燥太过，由阳转阴，此时为阳明实证。疾病在发生发展的各个阶段受到多种内外因素的影响，可以表现为各种不同的证，辨证的动态变化有助于判断病势转归、邪正消长及疾病演变规律。自然界的存在是时间与空间的统一，中医看待事物不单单看到空间的问题，也看到其时间的关系，如六经疾病的演变都是由浅入深、由轻而重的发展过程，治疗亦先表后里，表证当汗，里证当清。辨证的动态变化是医师必须在掌握的原则之上，临床上需把握病证的过去、现在和将来，分析症状之间的动态演变。治疗后还应注意方药对病证的动态影响，对药后有效者应根据证候变化再次辨证施治，注意用药疗程；对药后无效者应细心审查其因，注意疾病的演变。

（九）不辨"同证异症"或"同症异证"

"症"是疾病的临床表现，是通过四诊收集而来的。"证"是疾病的本质，是对疾病特定阶段的病理本质的概括和综合。"症"是"证"的基础，对"症"综合分析识别的结论就是"证"。中医诊断学往往是先提出"证"再列出所应具备的症（临床表现）。这与临床诊断的认识规律是相反的，由于认识过程的颠倒，临床医师容易按图索骥，其弊端是显而易见的。要做到诊断准确，前提是对各个证的辨别依据（症）进行准确界定。但临床实践告诉我们，这几乎是不可能的，任何一个症都有其双重性和或然性。临床上普遍存在的是同一证有不同的表现，而同一症状可见于不同的证。例如，"脾阳虚证"的诊断依据是脾的表现"食少、腹胀、便溏"等加上阳虚的表现"神疲少气乏力、声低懒言、形寒肢冷、动则益甚、舌淡胖苔白、脉弱"等，但是临床上诊断"脾阳虚"，不可能要求上述表现悉具，患者甲可能没有便溏，患者乙可能不具食少腹胀，患者丙可能同时具有食少、腹胀、便溏，三者是否都可诊断为脾阳虚证？如果是，那么本证的诊断核心依据是什么？三个脾阳虚患者，是否有差别？差别在哪里？又如"咳喘"可见于肺气虚、肺阴虚、风热犯肺等，也可见于肺肾气虚、肝火犯肺、脾肺气虚等。是不是咳嗽一症都属肺病？如果是，当为何证，依据是什么？不同的证候咳嗽是否有什么不同？等等。事实上，我们都知道，并不是只有肺的病证才有咳嗽，正如《黄帝内经》所说"五脏六腑皆令人咳，非独肺也"。但是，在什么情况下其他脏腑的病证才会见到咳嗽？不同脏腑的咳嗽有无不同？这些都是中医误诊学研究的内容。

（十）不辨"时令地域"

中医强调"天人合一"，同一疾病在不同季节发病，可以表现为不同的症状。如感冒一病，随春夏秋冬四时气候之变化，可分别表现为风温、风寒、湿热、暑热、秋燥等，需因时而治。中医以人为研究对象，认为人与自然是统一的整体，同一病证个体患病时令不同、地域不同则其辨证及治疗皆可能不同。临床部分医师辨证未顺应自然界四时阴阳的消长规律，则可能发生误治、漏治。如患者夏季发病，因暑热大汗淋漓，若辨为亡阳予以干姜、附子、桂枝等热药则可能使暑热更甚。治病时应明确主岁之气，遵循"必先岁气，勿伐天和"的原则。治疗上必先伏其所主，先其所因，谨守病机，勿失气宜，或泻其所胜之气，或扶其虚弱之处，先安未受邪之地，顺应自然，灵活施治。

人以天地之气生，四时之法成，机体的生理病理状态与自然息息相关，正所谓"化不可代，时不可违"。不同地区的居民所处的气候、饮食生活习惯、生活水平都有所不同，从而造成不同地域生活的人群体质不尽相同，其易患的病邪及致病特点亦不一致。《医门法律·申明内经法律》指出："凡治病不察五方风气，衣食居处各不相同，一概施治，药不中窍，医之过也。"部分医者临床辨证忽视地域环境对人的体质、生活习惯、发病特点等的影响，则易造成误诊。如南方之人腠理多疏松，感受风寒，若不辨地域环境特点，以麻黄汤治之则多导致阳气外泄，耗散过多而容易化生变证。因此，治疗应根据地域气候特点，考虑久居气候温暖之所者的体质特点，不重用辛温发汗之品。又如患者地处天津，时值3月，患风证致半身麻木，若医者为求速效，以汗法发之，治疗后患者证已好转，但数日后复发，这是患者地处寒冷之地，忽略了其生活地域的气候特点。汗法治之，徒虚其表，必有恶风寒之证矣！所以，临床辨证论治应根据地区气候的差异，分析时令地域对机体的影响，从而进行辨证论治。

四、辨病

（一）不辨病的"西""东"（不辨病的中西）

纵观《伤寒论》《金匮要略》都是以某病的脉证并治开篇，可知中医界公认的医圣张仲景也是辨证与辨病相结合的倡导者。辨病，首先要辨病的中西。中西医学对疾病的认识是不完全一致的。我们现在谈到中医、中西结合也好，虽然两者都强调病证结合，但病证结合应理解是中医的病结合中医的证，而不是西医的病和中医的证的结合。而且中医本身就对病和证有认知，而中西医结合是用西医的病加上中医的证。中医学在长期的临床实践中确立了众多疾病名称，除少数是指特定病因引起的，如疫病，而大多数情况下以突出的症状（如咳嗽、头痛、眩晕等）、体征（水肿、黄疸等）或病因病机（如虚劳、痰饮等）为依据，它是在整体观念指导下认识疾病，使医者能掌握疾病的一般特征。当前，对于某一疾病，先用西医确诊，再找到对应的中医疾病，然后以中医疾病为参考进行辨证论治，已成为中西结合诊疗的普遍形式。而且现今流行的中西医病名对照很容易禁锢临床医师的辨证思维，常常令医师根据中西医病名对照按图索骥、生搬硬套，使得辨证论治落入机械俗套，失去了中医的灵魂。例如，在临床上经常将西医的糖尿病等同于中医的消渴，因消渴基本病机是阴虚燥热，阴虚为本，燥热为标，治疗以养阴生津、清热润燥为基本原则，故糖尿病的选方总以养阴生津为主。殊不知，这种不辨中西医疾病差异的诊断是以偏概全，对中西医疾病的概念和内涵模糊，适用范围不求甚解。因中医传统的消渴，诊断依据是"三多一少"症状，且没有药物干预，在这样的背景下考虑阴虚燥热是符合实际的，但它仅仅是糖尿病的一部分。反观当前，许多人体检发现血糖升高，或以血糖升高为主诉的患者，其身形一般多肥胖，舌苔厚腻，对这样的患者辨证为阴虚燥热显然不符合实际。另外部分甲状腺功能亢进的患者也表现"三多一少"症状，那也属于消渴范畴。西医的贫血与中医的血虚内涵也是有所差异的，前者强调的血细胞物质上的减少，后者强调的血液功能的减退。所以病有中有西，是有区别的，临证当明析。

（二）不辨病的先后（不辨病的因果）

临床上，病种的兼夹，或合病或并病，导致了疾病的复杂性。疾病发生先后在某种程度上直接影响到我们诊断的判定及治疗效果的评估。从西医角度分析，原发病和继发病的干预手段不同；从中医角度分析，疾病的标本采用的治法各异。如治未病的未病先防、既病防变、瘥后防复的这些内容就是先和后的关系。

中医学认为，致病因素是无时无处不存在的，是否发病其决定因素不在邪气本身，而取决于正邪双方斗争的结果，当致病因素对人体的影响超过人体自身维持稳态的能力时，就会发生疾病。通过望闻问切四诊合参，医师可以辨识正邪斗争的结果，进而判断病性病位等。例如感冒，它的病因是六淫，临床判断是感寒邪还是热邪等具体邪气，取决于患者表现出来的症状或证候。当患者表现怕冷明显，微发热，无汗，头身疼痛，遇寒加剧，咳嗽，痰白清稀，流清涕等一派寒象，则判断为感受寒邪；当患者表现发热重，稍怕冷，出汗，咽肿肿痛，咳嗽痰黄稠，流黄涕，舌红，苔薄黄等热象明显时，则判断为感受热邪。正如清代钱潢《伤寒溯源集》言："外邪之感，受本难知，发则可辨，因发知受。"通过对病因的准确辨析，继而给予有效的治疗，是防止误治的重要前提。笔者曾治疗一患者，症见纵隔肿瘤放射治疗灼伤后出现音哑，伴有口渴异常，饮水而渴不解。前医认为口渴不解乃津液不足所致，皆以养阴生津为法，处方增液汤之类，疗效甚乏。然而进一步观察，患者虽然觉得口舌干燥，但舌面并非如涸田，且舌色紫暗，脸呈紫黑。细思此是灼伤所致，犹如家中花草因受太阳暴晒后萎靡，此时灌水只是缘木求鱼而无济于事。但若疏通叶脉，水方能从地上承润泽。所以处予血府逐瘀汤合二陈汤治之，并无养阴生津药物，然数帖后患者症状明显改善，声音洪亮了而口干亦改善了，更可喜者，患者脸色已经近乎正常。又如七情所伤致病，把握病因治疗首当移情易性，帮助患者心理分析调整情绪和心态，诱导、安慰患者，解除思想包袱，单纯依赖药物治疗而致病因素的作用持续存在则很难取得良好效果，诚如《素问·至真要大论》所言："必伏其所主，而先其所因。"

（三）不辨病的新旧

新病、旧病是不一样的，一方面张仲景在《金匮要略·脏腑经络先后病脉证》说："夫病痼疾，加以卒病，当先治其卒病，后乃治其痼疾也。"这里所说的痼疾是指旧病，病程久，病势缓，变化慢；卒病指新发疾病，病程短，多系新近感受外邪而发的急性病。因急性病邪气亢盛，不仅本身可以迅速发展和传变，而且可以导致旧病加剧，倘若新病、旧病一齐发作，若不先治新病，则贻误病机会引起新旧两邪相合，使病加重或变生他病。故辨明新旧可进一步明确病因，了解新病引发旧病还是旧病带发新病，可以根据新病与旧病以辨明标证与本证，进一步指导治疗。另一方面，随着病情的发展，同一疾病在不同阶段会出现不同的病理特点，如糖尿病从中医学角度而言，可根据病情的新久分为初期、中期、后期及并发症期等自然发展过程。在不同的时期和阶段，临床表现并不完全相同。初期为脾瘅，症见肥胖、口干、口甜；脾瘅阶段若得不到有效控制，因中焦亢奋，胃热亢盛，出现消谷善饥的症状，则为中期，亦称消中、热中；后期出现多饮、多食、多尿、形体消瘦的"三多一少"症状发展为消渴；若消渴日久，因久病入络，五脏虚衰，出现失明、手足偏废、水肿、胸痹等变证百出，则进入并发症期。故对于脾瘅，若一味按照消渴是阴虚燥热的病机，用滋阴的药就会碍腻脾胃，脾胃运化功能失常，膏浊痰瘀等病理产物内生，中焦壅滞郁而化热发展为热中。因此，不同阶段基本病理特点、病机不同，治疗立法原则也不同。

（四）不辨病的善恶

病是对疾病发展整个过程的概括，辨病的善恶有助于从整体水平认识疾病邪正关系及疾病的发展变化规律。明代王肯堂《医学津梁》记载："噎者，咽喉噎塞不通，饮易入，食难入也；膈者，胃口隔截而不受，饮食暂下，少顷复吐也。"其指出噎膈是指食物吞咽受阻，或食入即吐的一种疾病。此处的噎膈并非恶性肿瘤，而西医的食管癌也可以辨为噎膈，噎膈便有了良性与恶性本质的区别，根本原因在于病有善恶之分。另外，疾病善恶需要通过全身的症状来判断。例如癥瘕，指形成于胞中、下腹部包块的多种疾病，如其病发展缓慢，包块按之柔软活动，边界清楚，精神尚佳，饮食如常，大便通畅，无短期内明显消瘦者多属善证，预后较好；若包块骤然增大，边界模糊，伴有疼痛，长期出血，或带下五色夹杂臭秽，形体渐消，面色晦暗，精神倦怠，则多属恶证，预后不良。故临证时需对疾病善恶的分辨予以重视，切不可轻言妄断，造成不可挽回的损失。此外，中医"正病正色""病色相生""病色相克"等理论有利于辨识疾病的预后善恶转归。色泽是脏腑气血的外荣，凡病色与脏腑、经络、部位、天时相应者为顺，不相应者为逆。在五色交错、病色交错中，一般是相生者为顺，相克者为逆。例如，笔者所治的一位乳腺癌的患者，因其脸色苍白，心中便已判断患者预后不佳。穷其所以，因为从中医角度来说，乳腺癌就是肝的问题，肝经布胸胁，肝属木，色白属金，正应"病色相克"。这些理论对于我们立法处方及预判疾病转归尤显重要，治疗虽未能尽愈诸疾，然可引起医者审慎之心。

五、辨机

辨机，即辨病机，包括辨"病机十九条"，外感病机、内伤病机、症状病机、疾病病机与证的病机等。《素问·至真要大论》云"审察病机，无失气宜"，并简要归纳为"病机十九条"，为辨病机奠定了基础。张景岳提出："机者，要也，变也，病变所由出也。"表明病机是指由各种致病因素作用于人体引起疾病的发生、发展变化及其疾病传变的机制，是从整体和动态的角度对患者所呈现的病理状态和病理变化的高度概括，是在辨别、分析、归纳所有四诊（望、问、闻、切）资料的基础上对疾病的本质做出的结论，它揭示了疾病发生、发展与变化、转归的本质特点及其基本规律。疾病的发生发展是一个动态过程，唯有辨明疾病病机，方可知邪正盛衰、标本缓急、预后转归。临床上，对于病机的正确认识和判断对于我们诊断、治疗能够起到执简驭繁的作用。相反，对病机的误判、失判也是导致各种误诊现象发生的常见原因。

（一）辨外感病机之误

外感病是六淫（包括疫疠）之邪侵犯人体后所引发的各种外感疾病的总称，外邪是引发外感病最直接、最主要的原因。外感病证的基本病机为外邪侵袭，正邪相争，脏腑功能失常。如风寒湿证有风寒湿的病机，热证有热的病机，火证有火的病机，这些病机除了对症状进行阐释之外，而且也说明整个内在机转。例如，外感病有邪正斗争，邪正斗争就是外感病的基本病机，邪胜正退，就发生疾病；正胜邪退，疾病向愈或不会发生。所以通过辨病机，我们可以了解外感疾病的变化。如外邪袭表则肺卫不和而病感冒，湿困中焦则脾胃不和而病湿阻，湿热滞肠则腑气不和而病痢疾，邪犯少阳则枢机不利而病疟疾，正邪相争则常有寒热表现。外感病常用的病机分析方法主要包括六经病病机、卫气营血病机和三焦病机。六经病病机用于研究以伤寒为主的外感病的病机变化规律；卫气营血病机与三焦病机用于研究外感温热病的病机规律，但前者主要用于阐述温热病机制，后者则主要研究湿热病病机规律。

北宋韩袛和在《伤寒微旨论·辨脉篇》中云："凡医者治伤寒病，遇其邪气在表，并不分邪气之轻重、脉理之虚盛，只凭脉浮便将发表药一例投之，务期汗多为快。药力过剂，遂致衄血、吐血、发斑、汗漏、四肢拘挛，因成亡阳之患。"其告诫我们，假若在外感病过程中不辨具体病机，仅用发表药治疗，可能会造成严重的后果。又如金代医家刘完素认为"六气皆可化火"以及"六经传变，自始至终，皆是热证"，不管是太阳伤寒还是太阳中风，都可以用天水散、双解散或白虎合凉膈散"通治"。而李东垣的门生罗天益就对这一做法进行了细致深入的批判："近世用双解散治风寒暑湿、饥饱劳役，殆无此理。且如风邪伤卫，必自汗而恶风；寒邪伤荣，必无汗而恶寒。又云伤寒伤风，其证不同。中暑自汗，必身热而气虚；中湿自汗，必体痛而沉重。且'四时之气，更伤五脏'，一往一来，未有其至者也。饥则损气，饱则伤胃，劳则气耗，逸则气滞，其证不同，治法也异。盖劳者温之，损者补之，逸者行之，内伤者消导之。今内外八邪，一方治之，有此理乎？"从而表明辨识病机在外感病中的重要性。且明末吴又可面对古无记载，来势汹汹的瘟疫，仔细辨析病机，发现其为疫气传染，邪伏膜原，性质属湿热秽浊，首用达原饮开达膜原，继用大承气汤攻逐疫毒，屡用皆验。清代乾隆年间，北京大疫，医家余霖辨析其病机为火热炽盛，定其治法清热解毒凉血，创制清瘟败毒饮，一方以治之，病不分型，唯有重、中、轻之分，方无变化，唯有大、中、小之异，而所治皆效。可以说，中医面对表现各异、常见常新的外感疾病，屡战屡胜的根源就在于对纷繁复杂的症状背后的病机的准确把握，而误辨病机往往也是最常见的误诊原因之一。

（二）辨内伤病机之误

金元时期李东垣作《内外伤辨惑论》，第一次将内伤病和外感病明确区分开来，详辨内伤病与外感病之不同，指出内伤病是过度劳倦伤人之气，属正气不足之病，外感病是六淫之邪伤人之形，属邪气有余之病，一虚一实，治法大异，为临床辨治内伤和外感指示了正确的治疗方向。内伤病和外感病都是多种疾病的集合，二者在虚实层面上具有根本的区别，因此辨析内伤、外感具有提纲挈领的作用。

内伤病与外感病都常见发热，世人多将二者混淆。症状难以区分，常出现误诊误治的现象，但从病机层面可将二者很好地区分开来。明代医家徐春甫宗东垣之意，禀《黄帝内经》之旨，专辟"内伤门"，认为内伤发热是中气不足之病，当补不当泻，外感发热为六淫客邪，当泻不当补。所谓差之毫厘，谬以千里，可不详辨乎？外感发热的病因为外伤寒邪，寒邪犯于皮肤毛腠，郁遏阳分，阳不得升，故发热。其症状表现为发热、恶寒并见，发热特点为翕翕发热，发于皮毛之上，其热在表，并常常伴有恶风、头痛、鼻流清涕。外伤风寒，其证必显在鼻，因鼻为肺之外候。内伤发热的病因为饮食不节或劳役所伤，脾胃之气不足，荣气下流，阴火上冲，作蒸而燥热。其发热特点为浑身燥热，上彻头顶，旁彻皮肤，须待袒衣露居，近寒凉处即已，或热极而汗出亦解。亦可伴恶风，遇漫风起，却不恶也，唯恶窗隙间小贼风。鼻流清涕、头痛自汗，间而有之。鼻中气短，少气不足以息，语则气短而怯弱。伤劳役，饮食所伤，其证之显必在口，因脾气通于口，必口不知五谷味，出现妨食或食不下，或不饮食三者互有之。伤食必恶食，腹中不和，或腹中急而不能伸，口不知五谷之味，小便频数而不渴。

病机有时候表现出来的是它的病理特点，比如说中风，它的病机可能是阳亢化风，也可能是风痰相搏，然后中脏腑、中经络，影响经络气血运行，之后可以产生痰凝、气滞、血瘀，进一步损伤人体的正气，然后出现气虚、血瘀或痰凝。所以中风早期多治予镇肝熄风汤、羚角钩藤汤，后期则疗以补阳还五汤，这符合整个病机的演变。如果从病理特点来讲，这里就涉及风、火、痰、虚、瘀。这是内伤之机，临床当需明辨之。

（三）辨具体疾病病机之误

疾病病机是指某一疾病发生、发展、变化的机制。如痰饮的主要病机为三焦气化失宣，肺、脾、肾通调、转输、蒸化水液功能失职，津液不归正化；肺痈的主要病机为邪热郁肺，蒸液成痰，热壅血瘀，血败肉腐，成痈化脓；代谢综合征的主要病机是脾虚痰阻；女性的更年期综合征，主要是肾虚肝郁，肝郁是在肾虚的基础上出现的，所以肝郁是它的一个核心病机。《本草纲目》有云："欲疗病，先察其源，先候病机。五脏未虚，六腑未竭，血脉未乱，精神未散，服药必活。若病已成，可得半愈。"临床各科诸多疾病，其发生、发展都有独特的规律性。因此，只有把握不同疾病的病机差异，才能做到具体问题具体分析。例如，内科病中常见的失眠病，病因不出七情内伤、饮食失节、劳倦过度，病机则有邪气内扰，心神不宁，或阴阳亏虚，心神失养等的不同。同一疾病随着环境、体质或治疗等变化，病机也随之而变。如郁病起于七情内伤，基本病机为气机郁滞，病位在肝。但气郁日久，可以导致血郁、火郁、湿郁、痰郁等，诸郁化火，复能伤阴。因此，郁病病机具有以肝郁为首，气郁为先，久郁致虚的特点。临证把握具体病证的病机特点，对辨证论治具有指导意义。

临床疾病种类繁多，当临床表现不典型，且存在多个疾病共同发病时，增加了对核心病机辨识的难度，加大了误诊误治的风险。此时要求医者在疾病诊疗过程中对病情进行全面分析，抽丝剥茧，从而做出正确且全面的诊断。身为医者，不仅要熟练掌握疾病的诊断及鉴别诊断，更要在临床实践中形成全面发散的诊疗思路，积累临床经验以减少临床误诊误治的发生率。任何疾病的发生和发展都是以独特的病理变化为基础的，从而产生特殊的症状。医师按照病因病机能够解释大部分乃至全部症状，便可对疾病做出明确的诊断。如果不能用一种病因病机解释全部症状，或缺乏疾病中的特殊症状时，拟定的诊断就很容易被否定，也容易导致误诊现象的发生。

（四）误辨症状之机

症状是患者主观感觉到的异常变化，或为医师通过各种诊察手段而获得的客观异常所见，简称症，它是构成疾病临床表现的最基本单位，不同症状的产生也是有机制的。症状产生的机制，称为症状之机。如咳嗽是由肺气上逆所致，目赤多由肝火上炎所致。症状可以说明证候病机，典型的症状常常是疾病病机的外在征象。如《伤寒论》第101条："伤寒、中风，有柴胡证，但见一证便是，不必悉具。"这个"证"实指症状，一症不是无原则的，它必须能说明证候病机，因而是典型症状，也称主症。许多急症、重症及疑难怪病，病见多端，病因病机复杂，一时难以明辨，此时辨主症成为一条可行之路，通常主症一平，则病入坦途，病情随之缓解。《伤寒论》第322条"少阴病，六七日，腹胀不大便者，急下之，宜大承气汤"是少阴三急下之一，病入少阴，往往病机复杂，病情较重，用药亦须谨慎，但此时"腹胀不大便"是主要矛盾，标实之象凸显，若不及时通腑祛实，恐造成危急变证，故以大承气汤急则治标，截断病势，待标实缓解再求本施治。因此，分析症状病机是准确辨证的前提，也是临床加减用药的重要依据。

同一症状，在不同的患者、不同的病因、不同的疾病过程中，其发生机制也不尽相同。如食欲不振一症，或因胃中积滞，胃失和降不能受纳；或因脾虚不运，以致胃不能纳；或因肝气郁结，木不疏土，肝胃不和；或因胃阴不足，胃失润降等。同一患者所述不同症状，其发生机制也不同。如血虚患者，失眠、心悸、健忘由心失血养；头晕为清窍失荣；面色萎黄由肌肤失养；大便燥结则为肠道失润；脉细为血虚不能充盈之故。分析症状病机的时候，要因人、因时、因病等综合分析，不能拘泥于经验或思维定式，造成不必要的误诊。如某医师掌握了方剂天麻钩藤饮，后所遇"眩晕耳鸣"，皆习惯性处以天麻钩藤饮，或辨证上更倾向于往"肝阳上亢"去套，而失去了客观性的原则，难免误诊误治。庞安时还在《伤寒总病论》中曰："愚医昧于冷热之脉，见足胫冷，多行四逆辈，如此医杀者，不可胜计。"他观察到有些医术平庸的医师不会分辨病证的寒热真假，一见到患者足胫不温就用四逆汤回阳救逆，像这样被医师误治者数不胜数。又如北宋韩祗和在《伤寒微旨论·辨脉篇》中云："夫辨伤寒病之脉不出于数种，曰浮，曰沉，曰数，曰迟，曰阴，曰阳，先识此等六脉，然后辨盛虚、审大小、察紧缓为治病之急务。今之医流治伤寒病，只凭脉浮为阳，脉沉为阴，全不明脉尺寸有阴阳虚盛之理，为可汗下与不可汗下之规，往往变伤寒为坏病焉。"

六、辨人

中医学强调整体观念和天人合一的思想，诊治疾病时注重"生病的人"，即研究对象是整体的人。不同的个体在性别、年龄、体型、体质、个人习惯等方面都存在着明显的差异，诊疗时应根据患者不同的个体特点，来制订适宜的治疗原则，正所谓"因人制宜"。如清代徐大椿在《医学源流论》中言："天下有同此一病，而治此则效，治彼则不效，且不惟无效，而反有大害者，何也？则以病同人异也。"中医诊治之"辨人"，不仅体现了临床诊断的整体性、动态性、个性化，而且使四诊信息的收集更加全面、规范、准确。

（一）性别

男性和女性是人类最基本的机体类型。由于男女在遗传性征、机体形态、脏腑结构等方面截然不同，故其生理功能、心理特征、病理特点、体质等亦存在显著的性别差异。男子以肾为先天，以精、气为本；女子以肝为先天，以血为本。男子多用气，故气常不足，病多在气分；女子多用血，故血常不足，病多在血分。此外，由于女子有经、带、胎、产、乳等特殊生理过程，因此在月经期、妊娠期、产褥期具有特殊的体质变化和特点。如月经来潮后，女性体内则产生了明显的周期变化，故中医学中有经期感冒、热入血室等专论；在妊娠期、产褥期，由于生产、哺育的需要，母体各个系统均会产生一系列适应性反应，故有"孕妇宜凉，产后宜温"之说。

某些疾病的发生与性别关系密切。如"女子多郁"，即由性别决定的，常表现为烦躁易怒、多愁善感；某些处于更年期的女性，其"郁"的特点更为明显。因此，临床诊断上必须考虑患者的性别因素，若忽视了性别的差异性，可导致辨证出现偏颇，从而影响疗效。

（二）年龄

人体是由个体发育的多个不同阶段组成且不断演变的生命过程，机体某个阶段的生理功能和病理特点与另一个阶段是截然不同的。人与天地相应，在机体生、长、壮、老、已的生命过程中，脏腑经络及精气血津液等的生理功能均发生着相应的变化，《灵枢·天年》和《素问·上古天真论》均从不同角度论述了人体脏腑精气盛衰与年龄的关系。机体在生长、发育、壮盛以及衰老、死亡的过程中，脏腑精气由弱到强，随之又由强盛渐至衰弱，一直影响着人体的生理、病理及心理变化，同时也决定着人体体质的演变。如时值年少，血气未定，慎诊"肝郁"而以理气活血；及其壮年，血气方刚，慎诊"肾虚"而滥用补益；及其老也，血气已衰，少与攻伐。

一般说来，随着年龄的增长，体质会发生相应的变化，小儿时期、老人阶段偏颇体质相对较多。如《小儿药证直诀》将小儿体质特点概括为"脏腑柔弱、易虚易实、易寒易热"，即说小儿脏腑娇嫩，形气未充，肾气不足，故又被称为"稚阴稚阳"之体。老年人则因脏腑功能衰退，气血津液亏虚，多表现为虚弱状态，如陈直的《养老奉亲书》将其描述为"血气已衰，骨疏薄"和"老人孤僻，易于伤感，才觉孤寂，便生郁闷"。举一个例子，同是遗尿，小孩会遗尿，老人也经常会遗尿。小孩的遗尿是因为肾气未充，老人的遗尿是因为肾气已亏，津液不固。两者病位是一样的，都跟肾有关系，但是因为年龄的区别，病因就不一样，所以辨年龄是临床必要的。小孩随着肾气的不断发育完善，以后就慢慢好了，而老年人则可能随着年龄的增长，症状可能越发明显。针对老年人这种情况，给予一些药物适当干预来补肾固肾、缩尿止遗，就显得尤为重要。由此可见，年龄在"辨人"中占有重要的地位。

（三）体型

体型是"辨人"的重要内容。体型是指身体各部分大小比例的形态特征，亦称身体类型，是衡量体格的重要指标。体格是指反映人体生长发育水平、营养状况和锻炼程度的状态，一般通过观察、测量身体各部分的大小、形状、匀称程度、性征、体重、体型、皮肤情况等来判断，是反映体质的指标之一。中医观察体型，主要观察形体之肥瘦、长短，皮肉之坚松厚薄，肤色之黑白苍嫩等的差异，如在《灵枢·逆顺肥瘦》及《灵枢·卫气失常》中就以体型将人分为肥人、瘦人、肥瘦适中之人及壮士，同时又将肥胖之体以其形态特征等划分为膏型、脂型和肉型。朱丹溪在《格致余论》则进一步将体质与发病相联系，并提出了"肥人湿多，瘦人火多"的著名论断。体型不同对疾病的发生发展、证候特征、预后转归的影响亦不同。例如古人云"肥人多痰，易患中风""瘦人多火，易患痨瘵"，胖人痰湿比较盛，所以比较容易患中风，因为中风与风、火、痰、虚、瘀的关系比较密切；瘦人相对阴虚比较多，火气比较大，所以叫瘦人多火。包括现在临床上碰到一些代谢的问题，如身体比较肥胖，出现血脂、血糖、尿酸等指标的异常，或者出现脂肪肝等，这些代谢问题都和"痰"有关，所以通过形体望诊基本上可以做出判断。比如说这个人看上去很胖，那么这个人可能有脂肪肝或血脂高、尿酸高等。因为胖的人脂肪含量高，动作比较迟缓，困倦爱睡觉，越睡越困，越不想动就越胖，越胖就越不想动，所以建议胖人适当地增加运动，把人体的阳气振奋起来。瘦的人阴血亏虚，火气可能比较大。胖和瘦只是相对概念，不同民族、地区、生活条件是有区别的，需要具体分析。

（四）体质

常言道："中医是治人不是治病，西医是治病不是治人。"西医主要针对人所生的病，中医治疗生病的人。对体质的辨识和对体质的调整就是中医诊断特色之一。辨人即辨体质，辨体质包含在辨人里面。体质是一种状态，也是一种趋势。把握了各种体质的本质特征及病变规律，可对疾病做出有效的预测和判断以便对疾病进行早期预防和早期治疗。任应秋教授指出，"异病之所以同治，同病之所以异治，虽云决定于证，但就证的本质而言，仍关系于体质之有所不同"。体质可反映人体未病、欲病和已病的生命全过程。体质对证的影响很大，证的发生与否，一方面取决于致病因素对机体的刺激强度，另一方面取决于机体对致病因素反应的程度，这种反应上的差异，正是由体质因素所决定的。不同的体质对疾病证的"从化"具有一定的制约性。如阳虚体质之人，患病后，证易从寒化、从湿化；阴虚体质之人，证易从热化、从燥化。在证的诊断方面，应"据质求因，据质定性，据质明位，据质审势"。故中医体质辨识涉及的范围应当更广泛，其涵盖了人体生命过程的各种影响因素。中医体质辨识的依据是多维的，只有全面而且充分地把握影响人体体质的各种因素，并进行分析、对比、归纳、总结，才不会盲人摸象。因此，各种体质的分类方法可以综合应用，相互印证。中医强调养生保健或防病治病需要因时、因地、因人制宜，同质化的"验方""秘方"是不符合中医诊疗思维的。所以，不能孤立地只看病、证，必须看到人的整体和不同人的体质特点，兼顾外界环境对体质的影响。同样的病证在不同的体质上存在着差异现象，不同的体质反映着不同的问题。

（五）个人习惯

"辨人"中还包含了解患者的个人习惯。不同的个体存在饮食、劳逸、情志、地域等多方面差异，其个人习惯的形成也会存在较大差距，而疾病与生活习惯息息相关。因此，中医临床诊断过程中亦必须考虑个体习惯的差异。如生活条件比较优裕的人，喜好肥甘厚腻、香醇美酒，加之运动不多，故患痰湿者相对较多；平素恣食辛辣炙煿之品的人，导致机体阳热偏旺，每易形成湿热内生；倘若恣食生冷果蔬，又贪凉饮冷，导致机体阳气不足，每易导致阳虚。不同的职业也会形成不同的生活习惯，从而影响人体功能。如工作压力太大，容易导致气滞证；平常劳累过度，又饮食不节，饥饱失常，损伤了脾胃之气，此类人气虚者偏多。如有的地区的人因为长期吃辣，所以身体可能存在一些积热。饮食习惯的不同也会导致身体可能产生相应的变化。所以当给喜食辛辣的人开药的时候，我们只开3克的川花椒可能会没有效果，但给福州人开3克川花椒量又会偏大，这就是个体生活习惯差异导致的用药差异。所以临床上我们要注意患者的饮食习惯，因人制宜。还有，精神因素对体质也有一定影响，如《素问·举痛论》言"怒则气上……思则气结"。生活上情绪开朗的人往往更加健康，而长期处于抑郁不舒状态的人，易导致人体气机升降失常，最终转变成气郁之人。

七、治疗

治疗是临床的重要环节，是诊断的目的，理论上说正确的诊断是良好疗效的前提，错误的诊断常常导致误治。但是，从误诊学的角度看，治疗不仅仅是诊断的结果，不恰当的治疗也常常是误诊的原因之一，常见误诊的治疗原因如下。

（一）掩盖疾病的症状

在中医治法中有固涩法，药物中也有固涩药，主要用于久病体虚，正气不敛，滑脱不禁等病证，如久咳、久泻、遗精、遗尿、小产、漏下等。收涩药往往有明显的收敛作用，对于缓解症状有很好的疗效，也就是通常所说的"治标"。但是收涩药有敛邪之弊，因此辨证应当准确，同时还要配合有效的"治本"的方药。临床上部分医师没有严格掌握收涩药的适应证，则常因过早或滥用收涩药而导致疾病的症状被掩盖，产生误诊。如休息痢反复下痢经久不愈，如果湿热未清，即投以收涩药，则虽下痢暂止，但湿热留恋，后患无穷；又如肺癌咳嗽，久咳痰血，医者不察，妄投收涩药则咳嗽可能暂时停止，但贻误了诊断，使患者失去了早期治疗的机会。

除此之外，中医尚有顺治法，即"塞因塞用、通因通用、寒因寒用、热因热用"，以及反佐法，目的是针对病机采取顺着疾病假象的方法，或为了避免寒热格拒，寒药温服，热药凉服。但是如果不注意这一点，也常常导致对病证判断的失误。

（二）改变疾病的典型表现

针对不同病证采取相应的治疗（包括药物、针灸、推拿、导引等）本来是无可厚非的，但是，有些治疗会使一些典型的表现发生变化，而引起误诊。如痹病患者关节疼痛，遇寒则甚，得温痛减，局部色青，本为寒湿痹病，但是采用散寒祛湿、通痹止痛的治疗或施以针灸、热敷等，则可能使原有的寒象不明显出现，局部潮红，原来寒湿证的诊断依据发生变化，如果没有详细诊察，就可能因此发生误诊。又如食积患者，食后腹胀、恶心呕吐、嗳腐吞酸、便秘，经过治疗后腹胀减轻、呕吐已止，反见泄泻酸臭、反酸等，虽然食积未化，脾胃不和，但是由于原先的症状发生了变化，而可能被误为食积已除，脾胃虚弱。再如麻疹患儿，症见恶寒发热、咽痛流泪、疹子初现、舌红苔薄白、脉浮数，过早投以清热解毒药，使疹出即没，但可能导致大家误认为麻毒已清，忽略了进一步治疗，随后可见高热咳喘，甚者神昏，为麻毒内陷遏肺。诸如上述的这些临床例子都应引起高度重视。此外，针灸理疗也常使一些症状如疼痛等发生变化，曾有一肠痈（急性阑尾炎）患者热毒壅盛而见发热、右少腹痛、疼痛拒按，但医者不察，施以"阿是穴"局部针刺，随之疼痛顿减，而误以为疗效卓著，但实际上是阑尾穿孔，于是导致病情迅速恶化。针对这些情况，若稍加不慎，就可能导致严重后果。

（三）并发新的疾病

临床误治除了使原来病情加重外，还可能并发一些新的病证，这方面在历代文献中有很多记载。张仲景在《伤寒论》有许多误下、误汗等论述，记载了大量误治而产生的并发症。中医历来认为"药者毒也"，药物治疗主要是利用药物性味的偏颇，去纠正疾病过程中阴阳的偏颇。但是如果用之不当，常并发新的病证，即医源性或药源性疾病。这些新的疾病经常被误诊。这里举一例说明：患者为一青年男性，因诉经常性头痛半年，某医诊为"厥阴头痛"投以吴茱萸汤加味，服5剂后自觉头痛减轻，但见面红目赤、口苦，该医认为药能中病，续服10剂，至第7天突见头痛难忍，甚如刀劈、电灼，右眼涩痛，视物模糊，次日头痛有增，右侧前额目眶周围长出成簇小水疱，经另医诊为"带状疱疹"，改投龙胆泻肝汤，月余渐复。

（四）中药功效的不确定性

中药是在中医理论指导下，用于治疗疾病的载体，中药的使用主要依据中医四气五味及归经配伍。由于中药大多属天然药物，不良反应小，因而备受青睐。某些现代研究报道认为，许多中药具有"双向调节"作用，这固然有其好的一面。但是，从另一角度理解，这种"双向调节"作用实际上是中药作用的不确定性。这种不确定性可能给临床诊断特别是诊断性治疗造成了一定的困扰。

首先，其影响对诊断结论的正确性判断。在临床实践中，通过辨证施治处予某一方药，通常情况下，疗效好说明诊断正确，疗效差说明诊断不正确。事实上，有许多病证诊断正确，疗效却并不理想，这固然与中医学发展水平和病证的复杂性有关，但是，中药的作用也是重要的影响因素。如田七既能化瘀又能止血；当归是补血药，但又能活血行气，甚则动血耗血；柴胡既能疏肝又容易耗伤肝阴等。相反，有些病证虽然诊断失误却用药依然有效，如湿热泄泻选用藿香正气水，风寒感冒服用强力银翘片等，虽然辨证错误，但仍然取得一定疗效。这些现象对于提高诊断准确率来说都是不利的。

其次，其不利于诊断性治疗的开展。众所周知，许多疾病由于认识水平的滞后，短时间内很难做出准确诊断。西医学常根据初步诊断采用诊断性治疗，借以验证原先诊断的正确与否，为进一步治疗提供依据。但是，这种方法在中医学中不太适用，理由正如前述，部分中医疗效与诊断的正确与否不成正比。临床上可以见到，部分中医医师对某些病证也采取"投石问路"的方法，或中或不中，然后及时修正，这种做法对治疗有一定积极意义，但是对于提高中医诊疗水平、减少误诊是否也有价值是值得探讨的。

总之，治疗与诊断是相辅相成的，从治疗的角度探讨误诊的原因能够为我们研究中医误诊学提供新的思路，也可以澄清长期以来对"中医看病凭经验"和"中医理论与临床脱节"的错误认识。

第五节　中医误诊的辅助检查原因

一、现代辅助检查的中医诊断学意义

现代辅助检查是指借助现代科技成果发展起来的理化检查，为临床服务的各种手段，如早期的 X 线、心电图、血常规、尿常规、粪常规检查，以及现代的 B 超、CT、MRI 等。这些检查是西医学诊断的重要辅助手段，甚至是诊断的主要依据。但是，由于中、西医对疾病的认识不同，因此现代辅助检查的中医诊断学意义一直没有引起足够的重视。辅助检查是诊断过程中不可缺少的措施和步骤。合理地使用辅助检查，能够延长医师的感官，扩大其视野，使医师在更大的范围内和更深的层次上获得疾病过程中病理变化更精细的客观资料，为尽快地鉴别疾病、提高对疾病本质的认识提供有效的手段。但是，假若不能正确地选择和使用种类繁多的辅助检查，或者不能正确地对待辅助检查的结果，又会成为认识疾病本质的障碍，成为误诊的原因。辅助检查是在一定的环境条件下借助于科学仪器或化学试剂进行的检查方法，所得的结果受许多复杂因素的影响，因而难免有其局限性。如在检查者方面，标本的采集、化学试剂的纯度及实际效价、仪器的功能状态、技术人员的操作水平等都会直接影响辅助检查结果的可靠性。在被检查

者方面，患者的个体差异、接受检查时疾病的病理过程和分期、疾病临床表现的不稳定性及其发展过程中的复杂性等，也会直接影响辅助检查的结论。而且，同样一项检验项目，对不同的患者或同一患者、同一疾病的不同时期，可以出现不同的检验结果。因此，辅助检查的结果无论是阴性还是阳性，都应做具体的分析。

（一）辅助检查的中医辨病意义

中医诊断方法很多，但是诊断结论无非辨病和辨证两种。由于证和病含义不同，而辨证施治是中医的主要特点之一，因此长期以来的中医诊断多重辨证而轻辨病。但是，随着中医诊断学的发展，人们越来越发觉辨病的重要意义，因为病是对疾病整个病理过程和发展规律的概括，对诊断和预后的判断具有证所不能替代的作用。如中风是指以猝然昏仆、不省人事，伴有口眼歪斜、语言不利、半身瘫痪为主症的疾病，包括中经络、中脏腑及中风后遗症，其中中脏腑又分为闭证和脱证，后遗症又有口眼歪斜、语言不利、半身瘫痪之别。可见，通过学习西医学知识能帮我们更全面地了解疾病的发展规律和趋势。由于历史条件的限制，传统的中医病名存在着某些不足之处，现代中医学通过借鉴西医学的理论，新的中医病名正走向规范。现行的国家标准中病的诊断除了沿用原有的中医病名外，在疾病分类上有了长足的进步，中医病的诊断标准也由原来单纯的四诊资料扩大到包括现代的理化指标在内的各种病理反映，辅助检查成为中医病名诊断的重要依据之一。如肺痨是阴虚燥热、痨虫袭肺而产生的一种病证，在一定程度上相当于西医学的肺结核，传统的中医诊断主要依据病史和临床表现，而现在我们完全可以借助于痰液培养、X线等检查协助诊断，特别是对于一些早期症状不典型的疾病更是如此。再如，尿血、便血的诊断我们也可以根据尿常规、大便隐血试验进行判断，过去许多出血患者由于尿、大便的颜色尚未有明显改变而易被漏诊，如果结合辅助检查，则漏诊率将会大大降低。因此，掌握西医学对疾病的认识，知晓西医学诊疗技术，熟悉西医学对相关疾病的诊断及治疗以辅助中医诊病，是现代中医师必备的技能。

（二）辅助检查的局限性

辅助检查的准确性取决于项目的选择、仪器的精确度和操作者的诊断水平。在中医临床中，辅助检查的局限性主要体现在以下几方面。

1. 医学知识结构的限制　中、西医是两种不同的医学体系，借助西医的某些诊断手段为中医诊断服务本来是一件很有意义的事，但也有相当部分中医医师由于知识结构的限制，对辅助检查的适应证和临床意义不了解，因而在选择检查项目和诊断时出现偏差。如消渴病诊断，血糖检查已成为临床常规，但空腹的血糖水平与餐后的血糖水平是不同的，因此，血糖检测的时间对消渴病的诊断是很重要的；胃脘痛患者进行胃镜检查的时间、适应证与临床意义对本病的诊断是至关重要的；水肿患者的病因诊断与胸透、心电图、尿常规、肾功能检查的关系等都是提高诊断准确性所必须了解的。另一方面，西医学的实验室指标、影像、超声检查是对机体局部生理、病理的纵向观察，并不能反映机体整体的健康状态。

2. 检查仪器和试剂的影响　作为理化检查，机器精密度和试剂的质量对辅助检查的结果具有举足轻重的作用。但是无论科学如何发达，仪器何等如何先进，检查都有其局限性和盲区，不可能也没有必要完全依靠仪器检查来取代医师的辨证思维。在中医学中，大部分病例的诊断还是主要依靠对四诊收集的临床资料的分析和总结，辅助检查只能是一种参考。尤其是在证的诊断方面，应强调四诊合参，单凭辅助检查的结果进行中医诊断辨证是行不通的。现代中西医结合对"瘀血"的研究，便很好地说明了这个问题。长期的研究认为，中医的"瘀血"相当于西医的"血液循环障碍"，但事实上二者并不等同，由于对真正与"瘀血"相关的"血液循环障碍"的检测手段、诊断标准并不清楚，以至于各种仪器、各种指标均被用于"瘀血"的诊断。其结果是，几乎所有的病、证都有瘀血，所有的方、药都能活血化瘀。这样的结论对于瘀血的诊断是毫无意义的。此外，在目前的大部分中医医院中，医疗设备较陈旧落后，因而检查仪器的局限性就愈显明显。

3. 医师判断水平的影响　各种辅助检查都需要检验科医师对结果做出判断，无论是对病理形态的分析还是各种指标的判断等均与医师的水平和素质有很大的关系，临床上大部分的中医医师对现代检查并不精通，想通过他们对检查结果进行准确分析是不现实的。因此，检查医师的结论便是诊断的依据。如果检查医师对检查结论的判断错误，必然导致中医诊断结论的错误。

（三）检查结果的中、西医诊断意义不同

中、西医理论体系不同，对疾病的认识也不同，因此检查结果的中西医诊断意义也是不同的。

1. 中、西医病名同名不同义　在西医传入中国之际，许多器官名称、病名借用了中医原有的脏腑名称和病名，这本是翻译学的需要，其结果必然在客观上造成了中、西医名词相同或类似，但其内涵是完全不同的。首先，某些病中、西医同名不同义。如"风湿"在西医学中是指"链球菌感染引起的变态反态"，如风湿热、风湿性心肌炎、风湿性心脏瓣膜病、风湿性关节炎等。但是，"风湿"在中医学中指风邪和湿邪，"风湿病"是指风邪和湿邪侵犯人体而产生的病证，如风湿头痛、风湿痹病等。因此，红细胞沉降率、抗链"O"或 C 反应蛋白等检查在中、西医诊疗的意义是完全不同的。其次，中、西医脏器同名但含义不同。中、西医都有肝、心、脾、肺、肾、大肠、小肠、胃、胆等，但其大部分功能是不同的。一个中医脏腑的功能包含了几个不同的西医器官的功能，而一个西医器官的功能分散在几个不同的中医脏腑功能中。如肝是人体最大的消化腺，而中医以肝为"将军之官"，肝主疏泄、藏血、主筋，其华在爪，开窍于目。因此，"肝"的中西医概念有本质上的区别。中医肝的证候如"肝气郁结""肝阴虚""肝郁脾虚""肝阳上亢""肝火上炎"等，在西医学中没有对应的词。因此，肝的病理形态学和肝功能检查对上述中医证候不具诊断的意义。

2. 中、西医对疾病的分类不同　一般地说，西医诊断针对性强，层次明确，而中医诊断范围广，界限模糊，二者分类也不一样。如西医对疾病的分类主要根据病理变化的特点或周期，把疾病分为几个不同亚型。而中医对疾病的分类往往根据辨证结果，把疾病分为几个不同证型。又如，"痰"在中医是一种病理产物，同时又是致病因素，痰有有形之痰和无形之痰的不同。所谓"百病皆因痰作祟"说明了"痰"致病的广泛性。许多疾病，如肥胖、眩晕、失眠、呕吐、高血压、肿瘤等与"痰"有关，经化痰治疗效果明显。尽管痰的检查、细菌培养是西医诊断和疾病分类的重要依据之一，但是对中医痰证的诊断和分类意义不大。

3. 中、西医对病理认识不同 临床许多病证，虽然对象是一致的，但是由于病理认识的差异，对辅助检查的要求是不一样的。如小儿惊风，相当于西医的小儿惊厥，中医学认为本病的外感时邪、内蕴痰邪及大病久病之后，脾虚肝旺、肝肾阴虚为主要因素，而西医认为小儿惊厥乃新生儿常见的脑功能异常表现，其形成与缺氧产伤、中枢神经系统感染、代谢性脑病等因素有关。西医学经常用于小儿惊厥的辅助检查，如脑电图、电解质检查，对于小儿惊厥特别是慢惊风的诊断依据是没有意义的。慢惊风又称慢脾风，多由脾虚肝旺所致，但是即使是现代研究报道中一些"脾虚"的指标，对慢惊风的诊断也没有多大参考的价值。

二、现代辅助检查对中医误诊的影响

尽管辅助检查是中医诊断的参考依据，在某些情况下，能够为中医诊断提供帮助，使本来可能被误诊或漏诊的现象不再发生，这是降低中医误诊率的一方面。但是，我们也必须看到，由于受到现代辅助检查的影响，可能发生本不应该发生的误诊现象。因此，充分利用现代科技成果，正确看待辅助检查的意义对于研究中医误诊学是很重要的。

（一）无症可辨

传统的中医诊断主要依据四诊收集的临床资料进行辨证。由于历史条件的限制，中医只能凭医师的感观认识疾病。即使现在中医对疾病的诊查、资料的获取仍旧依赖于医师的目视、口问、耳闻、鼻嗅、手切，尽管医师的各种感觉器官都经过长期训练，但仍然存在一定限度，特别在疾病早期机体已经存在病变的苗头，但医师仅凭传统四诊是难以诊查出来的。而现代辅助检查手段延伸了传统的视觉、听觉、嗅觉、触觉范围。随着新方法的不断引入，使许多本来难以为感观的现象重新纳入人们的视野，传统的诊断学受到挑战，其中最有代表性的就是"无症可辨"。所谓"无症可辨"是指某些疾病在早期或某些特定的类型，患者往往没有自觉症状，望、闻、切也没有发现异常，仅仅是在体检或在其他疾病检查时被发现。如癌症患者的早期，许多患者并无任何异常感觉，运用中医的四诊也探索不到可供诊断的任何资料，属于无症可辨的"隐居证"，但到有症可辨之时，疾病却到了失去治疗机会的晚期。其他常见病症还有"隐匿型肾炎""肺结核""隐性糖尿病""隐性高血压"等，这些疾病如果没有相应的理化检查，则常被漏诊。这显然是传统中医的不足。我们反对用西医套中医，但是中医诊断学自身也需要现代化和不断进步，在这点上现代辅助检查为我们提供了自我完善的机会。

另一方面，临床上还存在另一种现象，就是某些患者虽经现代各种检查都没有异常发现，西医认为"无病"，但是患者的确存在着某些自觉不适症状或舌脉异常，这对中医来说仍然属于"有病"。在这种情况下，如果过分依赖于西医的检查，也容易发生误诊。如"瘀血内伤""脏躁""肾虚""肝郁""燥热"等病证靠仪器是检查不出来的。

（二）检查结果与四诊相矛盾

临床检查结果与四诊所获得的资料相矛盾的现象普遍存在，我们常常会发现某些病证，患者自觉明显好转，但是检查指标并没有明显改善；而有的病证，患者自觉没有好转，但指标却有所改善；某些病证，患者的症状严重程度与检查指标的异常变化不成正比等。这都说明了二者之间的差异。如果临床上过分执迷于其中的一点，则容易造成误诊。例如"贫血"，相当于中医的"气血虚"，除了有"血虚"所见的头晕、眼花、面唇色淡、指甲淡白、舌淡等外，还有"气虚"的表现如心悸、神疲乏力、动则益甚等。实践证明，红细胞数、血细胞比容、血红蛋白等检查结果与上述症状并不完全一致。部分患者经治疗后血红蛋白上升，但临床症状并没有明显改善，而有的患者经补气治疗后症状明显减轻，但血红蛋白却没有明显变化。又如前列腺炎早期，前列腺液常规检查提示急性炎症变化，患者虽见尿赤欠畅、小腹坠胀拘急，却每因情志紧张加剧，四诊所见以肝郁气滞为主，如果诊断过程中仅考虑炎症变化直接套用下焦湿热或热毒蕴结，则常导致误诊误治。再如水肿患者因全身水肿并伴有其他症状与体征，经中医辨证治疗一段时间，水肿消退，诸症亦除，患者也无任何不适感觉，四诊也未发现异常，可谓病已"痊愈"，可是过了一段时间，水肿与其他症状体征又重新出现，这是因为肾功能尚未恢复正常，疾病依然存在，只是症状暂时消失罢了。所以中医诊断仅仅强调症状体征与病因病机之间内外相袭的普遍性，而忽略了不相袭的特殊性，这不能不说是一个遗憾。

（三）机器的性能

机器的性能直接影响检查结果，继而影响诊断的准确性，这点对于中医、西医诊断来说都是一样的。随着现代医学和电子计算机技术的飞速发展，新的诊疗技术的不断发明和临床应用，无论是机器性能还是诊断的准确性都有明显的提高。但是，任何一种辅助检查，无论多么先进，其诊断的结果都不可能绝对准确。除了患者及疾病本身等复杂的因素外，仪器本身和在操作过程中发生的误差，如 B 超检查中探头的位置、角度，检查项目的适应范围等都会影响结果的准确性。以磁共振成像（MRI）为例，MRI 诊断技术是根据氢质子在均匀的强磁场对所加的射频脉冲产生磁共振的原理，利用现代计算机技术，从而获得人体断层图像。MRI 的应用带来了影像学诊断的革命。即便如此，磁共振图像质量也与机器性能密切相关。目前公认 MRI 技术对于神经系统，如颅颈交界或目眶、颅眶交界病变的诊断有较大优势，特别是病灶的发现、定位、大小判断。但是据临床统计，其诊断准确率也只有 95%左右。如果再加上操作者的技术水平、配套设施和患者等其他因素，则还会有一部分确实存在着的病变不能被及时发现。自从 1946 年 E. Purcell 和 F. Bloch 分别发现磁共振现象，到 1980 年第一代 MRI 机开始用于临床，MRI 机已从永磁型、常导型发展到超导型，其诊断准确率也有较大幅度的提高。但是，目前的 MRI 诊断符合率也不可能达到 100%。其图像质量主要取决于 4 个因素：①磁场强度和均匀度。②参数和角度的选择及造影剂的应用，如 T_1、T_2、质子密度加权成像等。③计算机硬件及软件性能。④不同组织氢质子密度。任何对上述条件产生影响的因素，都直接影响了诊断结果。又如现代计算机学、数学物理等多学科交叉促进了中医四诊现代化的发展，脉诊仪、舌象仪、面诊器等四诊现代化辨识仪器层出不穷，然而如何体现中医辨证原理成为难点，像面色望诊中"有神""少神""失神"如何客观鉴定，脉诊中如何设定相关参数以判断"胃""神""根"的有无，这些都值得进一步探讨。从这一点可以看出，各种辅助检查仪器的质量和性能直接关系到诊断的准确率。

（四）检查项目和时机

由于各种辅助检查的原理不同，仅能反映疾病某一特殊时期的现象，故所显示的指标有着明显的时间性和阶段性。疾病的发生和发展变化及其对机体生理功能的危害作用，是一个不断发展的、动态的、连续的过程。而辅助检查记录的却只是疾病的瞬间表现，一过性、非连续的反映，不能反映疾病发展变化的全过程，其结果对中医诊疗的局限性是显而易见的。仍然以 MRI 为例，对于脑内血肿的诊断，应该说 MRI 诊断较之 X 线、CT 检查已有了很大进步，但出血的 MRI 表现是很复杂的，与出血的部位、时间有关：出血 24 小时以内，由于血红蛋白在完整的红细胞内，MRI 不易发现血肿的明显异常信号，仅可见周边水肿；急性期（1～3 天），由于红细胞内仍为无顺磁性的脱氧血红蛋白，血肿 T_1WI 不表现高信号，T_2WI 呈稍低信号，水肿更明显；亚急性期（3～14 天），由于脱氧血红蛋白被氧化为有明显顺磁性的高铁血红蛋白，T_1WI 呈白色高信号，T_2WI 亦为高信号，水肿仍明显；慢性期（14 天后），血肿周边半色素及含铁血黄素沉着，T_2 缩短，血肿周边呈低信号带，其余仍为高信号。可见，同一疾病在不同时机、不同加权像，其信号、图像是不同的。如果在分析信号强弱时未考虑到时间因素，就可能做出错误的判断。又如，有文献报道认为缺血性脑梗死在发病后的 3 小时之内，CT 检查几乎全为阴性，低密度灶虽在 6 小时即可显示，但多数病例在发病后 24 小时还不能清楚显示，绝大多数梗死在 48 小时内能出现低密度灶；开始时梗死灶边缘不清，脑肿胀在 2～5 天最明显，1～2 周水肿减轻，1～2 个月后因脑萎缩可使邻近脑脊液腔隙扩大；发病后几小时脑梗死可有强化表现，但在 2～3 周最常见。因此在考虑诊断时，如果忽视了检查的时间性，而放弃进一步复查就有可能漏诊、误诊。

再如，细胞学检查常被看作重要的诊断依据，但是细胞学检查的诊断率也仅有 80%。如果再加上仪器功能、操作者的技术、试剂、取材方法等干扰因素，误差率将会更高。细胞学检查常需要反复进行，因为其假阴性率可高过 20%，假阳性率为 0.5%～3.0%。在细胞学检查中，由于细胞本身的变异或操作者的技术水平，还可能把正常变异的细胞看作病理性细胞。同样一种细胞形态的变化，两个专家诊断的意见可能各异。同样一张片子，同一个专家在不同的时间进行诊断，也会出现两种结果。有人曾经做过试验，胃黏膜上皮异型增生的诊断，不同专家之间差异发生率高达 60%。同一批专家检查的先后时间不同，差异发生率可达 29%。因此，虽然辅助检查的结果有其普遍的诊断意义，但是如果对其相对性认识不足，或者在选择时不加以考虑，对其结果不进行综合分析，过分迷信检查结果，就很容易导致误诊。

（五）临床医师的因素

临床医师是诊断的主体。首先，检查项目和时机的选择是由临床医师根据病情需要确定。其次，检查的结果最后汇集在医师那里，由医师进行分析综合判断。在辅助检查方面，临床医师的误诊因素包括以下几点。

1. 对项目的选择不正确　医师在接诊时首先应充分应用自己的专业知识和临床辨证思维能力，对患者的健康状态做出尽可能准确的判断，必要时再结合相应的辅助检查。在这个过程中，检查项目的选择是十分重要的：一是检查的必要性，二是检查的合理性。所谓必要性是指所选择的检查项目是否是明确诊断所必须的，如对胃黏膜病变的诊断最直观的是胃镜检查，其次是 X 线钡剂造影，如果选择 CT 或 MRI 检查则一方面增加患者的负担，另一方面对诊断的意义不大。事实上许多病症通过一般常规检查结合临床便可诊断，如果医师不注意各种检查的局限性，盲目选用，反而可能因为多种检查的相互矛盾而影响正确诊断。所谓合理性是指检查项目选择是否合理。例如对脑血管畸形，MRI 检查利用血液流空效应的原理和磁共振血管成像（MRA）能够较方便、准确地判断血管的分布、大小形态。相反，CT 平扫的诊断有困难，脑血管造影患者十分痛苦，而且很不方便，许多患者因此而放弃检查，为确诊造成困难。又如，MRI 能早期发现缺血性脑梗死，明确梗死区的大小、范围和部位，其空间分辨力及对比度均优于 CT，特别是在难以检出的脑干梗死。但 CT 发现出血性脑梗死较 MRI 敏感。如果医师不了解这一点，必然增加误诊的概率。

2. 检查过程中的失误　除了项目的选择外，临床检查过程主要是医师对病理资料的收集和对检查结果的正确判断，任何一个错误都将导致误诊。检查过程的失误主要包括以下几点。

（1）仪器操作不当：随着现代科学技术的进步，各种新的仪器设备层出不穷，仪器的使用需要大量新知识、新技术。因此，正确使用仪器是获得正确结论的前提。对仪器的调校是十分重要的。例如，超声诊断仪已经从一维空间探测法发展到二维空间的切面显像法，图像从静态发展到动态，从慢速成像发展到实时成像，而且正从黑白向彩色图像过渡。目前正在应用的电脑扫描技术是一种计算机成像技术，图像实际上是由软件控制的计算机形成，包括微型处理机和微型计算机。这种高科技的超声诊断仪具有各种调节图像质量的功能，操作者必须熟练掌握这些功能并运用得当。如果操作不当，即使在先进的仪器上也会产生低质量的图像。

（2）缺乏临床经验：在对各种检查结果进行分析时，要求医师不仅要熟悉检查结果的特征和不同疾病的表现特点，还应密切结合临床，要具备一定的理论知识和临床经验。例如，超声对某些疾病可以做出特异性诊断，包括声像图诊断和病因诊断。但如果医师对某病根本不了解或不熟悉，也不会做出正确的诊断。某些疾病在声像图上无特异性改变，此时临床医师必须了解临床资料，包括主诉、查体所见或其他辅助检查，并进一步综合分析以做出判断。

（3）诊断不全面：医师在诊断过程中，常常只注意到主要病变，而忽视了次要病变。有些疾病在单独存在时或各种表现都非常典型时，确诊并不难，但与其他病证合并存在或表现不典型时，如不仔细探查，常会发生误诊。通常的原因是：①检诊时间短：任何检查都需要一定的时间，特别是影像学检查，更需要有足够的时间，并在实时动态下进行观察和判断。如果不切实际地规定医师的日工作量，使医师负荷过重，或者在单位时间内患者过于集中，或者医师有其他事情，急于完成任务，都会使检诊患者的时间缩短。在检查之前，首先进行认真的体检和问诊是非常重要的。在检查中还应充分考虑病变器官邻近器官之间的关系，如果忽略了这些，势必会造成误诊。此外，在影像学检查过程中，常常能发现申请部位以外的病变。如检查肝脏时发现了右肾的病变，探查脾脏时发现了左肾的问题等，这时如果时间充分，完全可以按此线索继续追查下去，以探明究竟。但是也往往限于时间，只能申请什么探查什么，对新发现的问题只能简要提示。这也可能造成误诊。②先入为主：检验科医师在诊断时，常常易受前次检查结论或其他诊断手段的影响，特别是做出前次诊断的是高年资医师或大医院的医师，而且患者也已接受了这一诊断的情况下，往往不敢轻易否定，发出的报告则含糊其词，后果是一误再误。又如，临床上常把病理诊断作为确定诊断、选择治疗方案和预测疾病结局的根据。在某些一时难以确诊的病例，往往以病理诊断作为最后诊断的依据。但是，实践证明，病理诊断的结果也不是绝对正确的，病理诊断造成的误诊现象也时有发生。对病理诊断过度依赖，往往会给患者造成不可弥补的损失。例如将恶性病变误诊为良性，未做及时处理会使病情拖延，失去治疗时机；将良性病变误诊为恶性，实施了扩大性手术治疗，或投以对机体损害大的化疗药物，会使患者遭受不应有的痛苦。

3. 对中、西医诊断差别不了解　前面说过，中、西医理论体系不同，对同一病理现象的认识不同，诊断结论也不一样。中、西医的许多名词是相同的，但含义却是不同的。在现代中医临床中，许多医师往往忽略了这一点。特别是在中西医结合临床中，有一种用西医诊断，中医治疗的倾向，甚至把中医诊断直接与西医诊断等同起来。其结果必然导致中西医混合，临床上分不清究竟哪些是中医诊断，哪些是西医诊断。现代中西医结合理论和实践，以及目前现行的一些"中医诊断标准"都有这一弊端。例如肺痨病与肺结核病相似，或者说肺结核病是肺痨病的一种。但是，把痰结核杆菌培养阳性作为肺痨病确诊的必备条件显然是不妥的。因此，把中医诊断的主要依据放在仪器检查的结果上，就难免发生这类错误。

4. 过分依赖现代辅助检查　越是先进的仪器，在人们对其性能尚未完全认识时，就越容易对它产生迷信和过分依赖的心理，即所谓的"科学迷信"。患者因某种疾病长期不愈，会寄希望于 CT 或 MRI 这类先进的仪器检查，就会直接向医师提出做 CT 或 MRI 检查的要求。在某些患者的心目中，无论是什么病，似乎只要做了这种检查，疾病就可以确诊了。一旦检查结果是阴性，就会放松警惕，不再继续做进一步的检查和追踪观察。某些医师为了满足患者的要求，或者其本身对此类检查也有依赖心理，便也会盲目地使用检查，而忽视对临床症状、体征的分析。前面提过中医诊断仍应保持中医特色，辅助检查只是一种参考，中医诊断的核心是辨证思维。离开了证，中医诊断便黯然失色，证的主要来源是四诊收集的"症"。因此，如果片面追求诊断依据的客观化，势必对一些具有十分重要辨证意义的症状的可靠性产生质疑，当这种质疑又未能被仪器所证实，便轻易推翻中医诊断结论，其结果必然造成误诊。因此，一个合格的中医临床医师不仅应具备对现代诊断的认识，更重要的是必须有坚实的中医理论基础。只有这样，才能真正做到充分利用现代科技成果为中医诊断服务。

第六节　中医误诊的社会原因

人类对自身机体功能与疾病的认识，是在一定的社会历史条件下形成的。医学的发展和进步依赖于社会的发展。人们对待自身健康的态度和对疾病的认知，与医学发展水平和医学知识的宣传普及水平有着直接的关系。此外，疾病的种类、发病特点都与社会科学文化研究水平有着密切的联系。因此，从总体上讲，误诊也存在一定的社会原因。

一、中医的人文基础逐步变化

中医学是我国劳动人民长期同疾病做斗争的总结，中医学理论体系的形成与中国文化的进步和发展息息相关。在过去的几千年中，人们已习惯用中国传统哲学思想来解释人体的生理病理现象。但是人们对生命现象和规律的认识是与科学技术水平同步的，随着现代生命科学的发展，人们的健康观与疾病观正悄然发生改变。

（一）健康观念的影响

长期以来，由于受到中国传统哲学和中医理论的影响，人们往往把生命与健康同自然界的规律联系起来，强调"天人合一""动态平衡"，认为人禀天地之气而生，人之所以健康是因为"德全而不危"，人之所以生病是"道德稍衰"。"阴平阳秘"是健康的标志，"阴阳失调"是疾病的根源。因此人们在疾病的认识上注重宏观的失调和调节，在整体上把握疾病的发生发展规律，而忽略了疾病的定性和局部的病理变化。人们也曾经习惯于把中医的说理方法当作对人体生理病理现象的唯一解释。但是，随着现代医学的发展和深入，人们开始运用现代分析方法认识疾病，注重局部的病理变化和性质。特别是现代科学手段的渗透，人们开始用定位方法来认识疾病的发生发展过程，再也不满足于"气机不畅""精血不足"之类的解释方法，而追求是不是肿瘤，是恶性还是良性，分化程度如何，病变究竟发生在肝还是胃或胰，等等。例如对于"胃脘痛"的患者，古人所渴望知道的是"肝郁脾虚"还是"脾阳不足"，而今患者想知道的却是"胃炎""胃溃疡"还是"胃癌"。患者和社会对于医师（或医学）的要求似乎并不过分，因为后者能较客观地反映疾病的本质和预后。但是，这种变化所带来的结果却使中医学原有的文化背景和社会基础正在动摇，中医的权威性正面临着挑战。

当然我们也注意到西医学的分析、孤立的方法并不能完全解释人体的病理现象，许多疾病如更年期综合征、神经症、老年性痴呆，甚至肿瘤，往往不能用单纯的生物模式所解释。西医学正从单纯的生物模式向生物-心理-社会模式转变,但是,西医学从局部到整体的转变与中医学原有的整体观念是有本质差别的。中医学文化背景的变化和患者对中医诊断结论的理解和认可度直接影响了中医诊疗水平的提高。

社会科学文化的进步,社会经济条件的改善,人民生活水平的提高,会使人们的健康观念发生变化。人们不但希望没有疾病的痛苦,而且要求在心理上、机体功能上都处在良好的状态。在过去身体稍有不适被视为正常的现象,而现在人们则会主动去医院就诊,甚至身体没有病也希望了解询问一些防病的知识。这种变化促使人们认识到"未病先防,既病防变"的重要性,使得人体尚未出现明显的症状之前就被重视,这有利于疾病的早期诊断,可减少和避免误诊。但是,当患者对自身健康的注意力过度集中而形成一种心理压力时,也必然会对医师的诊断造成负面影响。当然,如果人们的健康观念陈旧,防病知识贫乏,又有不良的生活习惯,或因经济条件受限制而耽误就诊,就会使诊断延迟。而且患者对疾病缺乏应有的重视,也难以系统全面地向医师提供有关的病史资料。

(二) 对疾病认识水平的制约

随着医学理论的不断更新,以及人们对疾病认识水平的提高和诊断手段的进步,过去不能被认识的疾病现在很快就可以获得正确的诊断,大大减少了误诊的发生。但是,随着社会环境和生活条件的改变,新的疾病又会出现,而人们对疾病的认识只能在疾病发生后,因此误诊这一临床现象将会持续存在。由此可见,误诊不仅仅是医师服务态度和技术水平的问题,而是与整个社会相联系的。科学文化发展会提高人们对疾病的认识,成为及时诊断的有利条件,相反,在疾病认识方面的陈旧观念和诊疗技术水平滞后会成为某些疾病延迟诊断和错误诊断的原因。另外,先进的诊断仪器也依赖于科学的发展。所以科学的总体发展水平对医学的影响是全面的、广泛的,其中也包括误诊。

中医学是以整体观念为基础的。整体观念固然有其合理的内涵,但对疾病认识向纵深发展和现代科学技术水平对中医学的渗透上缺乏优势。目前,中医在认识层次上依然停留在原先宏观、朴素、粗糙的水平。由于认识手段的滞后,使得中医误诊率的降低与中医整体水平的发展不相适应。最常见的例子是,便血、尿血患者早期在大便、小便颜色发生变化之前常被漏诊。消渴患者臁疮经久不愈,但由于其"多食、多饮、多尿"的症状不明显,因而原发病没被发现等,都是认识水平低下所致的。"中医现代化"曾一度想带领中医向西医学模式靠近,但由于理论体系框架不同,认知方法各异及思维方式无法兼容,二者如何结合尚未突破。其产生的结果只能是中医的西化,而中医诊断存在的不足并没有得到根本解决。

(三) 中医普及程度的限制

科学的普及宣传是健康教育和健康促进的重要组成部分。医学科普借助现代媒体宣传,使得很多专业问题变得家喻户晓。医学上的许多防病治病知识,已由专业化变成了社会化。各种普及性防病治病读物成了人们的良师益友。这些都是科学文化发展进步的表现,在某种程度上大大地提高了人们对疾病的认识水平。以癌症为例,过去许多人不知道癌症是何病，如今人们不仅对癌症有了认识，而且还会根据自己身体出现的某些不适，主动地去找医师诊查；过去，人们谈癌色变，现在随着人们对癌症认识水平的提高，以及治疗效果的改善，许多癌症患者能抱有乐观态度，并积极配合治疗，使治疗效果明显提高。诸如这些，都是对疾病认识水平提高的表现和结果。这种对疾病认识能力的提高，在就诊时能最大限度地向医师提供有价值的诊断资料，对减少误诊是有益的。而当前在宣传健康和保健知识的节目或图书中忽略了中医科普，即使在有关中医的科普宣传中，也多是中医药的某些方法对某些西医学疾病的防治作用，真正引导人们去认识中医病理生理的内容却微乎其微。久而久之人们对祖先习以为常的说理方法变得一无所知。很多中医医师在临床上常常借助西医的诊断和病名向患者解释各种生理病理现象。于是，中医诊断的正确与否也就变得无关紧要，这对于中医诊断学的传承和发展是不利的。

（四）中医诊断科研与临床脱节

关于中医诊断的科研大致上有以下几类：①四诊的客观化研究。②不同疾病的辨证标准研究。③证候客观化研究。随着各项先进诊断技术的运用和微观辨证研究的深入，许多过去依赖传统方法无法观察到的体内细微变化将会越来越多地被揭示出来。许多过去无证可辨的深层次的病理现象需要用中医病理学的观点重新认识。这对推动中医理论与临床研究，实现中医诊断的客观化、标准化起到了一定的促进作用。但是，中医诊断学是建立在中医理论基础上的独立学科，具有独特的理论和方法。因此，开展中医诊断学的研究并不是单纯引进西医诊断学的理论，而是借助西医学先进的诊断方法，将检查结果赋予中医学病因病机、证的意义。对此我们既不能操之过急，妄下定论，也不能永无休止地停留在观察与探讨的水平，而应当将微观辨证的方法及成果逐步科学地引入中医诊断体系之中，以确立其在中医诊断中的地位，推动中医诊断研究的深入发展。这是一项复杂而艰巨的任务。

诊断水平的提高得益于临床经验的不断总结和科研成果对临床的推动作用，但是，中医的科研成果真正能得到临床各科认同且对临床起指导作用的并不多。例如，舌色仪的研制，目的是使中医对舌色的判断更加客观而有标准，但是，由于仪器操作远远较肉眼望舌复杂，而且中医舌诊的特异性不强，多数医师和患者都不愿意接受。再如，某些疾病如冠状动脉粥样硬化性心脏病、高血压病辨证的指标化研究，看起来似乎很"科学"，实际上由于摒弃了中医基本理论，其研究的结果究竟是"病"的特异性表现还是"证"的依据，始终存在争议。显然，这些问题都不利于中医诊断水平的提高。

二、中医的特色优势没有发挥

中医学之所以能在科学高度发达的今天与西医学并驾齐驱，是因为中医学有其固有的特色和优势。但是，这种特色和优势正面临着前所未有的挑战。

（一）技术力量薄弱

千百年来中医人才的培养主要依靠师承带徒或"自学成才"。20世纪中医开始纳入高等教育体系，但是在人才的层次、数量与同级的西医院校相比存在较大的差距，特别是在农村中医技术力量十分薄弱。有些人自身文化程度较低，学习中医只凭手边的一两本医书，一边摸索，一边实践，对中医的理论一知半解。这样的人多了，无疑影响了中医整体队伍的素质。不可否认，许多人还停留在"一根针""一把草"的水平上，整个临床过程充其量是一种"对症治疗"，也就谈不上中医诊断。此外，中医药的人才培养在一定程度上还受到"门户之见"和"论资排辈"的影响，整体水平得不到提高。

（二）技术队伍不稳定

经过几十年的努力，尽管中医力量得到了加强，综合性医院有了中医科，每个县都有了中医医院，广大的中医工作者似乎都在为中医事业努力奋斗，中医正昂首阔步走向世界。但实际上，中医的技术队伍是很不稳定的，主要表现为：一方面，中医院校毕业生就业有困难；另一方面，中医人才流动性大、流失严重。留下来的中医有的借着中西医结合的幌子，从事西医的临床诊疗工作，中医病房里真正中医的东西微乎其微。技术队伍的不稳定必然带来中医整体诊疗水平的停滞不前。造成这种现象的原因是多方面的。首先，中医医疗服务网点分布不合理，在医疗条件较发达的地区中医人才过于集中，而在广大农村中医人才较少。其次，中医药相对便宜，所用的辅助检查较少，经济收入低，使得部分中医不安心于本职工作。中医队伍不稳定，行业标准难以建立，现代循证医学的大样本、随机的原则难以实施，这些因素对于总结经验、减少误诊都是十分不利的。

（三）中医学术断层

中医学不是一门单纯的经验医学，它有很强的学术性，历代医家对中医学的贡献主要是学术方面的贡献。所谓的中医学术是指中医学对人体生理、病理现象的理性认识和对疾病诊断治疗的理性总结。而当今中医学术断层现象已十分突出。分析其原因，一方面是对前人学术经验没有很好地继承，许多中医自身的优势没有发挥，对疾病发生发展变化规律认识不足。另一方面是中医药学术创新没有真正开展起来。尽管当前大量引用西医学的手段和方法为中医临床、科研"服务"，但很多都脱离了中医整体观念和辨证施治的内涵。例如，现在常见到的"西医诊断加中医治疗"实际上就是过去的"废医存药"的翻版。由于中医的学术被不断架空，理论发展成了一句空话，对于疾病的认识只能停留在原来的水平。学术没有发展，诊断水平就不可能真正提高，临床误诊率居高不下的现象就不可能从根本上得到解决。

（四）设备条件落后

中医诊断主要依赖于医师的逻辑思辨能力，与医师的视觉、听觉、嗅觉、触觉密切相关。从这个意义上说，中医诊断与仪器设备关系不大。但是随着认识水平的提高，人们不再满足于原来的诊断结论，而是需要对疾病做出客观的评价。中医诊断的规范化和标准化正逐步为人们所重视。同时，时代也要求中医师应自觉接受现代科技新成果，借助各种辅助检查，提高诊断的可靠性和准确性。但是除了医师自身的知识结构外，设备条件落后也是制约中医诊断学发展的因素之一。相对于同级的综合性医院，中医医院设备条件较差，而且各种检查手段不齐全，不利于对检查结果的综合分析。医学科学正发生突飞猛进的变化，如果不拥有先进的诊断手段，诊断的准确性必然受影响。这也是中医院误诊率较综合性医院高的原因之一。

三、社会关系与管理制度

社会关系是指构成社会的各要素之间的相互关系。医学作为人类生命科学，必然受到社会关系的制约和影响，随着医学模式的转变，这种影响将越趋明显。

（一）医患关系

医患关系是在疾病诊疗过程中，医师和患者之间的关系。患者是医疗活动的对象，医师是诊疗活动的实施者，医患之间的关系是医疗活动中各种社会关系的主要方面，在诊断过程中双方互相信任，建立良好的医患关系，是医师了解病情，争取患者配合的关键。医师对患者具有深厚的同情心、责任感，服务态度端正，就会详细地收集四诊内容，认真地进行体格检查，深入地思考，慎重地做出诊断结论。医师热情地对待患者，还能够更好地取得患者及家属的信任。作为患者，应该信任医师，主动提供各种线索，把既往病史或服药的感受等，甚至将埋在心底的秘密及时告诉医师。这种正常的、良好的医患关系有利于正确诊断的确立。如果医患关系处理不好，则患者不愿意主动提供疾病的有关信息，而医师也不能主动收集临床资料，敷衍了事。这样不仅难以获得正确的诊断，还可能成为误诊的原因。因此，从社会心理学角度讲，不良的医患关系是误诊的一个重要因素。

（二）中、西医关系

在我国大部分的医疗机构中，西医、中医、中西医结合三支队伍并存。在临床各个环节普遍存在着中、西医交错的现象。中、西医同属于生命科学的两个不同分支，二者由于文化背景、理论体系的不同而产生了临床思维特点和诊疗手段的差异。

在临床工作中，西医诊断借助于现代生理学理论和理化检查手段，较为直观、精确，诊断结果与疗效预后直接相关，比较符合现代人的思维模式。而中医诊断与现代理化检查结合较少，较为宏观，其结论往往不能直接与预后和疾病发展演变规律相联系。如"胃脘痛""咳嗽""泄泻"或"脾阳虚""肺阴不足"等难以对疾病的轻重有一个总的印象。正因为如此，许多中医在临床实践中，往往对中医诊断的重要性缺乏认知，缺乏自信心，在诊断过程中主动借用西医诊断，或干脆放弃中医诊断去采用西医诊断，有的甚至分不清中、西医诊断的关系。

在部分医院中，中医处于一种从属地位，中医诊断没有得到应有的重现，应用中医药只是流于形式，其价值亦没有得到充分的发挥。对待中、西医的这种不同的态度直接影响了中医诊断的确立。

（三）医疗管理制度

一个医疗单位误诊率的高低，不仅取决于医务人员的医疗技术水平，还与其管理水平的高低、是否认真落实医疗规章制度有直接关系。落实各项医疗管理制度，在诊断工作中贯彻规章制度，是减少临床误诊、保证医疗安全、预防医疗事故发生的有效措施。

相反，各项医疗制度松懈，管理混乱，则是产生误诊的根源。如门诊工作中的首诊负责制要求接诊医师必须对患者负责到底，从详细的四诊、辨证、立法、处方、用药，要求一环紧扣一环，做到理法方药一致，同时还要按规定的格式做好各项记录。只要每个门诊医师都能按照首诊负责制的要求把握住各个诊断环节，就能有效地减少误诊的发生。又如住院患者的分级检诊制度，要求患者在入院后24小时之内完成三级检诊，即患者入院24小时内，分别由医师、主治医师、主任医师询问了解病情，检查患者及确定诊断。执行这一制度不但具有集思广益的意义，同时通过三级检诊，可以互相弥补病史、临床观察及体格检查的不足和遗漏，而上级医师通过对下级医师诊断的修正和补充，既可以使诊断更加完善，又可以提高下级医师的诊断水平。此外，还有会诊和讨论制度，这些制度可以克服专科的局限性，对疾病的各种特殊表现进行系统、全面的分析。这些制度对于误诊的经验教训的总结和诊断水平的提高都具有重要意义。

中医有其独特的理论体系，在充分发挥自己传统优势的同时，可适当运用现代诊断技术充实和完善自己。电子计算机、电子显微镜、CT、磁共振、B超、内镜、X线及理化检验等手段的广泛应用，能够迅速、准确地对疾病的病位、性质、程度做出判断，弥补中医诊断学上的不足。但是，有的医院为了追求经济目标，过分强调仪器使用率，就可能对医师的诊断思维产生误导。同时，如果医师过分依赖仪器，不仅不利于自身中医思维的锻炼，还可能产生另一种不良后果：当不同仪器检查出现相互矛盾的结果时耽误了患者的病情。

（四）中医的社会地位

随着医学科学水平的进步和人们对健康要求的日益增高，人们开始积极寻找各种途径，以求对自己的健康状态有较深入的了解。在这样的时代背景下，现代医学模式和医学检验中心应运而生，而中医学的社会地位则正面临着前所未有的挑战。在过去的几千年中，中医学为中华民族的繁衍做出了重大贡献，在"回归自然"呼声日高的今天，中医药以其天然疗法的特性和不良反应少的优势引起了国内外的青睐。但是，从另一方面看，中医的理论和诊断的方法正逐渐被忽略。中医的地位并没有随着中药、针灸的普及而得到提高，人们普遍习惯了"有病上医院找西医"，"无病吃点中药保健"。在卫生行政投入、医院的规模和效益、设备条件等方面，中、西医之间有天壤之别。甚至有的人对中医的科学性和诊断的意义提出质疑，部分中医工作者开始趋炎附势，掉过头来攻击自己的老本行。有的学者提出，20世纪是西方近代文化与科学在中国广泛传播、迅速发展的100年。在欧陆文化中心论的影响下，对中医社会地位的问题至今仍存在以下思想观念上的误区：①一提到科学，在人们的潜意识中只有还原、分析性科学，而没有系统、综合性科学，甚至以此认为中医不科学。②把"传统"片面地理解为"历史的过去"，一提到传统医学，便下意识地给中医套上落后、不科学的帽子。③口头上承认中医是科学的，是"伟大宝库"，实际上却将中医发展的愿望寄托在西医学术身上。从形式上看，这是一个悖论，从本质上讲，还是无视中医的特色与优势。④只承认中医的治疗效果，认为中医是经验医学，固执地把西医的方法及标准用于对中医基础理论进行验证、解释、改造，并视为中医现代化的基本途径。⑤不承认中药、方剂的基本理论，把从中药材中提取的有效成分作为发展中药的方向，视"中药西药化"为"中药现代化"。⑥不重视中医发展史，不尊重中医自身的科学规律，用管理西医的模式来管理中医。⑦完全站在西医的观念上抹杀中医与西医科学内涵的本质区别，为"以西代中"制造社会舆论，对"西化"中医的做法听之任之。总之，这些误区都使得中医的发展面临重重困难，使广大中医工作者对研究中医误诊规律和防范误诊规律失去了信心。

第三章　中医临床思维与误诊

中医诊断，实际上是医师在中医学特有的临床思维方法指导下，运用所学的知识和理论，对所收集的四诊资料综合分析，从而对疾病做出判断的认识过程。中医临床诊断一般包括最初印象、初步诊断和最后确诊三个阶段，而误诊是指由于各种原因导致医师在最后确诊中对疾病的错误反映。误诊的原因是多方面的，而临床思维的偏差是导致误诊的主要原因之一，这已成为广大医务工作者的共识。然而，要掌握正确的临床思维并非易事，不可能一蹴而就。这是医学领域的一个重大课题，既包含着很多理论问题，涉及医学辩证法、逻辑学及医学心理学等，同时又是一个实践性很强的问题，只有不断学习，反复实践，才能逐步掌握。

中医理论体系一俟形成，就有其特定的临床思维活动。从某种意义上讲，中医学的发展、完善也有赖于临床思维能力的不断提高，而中医和西医的根本差别就在于二者的思维方式不同。没有掌握中医临床思维的特点是造成中医临床误诊的重要因素。因此，对中医误诊原因的分析必须从临床思维方法上进行研究，从认识论的高度研究分析误诊现象，才能深入事物本质。我们将临床思维方法独立成篇进行相对系统的介绍，目的是引起人们的重视，以提高中医临床思维能力，提高辨证论治水平，以从根本上降低临床误诊率。

第一节　中医临床思维

思维，一般是指理性认识的过程。临床思维，是医师运用已有的理论和经验，对疾病现象进行调查、分析、综合、判断、推理等一系列的认识过程，它贯穿于整个医疗过程。在对疾病的诊断方面，正确的临床思维能够使疾病获得及时、正确的诊断，错误的或不恰当的临床思维则会导致错误的诊断结论。因此，临床思维与误诊有着密切的关系。

一、中医临床思维的概念

中医临床思维活动是对中医临床活动的主体——中医师临床认知、判断、决策、验证等一系列思考活动的高度概括，是临床疾病的现象、事实在中医师头脑中的认识反映。中医的临床活动属于实践的范畴，一刻也不能脱离中医临床思维，思维活动作为实践的一个重要因素，参与临床的全过程。由于中医理论表现了独特的思维方式，中医临床又是在中国古代传统文化环境中形成的实践体系，中医临床思维也相应地表现出了极大的特殊性。

简而言之，中医临床思维，就是医师在临床诊治过程中所表现出的以中医理论为基础思维活动，是对中医学的理性认识过程。它借助于语言，运用概念、判断、推理等抽象思维的形式反映中医学内部的本质联系及其规律性。它是在中医长期医疗实践活动的基础上，运用中国古代哲学和方法论，又采纳了古代的天文、历算、地理、气象、物候、心理等学科知识，对人体的组织结构、生理功能、病因、发病、病机、养生和治则等进行了总结、分析和归纳整理，经过实践—认识—再实践—再认识的多次循环过程，形成了独特的理论体系。它能动地反映了人体这个客观世界，因而对改变人体的异常状态和维持人体的正常状态具有指导意义。时至今日，人们仍然接受和运用它。

根据中医临床活动在不同发展阶段的特点，中医临床思维有不同的表现形式。在诊断疾病的活动中表现的思维，称为中医诊断思维。它以认识疾病为主要目的，其中望、闻、问、切四诊活动不是纯粹的感性活动，而是需要比较、辨别、辨认和判断的活动。辨证阶段作为理性思维的过程，是中医师把握疾病本质的主要途径。

中医临床思维是一个客观过程。这个过程是医师把已有的知识运用于诊治活动，逐渐把握疾病的本质、规律和联系，形成治疗和预防疾病的行动原则及具体措施和治疗方案，并为发展和完善中医理论体系提供客观基础。

二、中医临床思维的特点

中医临床思维必然遵循人类思维的基本特征，除了逻辑思维外，还应用了非逻辑思维，相对于西医学的临床思维来说，主要有以下两个主要特点。

（一）整体性——漏误诊断

整体观念是中医学的主导思想，也是中医临床思维的基本方式。它深刻地揭示了人体生理、病理中各种矛盾运动的统一性、完整性和联系性。因此，中医的临床思维时刻贯穿着整体观念。整体性思维是从整体而非局部的方式进行诊断，其主要特征是强调诊断过程中的整体性原则，主张把患者的内在病理变化和外在征象始终作为一个有机的整体进行分析。在疾病诊断过程中不仅注意到患者的临床表现，还要注意到外部环境，如地理、季节、气候等的变化，以及在辨证思维中体现整体、联系、有序、动态的特点。在询问病情时，不仅要围绕患者的主要痛苦有目的地一步步深入询问所属系统的脏腑、经络、体窍等的病变，还要询问其他系统，特别是与之有生克关系的器官病变；不仅要观察患者的症状表现，还要注意观察外界的影响。如中医对咳嗽的临床思维分析：咳嗽一症来自肺，但引起咳嗽的原因和机制却是多方面的，即"五脏六腑皆令人咳，非独肺也"，咳嗽还与外界环境密切相关，可因四时季节、气候、饮食的寒温变化而变化。有时虽然患者仅有某一局部症状，但根据"欲知其内者，当以观乎外；诊于外者，斯以知其内"的理论，还要顺藤摸瓜，按此症状所在的经络循行线，仔细观察其是否为内部病变的外在反映，或是否已有邪气内传之兆，力求整体地反映病情的全貌。

从观察的对象看，西医注重于人体微观结构的实质性病理改变；中医则重视人的整个功能表现于外的宏观的异常征象。从检查过程所借助的工具性质看，西医主要依靠医学仪器获得各种与病情有关的阳性体征；中医则主要依靠医师感官获得对症状刺激的认知。从获得感知信息的特点看，西医获得的多是静态的信息，如白细胞计数、X 线摄片的影像等；中医获得的症状则具有动态的形象性，如面色有华或无华，目光有神或失神等。从感知信息的性质看，西医具有严格的量的规定性；而中医则没有严格的量的规定性。由上可见，中医师在检查患者过程中获得的感知信息，将作为思维加工的"原材料"输入。而这些材料的整体性，是中医临床思维不能脱离事物形象的客观基础。

（二）辨证性——错误诊断

辨证性是中医思维方法中的又一重要特点，主要体现在对观察结果的理解、处理和应用上因人而异。因为疾病的变化总是错综复杂的，而疾病是发生在人身上的，人又有七情六欲。由于疾病的复杂性、个体体质的差异性、患者对疾病的反应性等各种因素的影响，有时候即便是同一种疾病，在不同患者身上也可有不同的表现，而且往往还包含有虚假之象。如久病脉当细微而反见浮大，有余之证脉当洪数而反见迟弱，出现了脉症不符的现象，这就需要进一步对比观察、细致分析，从纷乱无序的脉症中抓住能反映本质的脉或症，舍弃虚假的脉和症，也说是中医所说的"舍症从脉"与"舍脉从症"。只有这样，才能真正提高诊断的实效。另外，中医十分重视情志对疾病的影响，重视患者情志活动的失调与调节，也重视医学对象的社会属性，而把情志失调作为致病的第二大因素，并在诊治中密切关注患者的精神活动和神态异常，以此作为诊断的参考。所以中医临床思维在诊治过程中强调因人、因时、因地制宜，强调个体化原则，从患者的具体情况出发，把握患者所患疾病的特殊性，从而对患者个体疾病的本质做出正确的判断。三因制宜的原则充分体现了整体观念和辨证论治在实际应用中的原则性和灵活性，只有全面地看问题，具体情况具体分析，才能取得良好的效果。这是中医学的灵魂和精华，是在任何时候都必须坚持的基本原则。

此外，中医临床思维与中国古代其他科学实践中的思维相比，还有两个特点：第一，它相对于中国古代哲学家的思维，有坚实的实践基础，即中医临床诊治实践是发展中医临床思维的源泉。第二，它相对于中国古代科技发明，有系统的理论做指导，而中国古代农业、天文、水工、纺织、冶炼等都没有形成系统的理论。所以，具有比较完整体系的中医理论，对于中医的临床实践起到了重要的能动作用。这是中医思维超越古代其他自然科学思维的一个重要优势。

（三）动态性——延误诊断

动态思维是人们追踪事物变化的思维方式，其根本特点是变动性和协调性，即根据不断变化的环境、条件来改变自己的思维程序、思维方向，对事物进行调整、控制，从而达到优化的思维目标。动态思维方法作为重要的中医原创临床思维之一，是中国传统哲学整体恒动观念的具体应用与体现，是指在研究分析生命体及具体的临床问题时，运用变化的、发展的思维方法，而不是僵化的、静止的、局限的思维方法。疾病的产生、发展与传变是一个不断运动变化的病理过程。从病理因素作用于机体开始发病，到正邪之气相互斗争，再到正胜邪退或正衰邪陷的过程，均是动态变化的体现。因此，以整体观念为指导，充分考虑疾病的动态变化，把握疾病的发展趋势，参考五行生克规律、六经辨证、三焦辨证、卫气营血传变规律等理论，即可把握疾病先机，以实现未病先防、既病防变、既变防传、瘥后防复。若无法将恒动观念与临床诊断思维相结合，则容易导致误诊。诚如徐大椿在《医学源流论》中所言："故识病之人，当直指其病在何脏何腑，何筋何骨，何经何络，或传或不传，其传以何经始，以何经终，其言历历可验，则医之明者矣。"

对疾病进行辨证施治的灵活性在很大程度上取决于证的动态时空特征。证的动态性主要体现在疾病发展过程中的不同阶段具有不同证，并与病程长短密切相关。如"新病多实，久病多虚""久病入络""久病及肾"等。《伤寒论》所云各经病之欲解、欲盛时，如"太阳病欲解时，从巳至未上"，针灸的子午流注法（按二十四时辰取穴）以及温病学专著《时病论》等，皆呈现了病证因时而变的特点。因证具有动态性，所以医者亦应动态地进行辨证，不可陷入机械静止的泥潭，如风寒束肺证易于化热入里而转为肺热证，肝郁气滞证日久容易郁而化热而转为肝热证等。故在辨证时，既要看到当下易于察觉的"显证"，又要能够洞悉易于疏漏的"潜证"，甚至能够预测将来之证。此外，证除了有在时间维度上的发展转化，亦有空间上的动态变化，如因气血津液等精微物质及其病理产物升降出入异常而致的上逆、下陷、外散、内郁之证，如胃气上逆、脾气下陷、阴阳离散、肝气郁结等。因此，我们在临床诊疗过程中，既要看到疾病发展的阶段性表现和特点，即所谓证，又要重视疾病发展的趋向和态势，明辨疾病发展的过程、起止、高峰，这样才能避免被一时之证所迷惑，能"见肝之病，知肝传脾"，把握疾病趋向，分清主次，避免漏诊误诊，并不失时机地截断传变。

三、中医临床思维的原则

中医临床思维的对象，是处在疾病痛苦中的人。它不像数学、物理、化学等，认识的对象是物，允许在一定的时间内或物质条件下有一定的反复。中医的诊治活动一般都容不得迟缓和反复，它有严格的时间限制，因此在临床思维中必须遵循一定的原则要求。

（一）快速性原则

快速性原则指思维主体在临床思维过程中有严格的时间限制，这是临床思维的特点。面对痛苦中的患者，医师应当尽其医道和职责，尽快地做出正确的诊断，尽快地解除患者的痛苦，特别是在危重患者面前，时间就是生命。

另一方面从宏观的中医发展角度来看，如果一个时期内的医学家思维不活跃，不能紧跟时代，与时俱进，就不能有力地推动医学向前发展。相反，如果学术思想活跃，人们都善于发现问题，又力求从速解决，就有利于新的医学难题的解决，加速医学的发展。从微观的个性诊治过程看，由于患者个体的特殊性和疾病传变的动态性特点，如果医师反应迟钝，思路狭窄，就不可能从速诊治，而可能贻误病机。反之，一个思维敏捷，善于捕捉灵机的医师，就会明显地表现出较高的诊治效率。

对诊治对象占有资料的多少、思路的优劣及心境和性格的好坏等，是影响诊治思维速度的重要因素。如果医师对前来就诊者的症状资料收集不全面，或者在不清楚病史的情况下急于下诊断，必然会导致确诊困难重重，而使病程迁延日久。

（二）准确性原则

中医临床思维的准确性原则，是指思维主体必须在思维同时，力求思维的效果尽可能符合患者的实际病情。这是临床思维的基本要求，临床思维首先追求的是诊断的正确性，只有正确的诊断才有正确的治疗。而要获取准确的思维效果，就必须正确地进行临床思维，尽量做到全面、真实地收集材料和正确地把握好思维过程。影响临床思维准确性的因素主要有三方面：其一，占有的材料是否全面。如果四诊中获得的病情资料齐全，就为正确思维创造了基础条件；如果检查症状不全面，主观上又认为是全面的，那么，思维活动的产物——诊断也就不会符合病情。其二，辨认症状是否真实。如果在辨证中忽视了患者真热假寒的本质，就有可能把四肢发凉的假寒症状误作真象。其三，感觉是否正确。如把舌质红误看成绛红舌，把紧脉误断为弦脉等，就必然会影响辨证的准确性。

（三）灵活性原则

中医临床思维既要求准确，又要求快速，因此它必然表现出极大的灵活性。灵活性原则指思维主体在思维过程中表现出的多样性。西医的临床思维有着严格的逻辑要求，思维过程还有近似统一的模式。中医的临床思维没有明显的抽象逻辑，也没有统一的思维模式，却表现出极大的灵活性，也可以说是模糊性，这是中医临床思维的一个重要特征。

如对外感病的辨证既有六经辨证，又有卫气营血辨证，还有三焦辨证，不同的医师由于站在不同的认识角度，对同一疾病可采取不同的思考方式。又如，借助客观事物的形象，还可以构思出病理机制和治疗措施，如培土制水、逆流挽舟等。正是这些灵活的思维方法，使中医师创造出了丰富多彩的临床诊治方法。

分析不少青年中医临床疗效不甚理想的原因，主要在于他们试图模仿西医临床思维的过程。殊不知中医关于生理、病理、诊断和治疗的理论之间，一般不具有抽象逻辑的演绎性。如果把中医的脏腑观念理解为实质性概念，寻找中医的病或证的病理实质改变，按形式逻辑关系去分析病情，其制订的治则、组拟的处方必不能正确反映病情。因为他们没有按中医的理、法、方、药从事诊治活动，没有充分发挥想象和形象性构思，所以就不会有灵活的思维方式方法，就不能在临床当中做到"圆机活法"，从而"活泼治病"。

第二节　中医临床认知思维

一、中医临床认知的逻辑思维方法

中医学以中国古代哲学为基础，广泛接纳了当时的自然科学、人文科学成果，形成了独特的理论体系，在认知的方法学上应用了比较、类比、分类、归纳、演绎、分析与综合、反证等，如中医的"揆度奇恒""司外揣内""援物比类""假物取譬""辨证求因"等都是逻辑思维方法的具体应用。

（一）比较法

比较法是区分患者的某些临床症状之间或某些证之间的相同点或不同点，一方面可以提高临床资料来源的准确性，另一方面可以进一步确定证的性质、部位和所处阶段。例如，同为食少，通过比较可以进一步阐明是新病食少还是久不欲食、进食无味、食后痞胀、饥不欲食、纳呆恶食或厌油腻。又如，在诊断学中占有重要地位的证候鉴别诊断也是比较法的具体应用。

（二）类比法

类比法是将患者的临床表现和某一常见的证进行比较，如两者主要特征相吻合，诊断便可成立。例如，头晕耳鸣、疲乏、气短、自觉气下坠感，或内脏位置下垂，或有脱肛、阴挺等为气陷常见症状，临床出现这些症状时，即可诊断为气陷证。类比法具有迅速、简捷的特点，当病情不复杂而表现又很典型时，类比法诊断的准确性较高。

（三）分类法

分类法是根据临床症状或病证之间的共同点和差异点，将其区分为不同种类的方法、分类以比较法为基础，必须遵循相应相称、统一标准、逐级进行的原则。分类法反映了认识水平的深浅，中医学中不同的辨证方法、某一辨证方法中不同的证候分类等，都是分类法的具体体现。

（四）归纳法

归纳法是将患者表现的各种证候，按照辨证的基本内容进行归类从而抓住本质的思维方法。当病情资料很多，或者比较复杂时，最宜采用归纳法。例如，患者以心烦、失眠为主要临床表现，则知病在心，五心烦热、潮热盗汗、口干咽燥、舌红少苔、脉细数为阴虚内热之象；头晕耳鸣、腰膝酸软或遗精为肾虚。本病涉及心、火、阴虚、热、肾，归纳起来则本证为心肾不交。

（五）演绎法

演绎法是对病情进行层层深入的辨证分析与推理的方法。例如，咳嗽 3 天，知其为新感，病在肺系；今起但发热不恶寒、面赤、舌红、脉数，知其表证已除，入里化热；现咳嗽明显、痰多黄稠、脉滑为痰热，故本证为痰热壅肺。另外，根据脏腑、气血等的生理基础而推导其病理变化，以及"久痛入络""久病及肾"等；或者根据适合于病情最恰当的方剂，再根据该方的适应证而得出证名诊断，即所谓"以方测证"，也都可视为演绎法。

（六）反证法

反证法是指从反面寻找不属于某证的依据，通过否定而达到确定诊断的目的。如《伤寒论》第 61 条："下之后，复发汗，昼日烦躁不得眠，夜而安静，不呕，不渴，无表证，脉沉微，身无大热者，干姜附子汤主之。"六经皆有"烦躁"，究竟是何证呢？仲景用不呕否定其为少阳病证，用不渴否定其为阳明病证，用无表证否定其为太阳病证。于是病证可能在三阴，结合脉沉微，身无大热而诊断其为少阴阳虚证，用干姜附子汤治疗。

尽管如此，临床证的确立往往需要多种逻辑思维方法的综合应用，只有这样才能使诊断辨证做到及时、准确。

二、中医临床认知的特点

中医临床诊察无论在思维内容、思维方法上都与西医有一定差别，与辨证论治等思维过程相比较，临床认知具有一定的特殊性。

（一）模糊性

模糊是相对于精确而言的，自然界的事物实际上并非绝对的"非此即彼"，而是互相联系和渗透的，没有绝对分明和固定不变的界限。人们经常抱怨中医对人体疾病的认识缺乏客观定量，其实这一问题并不来自中医本身，而是来自客观对象本身的模糊性，是由生命的复杂性决定的。例如，中医诊断学中的症状出现频率、严重程度，证候的轻重、转归等都是相对模糊的概念；有神与无神，面色苍白与㿠白，毛发的光泽与枯槁，舌质的红与绛，舌苔的厚与薄以及脉搏的数与迟、浮与沉，等等，它们之间根本就不存在截然分明的界限；与疾病相关的环境因素，如四时季节的变化、地势的高低、水土的宜忌等也很难用精确的尺度来衡量。由疾病客观的模糊性所决定，中医在临床认知模糊现象时只能够借助于模糊思维，通过对疾病表现模糊属性相对稳定度的估计或把握，对其做出具有模糊确定性的概括、判断，而不可能进行精确的数量分析或对其性质、状态、程度做出精确的判断。以发热为例，临床上中医师往往是根据头脑中已有的微热、低热、壮热、高热、寒热、潮热、往来寒热等模糊确定性认识，在一定范围内进行"非此即彼"和"亦此亦彼"的辩证思维分析，在比较的基础上做出发热属性的模糊判断。必须指出的是，中医临床认知思维的材料虽然具有一定的模糊性，认知思维过程和认知结果也具有模糊性特点，但是中医在认知活动中所追求的还是精确性，用来表达认知判断的语言符号，如数与迟、厚与薄、红与绛、有神与无神等，也带有明显的定量倾向性。从模糊性到模糊的确定性是中医临床认知思维的运行目标和轨迹。

随着混沌学的深入研究，模糊数学的崛起和迅速发展，科学思维运用"隶属函数"解决模糊性问题的思想、方法已逐渐为人们所理解和接受，中医临床认知思维的科学性已在一定程度上得到了现代科学的证明。从临床医学的角度来看，只要疾病客观的模糊性还存在，中医临床认知就不可能摆脱模糊性。而从认识的本质而言，满足于模糊确定性又是远远不够的。要使中医认知更准确，一方面须对中医认知思维的模糊性有所认识、加以研究，另一方面必须运用现代科学技术及现代科学思维研究的成果对中医认知思维加以改造。

（二）经验性

经验性是对中医临床认知思维活动主要运用经验性知识来加工疾病信息，指导诊察行为这一思维特点的高度概括。人类现有的知识不外理论知识和经验知识两方面。经验知识有别于理论知识，在反映事物本质方面也不如理论知识那样系统、深刻，但是作为主体过去实践经验的积累，它和主体思维结构中的其他观念性认识一样也可以参与思维过程，为思维活动提供有效的指导。尤其是在中医临床认知活动中，由于医者接触的疾病多是过去经历过的，且四诊所得结果又多是知其然而不知其所以然的直观经验事实，有时经验知识比高深的理论知识更实用、更方便。以诊脉、察舌、望神为例，至今中医在这方面的认识内容仍然是以直观描述为主，如果医者没有一定的临床经验，仅仅凭理论的描述作为参照系，那么很容易陷入困境。又如问诊，有一定阅历的中医无须面面俱到，只要问上几句，就可以根据主诉，把握病情，顺藤摸瓜，很快得出正确诊断，而如果完全依靠理论知识则考虑的问题要复杂得多，有时甚至还要走弯路。

上面强调了中医临床认知思维经验性的合理一面。同时，经验性本身也包含着局限性，它是经验科学的象征，而并非中医学的优势所在。因此，从科学的角度看，临床中医应当尽量减少认知思维的经验性，尽快将经验知识上升为理论知识。经验知识转化为理论知识是中医临床认知思维科学化的迫切要求，也是中医临床认知思维研究面临的一个重要课题。

（三）习惯性

中医临床认知的对象大多是医师过去所熟悉或经历过的东西，所以临床认知活动不像科学认识活动那样，必须事先制订周密的计划，进行创造性思考，而是由医师沿着自己所习惯的相对稳定的思路有目的地展开，运用自己经常使用的思考方式进行。在这方面，个体的临床经验不同，临床认知思维的习惯性也会有一定差异。一般来说，年轻中医喜欢先问诊，然后围绕主诉进行系统的、全面的四诊活动；而年资较高的老中医则习惯于首先抓住主症，凭临床经验建立"拟诊假说"，然后围绕"拟诊假说"进行诊察活动，通过事实与疑问的相互作用促进诊察活动由点到面、由浅入深。然而，无论是何种认知思维的习惯性，它形成之后，都可以形成定式效应，对中医临床认知思维活动过程产生明显的导向和加速作用，促使临床医师在短暂的时间里发现疾病线索，找到产生问题的症结。

中医认知的习惯性还体现在思维的直觉性，所谓直觉性思维是一种突如其来的顿悟或理解，是在实践经验基础上形成的，对客观事物的一种比较迅速、直接的综合判断思维方式，是一种直接的灵感。直觉性的基础是医师的理论水平和经验积累，其次是对事物的判断能力，能在短时间内通过一两个临床表现抓住疾病的本质。当然，认知思维的习惯性对认知活动也有一定的限制作用，特别是思路简单、思维方式呆板的不良习惯性，在新的疾病现象面前，可对临床认知活动产生消极影响。因此，在临床认知活动中，临床医师应当养成从多途径、多角度展开认知活动的良好习惯，尽量避免单一思维习惯性的束缚。

（四）形象性

中医临床作为一个完整的认知思维过程，应当运用抽象思维、形象思维等思维活动形式。但就临床认知而言，占主导地位的思维活动形式还是形象思维。中医临床思维主要通过形象性加工才达到把握疾病本质和联系的独特思维，因为中医师临床认知思维的对象——患者和疾病常常是以形象的形式向医师透露信息的。例如，失血患者往往会出现面色苍白、唇甲苍白、头晕眼花以及脉如葱管、浮大中空等征象。另外，中医在体会和描摹疾病征象时，也常常是以形象性的内容作为参照物，借助于形象性符号、语言将疾病的客观征象纳入大脑。在认知思维过程中，中医也不是纯粹抛弃疾病征象的具体性和形象性，而是把它保持在"内心视觉"中：一方面根据其形象特征进行形象概括、形成意象，另一方面根据形象性联系进行联想和想象，以推出疾病形象的本质。在临床中，中医由察色知面色、唇甲苍白，由诊脉知脉浮大中空之映象，由色脉形象推出血虚、失血这一过程，就是运用形象思维活动得到的。因此，中医辨证的实质，就是对整体病机的形象概括。中医把临床思维的形象性特点内省为"医者意也"，并通过形象性构思或直觉思维"悟"出病机和治疗机制，这是中医临床思维的一个突出特点。中医临床认知思维的形象性特点，对整个临床思维的发展具有十分重要的作用，特别是因形象思维本身没有脱离疾病客观的具体性和形象性，同时又把握住了形象之间的本质联系，所以不仅为抽象思维奠定了基础，而且可为思维的抽象概括提供可靠的材料。

第三节　中医临床诊断思维

中医诊断思维是中医临床思维过程中的关键环节，也是中医认识疾病的必然过程。中医学认为，疾病的发生发展过程中都可表现出几种证，每个证因病机不同又可表现出不同的证候特点。因此，无论何种疾病，其诊断思维过程都包括对疾病症状的分析、对疾病病种的判断和对证的分析三个层次。证候是证的外候，由内在联系的一系列症状组成，它也是疾病征象的外在表现，证是反映疾病征象的内在本质。证候（一系列内在联系的症状）归属于一定的证，证又归属于一定的疾病，有是病则有是证，有是证则有其症，病-证-症三者是一个不可分割的有机整体。中医临床诊断思维起始于症状概念这一认识结果，即对四诊资料进行分析。因其大多还是一些难以用精确语言表达的模糊概念，如有神、疲乏、消瘦等，所以医师必须在思维中围绕症状的概念进行比较和分析，然后在中医病因、病机理论指导下，将各种症状概念有机地联系起来进行模糊的运算、排列组合和病因、病位、病性等症候群归类，最后依据中医辨证纲领或疾病模式图，对疾病现阶段的病因、病位、病性、病势做出综合概括，形成证的判断和病名判断，症、证、病是中医临床诊断思维的三个基本层次。中医诊断思维包括四诊和辨证两个连续的阶段。

一、四诊中的思维

中医临床思维的加工对象是症状概念，其思维方法是"以象测藏"，即从疾病表现于外的症状、体征出发，来推知疾病的病因、病证属性。对临床资料的收集依靠中医传统的望、闻、问、切四诊。这四种检查方法都是依靠医师的感官，接受各种症状刺激而反映于大脑的。但是，患者症状的刺激只能使医师产生知觉，这种知觉需要进行辨认才能获得确切的症状信息，为辨证活动提供理想的思维加工"原料"。

四诊中的思维虽以辨认为主，却也含有想象之类的高级思维活动。四诊思维的一般过程是比较—鉴别—确认。

（一）望诊、闻诊中的思维

望诊的生理机制，是医师的眼睛通过接受光线刺激，经由视神经的传递，在大脑中形成刺激物的形象。一般情况下，疾病的症状总是不明显、不典型的，这就需要大脑进行思考，以确认刺激的性质、部位和程度等。医师在望诊中利用大脑的思考确认症状的活动，就是望诊中的思维。闻诊与望诊一样，同样都伴随着一定的思维活动。

望诊、闻诊所用的思维方法不同，望诊主要是比较法的运用，闻诊则需要比较、归纳、分析、综合等各种思维方法。从思维过程的复杂程度而言，望诊比较单调、简单，闻诊却比较复杂、困难。两者的思维方法都以比较为主。比较的内容是：①属性比较：如面色的红与白，苔色的白与黄，面色的有华与无华，声音的洪亮与微弱，气味的腥与臭等。②程度比较：如舌质的红与绛，气味的浓与淡等。③部位比较：如舌红在舌尖还是两边等。其思维的过程，是客观事物在大脑中形成表象以后，回忆经验或书本知识中有关的形象，将新感知的与已知的形象相比较，在比较的基础上鉴别，找出同异，最后确认下来。其思维的作用是为把握疾病本质的思考提供可以确认症状的性质、程度、部位等可靠的原始材料。

进行望诊和闻诊思维应注意的是：首先，要强调个体差异，因为每个人的正常生理活动所保持的状态是不同的，如面色微黄，在甲是病，在乙可能不是病。其次，要考虑地域、气候、季节的影响。

（二）问诊中的思维

问诊中的思维具有特别的性质。中医临床认识活动看起来是医师利用感官从患者身上获取疾病资料，实际上是医患双方的信息交流。语言是医患双方信息交流的重要手段。从诊治活动的宏观认识发展过程看，问诊属于感性活动，但其微观的活动机制应属纯粹的思维活动。它的根据如下：①问诊所获得的信息，不是患者的具体征象，而是从患者语言中得到的语义信息。②问诊活动中的患者具有双重属性，一方面患者是疾病表现的客体；另一方面患者所反映的病情信息是认识的主体，并对感觉进行辨认后经过一定思考才反映出来的。对医师来说，通过患者语言反映的情况则是间接的。③患者因缺乏医学知识，可能对症状现象描述得不完整、不确切。④患者反映的病情是语言信息，要将其作为辨证思维的资料，则需经过再造想象，在大脑中形成症状形象后才能输入辨证的思维过程。

问诊中思维的主要表现形式在于：①再造想象：即医师随着患者的陈述，借助记忆中有关症状的形象，展开想象，逐渐在构思中形成关于症状的形象。如医师随着患者对其发作疟疾的情景陈述，想象患者的症状形象，逐渐在大脑中形成一个动态的寒热往来的症状形象。②抽象性辨认：患者陈述的症状，诸如疼痛、难受的感觉等，是无法在思维中形成形象的。在这种情况下，医师主要通过患者的表情、动态等，结合其他情况进行分析和综合后才能确认下来。③抽象性分析与判断：主要是对患者所表现的症状做可靠程度的分析与判断，以此决定能否确认。

进行问诊思维的要求是：首先，要打破中医不问诊的俗见，积极地进行问诊。由于陋习的影响，有的患者秘病试医，医师不能纵容患者，助长此陋习，年轻一代的中医工作者应担当起改变对中医误解的任务。其次，要充分利用已有的知识和从其他诊法中获得的感性信息，对所问的情况做初步鉴别。医师在问诊时应注意患者的主诉，因为患者的主诉是患者最为痛苦的病情，要善于围绕主诉内容深入询问。另外，医师既要重视主症，还应注意了解一般兼症，收集相关辨证资料，以免遗漏病情。再次，要善于从患者的反应中捕捉信息，循线索逐渐询问，获取更多的信息。医师在问诊时，如发现患者叙述病情不够清楚，可对患者进行必要的、有目的地询问或做某些提示，但绝不可凭个人主观意愿去暗示、套问患者，以免使所获得病情资料失真，影响正确的诊断。

（三）脉诊中的思维

脉诊是医师用手指切按患者动脉，根据脉动应指的形象来了解病情，辨别病证的诊察方法。脉诊中需要思考，思考的主要方法仍是想象和比较。脉诊思维方法的比较法有以下两种形式。

一种是感觉比较，即由脉搏的刺激引起的指端触觉的比较，而参与感觉比较的内容主要有两方面：一方面是被比较对象，即当时诊断中感觉到的指下触觉；另一方面是参照对象，包括自我经验中的脉搏触觉和书本及他人传授的脉象触觉知识。脉诊的比较过程是先将获得的指下脉搏感觉形成假设，再提取大脑中相应脉搏的脉象印象，比较异同，做出判断。如医师可先据脉象情况假设指下触觉为涩脉，再与切脉经验或脉学知识中关于涩脉的印象进行比较，对自己切脉的触觉是否为涩脉做出印证。

另一种脉诊比较形式是想象形象的比较。比较的内容是由脉象联想的形象。参与比较的被比对象是根据指下感觉，在大脑中经创造想象形成的形象，如触摸一种脉后，根据脉搏特点，在大脑中形成像鱼浮游的形象；参照对象是根据知识中的描述，经再造想象，在大脑中形成的自然事物活动的形象，如滑脉是如珠走盘，就在大脑中再现珠在盘中滚动的形象。比较的过程是，当指下接受一种脉搏刺激后，先凭直觉产生假设性判断，依据假设性判断的脉象名称，提取相应的参照脉象，再体会其与指下的脉象能否建立起联系。如指下感知一种来盛去衰，像洪水奔腾的脉象，凭直觉是洪脉，再提取知识中有关洪脉的描述，再现其形象，经两个形象比较后，最终做出确认或否定的判断。

上述关于脉诊中的思维，是根据心理学和思维科学的一般原理，对中医师的脉诊思维活动做了分解性描述。在具体脉诊活动中，诊脉的思维过程并非都是如此明显可察的。当人们脉诊技能达到一定熟练程度后，诊脉就成为一瞬间即可完成的思维过程。但是，对一个初学脉诊的医师来说，可能还会经过更为复杂的过程。

脉诊是中医诊断的一种特殊检查方法，历代医家都非常重视研究和训练脉诊技术。然而，正如前面所述，长期以来，国内却有不重视脉诊的倾向。我们认为，过分地夸大脉诊的作用，把它神化，固然是错误的，但武断地否定它，或者口头上说可以参考，而实际上不注重研究，在临床中也不认真学习、体会和运用，仍是不可取的。须知脉诊作为中医诊病的一个重要方法，以现代科学的生物全息理论和生物场理论来看，蕴含着全身活动的信息。因此，研究历代医家脉诊思维在中医诊断中的作用，是当前研究中医思维学的一项重要内容。

脉诊思维训练的主要途径是多实践，多体会；多留心观察自然事物活动的形象，以丰富自己的想象力；多读历代关于脉学的著作，阅读中注意发挥再造想象的能力，以期在大脑中建立比较丰富的脉搏形象。

二、辨证思维的过程

辨证是中医临床诊断的主体环节，其主要活动形式是理性思维。因此，辨证中的思维活动是中医诊断思维的主体环节。

四诊中获得的只是疾病表现于外的征象，至于这些征象是否反映了疾病的本质，并不是四诊中的思维所能解决的。要解决这类问题，还必须利用已有的知识和经验，发挥医师的理论思维能力，对疾病做出理性的回答，中医辨证的思维活动即由此开始。

（一）追溯病机，寻找病因

症状现象是什么原因造成的？这是中医在诊断中首先思考的问题。医师正是循着症状现象，根据有关医理和借助自身经验，去探索其原因的。比如，依据浮脉想象气血趋向于表的体内机制，并构思出正气与邪气相争于体表的病理活动；依据呕吐的症状，想象胃气上逆；依据口渴的症状，推测体内有热，伤津耗液；依据苔色的变化，推测脏腑病变的过程。翻开中医有关诊断著作的论述和历代医案，关于体外症状的体内病机追溯，都是通过这种思维方法来实现的。

这种倒果求因的思维方法，不同于抽象思维的因果法。它的基本特征，是在思维中把症状现象作为结果现象。因为中医学认为"有诸内必形诸外"，故"司外而揣内"，借助其他事物的形象，想象出导致症状现象的体内病机形象。这样，追溯病机的思维就使医师在一定程度上把握了疾病的一定本质，深入事物的内部，为概括整体性病机打下了坚实的基础。

从症状追溯病机，使医师推测到一部分体内情况。那么，病机是什么造成的呢？又是什么原因使本来"阴阳平衡"的机体失衡的呢？这就需要寻找发病原因。由于问诊所得的只是部分参考信息，因而医师必须利用已知的中医理论和经验，进一步分析发病原因。

分析病因的常用方法主要有经验分析、推理分析和想象分析。经验分析是临床中常见的思考方法，即把现时遇到的症状和病机，与过去经历过的疾病做一比较，如果与经验中的某种疾病的症状、病机相同或相似，就可以把这个病的病因判断作为现时病因的初步判断。这是一种类比推理的思维方法。推理分析的意思是指，如果医师认为记忆中的经验没有类似现象，则可依据中医理论的阐述做出初步的病因判断。如肺失宣降，多因风寒或风热袭肺引起；胃气上逆，是属胃气不降反而上冲所致。想象推测的方法是根据生活或诊治中对近期自然、社会情况的了解，经人与自然关系的形象思维，做出初步的病因判断。如根据当时气候的特殊变化，构思发病与气候的关系，这种想象中的病因只是假设。

上述各法所得的只是初步病因判断，最初总是假设各种可能，使病因判断构成多选性。而在医师的主观态度中，并不认为初步的判断就是事实，他们还要通过多种方法对其可靠性进行验证，并在不断深入的诊断思维中反复思考其合理性。总之，病机的追溯和病因的分析，为综合整体性的病机创造了基本条件。

（二）证的概括与表述

在证的概括过程中，必须先把经上述过程追溯的个别孤立的病机，综合为具有整体联系的总病机。诊断思维的深入使人们逐渐发现，即便是外部现象没有联系的症状，都在病机的内部层次有着密切的联系，甚至不同的症状会出自同一个病机。这就需要诊断思维向深入发展，以利于把握疾病的整体联系。

中医的病理机制，不像西医那样在机体组织器官实体结构与功能病理改变基础上做抽象概括，而是一个机体异常活动的整体形象，这个形象是在中医师的头脑中构思形成的。如脾失健运，并不是实质的脾脏生理功能失调，也不是胃本身的器质性病变，而是根据中医理论，经想象在大脑中构思的体内水谷气化失调的"情景"；又如心肾不交的水火不济，也不是机体内发生了水和火的不相济，而是根据中医所理解的心和肾，对病机的一种想象中的把握。纵观历代医家在医著、医案和临床札记中有关病机的记载，几乎都是形象化的描述。这说明当时的中医对病机的把握，主要是运用形象思维的方式。

整体性病机形成的过程，是一个形象性综合的过程。所谓形象思维综合，是人们在综合性认识活动中，把分散而无联系的事物形象，逐渐在思维中形成完整的、具有统一联系的形象思维过程。由各个症状追溯病机的思维本是一种形象思维分析，现在要把分析所得的若干病机综合为一个具有内在联系的统一的病机形象。例如，把热盛于内的病机与宿食停于胃肠的病机有机组合起来，形成热与宿食相结在胃肠的病机；小青龙汤证的病机是水气内停，外感风寒，而致水寒射肺，水停心下，形成肺气失宣，水失肃降的整体性病机。

整体性病机的形成，为证的概括提供了病理基础。所谓证的概括，实质就是对整体性病机的概括，是进一步认识病机本质与疾病整体联系的过程。这个过程可以分解为三个具体步骤。首先，在整体性病机中进一步把握主要矛盾。在一个具有相互联系的病机群中，哪些病机在起主要作用？哪些病机是当务之急？无疑都需要在证的概括中做出回答。如在热与宿食相结，热盛于内，上扰神明，灼液伤阴，迫阴外溢的病机群中，热与宿食相结是主要病机，它主导着其他病机的发展，当务之急是解决大便不通问题。其次，寻找症状、病因与病机的整体联系。这个过程是在证的整体层次形成以主要病机为主要内容的证的内含阶段。其任务是寻找主要病机与次要病机的具体联系、主要病机与各种症状之间的动态联系、主要病机与病因的因果联系等，最后形成一个整体动态联系的病理形象。再以阳明腑实证为例，找出热与宿食相结与热盛于内、灼液伤阴等病机的内在联系；寻找主要病机与数日不大便、腹痛拒按、神昏谵语、脉象滑实等症状的必然联系；说明感受热邪和素有宿食等病因的发展过程等。这些问题解决以后，证的整体形象也就形成了。再次，证的观念的形成与表述，即对上述思维过程中形成的整体性病理进行抽象概括的过程。这种抽象不是像形式逻辑那样抽象的规定，而是通过形象性概括，以观念的形式在思维中反映出来，概括本身就是一种抽象。如可把上例概括为阳明腑实证，或直接概括为大承气汤证等。概括出的证的概念，借助形象性语词表述出来，表述的形式是多样的，或通过文字记录于医案、病历中，或通过言语表述给他人等。

以上是对辨证过程的分解，在实际的中医诊断思维过程中，多数情况下并不如此分明。一般说来，刚从事中医临床的工作者的诊断活动，新接触的病例以及疑难病症、复杂病例和危重病例的诊断活动，诊断思维发展过程比较缓慢。随着人们对具体病证认识的深入、诊断技能的熟练，思维过程开始浓缩，其浓缩的程度与人们对具体病证的熟悉程度成正比，即人们对诊断对象愈熟悉，其诊断思维过程的浓缩程度就愈高。

三、辨证思维方法的运用

常见的中医辨证中的思维方法有比较法、分析综合法、倒果求因法、类推法等，想象和联想在这些方法中起着重要的作用。

（一）比较法的运用

症状的鉴别、病机的辨认、现象与本质的区别都需要比较法，没有比较法就不能把混杂在一起的症状区别开，也不能把疾病按一定的要求分出类型或证型。辨证中的比较法根据诊断思维发展的过程，分为症状比较、病因比较和病机比较。

在症状比较中，首先是病理现象与生理现象的比较，如在一个患者身上切到一种脉象，是平脉还是病脉，需要把感觉中的脉象与患者平素的脉象相比较，还需要与一般人的正常脉象相比；其次是对同种患者的不同症状进行比较，以区别同一种病在不同患者身上的特殊表现；再次是症状的性质、程度和部位的比较，例如微汗、有汗和大汗及手足濈然出汗与身汗的比较等。

病因比较，可以用于同一患者两次发病性质的区别，如一个患者两次发病都出现头痛、发热、恶寒、脉浮等症，就需要通过有无外感的病因比较，区别出是外感风寒还是春温，或秋燥等；也可以用于同一患者不同发展阶段的区别；还可以用于同一时间不同患者的病证性质的确定等。

病机的比较，是区别病、证性质的主要方法。中医确定病证性质的直接依据是病机，特别是在两组症状非常相似的情况下，比较病机是唯一可靠的办法。如尤在泾在区别阳明腑实证与结胸证时，有如下一段精辟的比较："以愚观之，仲景所云心下者，正胃之谓；所谓胃中者，正大小肠之谓也。胃为都会，水谷并居，清浊未分，邪气入之，夹痰杂食，相结不解，则成结胸。大小肠者，精华已去，糟粕独居，邪气入之，但与秽物结成燥粪而已。"

（二）分析综合法的运用

要把握一个病例各方面的性质，必须把一个病证分成若干部分逐个研究，这就是分析法的运用。我们的目的是把握整个疾病，继而在分析的基础上综合出病证的整体联系。辨证中的分析，主要在于对症状性质的分析，对与症状相对应的各个孤立病机的分析，对病因的分析，对病程各阶段的分析等。辨证中的综合，是在不同层次形成病证整体性联系的思维，综合的内容是在分析中把握症状、病因、病机的本质，综合的方式以形象思维综合为主，从症状分析中追溯出的各种病机形象，在思维中构思出各种病机的动态联系。在证的层次概括病理的整体联系时，是对症状形象、病因形象和病机形象的有机组合。

（三）倒果求因法的运用

这种方法的运用，主要表现在从症状到体内病机的追溯中。这里所说的"果"，是指机体在病理活动中表现于外的征象，它是病机活动的结果。思维正是从这里开始循着这个"结果"，在大脑中寻找相似的客观事物运动过程的形象，追溯出导致症状现象的体内病机之"因"，也就是我们通常所说的"审证求因"。

（四）类推法的运用

辨证中运用类推法，是借助客观事物的某些形象与疾病病理活动的某些相似联系，推测病理活动的某些情况的思维方法。它不同于逻辑学中的类比法，因为后者是事物的抽象属性的类比，而前者则是借助于自然或社会事物中的某些形象，类推机体的某些病理活动形象。例如，在追溯病机时，借助火炎向上的自然事物形象，追溯出口舌生疮是心火上炎，耳鸣目赤是肝火上升等；借助水向低处流的形象，追溯出下肢瘙痒是由湿热下注所致；借助客观事物中由于不合理的团聚——相结，而破坏事物的正常秩序的现象，概括出蓄水证、蓄血证、结胸证、结阴证、结阳证等"结"证的病机。

在整个辨证的思维中，想象是各种思维方法运用的内在因素。从它的作用看，没有想象医师就不能构思出动态形象的病机，也不能形成整体性病机和证的观念；从它的普遍性看，它贯穿于辨证思维的始终，各种思维方法都需借助想象的桥梁，才能达到认识疾病的目的。同时，想象又总是伴随着联想，联想常常是想象的契机；想象又与抽象有机结合起来，再寓于形象的表述中。如对证的概括，总是在想象的基础上，才概括出证的某些抽象本质。

在辨证思维中运用想象，必须注意：想象中事物的"形象"，必须与体内某些相似或相关的病理有联系；不能认为想象出的病理形象，就是体内的真实形象；坚持在治疗效果中检验想象产物的正误；幻想和胡思乱想绝对不能运用于辨证思维。

四、辨证思维的模式

中医学在长期的医疗实践中，对辨证的认识不断得到发展、深化，形成了多种辨证归类的方法，通常提到的就有八纲辨证、脏腑辨证、经络辨证、六经辨证、卫气营血辨证、三焦辨证、病因辨证、气血津液辨证等，此外还有辨标本、顺逆，辨体型气质，以及方剂辨证、五行辨证等多种提法。由于辨证的思维方法和资料来源不同，临床辨证模式也不尽相同。

（一）系统辨证模式

系统辨证模式是目前临床上较常用的辨证方法，是在中医辨证论证理论的指导下，对四诊所收集的临床资料进行综合判断，辨别为某种证的模式。其主要依据是现代中医院校教科书，在八纲、脏腑辨证的基础上，结合多种辨证方法。这样的辨证模式比较符合中医整体观念，也比较容易保持理法方药的一致，是一种整体性思维方式，对临床资料的完整性要求较高。其不足之处是辨证方法较多，不同的辨证方法其结论不同。例如温病辨证就有卫气营血辨证和三焦辨证之分，令初学者无所适从。

（二）单症辨证模式

单症辨证模式又可理解为主症辨证模式，是经方派的常用辨证方法，即所谓的"但见一症便是，不必悉具"，或称方剂辨证或以方测证，是一种直觉性思维。单症辨证必须建立在丰富的实践经验基础上，要求医师对疾病的全过程和临床表现的主、次要矛盾必须有全面的了解。不足之处是辨证准确性容易受患者表达能力的影响，医师容易主观臆断或犯以偏概全的错误。

（三）指标辨证模式

指标辨证模式是现代中西医结合临床常用的诊断方法，即在现代中医证的研究基础上，确定每一个证的理化指标，在诊断过程中直接套用相关的指标为依据进行辨证。例如，血瘀证常表现为微循环障碍，因此临床上出现微循环障碍的指标即辨为血瘀证。这种辨证方法看起来似乎比较客观，也符合现代量化要求，但实际上摒弃了中医整体观念的基本内涵，并不可取。

（四）主次症辨证模式

主次症辨证模式是现代中医临床科研常用的辨证方法，即沿用西医诊断模式，首先辨病，然后在该病基础上把证候诊断依据分为主症和次症，诊断标准为两个主症和若干次症组成。这种辨证方法虽然比较简单，使临床科研证的分型有标准可依，但存在的主要问题是许多临床资料并非特征性资料，同一证在不同患者身上所表现的症状不同，而且有许多临床表现本身在患者看来实际是很难分清的，如脾气虚证和湿热蕴脾证中，腹胀纳少与脘腹痞闷纳呆、大便溏薄与大便溏泄、肢体倦怠与肢体困重之间，患者难以描述清楚。这就使得看似简单的方法变得复杂起来。

（五）症状贡献度辨证模式

临床上的症状很多，不一定都是主症，也不一定都是主诉，但都具有辨证的意义。同时，每一症状对各病、证的诊断意义并不是一对一的简单关系，即一个症状对多种病或证具有不同的诊断价值，每一个病或证的诊断则往往需要根据多种临床表现才能明确。为此，对每一症状对某一证辨证的贡献度以分值的方式进行界定，然后再把分值根据症状程度的轻、中、重分别乘以 0.7、1、1.5。各证的诊断确定一般以 100 作为通用阈值，即各症状对各辨证要素贡献度之和达到或超过 100 时，则这些辨证要素的诊断就成立了。

（六）统一体系辨证模式

在中华人民共和国国家标准《中医临床诊疗术语——证候部分》（GB/T 16751.2—1997）基础上，朱文锋教授创立了"辨证统一体系"：临床上的病情虽然千差万别，极其复杂，并处于变动状态，然其本质无非是病位、病性的不同，都可用辨证要素加以辨别；辨证要素虽只有 60 项左右，但其相互组合则难以数计，无论疾病诊断是否明确，只要有病情资料就可进行辨证诊断。因而这种辨证模式具有纲领性强、灵活复杂的特点，具有广泛的适用性。掌握这一辨证统一体系，便为把握灵活复杂的辨证方法找到了执简驭繁的要领。

第四节　中医诊断思维与误诊

中医以自己的思维活动作用于诊断过程，构成中医诊断的核心因素。因此，能否正确地进行临床思维直接关系到能否获得正确的诊断内容。研究中医诊断思维与误诊关系的一个重要任务，就是要依据思维学的一般原理，总结导致误诊的思维原因，探索促进正确诊断的思维因素。

一、正确诊断的思维学含义

中医思维学主要是从诊断思维的过程和思维的产物来讨论诊断正确与否的。

首先，正确诊断的思维因素是多方面的，这些因素是：主观方面，有医师诊断目的的正误及思维能力的高低；客观方面，有被加工材料的是否全面，材料的掌握是否真实及知识的应用是否恰当；思维的过程方面，有思维的发展过程及运用的方式方法的正确与否等。

其次，医师对具体病证所下的诊断，是诊断思维的产物。诊断思维的产物也有正确与错误之分。所谓正确诊断包括两方面含义：一是指诊断思维过程的正确，即诊断思维过程符合思维活动的一般规律；二是指思维产物的正确，即所下的临床诊断结论符合疾病的本质和联系。相反，所谓误诊，则是指错误的诊断思维过程和对疾病所做的错误判断。误诊是医师对患者所患疾病的一种错误反映，主要包括诊断错误、诊断疏漏和诊断延误三方面。因此，医学中所说的正确诊断和误诊，主要是指思维的产物而言。

再次，正确诊断的含义具有相对性。辩证唯物主义认为，客观世界的层次结构和联系是无限的，事物是无休止地运动着的。人们在有限的时间内，不可能完全彻底地认识客观事物。认识活动是人们向客观世界无休止地接近。因此，医师对疾病认识的正确性也是相对的，表现为医师只能在当时的客观条件下和自身思维能力的条件下认识疾病；正确的诊断是对疾病一定程度的正确反映，而不是完全彻底的反映；划分诊断正误的具体标准，在不同条件下具有不同的内容；正确的诊断，具有程度的差别。

二、正确诊断的思维因素

正确诊断的思维因素，从思维本身的结构看，主要由思维的对象方面、思维的过程方面、思维的主体方面三种基本因素构成。

中医思维学把诊断疾病的思考活动作为一个客观过程。这个客观过程是一个可以创造对病证的理性把握的特殊劳动过程。既然是一种劳动，就必然有劳动的结构。组成这个结构的基本要素，有劳动的对象、劳动的工具、劳动的过程和劳动的主体。中医诊断思维的"劳动"对象是思维加工的"原料"——症状信息，以及因加工需要提取的有关知识材料；劳动的工具，应是具有特殊物质性能的大脑实体组织；劳动的过程，就是对材料（包括知识材料和症状原材料）进行理性加工，获得对疾病的理性把握的过程；劳动的主体方面，包括医师的思维目的和思维加工能力。这里主要从对象、过程和主体方面讨论正确诊断的思维因素，作为工具的大脑组织在思维过程中的物理化学运动形式暂不讨论。

（一）诊断思维的对象

在四诊中获得的症状信息和在大脑中提取的必要知识，这两方面共同构成诊断思维加工的材料。材料的真实性和全面性，是正确进行诊断思维的前提条件。

如何获取真实的思维材料呢？可以从如下三方面努力：第一，在直接的感知活动中，要努力克服自然和环境方面的影响，反复感受刺激；选多种方法从不同角度感受刺激；必要时参考他人的感觉。第二，在通过第二信号系统接收间接信息时，要对接收的信息做严格的理性分析，或做适当的验证，以确保问诊资料的真实性。第三，在提取知识时，必须是可靠的理论，某些没有被证明的假说，或不成熟的理论，或某个人对某特殊病例的体会等，都不应作为可靠的知识输入诊断思维加工。

材料的全面性，是指被用来进行诊断思维加工的材料，必须是全面反映病情信息的资料，加工需要提取的知识也应是系统性的。在收集症状原材料时，不仅需要病体本身表现的症状，还需要参考周围发病者有关的症状表现；不仅需要症状明显的材料，还需要似隐似现的征象；不仅需要患者感觉痛苦的症状，还需要暂时感觉不到痛苦的征象等。在寻找病因时，不仅需要直接的致病因素，还需要间接的致病因素；不仅需要自然因素，还需社会、情志等因素；不仅需要客观因素，还须注意主观因素。在提取知识时，应注意知识的系统性，不应因主观的需要而断章取义。当然，这里所说的全面性，并不是绝对的、无遗漏的，而是相对的。人们不可能在有限的时间内，全部把握到疾病的各种信息，对一次具体的诊断活动来说，其全面性是指在一定条件下，尽最大努力地收集各种关于病情的信息。

（二）诊断思维的过程

创造条件使思维过程向着有利于获得正确诊断的方向发展，是中医正确进行诊断思维的重要任务，一般从促进思维过程合理化、使用正确的方式方法和合理利用思维反馈原理等几方面努力。

要使思维过程合理化，必须坚持唯物主义的反映论，使一切结论产生在调查研究和思维加工之后，使整个诊断思维过程按照认识的发展规律进行。中医诊断思维的一般过程应是：通过四诊获取症状原材料，依症状追溯病机，同时寻找病因，继之把病症、病因、病机综合为一个具有整体联系的病理机制，再经概括形成证的观念，借助语言文字表述出来。坚持一切结论产生在调查研究之后，并不排斥在一定材料基础上初步加工，形成初步印象的必要性，这样有利于集中注意力，迅速接近病情，加速思维进程。但应注意不能被假设性印象限制思路，一方面应在印象的指导下有方向地收集症状材料；另一方面应特别注意印象以外的新情况、新信息的捕捉，随时准备依据新的材料和思维的深入，校正原来的假设性诊断。

使用正确的方式方法，是使诊断思维过程顺利发展的重要措施。中医诊断思维的基本方式是形象思维，也需要抽象思维的辅助。诊断过程中所选用的思维方法，应是在主导思维方式指导下的不脱离事物形象的比较法、类推法和分析综合法等。正确地使用思维方式和恰当地选用思维方法，应注意如下三个问题：其一，必须把想象贯穿于诊断思维的始终。其二，在一定的环节运用的抽象性概括或抽象性判断、推理等，不同于形式逻辑中的概括和推理，不能把内容丰富并具有动态形象的中医诊断硬性模式化。其三，促进思路灵活发展是合理施用思维方法的契机，医师可以根据自己对中医理论的体会和诊断经验选用自己所熟悉的辨证方法。如选用六经或卫气营血辨证法，宜主要选用形象思维的各种思维方法；选用八纲辨证法或脏腑辨证法，其思维过程的抽象性成分就高。因此，针对具体病例，既需选用恰当的辨证方法，也必须相应地选用适当的思维方法。

在诊断思维中，合理地利用反馈原理是促进思维顺利发展的有效措施。所谓诊断思维的反馈，是把诊断思维过程作为一个功能系统，思维的材料输入系统后，经过思维的加工，输出加工后的信息，这种信息返回来再输入诊断思维活动，调整诊断思维的进程或方法。例如，诊断进程中产生的初步印象，返回来可以指导人们循着一定的方向进行辨证活动。根据反馈信息的来源，可将诊断思维中的反馈分为内反馈与外反馈。其中，由诊断思维的产物返回来影响诊断思维的反馈为内反馈；由治疗效果的反馈信息作用于继续进行的诊断思维为外反馈。诊断思维应充分发挥内反馈的作用，因为它有利于避免治疗错误，有利于节省人力物力，有利于减少患者的痛苦和经济负担。利用这种方法的关键是随时利用诊断思维中形成的病机、找出的病因、形成的初步诊断和最后诊断，返回来调节症状的收集、病机的追溯和综合等诊断思维，使思维活动趋近于思维目标。

（三）诊断思维的主体

在一般的劳动中，人的目的、大脑的活动和思维的产物共同组成主体因素。但是，在思维活动这个特殊的劳动中就不同了，其主客关系是依据思维活动这个事物的本身来划分的。中医诊断思维的主体因素，指的是医师的思维目的和思维能力。因为它们一方面代表着医师的意志，直接推动诊断思维向前发展；另一方面它们是使医师与患者的疾病发生认识与被认识关系，并使两者趋近于同一"劳动"的具体体现。

中医诊断思维的目的，是指诊断思维所要达到的目标，其内容是具体病、证的本质和联系。中医诊断一方面要求有明确的方向，另一方面要求努力把诊断的目的贯彻于诊断活动的始终，不论遇到什么困难都应尽最大努力，达到搞清病情的目的。有的中医师诊断无目的，也不想搞清疾病的本质，只凭症状就开方下药，到头来自己对诊断的病还心中无数。这种心中无目的的诊断活动，不能使诊断思维正确地发展。

所谓诊断思维能力，是指大脑运用知识认识疾病的能力。它分为一般能力和特殊能力两种。其中一般能力主要有观察能力、记忆能力、想象能力、运用思维方法的能力和思维调节能力，这些都是中医进行诊断思维的基本条件。诊断思维效率的高低与思维能力的高低成正比，因此临床医师必须不断地加强个体思维能力训练，才能不断提高临床诊治效率。

诊断思维的特殊能力，是指思维个体在某些方面所表现的特殊思维技能，它是中医从事各科诊断活动的必要条件。兹将特殊思维能力在中医诊断中的作用及其能力训练分述如下。

第一，诊断思维的特殊能力是进行特殊诊断的必要条件。中医诊断的对象是分科分类的，中医要经常从事某科或某类病证的临床工作，就必须具有诊断该科或该类病证的能力。例如，中医外科医师就需要具备对各种疮疡疹斑的观察能力，眼科医师则需要掌握诊断眼科疾病的特有技巧，内科医师尤其需要想象能力，骨科医师需要特有的触觉能力等。临床中医师应当熟悉本专科的特点和诊断思维特点，系统掌握本专科的知识，经常练习本专科诊断中所需要的技能，以不断提高本专科所需的特殊诊断能力。

第二，努力培养某一特殊的能力，在诊断中发挥特殊的作用。诊断思维的一般能力并不是均匀地体现在每个人的身上，某些医师可能长于观察，能明察秋毫，观察出许多病证的细微症状，善于发现某些疾病的先兆；某些医师可能具有超乎一般的记忆力，对诊断思维中所需要的知识有一清晰印象，有利于诊断思维进程的顺利发展，也有利于正确地进行思维加工；某些医师可能擅长想象，特别是许多老中医，尤其善于建立诊断思维的意境，在意会中悟出病机等。中医在长期的诊断实践中，总是自觉或不自觉地发展自我的特殊能力，这是中医创造特殊临床诊断技能的基础条件。历代出现的某科或某病的中医专家、名医，一般都经过自我特殊诊断思维能力的培养和发展过程。现代临床中医师，也应注意寻找和发挥自我特殊的思维技能，并注意吸收他人的特长，争取闯出具有现代特色又蕴含传统特色的临床诊断特殊技能。

第三，擅长某种思维方法，并熟练地运用于中医临床诊断，有利于提高效率。不同的医师在临诊时对思维方法运用的熟练程度也不同，有人善于运用比较法，有人善于运用类推法，有人善于分析综合法，还有人善于把多种方法交叉运用，恰当配合。擅长一种或多种思维方法是进行正确诊断思维、提高诊断速度的基本条件之一。现代中医师应学习一些思维学知识，发展和训练思维方法，这是进行诊断思维训练的重要内容。

三、误诊的思维原因

误诊和正确诊断是对立的，如能在诊断中有效地防止误诊，本身就说明医师已经正确地进行了诊断思维。引起误诊的思维也有一定的特点和规律，导致误诊的思维因素主要表现在两大方面：一是思维发展过程不当，二是思维方式方法运用不当。

（一）思维发展过程不当

思维发展过程不当，可以表现在四诊和辨证两个阶段。

1. 四诊阶段　四诊阶段是获取辨证加工原材料的重要环节，诊断思维对原材料的基本要求是真实和全面的。影响获取真实、全面的症状材料的主要原因在于辨认误差和检查不全面。

所谓辨认误差，是指医师在收集症状材料时，对症状现象的颜色、声响、动态、神情及其程度等辨别认定的误差。根据获取信息的途径，其分为直感误差和间接信息错认两种。直感误差是指医师在依靠自己的感官直接感知症状时，对视觉、听觉、嗅觉和触觉等感觉的误差，如厚苔误认为薄苔，面色萎黄误认为黄疸等。间接信息错认是指医师在问诊中将患者错误的表述当作真实的信息确认。

检查不全面，是指医师没有尽最大努力收集比较全面的临床表现，把局部的、不充分的症状作为辨证的材料。其具体表现有三方面：其一，在运用检查方法时没有四诊合参。如有以不问病而诊病自诩者，这是放弃了取得第一手资料的重要途径；有只靠问诊而察病者，这样也不能得到全面的临床材料。其二，在收集症状材料的过程中检查不全面。如只收集到少量的症状，就停止了检查活动；或只注意表现突出的症状，忽视了不明显或细微的症状等。其三，在概括症状表现时不全面，或只概括了患者自觉痛苦的症状，忽视了具有医学意义的其他症状；或把具有多种联系的症状当作孤立的现象；或把运动发展的症状当作静止的症状等。

2. 辨证阶段　辨证阶段是中医诊断思维的核心阶段，这个阶段的任何一个环节出现偏差都可能引起误诊。其中常见的主要有病机追溯不当、病因判断错误和概括总病机不正确等。

追溯病机是指追溯导致症状现象的体内活动机制。它是以创造性想象为主的思维活动，问题常出现在不能依症状想象出恰当的病机。其原因有：生活经历单纯，大脑中储存的客观事物形象贫乏，临诊中想象不出恰当的形象去构思病机；对客观事物形象的本质理解不深，体会病机时不能反映病机的实质；理论掌握不系统或运用不灵活等。这些原因的存在，都可能不同程度地影响中医临诊中正确地追溯病机。病因判断的错误是指在寻找发病原因时，对致病因素的错误判断。常见的表现形式有：凭经验从事，只凭少量不充分的症状，便认为与经验过的病证相同，将经验过的病因作为认识中的病因；通过问诊所得的有限信息，不加分析地确认问诊所得的病因；思维定式，如正值感冒流行，见头痛发热便认为是感冒。在概括病机中的思维错误主要有：没有进行整体病机的概括，只把症状、病因等无机聚合，思维中没有形成统一联系的病机；概括不当，或把次要病机当主要病机，或只注意主要病机而忽视次要病机与主要病机的关系，或没有概括出整体联系的病机。

（二）思维方式方法运用不当

思维方式方法运用不当主要有思维定式、依经验从事和不适当地运用抽象思维三种表现形式。

1. 思维定式　是临床中常见的引起误诊的思维方法。定式，是心理学中的一个概念。其含义是，由一定的思维活动所形成的倾向性准备状态，决定同类后继思维活动的趋势。由于不同病证常出现相似的临床表现，在诊断思维中接触到一定量的相同或相似的症状以后，不自觉地循着原有的印象去诊断另一种病。例如，见到数日不大便、燥渴、日晡潮热、腹痛拒按等症状时，往往易与熟悉的阳明腑实证相连，循此思路发展，可能将大结胸证误诊为阳明腑实证。

2. 依经验从事　是另一种常见的导致误诊的思维方法。其主要表现是，主观上过于相信已有的临床诊断经验，并夸大其一般意义；在检查患者症状时不仔细，询问病史不周到，按固有的思路寻找适合自己观点的症状；在思路发展中，机械地套用经验，而不是从实际出发，对具体情况做具体分析；态度上主观、武断，听不进不同意见。这些都从不同方面限制了思路的正确发展，不同角度地构成了导致误诊的因素。

思维定式与经验主义的思维有共同之处，两者都在一定临床诊断经验的基础上发生，都是不能正确地对待经验的作用。其区别是，前者是不自觉地重复着经验的作用，后者是有意地、自觉地重复经验的思路。前者在某些情况下，有益于诊断思维迅速接近病情；后者则无此优点。在思维发展趋势上，前者不拒绝新信息，并容易校正思路；后者不注重捕捉新的信息，而难以校正思路。

3. 不适当地运用抽象思维　是导致误诊的思维因素在思维方式方面的表现。中医诊断虽然需要抽象性判断或推理，但整个过程仍以形象思维为主，我们不能脱离中医的实际去追求现代化的思维方式。中医理论和实践的体系决定着在目前阶段从事中医临床工作时，还不能主要依靠抽象思维认识疾病。如果超越中医实际而过于强调抽象思维的作用，就会在诊断中不适当地运用抽象思维。其主要表现有：把中医的诊断规定为若干典型症状，见其中一二症者便确定为某证；中西医病证互套，如见"炎症"为有热，见"贫血"为血虚等；机械分型，把生动的中医病理活动勉强分为若干证型等。这些不适当的抽象思维之所以可能成为误诊的因素，是因为中医对疾病的认识本来就不具有严格的抽象性规定，而要求整体动态地把握。依靠抽象的推理，是难以实现这种把握的。

四、临床思维对误诊的影响

在医疗实践中，专家们认为"医疗事故有一半来自临床医师的思想方法问题"。可以认为在这一半中，误诊、漏诊占重要的地位。引起误诊、漏诊的思想方法主要表现在以下几方面。

（一）只看局部，忽视整体

人体是由各个不同组织、器官和系统组成彼此联系、互为依存的有机整体。恩格斯说："身体各部分，只有在其联系中，才是它本来的面目。"黑格尔也说："只是尸体中才有部分。"从现代医学科学来看，人体的整体与局部、形态与功能、生理与病理、理化因素和生命活动都不是彼此孤立的，而是互相联系不可分割的。

在医学科学研究中，人们为了认识生命的本质，精心考察机体的某方面或某个部分，往往对考察的对象进行分割，这样有利于研究的深入，但忽视了整体的联系，对疾病的原因经常缺乏多因素的分析，容易拘泥于局部而误诊。例如，目赤肿痛可见于肝经风热，也可见于肝火上炎或肝阳上亢，体现了"肝开窍于目"这一整体联系，但是，如果孤立地着眼于眼睛局部，必然发生误诊。

（二）只见现象，忽略本质

有的临床医师，对事物的认识仅局限在现象上，不去追求它的本质。这是造成误诊、漏诊的另一个认识论的根源。疾病的发生、发展有着现象和本质两方面，现象是事物的外在表现，如疾病的各种症状等；本质隐潜在现象之中，在疾病中人们不易察觉的器质性或功能性变化即属于这种情况。两者既对立又统一。在临床诊断中，各种症状是医师认识疾病的出发点，但认识不能仅仅停留在这些现象上。在临床实践中，我们常常看到，由于病变部位及病情发展的阶段不同，患者出现不同的临床症状，而这些症状在别的疾病中也同样存在，因而掩盖了疾病的本质，为确立正确的诊断在客观上带来了困难。如阳明腑实证见有脉沉迟，与寒实证难以区别；心火移热小肠可见小便短赤涩痛，与下焦湿热有相似之处等。正因为如此，才十分需要医师运用逻辑思维，由表及里，由浅入深，精心探索，去伪存真，透过现象，抓住本质，切勿浮光掠影。

（三）失于审慎，主观臆断

唯物辩证法认为，正确的诊断只能来自周密的调查研究。闭门造车，脱离临床实际，主观臆断，乃是正确诊断之大敌。部分医务人员忽略了对疾病的昨天和今天、主要症状与次要症状的动态观察，缺乏周密的调查研究，不力求病史材料的完整性，而仅抓住一点，不计其余，凭主观想象做结论；有人片面夸大自己的主观印象，不愿听取别人的意见，对患者及其家属的陈述不重视，一次又一次地失去了正确诊断的机会。

（四）不识机变，固守一端

疾病是一个复杂的生物学过程，是在外界环境的作用下所发生的损害与抗损害的斗争过程。医师的职能是加强抗病能力，减少损害因素。在两者发生矛盾的情况下，医师应该"保抗、抑损"。然而常常有这样的情况，当原来的诊断不符合事实，或病情出现新动向，如主要症状与次要症状发生了转化，或主要症状未发生变化，而病情一直在恶化，有的医师不能从变化了的实际情况出发改变自己的结论，而是因循保守，维持原有结论。这种形而上学的思想方法对疾病的诊断是十分不利的。

　　总之，临床思维是中医临床诊疗活动的核心和灵魂，正确的诊断结论来源于正确的思维过程和思维方法，如何对待临床过程中的思维因素是我们研究中医误诊学的重要组成部分。

第四章　中医误诊的避免

第一节　避免误诊的方法

误诊的原因是多方面的，随着医疗卫生事业的不断发展，人们对健康的要求日益增高，避免和减少误诊成了医患双方共同追求的目标。针对误诊的病家原因和社会原因，通过现代健康教育和健康促进活动，广泛宣传医学科普知识，通过卫生行政干预，促进中医立法和法制的健全，可以在较大程度克服上述两方面因素对诊断的负面影响，提高诊断的准确率。但医师是临床诊疗活动的主体，因此，我们研究避免误诊的方法，关键在于医师，这也是本章讨论的重点。

一、规范标准

俗话说"无规矩不成方圆"，正确与错误是相对的，没有"正确"何来"错误"？我们研究误诊是以正确的诊断为参照系的，因此建立规范的诊断方法和标准十分重要。只有这样，才能真正做到有章可循，不断纠正偏差和谬误。

（一）建立正确的诊断标准

规范诊断方法必须建立一整套诊断标准，这是中医诊断的前提和基础。由于中医学理论形成和发展周期较长，一种诊断方法的建立往往需要经过几代人的不断完善和补充，造成了中医诊断标准的不统一、不规范，成为限制当代中医临床和科研发展的主要障碍。建立正确的诊断标准，首先要求四诊资料的标准化。诊断的核心是辨证和辨病，而辨证和辨病的基础是四诊所收集的资料。正如前面所说，疾病的复杂性使临床表现存在着过多的不确定性，症本身的多样性、复杂性使临床资料来源的准确性大打折扣；有许多症状表现形式虽然争论了千百年，但至今仍然没有取得共识，如少阳病的"胸胁苦满"、阳明病的"胃中必有燥屎五六枚"，以及"怔忡""奔豚气"等，其概念内涵至今仍然不能统一。这些都给我们的临床诊断工作带来了负面影响。因此，我们研究规范化，首先应当是"症状的规范化"。其次，是各种病证诊断标准的规范化。长期以来，同一的病证在不同医籍中名称不同，各种病证的诊断标准在不同的医家有不同的认识，使得研究难以深入。近几十年虽然大批的中医工作者致力于中医病证诊断标准的研究，但是由于受到形而上学思维模式的影响，往往顾此失彼，不同作者的标准不同，同一标准在不同环境中辨证意义不同，这样的"标准"是没有实际意义的。当务之急应尽快建立一套符合中医特点又切合临床实际，而且具有普遍性的诊断标准。20世纪90年代，由国家中医药管理局牵头，着手制订了一系列中医诊断的国家标准，由国家技术监督局（现国家市场监督管理总局）于1997年4月发布，1997年10月1日在全国中医院校和各级中医院推广实施。这对规范行业标准和开展诊断规范化研究起到了很好的促进作用，无疑是一个划时代的进步。但是，这一标准的具体应用还需要一个过程，需要几代人的不懈努力。

（二）规范诊断方法

中医诊断手段基本上沿用了传统的四诊方法，其优点是较为直观、方便，不需要过多的仪器设备，而且对患者没有损伤。其缺点是操作不规范，方法不统一，不够精确。回顾历史，不难发现，中医的四诊方法也是一个不断完善的过程。如脉诊从遍身法，人迎、寸口、趺阳诊法，到"独取寸口"本身就是一个很好的例子。"独取寸口"脉诊方法的确立对脉诊规范化来说意义重大。现代中医诊断学对各种临床诊断方法进行了规范，但这还远远不够。目前的中医科研中，许多人致力于中医诊法的现代化和规范化研究，如"舌色仪""电子鼻""脉诊仪"及"电子计算机诊疗系统"等，无疑对诊法的规范具有积极的推动意义，对于中医的现代化起到一定的示范作用。但是，要真正把这些方法与临床实际结合起来，也还有很长的一段路要走。因此，就目前来说，我们应当把临床上通用的、已成熟的四诊方法规范起来，尽可能地减少人为因素的影响。

二、四诊合参

望闻问切四诊是中医诊断的基本方法，尽管现代科技进步为中医诊断现代化带来了良好的机遇，但是，迄今为止，中医临床诊断还没能摆脱四诊的框框，现代理化检查依然不能取代传统的四诊方法。从总体上说，通过对四诊所得的临床资料进行分析和综合，能够做出正确的诊断。但是，其前提是四诊的齐备和对所得资料的综合分析，正如《黄帝内经》所说"上工欲会其全，非备四诊不可"。众所周知，望闻问切四种方法从不同侧面了解疾病的临床表现，各有其优点和局限性，在临床上不能相互取代。有些症状是患者自身的感受，如恶心、心悸、胸闷等，只能通过问诊获得；有些症状是医师检查所得，如舌象、脉象等，不可能通过问诊获得；而疾病过程中患者所发出的某些病理声音如咳声的强弱、高低、清浊，只能凭医师的听觉去判断。因此，为了提高诊断的准确性，最大限度地减少误诊，强调四诊合参是十分重要的。同时，四诊合参还有利于培养医师的责任心、实事求是的态度和对问题全面分析的能力，这些对防止误诊也同样具有现实意义。

三、追本溯源

疾病的发生发展是有一定规律的，这也正是我们认识疾病的基础。因此要真正把握疾病的本质，就必须对其发生发展过程的全貌有所了解，而不应把疾病看作单纯的时空点上的变化。中医学历来十分重视"治病必求于本"。这里的"本"，一是指疾病发生的起因、诱因或初期的病理反应，从中了解与本次疾病的相关因素或病因。二是指疾病的根本或本质，是治疗的依据。例如"五行的生克乘侮"，说明的是脏腑间的关系和疾病的传变；《伤寒论》六经辨证中的传经、合病、并病，说明的是外感寒邪侵犯人体的传变过程；三焦辨证和卫气营血辨证说明的是温热病邪的传变规律。我们在诊断过程中既应当熟悉各种病证的基础规律，同时又要详细了解疾病的全过程，从源头上、根本上寻找病变的症结所在，这也就是我们通常所说的"辨证求因"。当然追本溯源的方法很多，除了传统的四诊之外，还应充分利用可以利用的各种检查手段，把握疾病的本质，尽可能减少误诊。

曾有一患者因"气喘胸闷"入院，经诊为"喘病"，先后投予清热化痰、宣肺平喘、补肾益气等，但收效甚微，诸症反复，且每逢发作之时苦不堪言，鼻涕俱下，后经详细追问病史，方知患者2周前刚从国外归来，在国外期间曾有吸毒病史，至毒品用完之后，开始出现上述症状，所谓的"喘病"实际上是毒瘾发作。如果医者没有及时注意到"吸毒病史"这一重要环节，则必然发生误诊。可见，对于临床这类病证，"追本溯源"是至关重要的。

四、亲识其症

前面说过，准确的资料来源是诊断的关键。对于绝大多数的患者，由于没有受过专业训练，就诊时所叙说的病史资料只是患者主观的感受和对疾病的理解。因此，患者或伴诊者所提供的资料距诊断的要求甚远。有些资料需要通过望诊、闻诊、切诊获得，患者不可能了解，这需要医师亲自去收集。如果说患者对疾病的认识是感性的，那么医师对疾病的认识应有更多的理性成分。再者，医师虽然都是受过专业训练的群体，但是不同医师的责任心、业务水平和对疾病理解的侧重点不同。因此，在条件许可的情况下，应提倡亲识其症，所谓"临床"，"临"就是靠近的意思，这也是诊断的最基本要求。即使高级的医师在查房或会诊时，也应当亲自了解患者的相关表现。如果一味依赖于别人原有的四诊资料，那么会诊就失去了意义。西医学拥有更多的客观指标，如生化检查、X线、B超、CT等，相对客观，也容易达成共识。但中医诊断更多的是医师个人对临床观察的认识和辨证思维过程，对同一种现象的认识在不同的医师有很大的差异，中医远程会诊、计算机诊疗系统研制面临的问题之一就是对"症"的认同不一致。为了提高认识水平，就必须强调多实践，动手收集第一手资料，这样才能避免误诊。

五、治多知悉

为了减少误诊，我们强调多实践，还强调不断总结临床经验。医师诊断水平的高低固然与其理论素质和专业技能有直接关系。但是，善于总结经验往往会带来"事半功倍"的效果。诊断学是在对临床总结的基础上逐步形成的。对成功经验的总结可以作为今后的指南，而对失败教训的总结有助于减少和避免误诊。当然总结经验还要强调具体问题具体分析，决不能因此形成思维定式，墨守成规。

作为医师，所做的诊断和治疗实际上是对自己判断的一种验证，当这种判断结果被临床一次又一次地验证是正确的，就应该总结出其中的普遍规律，把原来的感性认识升华到理性认识；当判断结果被临床验证是错误的，就应该认真排查，重新选择可能的正确结论。只有对临床误诊原因和规律不断分析和总结，诊断水平才能不断提高，而不至于一误再误。

作为一个合格的医师，还要善于总结别人的经验和教训。临诊时要问前医所用何药，做何诊断，有何调理，对判明疾病性质、制订正确的治疗方案具有重要参考价值。一般来说，初治较难，特别对于疑难病症，寒热虚实，犹豫难决；对于已治未效之患者，通过了解前医治疗的经过，常能洞见真情，见其确有失处，对证施治，就比较容易取得成效，可以说对前医辨证治疗的分析是提高自己正确诊治的有效途径。但应当注意的是，在参考前医失败的教训时，态度要客观，要重事实，有分析地从别人的失败中找出符合医理的原因来，而不可有半点主观臆测的成分夹杂其中。任何主观臆测，都可能导致新的错误。如王胥山认为："前医用药未效，后之接手者，多务翻案，以求胜之，久寒则用热，久热则用寒，久泻则用补，久补则用泻，以为付巧出奇之计。然而脉因故在也，苟据脉审因，确见前识力未到，自当改弦易辙，以正其误。若不据脉审因，而妄生歧论，只图求异于前人，而网其利，竟置患者吉凶于度外，其居心不可问也。"古人认为，对待前医的态度应该是：不嫉人识能，不谤其医，不评他药，不务声名，不炫术业，从前医失误中，找出治病的规律来。

六、博采多思

中医古籍浩如烟海，历代医家学说层出不穷，临床上流派、经验众多。面对这一伟大宝库，我们首先应继承，其次是创新。继承的目的是博采众长，是创新的前提，创新是继承的目的，创新的要求是勤于思考。具体地说，面对各种不同的特色诊断和辨证方法，首先，要建立扎实的理论基础和系统的中医诊断辨证框架，熟悉各种辨证方法之间的关系。只有这样，才能具备分析判断能力。其次，要对各家学说和各人的经验进行归类分析，找出其中的合理内涵。再次，要对不同内容进行整合，构建一套自身相对完整的诊断体系。最后，要对临床辨证的过程和结果进行思考，从而对每一病证做出正确的诊断。

医师临证时需要当机行事，但又不要落入俗套，希冀投机。如果医者有了俗套、投机行为，就容易致误。《医验录》指出："天下事莫便于套，亦莫害于套。医而涉套，则至便而尤至害者也。时套之学也至易，不必费心思之劳，不必多研究之苦，不烦按脉切理，不待读书讲求，不待深究药性，详察病情，只学一二最入俗之语，凡视一病，便云是火，或病患自以为虚，则云虽虚却不可补，或云只宜平补，不可过补，或云只宜清补兼施，不可温补。只此数语，便足投病人之机，动旁人之听矣。而开药，则单择轻飘飘无力者三十余种。凡治一病，无论寒热虚实、男妇老幼及轻浅危笃者，悉以此投之，正如戴大之帽，不必各合人头；至若参、芪、归、术等项，稍有益于元气者，概行删去不用，诚恐味厚之药，一有不当，即显弊端，招人指责。不若轻清之味，虽不见功亦不见害，而孰知其大害存焉。"所以，医者临证之初，或在治疗过程中，应去掉俗套之弊。事实上，医者有了俗套行为，其实质就是抛弃了中医诊治的灵魂——辨证论治的思想，故极易误诊，临床疗效差。

由于临床病证本身是十分复杂的，不同的认识方法和认识角度必然带来不同的认识结果。如外感病证其发展过程中可有表证、里证、表里同病的差别，表证中有普通感冒和流行性病毒的不同。不同医家对表证的认识也不一样，他们已自成体系，虽然经过长期实践证明是正确的，但是不同的认识方法之间具有不相兼容性，甚至是矛盾的，这就需要我们去思考、去探索。我们没有必要去研究张仲景、吴鞠通、叶天士究竟谁是谁非，但是我们对外邪侵犯人体后的传变规律和各个证候的判断标准应有明确的印象，才不会误诊。

第二节　临床思维能力的培养

研究中医误诊学的目的是防范和减少误诊。为了达到这一目的，应注重医师临床思维能力的培养。

一、注意基础理论学习

思维能力的培养与基础理论的学习是息息相关的。

要提高临床思维的能力，首先要具有扎实雄厚的医学理论。只靠院校学习还远不能满足临床工作的需要，特别是提高临床思维能力的需要。中医学属于应用科学，它同时具有自然科学和人文科学的双重属性。所谓基础理论，并不单纯指中基、中诊、中药、方剂等，它还包括人文科学的学习。由于中医源于我国的古老文化，形象思维是其重要的思维方法，提高人文科学素养有利于提高医师的临床思维能力，使医师能在考虑问题时思想敏锐，触类旁通。除此之外，要提高医师的中医学术水平，还必须对包括西医学在内的自然科学有较深入的了解，才能使自身的知识结构不断完善，提高对疾病的认识和处理的能力。

其次，要重视经典著作的学习。经典著作是古代医家在长期实践中对经验的总结，是理性的升华，为中医学的形成和发展奠定了基础。历代凡是有所作为的医师都十分重视经典著作的学习。

二、坚持实践第一

中医学来源于实践，坚持实践的观点不仅符合认识的规律，也符合中医本身的特点。实践的过程包括四诊、辨证（辨病）、治疗和总结。中医学本身是一门实践性很强的学科，单纯的理论学习不能正确把握和理解临床出现的各种问题。没有临床实践就没有临床思维的产生。对于一个医师来说，医学理论知识固然重要，但是没有实践，再好的理论也不能很好地发挥作用。一个刚从医学院校毕业的医学生，虽然他已经掌握了相当的医学知识，但还不能算是一个合格的临床医师，其原因就在于他还没有实践。没有实践就无法弄通书本上的知识和老师传授的经验，更谈不上正确地应用这些知识和经验。在自然科学的发展中，理论与实践是相辅相成、对立统一的。也就是说，虽然已掌握了诊断疾病的理论知识，但是还缺乏对疾病的感性认识，还不能把学到的知识合理地应用于临床，理论和实践之间还存在着距离。医学理论中，有关疾病的症状、体征和诊断依据都是前人实践经验的总结，就医师自身而言，这还需要把别人的经验理论变成为自己的认识，还需要自己亲自实践。只有自己多接触不同的患者，多参加临床实践，不断地丰富和增加感性认识，使自己的思维建立在丰富的感性认识的基础之上，才能提高自己的思维能力，增强思维的正确性。

三、全面占有资料

临床思维来自医师对病史、症状、体征及辅助检查结果的感性认识，这种感性认识的材料就是我们在诊断疾病时所收集的临床资料。这些资料越丰富、越全面，越有思考问题的余地，越有助于得出正确的、符合实际的概念和结论。在诊断具体疾病时，全面系统地掌握病史及症状体征变化过程中的真实资料，是取得正确结论的基础；相反，仅依靠零碎的、片面的资料或者以偏概全，必将导致错误的诊断结论。临床上许多疾病都具有典型性，有经验的医师常常只要抓住一些典型的特征就能做出正确的诊断。注重疾病的典型性与强调全面地掌握病史资料是不矛盾的。同样一种疾病，发生在这个人身上可能表现得典型，而发生在另一个人身上又可能表现得不典型；在早期可能表现得典型，在晚期又可能表现得不典型；或本来有典型的临床表现，也许因为在病程中应用了某些药物而使其变得不典型。在诊断过程中，既要注意疾病的典型性，也不能忽略对疾病的全面分析，否则就容易发生误诊。因此，进行临床思维时必须全面地占有资料，这是使思维沿着正确方向延伸并获得正确诊断的基础。

望闻问切对于中医医师来说虽然是很平常的工作，但是要真正做好并不简单。有经验的医师可能询问病史既简单又系统，能够抓住与疾病有关的重要问题，迅速获得有价值的诊断线索，选择有针对性的体检及辅助检查项目，很快获得正确的诊断；而缺乏经验的医师也许未能发现有诊断价值的线索，而且即使进行了体格检查或辅助检查，由于缺乏针对性，仍然使诊断难以确立。所以，临床上无论是询问病史还是体格检查，均需要认真思考。这些经常性的工作可以体现出医师的工作能力，但更重要的是检验医师的临床思维能力。在通常情况下，临床资料的收集并不十分困难。但是，要全面地占有病史资料并非一件易事，因为它涉及与疾病有关的所有资料，如疾病的原因、诱因、表现特点、症状体征、发病和治疗过程及对药物的反应等。这些资料的取得需要通过望闻问切及临床观察等一系列复杂的过程，有时这个过程还要反复进行才能得到疾病的真实情况。在实际工作中经常出现病史遗漏、资料不全，其原因是多方面的，但与医师的基本技能和临床思维能力有很大的关系。

辨证的准确性除了取决于思维模式外，临床资料的收集和取舍也是十分重要的。中医的临床资料在属性上大致可分为以下几种。

1. 必要性资料　该资料是对某些疾病或证的诊断是必然见到的，缺少了就不能诊断为该病或该证，一般是主症，如咳嗽、气喘是许多肺病或证的必要性资料，又如"有一分恶寒便有一分表证"等都可视为必要性资料。

2. 特征性资料　这些资料仅见于该种病或证，而不见于其他的病或证，但该种病证又并不一定都见到这种症状，如五更泄泻仅见于脾肾阳虚证，而知饥不欲食仅见于胃阴虚证。

3. 偶见性资料　这些资料在某一病证中的出现率较少，或可出现，或可不出现，随个体差异、病情变化而定。此类资料对于诊断的价值不大，如头痛或咽痛对于表证来说便是偶见性资料。

4. 一般性资料　该资料指某一症状对任何病证的诊断既非必备性又非特异性，只是作为诊断的参考。如头晕、食欲减少、脉弦等可见于许多病证，对于辨证没有特定意义，只有与其他资料结合起来时方显示具体的意义。

5. 否定性资料　该资料指某些症状或阴性资料对于某些病或证的诊断具有否定意义，即在任何情况下都不可能出现，例如发热、口渴、面红、脉洪大必不见于寒证，又如本恶寒而后不恶寒者为表证已除。

总之，必要性资料和特征性资料是诊断的主要依据，偶见性资料提示辨证的可能性，一般性资料可作为参考，否定性资料则能为鉴别诊断提供依据。因此，在临床上要尽可能全面地占有资料。

四、深入疾病的本质

中医的"症"是指疾病过程中患者的外在表现，是一种表象，而"证"是对疾病的病因、病性、病位、病势所做的概括和总结，是本质。本质固然重要，但是人们不可能跃过现象直接到达本质，更不能把认识水平局限在现象上。因为疾病的现象虽然是其本质的反映，然而现象并不等同于本质，现象仅是事物的外部联系，它所反映的仅是事物的一个侧面。因此，在认识疾病的过程中，不应当把思维的目标局限在对疾病现象的认识上，而应当通过现象深入到本质，这样才能不断提高自己的临床思维能力。满足于现象的思维方法是最省力、最简单的方法，如对腹痛可以诊断为"腹痛待查"，这样无论是什么性质的腹痛或者是什么部位的病变引起的腹痛都可以包括了。这样做固然最为简单，但是临床思维能力永远也无法提高，也不会获得什么经验。

中医的辨证思维过程就是一个从现象到本质的过程。如咳嗽、发热、痰黄黏稠是一组现象，各自代表不同的病理反应，临床上如果仅仅依据这些现象采取相应的治疗，如清热化痰、止咳很可能是有效的。但是，作为一个医师满足于这种感性的认识"对症下药"是远远不够的，更何况在"有效"的背后潜伏着误诊的危机，所以应该深入到疾病的本质。当面对上述病例时应想到可能是外感咳嗽，也可能是肺痈咳嗽、肺痨咳嗽、肺癌咳嗽；从证来说，可能是风热犯肺，也可能是热邪壅肺或痰热壅肺，也可能是肺阴虚或肝火犯肺。这些病证的本质不同，预后也不一样。因此面对各种现象应力争从本质上把握疾病的全过程，认真分析，找出症结所在，这既是诊断学的基本要求，也是临床能力培养的需要。

五、正确处理诊断与治疗的关系

诊断是治疗的基础，治疗是诊断的目的，同时也是检验诊断结果正确与否的依据。在治疗过程中，通过对疗效的观察，还可以不断修正诊断结论，因此诊断与治疗具有密不可分的关系。

（一）注意用药须切病

中医治则注重因人、因时、因地制宜，由于地域有南北，气候有寒热，体质有强弱，受病有新久，年岁有老少，环境有优劣，故须对证下药，轻重得宜，要恰当用药，务求切中病机。《近代中医流派经验选集》指出，用药之道，所贵者首先在于切病，勿好奇，勿执一，勿轻妄，勿畏缩，勿躁焦，勿迟误，必须慎重而精详，圆融而活变，方能获得成功。其提出用药切病四要："一切见证，二切病因，三切气候，四切体质。"三因制宜的核心是因人治宜，即"以人为本"，强调"病"是发生在"人"身上，重在治"人"而非仅治"病"，强调个体化治疗。只有这样，治病才能做到"轻药亦切，重药亦切，曲折亦切，概括亦切，战无不胜，攻无不取"。如果审病未确，用药又含糊孟浪，贸然乱投，以致偏于攻伐者，邪气未祛而真气先绝，偏于补养者，正气未复而邪气愈炽。中医学认为，"药有个性之长，方有合群之妙"，"药贵合宜……得其当，乌头可以活命；不得其当，人参反以杀人"。药只要配伍得当，切中病机，则承气不嫌其猛，桂附不嫌其温，参芪不嫌其补，知柏不嫌其寒。所以，医者在治疗疾病之时，要注意用药须切中病机。

有的医者习惯于见寒就温，见热便凉，见肝旺即伐肝，见肺气壅盛便泻肺的简单治疗方法。这种医者不讲病机，不讲辨证，因而治疗中容易致误。王安道认为，如阴虚火旺者，治之者不知补阴以配阳，而专用苦寒治火之旺，岂知苦寒皆沉降，沉降者则亡阴，阴愈亡则火愈盛。又如阳衰阴盛者，气弱生寒也，治之者不知补阳以消阴，而专用辛温治阴之旺，岂知辛温能耗散，耗散则亡阳，阳愈亡则寒愈甚。又如夏令体热，而伏阴在内，故每多中寒。冬令本寒，而伏阳在内，故每多内热。设不知此而必欲用寒于夏，治火之旺；用热于冬，治寒之旺。有中寒隔阳者，服寒反热；中热隔阴者，服热反寒，皆以专治旺气，故其病反如此。究其专治旺气的原因，常是不知病本，故只知其治标，是医技拙劣的表现。古人强调治病必求于本。李念莪引王应震的话说："见痰休治痰，见血休治血，无汗不发汗，有热莫攻热，喘生毋耗气，精遗勿涩泄，明得个中趣，方是医中杰。"王氏所云，道理深刻，他强调了知本、治本的重要性。不明此理，见病治病，除偶然幸中外，每多误人。

另外，当今中医临床的一大弊端，就是对临床错综复杂的症状不加分析，以西医病理加上中药现代药理进行用药，见有炎症则加金银花、黄连抗感染，板蓝根抗病毒，失眠则加酸枣仁，血压高则加黄芪等。如果医者拘泥于中药的现代药理研究来用药，则失去了中医辨证论治的精髓。此种方法作为中药的一种研究未尝不可，但没有在中医理论指导下应用中药不仅不能对证进行研究分析，更是现代中医临床疗效不高的重要因素。

（二）树立恒动的治疗观

疾病的发展是有阶段性的，而且大多是各种矛盾交织在一起的。临证施治，先治哪一个层次、哪一个脏腑，医者应做到心中有数。层次不清，则治表犯里，治上犯下，引邪深入。不明脏腑，则治肝犯脾，治肾伤心，自伐根本。临证处方除有十分把握者外，还应留有余地，不可自信太过，草率从事。同一病变，不同阶段，治各不同，这就要求医者注意把握治疗的时机。只有不失时机，因变施治，才能收到事半功倍的疗效。如外感伤寒太阳失治，即传少阳，少阳失治，即传阳明，三阳不治，即传三阴。这就是不能把握时机进行治疗造成的失误。

临证施治，最忌表证未去而先虚其里，疗腑病而伤脏气，使邪气内陷而发生其他变证。古人把这叫作"开门揖盗""引狼入室"，危害最烈。如恽铁樵举例，有的医者见热盛唯恐起惊，以牛黄丸等一类有麝香的凉药预防惊风，引热入脑。又如麻疹，恐其热邪伤阴，早用石斛等甘凉抑遏邪机，使疹不得透发。所以，不可凭想当然用药，要注重辨证施治。

（三）注意观察疗效反应

医师给患者处方服药后，有些什么反应，宜注意观察，以便随时根据病情演变加减化裁，并解答服药后患者可能提出的各种问题，以保证治疗过程的顺利进行。其观察的方法，古人认为，凡中病之药，服后半日许，其效验反应约有三种情况：一则药到病除；二则服药后变生他病，非药之崇，正是病被药攻，拒之使然，如《伤寒论》太阳服桂枝汤反烦，风湿相搏，服术附汤，其人如冒状者是也；三则服药后病反剧，非药之误，正是以药攻病，托之使然。只要确信辨证准确，治疗无误，患者服药后，即使有不良反应，也应做耐心细致的解释工作，说明药物正在起作用，不应轻率地终止治疗。但这种情况当与误治后的变证、坏证相鉴别。对证之药，服后有时虽可见病情转剧，但转剧的时间不长，须臾之后，即诸症渐减，色脉渐复。误治转剧，久久不止，愈演愈烈，色脉大变。此当急急救误，以防变生不测。因此，要注重疾病是一个不断发展变化的过程，注意观察药物反应，注意及时更方，不可单纯"效不更方"，须知起效后证已变，焉能以不变应万变。

六、不断更新知识

中医学具有悠久的历史，长期以来，中医学保留了原先的"封闭性"，一方面由于结合点没找到，而把现代科学技术拒之门外；另一方面，自身固有的特点没有得到充分发挥。因此，中医的发展虽经两千多年，但严格地说，其理论体系还没有真正跳出《黄帝内经》所奠定的理论框架，"故步自封""厚古薄今"的思维模式一直阻碍着中医学的发展。随着现代科学技术日新月异的变化，中医学必须彻底摆脱保守观点的束缚，在发展中不断完善自我、更新知识。

临床思维能力的培养是研究中医误诊学的基础，一方面要积极借鉴现代科技成果为中医临床辨证服务；另一方面要致力于中医学术的发展，更新知识结构。如"国家标准"的病名分类、诊断标准对中医临床起到规范的作用，这对促进中医的现代化研究是很有意义的。作为现代中医，我们没有理由拒绝国家标准的使用，并且应在使用过程不断改进完善。

总之，临床思维能力的培养不是单纯的学习过程，而是中医学不断发展和中医师自身成长的过程，思维能力的培养对于临床中医师来说至关重要，也是我们研究中医误诊学的基础。

参 考 文 献

[1] 刘振华，陈晓红. 误诊学 [M]. 济南：山东科学技术出版社，1993.
[2] 钟昔意. 中医误诊误治析微 [M]. 成都：四川科学技术出版社，1989.
[3] 朱文锋. 中医诊断学 [M]. 上海：上海科学技术出版社，1995.
[4] 王庆宪. 中医思维学 [M]. 重庆：重庆出版社，1992.
[5] 杨光华. 中医临床思维研究 [M]. 南昌：江西科学技术出版社，1992.

下篇　中医临床常见病证误诊案例

第五章　肺系病证

肺系病证是指在外感或内伤等因素影响下，造成肺脏功能失调和病理变化的一类病证。临床常见有咳嗽、哮病、喘病、肺胀、肺痈、肺痨、肺癌等。

肺主气，司呼吸，开窍于鼻，外合皮毛。肺与大肠相表里，大肠腑气不通，亦能影响肺之肃降。肺为娇脏，不耐寒热，故感受外邪，首先犯肺。所以肺系病证多以气机升降失常的证候为主要表现，其常见的证型有肺气亏虚、阴津亏耗、寒邪犯肺、邪热乘肺、痰浊阻肺等。

第一节　感　冒

感冒，俗称伤风，是感受风邪或时行病毒，引起肺卫功能失调，出现鼻塞、流涕、打喷嚏、头痛、恶寒、发热、全身不适等主要临床表现的一种外感病。

感冒的发病在外感病中占首位，是最常见的一种。本病不仅与咳嗽的发生、发展及慢性咳喘的急性发作关系密切，而且与心悸、胸痹、水肿、痹病等多种疾病的病情发展与恶化有关，对小儿、老年体弱者威胁最大。尤其是时行感冒，常暴发流行，迅速传染，急骤起病，症状严重，甚至导致死亡，须积极防治。

本病相当于西医学中的感冒、流行性感冒、急性上呼吸道感染。

【病因病机】

1. 风邪侵犯　"风为百病之长"，外感之病以风为先导。由于正气不足，肺卫功能失调，腠理疏松；或寒温变化，调摄失宜，触冒风寒、风热、风湿、风燥等邪。外感邪气，侵犯皮毛肺卫，正邪相争于表，而成感冒。

2. 时行疫毒　主要是指具有传染性的时行疫邪病毒侵袭人体而致病，多由四时不正之气，天时疫疠之气流行而造成。外感时令疫疠之邪，首犯肺卫，肺失宣发，腠理郁滞，邪正相争于肌表而为病。若正胜邪却，邪从外解，则疾病可愈；若邪胜正退，则外邪入里，或致肺热壅盛，或逆传心包，热闭心神，形成危重之候。

【诊断】

1. 初起多见肺系和卫表症状，如鼻、咽部痒而不适，鼻塞、流涕、打喷嚏，或声重而嘶、头痛、恶风或恶寒发热等，或有咳嗽、咽痛、肢节酸重不适等症。

时行感冒，多呈流行性，多人同时突然发病，迅速蔓延。首发症状常见恶寒、发热，体温在 $39\sim40℃$，周身酸痛，疲乏无力。初起，全身症状重而肺系证候并不突出，$1\sim3$ 日后出现明显的鼻塞、流涕、喷嚏、咳嗽、咽痛等，病情较一般感冒为重，体力恢复较慢。若为散在性，因其与诸多温病早期症状相类似，故不易确诊，但及时掌握疫情，对诊断有帮助。

2. 部分患者有受凉或与时行感冒患者接触史。本病病程较短，多为 $3\sim7$ 日，普通感冒一般不传变。

【常见误诊分析】

1. 风温初起，误为风热感冒　风温初起，临床表现为发热、恶寒、头身痛、口渴、汗出、舌红、脉数等症，与风热感冒颇为相似，在温热病的流行季节，容易误诊。温病常出现高热、壮热，多有传变，由卫而气，热入营血，甚者神昏、谵妄、惊厥等，各种温病均有明显的季节性。感冒发热多不高，或不发热，以解表宣肺之药即可汗出热退身凉，多不传变，四时可发。二者混淆不分，易失治疗良机。

2. 风寒感冒误为风热感冒　二者均有恶寒、发热、鼻塞、流涕、头身疼痛等症，其不同之处在于：风寒者，恶寒重，发热轻，无汗，鼻流清涕，口不渴，舌苔薄白，脉浮或浮紧；风热者，发热重，恶寒轻，有汗，鼻流浊涕，口渴，咽痛，舌苔薄黄，脉浮数。临床上由于症状不典型，判断有一定困难，应抓住口渴、咽痛与否及舌象特点仔细辨证才不致误诊。

3. 时行感冒误为普通感冒　二者均表现恶寒发热、鼻塞流涕等感冒症状。但普通感冒以风邪为主因，冬、春季节气候多变时发病率升高，常呈散发性，病情较浅，症状不重，多无传变；时行感冒以时行疫毒为主因，发病不限季节，有广泛的传染流行疫情，起病急骤，病情较重，全身症状显著，且可入里化热、发生传变，合并他病。若误将时行感冒诊为普通感冒，不利于准确治疗和疫情的控制。

4. 表虚伤风误为表实伤寒　恶寒与恶风在客观上有时是难以分清的，临床上单凭恶寒或恶风、脉浮紧或浮缓而辨表虚伤风或表实伤寒是不够的，还应结合感邪性质及汗出、身痛等情况综合判断。

5. 表虚伤风，营卫不和误为气虚感冒　表虚伤风，营卫不和，可见外感表证日久反复，恶风、汗出，故常被诊为气虚感冒。临床辨证当参考起因、体质强弱、汗出特点认真审察。

6. 表里病位辨误　感冒发热误为里热，与之苦寒清里，致邪郁于内。临床上，表热证表现为发热，微恶风寒，头痛，口干，微渴，或有汗，舌边尖红赤，脉浮数。里热证表现为面红身热，口渴，喜饮冷水，烦躁多言，小便短赤，大便干结，舌质红，苔黄，脉数。二者不可以体温的高低为鉴别要点，而应综合病程、脉症进行辨证。

7. 体虚感冒，标本判断错误　体虚感冒指素体虚弱之人，卫外不固，易反复感冒，感冒后多缠绵难愈。气虚者容易外感风寒，阴虚者多易外感风热。若不辨体虚感冒及本虚标实，单纯从外邪或体虚立论，均会导致误诊误治。

8. 感冒日久，不辨表邪之有无　感冒迁延数日，表证可能仍未除，若误认为病程长，表邪必已入里，予以清里或温补；或误认为感冒皆属表证，忽略了表邪可能入里的一面，都将导致误诊误治。

9. 不辨表证兼夹　风寒、风热及暑邪多夹湿致病，故在疏散解表之中应注意湿邪中阻，胃肠气滞或暑湿伤表，气机不展的病机，而加用化湿、和胃、理气之法，否则易导致误诊误治。

10. 辨证时未结合患者体质　体虚感冒指素体虚弱之人，加之外邪侵袭而患感冒者，此类患者往往感冒之后缠绵不已，经久不愈或反复感冒。在临床上应该区分气虚、阴虚的不同。气虚感冒者，在感冒诸症的基础上兼有恶风汗出，倦怠无力，气短懒言，咳痰无力，脉浮缓；阴虚者兼见身微热，手足发热，心烦口干，少汗，干咳少痰，舌红，脉细数。

11. 自视感冒为小病　自视感冒为小病而不予就诊，自服成药，或初期症状不著而漏诊，都可能导致误治延治。

【案例分析】

1. 辨人之误

案例：感冒只重标实之症，未重本虚之体

病者：骆达三君，年约四十余岁，住本镇利记糖栈内。

病名：阳虚伤寒。

原因：素禀阳虚，新感外寒而发。

证候：头痛恶寒，饮食无味。

诊断：脉息小滑，舌苔滑白，病势方张，慎防变重。

疗法：姑用葱豉二陈汤加荆芥、紫苏，疏散风寒以表达之。

处方：鲜葱白四枚，淡豆豉三钱，荆芥穗钱半，紫苏叶钱半，姜半夏三钱，广橘皮一钱。

次诊：此药服后，忽喘息不能卧，头脑中觉热气上升，小腹左偏作痛，呕吐痰水，畏寒，手指厥冷，脉息沉弱，盖阳虚受寒之病，得发散而阳气益虚也。其头脑中觉热气上升者，脑力素衰，寒气逼龙雷之火上越也；其喘息不能卧者，肺肾两虚，不能纳气也；其腹痛呕吐痰水者，寒气内扰，气血不能通调也；其畏寒手指作冷者，虚寒病之本相也。乃与理中合六君子汤加味。

次方：别直参一钱，炒白术二钱，黑炮姜一钱，炙甘草八分，云茯苓三钱，姜半夏二钱，广橘皮一钱，上猺桂八分，东白芍三钱，五味子六分。

三诊：服后喘吐俱平，腹痛亦止，能进稀粥半碗，但仍觉畏寒手冷，益信为阳虚矣！

三方：别直参一钱，炒白术二钱，黑炮姜一钱，炙甘草八分，姜半夏二钱。

四诊：午后复诊，则汗止安睡，手足俱转温矣。仍以前方，又进一剂。

四方：自是遂能进粥，遂以六君子汤、资生丸等药，调养半月而痊。

（何廉臣《重印全国名医验案类编》）

按：患者素禀阳虚，外感风寒。初诊医者只见风寒之标实，未重阳虚之本虚，用葱、豉、苏、荆辛温发散，使阳气益虚，几致虚阳上越；二诊始悟，虚寒病之本，治以理中汤合六君子汤加味，重点在于温中祛寒、调补脾胃，此属治本之法。此案提示，治病当辨标本，标本兼顾，不可偏废。

2. 辨证之误

案例1：感冒发热，风寒误为风热

曾治一患者，男，德州市某单位职工，1980年1月9日深夜就诊。患者自述8日前即感冒，自觉发冷重，发热轻，体温39℃，头痛身重，鼻塞流清涕，咽喉不痛，二便正常。经输液及其他西药治疗无效，后请中医诊治，予金银花、连翘、大青叶、芦根、薄荷等辛凉解表中药。服药后患者周身发冷，脘腹痞闷，恶心呕吐，呈急性病容，并在床上辗转不安，呻吟不止，呕吐频作，时而吐出白色黏液，舌苔薄白，脉沉缓。此属于药不对证，将风寒表证服用辛凉清热之剂，寒凉药致表寒凝结，闭门留寇。今见恶寒重，说明风寒之邪尚在表；心烦不安、脘腹痞闷、呕吐频作，表示部分表邪已入里，成为心下痞之证。故宗《伤寒论》因误治而心下痞所用甘草泻心汤之意，予辛温解表、降逆和中之剂。紫苏叶12克，陈皮10克，清半夏10克，干姜10克，黄芩10克，炙甘草10克，竹茹10克，大枣5克。服3剂而病愈。

（贺学泽《医林误案》）

按：感冒有风寒、风热之分，医者皆知。此案病初，风寒感冒症状明显，医者却误用辛凉，似医术低劣所致，原医具有一定的西医常识，经西药抗菌治疗七八日不效，即认为是病毒引起的感冒，加之患者体温很高，因此用金银花、连翘等抗病毒退热。此为脱离中医理论，欲治反误。辛凉解表剂具有抗病毒作用，但不是唯有辛凉解表中药可以抗病毒。感冒虽为常见病，也有误辨误治之时，辨证时应全面分析，不能单靠体温高低来判断。体温高不一定是热证，本例患者体温很高而病属寒证。

案例2：不辨证之标本，风温误补致死

里人范某，患风温时病，药石杂投，久延未愈。请丰诊视，视其形容憔悴，舌苔尖白根黄，脉来左弱右强，发热缠绵不已，咳嗽勤甚，痰中偶有鲜血。此乃赋禀素亏，风温时气未罄，久化为火，刑金劫络，理当先治其标，缓治其本，遂以银翘散，去荆芥、桔、豉，加川贝、兜、蝉，此虽治标，实不碍本，倘见血治血，难免不如虚途。病者信补不服，复请原医，仍以滋阴凉血补肺之方，另服人参、燕窝。不知温邪得补，益不能解，日累日深，竟成不起。呜呼！医不明标本缓急，误人性命，固所不免矣。

（清·雷丰《时病论》）

按：本案属风温时病，治应以卫气营血的不同证候，按叶天士言"在卫汗之可也，到气才可清气，入营犹可透热转气……直须凉血散血"，为其治疗大法。患者发热、咳嗽，舌苔尖白根黄，是风温时邪在肺卫未解，且有部分入里化热，刑金劫络入气。虽素体质较差，但此时邪气盛，治应以祛邪为主。病家好滋补，医者误诊虚人外感，且不明标本，投其所好，滥用补品，致温邪得补，留而不去，日久终成不治之证。人参大补元气，在温病中主要用于亡阳厥逆和正气暴脱危候，此时应用也仅仅作为治疗中的一种应急措施，必须适可而止，不可滥用，更不用说病邪尚盛、正气未脱之时。古今滥用补品为数不少，致死病例亦屡见不鲜。

案例 3：证有兼夹，表证风寒夹湿误作湿温

同道孙某某之孙，男，十六岁。因高热五日不退而邀余往诊。据云初病起于风寒，因误作湿温而服三仁汤加石膏一剂，以致病势转增。

诊视患者，恶寒发热，无汗，头身痛，四肢酸楚，神志迷蒙，肢冷，舌质淡，苔薄白，脉沉紧。此属伤寒失汗，误用渗利清里，导邪入于少阴而太阳之邪未罢之候。当即投以麻黄附子细辛汤加味一剂，从温助少阴之里而祛太阳未罢之寒。处方：麻黄二钱，附片一两（开水先煎透），细辛二钱，甘草一钱，生姜二片，大枣二个。

上方服后，夜间烦热加剧，继则得汗而热退，头身疼痛亦觉减轻，唯肢冷脉弱，大便微溏，此为太阳表寒已解，少阴里寒未罢，阳气未复，兼有水湿之故，以真武汤继治：附片一两（开水先煎透），茯苓六钱，白术三钱，杭芍三钱，生姜三片。

上方服一剂后各症均减，手温思食，二便正常，仍觉精神倦怠。此阳气渐复，故守上方以干姜三钱易生姜，以助其回阳温里之力，连服二剂。

各症均解，脉和神复，以补中益气汤调理善后：生黄芪五钱，潞党参四钱，白术三钱，当归三钱，炙柴胡一钱，陈皮一钱，炙升麻一钱，炙甘草一钱，生姜三片，大枣二个。

（明·李继昌《李继昌医案》）

按：患者外感风寒兼湿，法当发汗解表，佐以化湿。前医不辨表里，忽略证的兼杂，误作湿温，错以渗利清里，导致邪入少阴，而表证未罢。李氏初用麻黄附子细辛汤加味以救药误，恰到好处。故药后邪从汗解，热退症减。然外邪虽解，而阳气未复，又兼水湿，易方真武，温阳利水，此随机应变也，终以补中益气调理而愈。

3. 辨症之误

案例：脉症犹在，盲从病程，病势加重

聂久吾曰：余壬辰春初，在京会试，天寒夜坐久，感寒头痛，服疏散药，未出汗，头痛数日不止，而无他症。或谓感寒甚轻，已五六日，岂复有外邪，殆劳神内虚，理宜补之。劝服补中益气汤二剂，不知外邪未散，补药助邪为害，遂致神气渐昏，饮食少进，晚间呃逆不止，如是数日，医用前胡、桔梗、贝母、麦冬、连翘、香附、广皮、甘草数服而愈。

张山雷评：东垣制补中益气汤，本为脾胃气虚、清阳下陷而设，故以参、术、甘草补脾，即以升、柴助黄芪升举清气，是治中虚，非治外实。乃后人以升、柴可散外邪，竟谓是方可治阳虚之外感，不知既有外感，即是实邪，而后人借用之错也。立斋医案滥用此方，多非正鹄，而耳食者且谓东垣此汤为治内伤外感之第一方，即此一句，已是不通之极。久吾此条，虽自谓外邪未散，补药助邪为害，颐谓感寒头痛，不过因于夜坐受寒，感邪原不甚重，既经疏散，虽未出汗，其邪当已化矣。而头痛五六日不止者，未必不以升散之药，引动肝木上升，而复以升、柴、归、芪助其上越，激动痰浊，所以神气渐昏，呃逆不止，皆气逆痰壅，有升无降之为害，敝不重于参、术之补，而重于升、柴之升。观后医更方，用前胡、桔梗之降气散结，贝母、广皮之开痰泄满有效，则前方之祸，不在误补。久吾之言，太觉误会，妄用升、柴之弊如此，效颦者其慎旃！魏玉璜曰：近代人多阴分不足，上盛下虚者，十恒八九，投以补中益气，病辄增剧，非东垣之谬，禀赋各殊也。陆丽京曰：阴虚之人误服补中益气，往往暴脱。颐谓阳虚之人，清气下陷，宜于升举，此利用东垣法，如人坠深渊，撼而出之，便登彼岸，重见天日；阴虚之人，浮焰上乘，宜用滋填，而妄授益气汤，如木已飘摇，撼而拔之，使其出土，则顷刻枯槁矣。昔人已谓是方，宜于脾胃之虚，而最不利于肝肾之虚，谅哉！

（张山雷《古今医案平议》）

按： 外感风寒，虽服疏散，然未汗出，故虽经五六日，而表邪仍未解。医者不辨，误以感冒轻症，迁延数日，邪必入里，而急予温补。补药助邪为害，致邪闭于内出现神昏、饮食少进、呃逆等症，后复予疏风解表而愈。此案提示，临床不可单以病程之长短辨表邪之有无，仍应脉症合参以辨。

4. 辨病机之误

案例1：寒温病性、表里病位辨误，风寒束表发热先误为风热犯表后误辨为里热内结

有齐姓妇人，年三十余，体盛阴虚之质。丁亥正初，卧病七八日，水米不进。邀余视之，状甚委顿，不能起坐，语声低不能闻，按脉濡迟无力，右寸关沉弦而涩。据述初起发热头痛而畏寒，服柴、薄、知、芩、栀子、连翘等一剂，即觉口干难忍；食梨、蔗等水果，遂不思粥食，胸腹满闷，大便四五日不解，头即不痛，身亦不热，但觉畏寒而已。余令人按其胸腹空软，但虚满耳。舌苔薄而微白。余曰：此本感受风寒，因凉药而邪内闭，胃阳被郁，故即口干，又食生冷，则中阳更伤，肺胃伏邪不出，须用辛温开解。乃用苏、杏、葛、防、桂枝、厚朴、甘草、姜、枣等一剂。次日胀满略减，脉仍弱涩，多日不进粥食，狼狈已极，正气既亏，伏邪难出，乃仿仲圣建中例，于前方加党参三钱，干姜一钱，服后腹中鸣响，胀满渐减。其亲戚见病势沉重，又延别医诊之，言是风温，遂用时方，闻大便多日不解，即加蒌仁五钱、大黄三钱，并云一剂大便不通，再进一剂。病家疑惑，至黄昏时，来询余可否取大黄方？余又为诊脉比前已好。询患者，云略觉安。余曰：此本虚寒邪伏，故跟党参、姜、桂温补热散之药，阳气转动，腹鸣胀减。若服大黄、蒌仁，以寒遇寒，如冰益水，更使凝结，大便必然不通。元气止存一线，再取苦寒攻药，元气先脱，何须二剂以通大便哉！其理如此，请自酌之。于是止而不服，次早又邀余诊，胀满已消，脉已较好，即于前方去厚朴，加附子钱半。服后渐有微汗，随解大便些许，即思粥食。次日又诊，神气脉象均好，伏邪得汗而出，乃投温补气血调理半月，始得下床。夫用姜、桂、附子而大便始通，其寒凝甚矣，且其脉象证状显然虚寒，奈何全不辨别，犹投知、芩、大黄，是真以人命为儿戏也。显而易辨者如此，其假实假虚为难辨者，误治更多矣。岂余所敢妄言乎，诚以目击不忍，是故泣告。

（清·章楠《医门棒喝》）

按：患者风寒束表，阳气被郁，发热恶寒，自误风热，擅服辛凉；后觉口干难忍，错服寒凉，致邪闭郁于内。后见大便四五日不解、口干难忍，又似热证，然按其胸腹空软，舌苔薄而微白，应为感受风寒，阳气闭郁，气不化津，治宜辛温宣阳。但又延别医诊之，辨为风温，再投寒凉，反而为误，所幸章氏能及时纠偏，方使寒凝解散，阳气宣通，汗出邪去。表里为辨别病变部位深浅和病情轻重之纲；寒温为辨病变性质之纲。辨识病位，是中医辨证过程中重要而基本的内容，中医学对人体的认识并非建立在实体解剖之上，而是"视其外应，以知其内脏，则知所病矣"（《灵枢·本脏》），因而对病位的认识就不仅指形态结构上的位置，而更多地指功能上的位置。寒热是用以概括机体阴阳盛衰的两类证，一般地说，寒证是机体阳气不足或感受寒邪所表现证候的概括，热证是机体阳气偏盛或感受热邪所表现证候的概括，所谓"阳盛则热，阴盛则寒"，"阳虚则寒，阴虚则热"。辨别寒热是治疗时使用温热药或寒凉药的依据，所谓"寒者热之，热者寒之"。

案例 2：标本虚实辨误，营卫不和误为气虚不固

病者某，男，成人，渔民。该患者素来身体健壮，某年夏季的某一天，刚吃完午饭，身上汗出未干就下水中捕鱼。回家时患者汗出很多，自此以后，无论冬夏，不分昼夜地经常自汗出。其曾经多方诊治，辨证为卫阳不固而用玉屏风散加龙骨、牡蛎、麻黄根等止汗药物，后来也用了桂枝汤加黄芪，都是服药时见效，不久又复发。某医院怀疑是肺结核病，但经 X 线透视心肺均正常。由此拖延了 1 年多，患者体质愈来愈差，已不能参加劳动，皮肤因被汗水浸渍而呈灰白色，出汗时甚至可以看到张开的汗孔。汗出虽多，但口不渴，尿量少。出汗多半在中午、下午，上午和晚上较少，清晨可汗出略止片刻。脉浮弱，重按无力。

本证为正当汗出之时，腠理疏松，骤然入水，水湿乘虚入侵于营卫之间，使卫气开合功能失常所致。病起虽已 1 年多，但脏腑并未损伤，脉象仍浮缓，应微发汗以调和营卫。处方：桂枝 9 克，白芍 9 克，炙甘草 3 克，大枣 7 枚，生姜 9 克。清晨睡醒时服药后，嘱片刻再吃热粥 1 碗，以助药力，静卧数小时，避风。第三天复诊，患者服药后全身温暖，四肢舒畅，汗已止。仍照原方加黄芪 15 克，服法如前，但不啜粥，连进 2 剂，竟获全功。其后体渐健壮，7 年未复发。

［刘少轩. 对桂枝汤治自汗的点滴体会. 福建中医药，1964（5）：35.］

按：患者症见经常自汗出，脉浮弱无力，似卫气虚证。然询其病因乃汗出未干就下水中捕鱼，腠理疏松，骤然入水，水湿乘虚入侵于营卫之间，使卫气开合功能失常所致，实为表虚伤风，营卫不和之证。虽病程已长，然脉象仍浮缓，脏腑未受损，治疗仍宜微发汗以调和营卫，予桂枝汤而大效。人体是一个以五脏为中心、以经络为联系纽带的有机整体，因此疾病的发生往往是整体病变在局部的反映。一切

疾病的发生，都是某种致病因素影响和作用于机体的结果，由于病因的性质和致病特点不同，以及机体对致病因素的反应各异，所以表现出来的症状和体征也不尽相同。因此，根据疾病反映出来的临床表现，通过分析疾病的症状来推求病因，掌握疾病的病机，为临床治疗提供理论依据。

5. 辨病之误

案例1：治病不求本，伤寒发热误诊里热之病

杨某，男，31 岁，云南省姚安县人。1923 年 3 月，已病廿日。始因微感风寒，身热头痛，连进某医方药 10 余剂，每剂皆以苦寒凉下并重加犀角、羚羊角、黄连等，愈进愈剧，犹不自反，殆至危在旦夕，始延吴老诊视。斯时病者目赤，唇肿而焦，赤足露身，烦躁不眠，神昏谵语，身热似火，渴喜滚烫水饮，小便短赤，大便已数日不解，食物不进，脉浮虚欲散。此乃风寒误治之变证。缘由误服苦寒凉下太过，已将真阳逼越于外而成阴极似阳之证，外虽见一派热象，是为假热，而内则寒冷已极，是为真寒。如确系阳证，内热熏蒸，应见大渴饮冷，岂有尚喜滚饮乎？况脉来虚浮欲散，是为元阳有将脱之兆。苦寒凉下，不可再服，唯有大剂回阳收纳，或可挽回生机。病象如此，甚为危笃，急拟白通汤加上肉桂一剂治之。

附片 60 克，干姜 36 克，上肉桂 10 克（研末，泡水兑入），葱白 4 茎。

拟方以后，病家云及是晚因无人主持，未敢煎服。次晨，又急来延诊，吴老仍执前方不变，并告以先用上肉桂泡水试服，若能耐受，则照方煎服，舍此别无良法。病家乃以上肉桂水与服之。服后旋即呕吐涎痰碗许，人事稍清，自云内心爽快，遂进上方。服 1 剂后，病情较减，即出现恶寒肢冷之象。午后再诊，身热约退一二，已不作烦躁谵语之状，且得熟寐片刻，乃以四逆汤加上肉桂主之。

附片 100 克，干姜 36 克，甘草 12 克，上肉桂 10 克（研末，泡水兑入）。

服上方后，身热退去四五，脉稍有神，小便赤而长，略进稀粥。再剂则热退七八，大便始通，色黑而硬，唯咳嗽痰多，痰中兼带有血。病家另延数医诊视，皆云热证，出方总不离苦寒凉下之法。由于前医所误之鉴，又未敢轻试。后因患者吃梨一个，当晚忽发狂打人，身热大作，有如前状，又急邀吴老诊治，始言吃梨之事。吴老视之，舌白而滑，仍喜滚饮，此阳神尚虚，阴寒来净，急欲扶阳犹不及，反与滋阴清凉之水果，又增里寒，病遂加重。即告以禁服生酸水果冷物及清凉苦寒之药为幸，吴老仍主以大剂回阳祛寒之剂治之。照第二方加倍分量，并加茯苓 30 克，半夏 16 克，北细辛 4 克，早晚各服 1 剂，共连服 6 剂。三日后再诊，身热已不作，咳痰渐息，食欲增加，小便淡黄而长，大便转黄而溏。又照前方去半夏、细辛，加砂仁、白术、黄芪，每日 1 剂，连进 10 余剂，诸病俱愈。后体健胜于前。

原按： 凡病有真热证与真寒证之分，又有真热假寒与真寒假热证之别。然真者易识，而假者难辨。《内经》云："治病必求于本"，即见病当须辨明阴阳之意也。

（吴佩衡《吴佩衡医案》）

按： 此案为伤寒误服苦寒凉下太过，逼真阳外越之阴极似阳证。外感风寒，身热头痛，法当辛温发表。然前医不究病原，误以身热为里热，苦寒凉下太过，逼真阳外越而成"阴盛格阳"之证，实为真寒假热。其身热似火，唇肿而焦，赤足露身，烦躁不眠，神昏谵语，为真阳外越之象；然渴喜滚烫水饮，脉虚浮欲散，为阴寒内盛之征，是本病辨证之关键。若不加细辨，误为一派热象迷惑而妄下苦寒，必危殆莫救。辨症时，应注意症的真假、偏全、有无、轻重，达到全面、规范、准确的目标。

案例 2：病有轻重、善恶，病轻药重，误汗误补致误

王孟英曰：萧建廷秋月患感于归安，医进麻黄汤，汗透衣衾，奄奄一息，改用参、芪、术、附等药，汗虽止而舌燥无津，神昏沉寐。所亲顾味吾亟为买棹送归，延余观之，脉来细软，睛赤唇焦，小溲全无，皮肤燥热，不食不便，懒语音低，灌以大剂西洋参、生地、麦冬、杞子、甘草、葳蕤、当归、花粉、藕汁、童便等药，三剂神渐醒，而舌润溺行，累啜稀粥。药不更方，旬日后身热始净，音亦朗爽，粥食渐加，半月后始更衣而脉和，月余能下榻矣。复于方内加熟地、天冬、牛膝、仙灵脾，令熬膏服之而健。

（清·王孟英《归砚录》）

按： 患者秋月感寒，属感冒小恙，前医不辨病情轻重，误予麻黄汤峻汗，继予温补，致阴液大伤，邪气仍留。其脉来细软，睛赤唇焦，小溲全无，皮肤燥热，懒语音低，气阴两伤可辨，故治以大剂益气救阴为主而获效。感冒为临床最常见的病证，医者既不可轻视而失治、误治，亦不可概用峻剂以求速效，否则变证丛生，后果不堪设想。中医学既强调正气在发病过程中的决定作用，又重视邪气的重要作用，把疾病看成是人体内外环境邪正斗争的表现，是人体阴阳相对平衡状态受到破坏的结果。医者应既注意病变局部与整体的联系，又注意疾病的发展和传变，既看到疾病传变的一般规律，又注意疾病传变的特殊情况，从整体联系和运动变化的观点来认识疾病的发生、发展和变化过程。

第二节　咳　嗽

咳嗽是肺气上逆的一种病症，临床以咳嗽、咳痰为主要表现。其常因六淫外邪侵袭肺系，或脏腑功能失调，内伤及肺，肺气不清，失于宣肃所成。分别言之，则有声无痰为咳，有痰无声为嗽。一般痰声多并见，难以截然分开，故以咳嗽并称。

西医学中上呼吸道感染、支气管炎、支气管扩张、肺炎等以咳嗽为主症者，均可参考本节诊断辨证。

【病因病机】

1. 外邪袭肺　外感六淫，从口鼻或皮毛而入，使肺气被束，肺失肃降，《河间六书·咳嗽论》"寒、暑、燥、湿、风、火六气，皆令人咳嗽"即是此意。

2. 脏腑功能失调　内邪干肺，肺失宣肃或他脏病变及肺均可导致咳嗽。情志刺激，肝失条达，气郁化火，气火循经上逆犯肺；或由饮食不当，嗜食烟酒、辛辣助火之品，熏灼肺胃，灼津生痰；或过食肥甘厚味，致使脾失健运，痰浊内生，上干于肺，阻塞气道，均可使肺气上逆而作咳。因肺脏自病者，常由肺系多种疾病迁延不愈，肺脏虚弱，阴伤气耗，以致肺主气的功能失常，肃降无权，而上逆作咳。

无论外感还是内伤所致的咳嗽，均属肺系受病，肺气上逆所致。外感咳嗽属于邪实，为外邪犯肺，肺气壅遏不畅所致，若不能及时使邪外达，可进一步发生演变转化，表现为风寒化热、风热化燥或肺热蒸液成痰等情况。内伤咳嗽多属邪实与正虚并见。病理因素主要为"痰"与"火"。但痰有寒热之别，火有虚实之分；痰可郁而化火，火能炼液灼津为痰。此外，肝、脾、肾等脏的病变也会影响肺而致咳嗽。

外感咳嗽与内伤咳嗽还可相互影响为病，病久则邪实转为正虚。外感咳嗽如迁延失治，邪伤肺气，更易反复感邪，而致咳嗽屡作，转为内伤咳嗽；肺脏有病，卫外不固，易受外邪引发或加重，特别在气候变化时尤为明显，久则从实转虚，肺脏虚弱，阴伤气耗。由此可知，咳嗽虽有外感、内伤之分，但有时两者又可互为因果。

【诊断】

1. 咳逆有声，或伴咽痒咳痰。

2. 外感咳嗽，起病急，可伴有寒热等表证；内伤咳嗽，每因外感反复发作，病程较长，咳而伴喘。

【常见误诊分析】

1. 咳嗽误为肺痨 肺痨可以咳嗽为主症，但一般同时出现咯血、胸痛、潮热、盗汗及消瘦症状，且具有病程长、易传染的特点。不注意分辨其特点，则易误诊为咳嗽而贻误病情。

2. 咳嗽误为哮病或喘病 哮病和喘病虽然也可兼见咳嗽，但各以哮、喘为其主要临床表现。哮病主要表现为喉中哮鸣有声，呼吸气促困难，甚则喘息不能平卧，发作与缓解均迅速。喘病主要表现为呼吸困难，甚至张口抬肩，鼻翼煽动，不能平卧，是多种急、慢性疾病的一个症状。三者有所不同，如不注意区别，将导致病名和病机诊断失误。

3. 不辨外感咳嗽与内伤咳嗽 外感咳嗽，多为新病，起病急，病程短，常伴肺卫表证。内伤咳嗽，多为久病，常反复发作，病程长，可伴见他脏见证。若不注意区分外感、内伤，则致表里病位错误。

4. 脏腑病位辨误 咳嗽虽然以肺的病变最为常见，但"五脏六腑皆令人咳，非独肺也。"医者往往将咳嗽病位局限在肺脏，而不考虑他脏功能失调亦可导致咳嗽，从而导致误诊。

5. 不注意辨痰 咳嗽辨痰，有助于辨证诊断。咳而少痰多属燥热、气火、阴虚；痰多者多属痰热、痰湿、虚寒；痰白而稀薄多属风、属寒；痰黄而稠多属热；痰白质黏多属阴虚、燥热；咳吐血痰，多属肺热或阴虚；若脓血相兼，多为痰热瘀结成痈之候。若不注意辨痰的色、质、量，则容易导致辨证错误。

6. 燥邪伤肺误为风热咳嗽 秋燥为病，最易伤肺，多表现为干咳伴口、鼻、咽喉干燥。风热感冒咳嗽伴有恶寒发热、头身疼痛、脉浮数等全身症状。二者皆可见咳嗽、咽痛、口渴，但病因及发病季节不同，前者以干燥为特点，后者以表证突出，临证时应当细辨。

7. 标本虚实不辨   咳嗽有虚实之分，内伤咳嗽常以虚中夹实见之，医者往往只见标实，未重本虚，一味祛邪致误。而年高或体弱之人患邪实咳嗽，医者只知本虚而误补，却未能予以祛邪。

【案例分析】

案例 1：不辨外感与内伤，风寒闭肺误为痰热蕴肺

高某，女，36 岁，工人，1992 年 1 月 30 日初诊。

患者患慢性咽炎 8 年。半个月前因偶感风寒而致恶寒不适，咳嗽无痰，无汗。前医投羚羊清肺丸等不效，病情日趋加重。刻诊：喉痒，胸闷憋气，咳嗽频作，痰少而黏，口鼻干而饮水不多，无汗，乏力，纳一般，大便干，2～3 日一行，尿微黄，月经正常，前日刚完。观其咽部充血，舌红，苔黄腻。切其脉浮滑。听其两肺呼吸粗糙。证属风寒袭肺，化火生痰。治以清热宣肺，降气化痰，止咳利咽。药用荆芥穗 10 克，金银花 10 克，青连翘 10 克，桔梗 5 克，生甘草 5 克，化橘红 6 克，紫菀 10 克，苦杏仁 10 克（打碎），白前 10 克，全瓜蒌 30 克，大贝母 10 克，竹茹 10 克。4 剂，每日 1 剂，水煎 3 次，每日得药液 250 毫升，合兑，分 3～4 次温服。忌食生冷辛辣及油腻。

1992 年 2 月 3 日复诊：药后患者咽痒渐消，咳嗽憋气减轻，纳食转佳，唯鼻干加重，涕黄黏带血，余症如前。证仍属痰热，而以热为重。治守前方并加重清肺之力。药用黄芩 10 克，全瓜蒌 30 克，竹茹 10 克，金银花 10 克，连翘 10 克，大贝母 10 克，桔梗 5 克，化橘红 10 克，紫菀 10 克。再进 6 剂，药尽诸症悉除。

（常章富《颜正华临证验案精选》）

按： 患者先为风寒闭肺，出现咳嗽无痰。前医不辨外感、内伤，忽略患者恶寒、无汗的表证之象，而误诊为痰热蕴肺，投以羚羊清肺丸等寒凉之品，致使风寒客肺不解，化火生痰。痰火互结，引发宿疾，故见口鼻干，喉痒，咳嗽痰黏，胸闷憋气。颜老详诊细察，正确辨治，故药中病减。表里是辨别疾病病位内外和病势深浅的一对纲领。人体的肌肤与脏腑，是通过经络的联系、沟通而表里相通的。疾病在发展过程中，在一定的条件下，可以出现表里证错杂和相互转化等。掌握表里出入的变化，对于推断疾病的发展转归有重要意义。

案例 2：忽视证之主次、兼杂，阴虚咳嗽，误用苦寒

陈氏，素阴虚，患咳嗽。以自知医，用发表化痰之剂，不应；用清热化痰等药，其证愈甚。余曰："此脾肺虚也。"不信，用牛黄清心丸，更加胸腹作胀，饮食少思，足三阴虚证悉见。朝用六君，桔梗、升麻、麦冬、五味子补脾土以生肺金。夕用八味丸，补命门火以生脾土，诸症渐愈。经云："不能治其虚，安问其余？"此脾土虚不能生肺金而金病，复用前药而反泻其火，吾不得而知也。

（清·薛己《内科摘要》）

按： 患者素体阴虚，肺失滋润，其气上逆而咳，误用表散之剂益伤其阴，阴为之更虚。阴愈伤则见阴虚内热，又误以为实热，错服苦寒，反戕脾胃。此一误再误，故足三阴虚证悉见矣。薛氏在一日之内交换用药，朝予补土生金，脾肺双治；夕则补火生土，培补先天，气血自调，以滋化源。故三阴得治，化源得滋，阳有所养则虚热自退；脾胃得健，纳化正常，则无以聚湿生痰；肺金得养，主气而司呼吸，肃降有权，则咳嗽自宁。"药证相应"思想由来已久，熟练掌握"药证相应"非常有助于临床针对主证用药或随证加减用药，并且能达到效如桴鼓的治疗效果，具有极大的临床应用价值。

病案3：忽视体质、体型、生活方式，痰湿咳嗽，错投银翘散

赵某，56岁，感冒咳嗽缠绵月余，痰多色白，舌苔薄腻，脉象弦滑带数，听诊两肺散在干湿啰音。西医诊断为支气管炎。中医辨证即感邪未净，肺失清肃，方用银翘散加减，连服5剂不效。复诊参合患者体形肥胖，平素嗜酒，且脉滑苔腻，即患者体质属于痰湿偏重，故用二陈汤加泽泻以祛湿化痰，复入枳椇子以解酒毒。服3剂，痰少咳止矣。

（贺学泽《医林误案》）

按：本例初诊因考虑到西医诊断，单纯用清热化痰之剂不效。复诊结合患者体质特点和生活习惯等，从整体辨证，获得良效。中医治病，大多数是通过调整整体阴阳的偏盛偏衰（如本例患者的痰湿偏盛），以达到治疗局部病变（如本例支气管炎）的目的。所以简单而机械地看待中药治疗作用是很不科学的。

案例4：忽略个体因素，误将湿热痰浊郁肺，咳嗽吐血诊为肺痨

孙东宿治许卓峰，多酒多怒人也。上吐血，下溲血，咳嗽声哑。医皆以为瘵，辞不治。孙诊其脉，左关弦大，右寸下半指，累累如薏苡子状。乃曰：此有余证也，作瘵治者非。盖其人好酒，酒属湿热，助火生痰。火性炎上，迫肺不降，郁而生痰，壅于肺窍，以致失音。此痰壅之哑，非肺痿之哑也。其性又多怒，怒气伤肝，故血妄行而不归经，以致吐血尿血。法宜清热开郁化痰，导血归原。若二地、二冬辈滋阴之药，反助其塞而益其热，声音何由而开？况血随气行，气不清，血又何得归原哉？乃用滑石、青蒿，解酒热为君，贝母、郁金、山栀仁、香附开郁为臣，杏仁、桔梗、丹皮、丹参、小蓟、甘草，化痰清血为佐使，服十帖，血果止。又以贝母一两，童便浸一日，为末，柿霜等分，时时抄舌上化下，五日而声音爽矣。

（明·孙一奎《生生子医案》）

按：患者咳嗽吐血，似为肺痨。然孙氏据其嗜酒多怒，脉左关弦大，右寸累累如薏仁，而断其非肺痨虚证，乃实热生痰郁于肺窍之实证。故法以清热开郁化痰，导血归原而愈。此案提示，临床询问患者生活习惯、饮食嗜好，明确疾病病因，能够为诊断提供一定的依据。"因人制宜"就是根据患者年龄、性别、体质、生活习惯等不同特点，来考虑治疗用药的原则。因时、因地、因人制宜的治疗法则，充分体现了中医治病的整体观念和辨证论治在实际应用上的原则性和灵活性。只有全面地看问题，具体情况具体分析，善于因时、因地、因人制宜，才能取得较好的治疗效果。

案例5：忽略证的主次、兼杂，痰热蕴肺、脾肾阳虚纯用清化痰火

陆某，男，55岁。一年来舌苔灰黑，口干不欲多饮，咳嗽痰多，有时为黄稠痰，少寐，大便多溏，脉象轻取弦数，重取沉细无力。观以前所服之方，多属清化痰火，疗效平平。此症肺热多痰是标，舌苔多津液，舌质不绛，口干而不欲多饮，脉象重取沉细无力，知非实热，脾肾阳虚，是病之本。其舌苔之灰黑色，应属水极火化，治当温脾肾之阳，稍用清上之品以反佐之。方药：肉桂粉3克（吞服），制附片3克，炮姜3克，炒潞党参6克，炒白术9克，炙黄芪12克，炙远志4.5克，炒熟地黄6克，炒山药12克，米炒南沙参9克，夏枯草9克，炒子芩1.5克，熟酸枣仁14克，煅龙齿15克，法半夏6克，炒秫米30克（煎汤代水煎药）。服药5剂，灰黑之苔大减，再服10剂，灰黑之苔基本消失，其余诸证亦随之好转，后以温养脾肾，培土生金法善其后。

［黄新吾．反佐疗法在临床上的运用．新医药杂志，1978（6）：11.］

按：患者症见咳嗽痰多黄稠，口干，舌苔灰黑，脉象轻取弦数，故前诸医均误诊为痰热蕴肺。然仔细分析，患者口干而不欲多饮，舌质不绛，舌苔多津液，苔灰黑亦主寒甚，脉象重取沉细无力，知非实热，乃脾肾阳虚，此为病之本。故治以温脾肾之阳，稍佐清上之品而病愈。中医的症状学内容非常丰富，对症状信息的采集主要依赖主观感觉器官，通过望、闻、问、切四诊进行，症状是辨证、辨病的基础。此案提示，对于症状复杂之证，应抓住病本，不可为标象所迷惑。

案例6：误辨症之真假，痰热阻于肺胃误诊为阳虚

屠敬思体气素弱，去冬因子殇于痘，医与舒郁填阴，病日以剧，金云不治乃延孟英诊之。两关甚数，寸上洪滑，嗽逆痰多，卧不著枕，溺赤便难，极其畏冷，是冬温末罢，误补热郁之候。世间之死于劳损者，何尝尽是虚证？每为补药偾事，授以廓清肺胃之药，周身发疥，各恙渐安。蕴伏既清，始投滋养善后，不仅病愈，次年春更得一子。

（清·王孟英《王氏医案》）

按：患者极其畏冷，故易误作阳虚论治。然根据其嗽逆痰多，卧不著枕，溺赤便难，脉关部数甚，寸上洪滑，显系痰热阻于肺胃。其所以畏冷甚剧，是误用温补滋腻，致热郁于内，不能外达，气机为之闭塞，阳气郁而不伸，故反畏寒。此为热甚反兼寒化之象。清泻肺胃，热除则寒自消。因此，辨证应四诊合参，不可但见一症便妄下诊断。

案例7：忽略症之偏全特点，遂将风邪夹饮上攻，误用甘凉润肺

吴佩玉次女，伤风咳嗽。用疏风润肺止咳之药，不应，转加呕渴咽痛。石顽诊之，六脉浮滑应指，因与半夏散（注：法半夏、桂枝、炙甘草）三啜而病如失。或问咳嗽咽痛而渴，举世咸进燥剂，今用半夏辄效，何也？曰："用药之权衡，非一言而喻也，凡治病必求其本。此风邪夹饮上攻之暴咳，故用半夏、桂枝，开通经络，迅扫痰涎，兼甘草之和脾胃而致津液，风痰散，营卫通，则咽痛燥渴自已。设泥其燥渴而用清润，滋其痰湿，经络愈壅，燥渴咽痛，愈无宁宇矣。不独此也。近世治风寒咳嗽，虽用表药，必兼桑皮、黄芩、花粉，甚则知柏之类，初时元气未衰，服之邪热暂伏，似觉稍可，久之真气渐伤，转服转甚"。

（清·俞震《古今医案按》）

按： 此案为风邪夹饮上攻咳嗽。前医误以燥热伤肺，而用甘凉润肺止咳之剂，致口渴咽痛。诸医又误以口渴咽痛为燥热之象，畏用辛燥之剂。唯张氏辨证准确，果断予以半夏、桂枝化痰、通络，兼甘草和脾胃，则风痰散，营卫通，而咽痛燥渴自已。熊寥笙《伤寒名案选新注》云："外感风邪夹饮咳嗽，误用甘凉润肺止咳之剂，非但原病咳嗽不解，更加呕渴咽痛，此治之逆也。"观有少数临床医师治咳嗽或咽痛，动则"消炎"，喜用甘凉清解，甚则一味苦寒，而忌用温燥，此实一大不足。须知若为风热咳嗽或燥热咽痛者，清凉润剂固当所用，然寒邪外束所致者，则非所宜，必当辛温之药治之。若概用寒凉，不但病必不除，而反致增剧矣。

案例8：不辨咳嗽性质，秋燥伤肺误为外感风寒

吉长乃室，新秋病洒淅恶寒，寒已发热，渐生咳嗽，然病未甚，服表散药不愈，体日瘦羸。延至初冬，饮以参术补剂，转觉厌厌欲绝，食饮不思，有咳无声，泻利不止，危在旦暮。医者议以人参五钱，附子三钱，加入姜、桂、白术之属，作一剂服，以止泻补虚，而收背水之捷。吉长徬徨无措，延仆诊毕，未及交语，前医自外匆至，见仆在坐，即令疏方，仆飘然而出。盖以渠见既讹，难与语至理耳。吉长辞去前至，坚请用药。仆因谓曰：是病总由误药所致。始先皮毛间洒淅恶寒发热，肺金为时令之燥所伤也。用表散已为非法，至用参术补之则肺气闭锢，而咳嗽之声不扬，胸腹饱胀，不思食饮，肺中之热无处可宣，急奔大肠，食入则不待运化而直出。食不入，则肠中之垢污亦随气奔而出，是以泻利无休也。今以润肺之药兼润其肠，则源流俱清，寒热、咳嗽、泄泻，一齐俱止矣。但取药四剂，服之必安，不足虑也。方用黄芩、地骨皮、甘草、杏仁、阿胶。初进一剂，泻即稍止。四剂毕，而寒热俱除。再数剂，而咳嗽俱全愈矣。

（清·喻嘉言《寓意草》）

原按： 本案即秋燥病经误治的坏证。从时令来说，患者得病在新秋季节，外有洒淅恶寒，寒已复热的症状，即使咳嗽，也是逐渐发生的，故与风寒感冒有所不同。外感风寒，必有感冒之因，也一定有寒热身疼脉浮等全身症状可凭。秋燥为病，以燥伤手太阴肺为特征。它与温病中的风温初起的症状颇类似，而在治疗上，则必须凉润为主。本案初起即经发汗误治，肺为娇脏，而主全身治节，肺已为燥热所伤，复经发汗，肺津被劫，肃降无权，干咳少痰，是其明证。医者不凉润滋肺之燥，以救肺之津，反以参术补剂壅塞燥气，肺热无从宣泄，直迫大肠而为泻利。肺胃大肠，一气相通，太阴、阳明互为表里，故肺热必奔大肠，以求出路。喻昌于此时投以凉肺润燥之剂，兼清大肠。所以四剂毕而咳利俱减矣。

（任应秋《中医各家学说》）

按： 患者得病在新秋季节，症见洒淅恶寒，寒已复热伴咳嗽，此为外感温燥，燥热伤津肺失宣肃，法当清润。前医不辨疾病之机，误以恶寒发热为外感表证，而误服表散，致汗出津伤，肺津复损，肃降失司，是以咳而少痰。若此时尚能醒悟，投以凉润滋肺之品，则燥金退气，而肺乃得宁，疾病向愈矣。然一误再误，不救肺津，反投参附、

姜桂、白术之类，以冀补虚止泻，恰适得其反，导致壅塞燥气，迫热直奔大肠，是以泻利无休矣。喻氏急投凉肺润燥之剂，兼清大肠，源流俱清，故四剂而安矣。另外，机体在生命活动过程中，通过自身的调节机制产生了一定的适应能力，使人体的生理活动与六气的变化相适应，五运六气学说是探讨自然万物变化的周期性规律及其对疾病影响的中医理论。临床诊治四诊需全面采集，注意六气病机对疾病的影响。

案例 9：六气病机莫辨，温燥伤肺误诊为外感风热

赵某，男，19 岁，学生，1968 年 10 月 8 日初诊。

患者自昨日起，突然发热恶寒，头痛头胀，干咳少痰，口干咽燥，小便微黄，大便正常，舌质干红，苔薄黄，脉浮微数，辨证为外感风热，侵袭肺卫，治拟清热解表，宣肺化痰，方予银翘散加减，处方：炒黄芩、蒲公英、金银花、净连翘、秋桔梗、炒薏苡仁、制半夏、瓜蒌皮各 12 克，象贝母、淡豆豉、薄荷叶、炒荆芥、生甘草各 9 克。2剂，每日 1 剂，水煎取汁，2 次分服。

1968 年 10 月 10 日二诊：诸症不减，干咳加剧，痰黄稠而夹有血丝，鼻燥唇焦，苔黄燥，脉浮而数。思量前用一派苦寒清热之药，何以反而不效呢？复审脉症，始从诸多内热化燥之象而悟及《医门法律·伤燥病》所论，仲秋之时多为燥气肆虐，遂改辨病为秋燥，辨证为温燥伤肺，灼津伤阴；治拟清肺泄热，润燥生津，方予清燥救肺汤合麦门冬汤加减，处方：生石膏 15 克（先煎）、净连翘、天麦冬、北沙参、肥玉竹、光杏仁、瓜蒌仁、浙贝母、天竺黄、天花粉、干葛根、炙枇杷叶、生甘草各 10 克。6 剂，如前煎服。

1968 年 10 月 16 日三诊：诸症悉减，苔转薄白而干，脉呈细数，燥热未尽，津伤难复，原方去连翘、天竺黄，加干苇茎、东阿胶（烊化，兑服）各 10 克，先后计服 10 剂而愈。

（张笑平《中医失误百例分析》）

按：患者初诊见发热恶寒、头痛、苔薄黄、脉浮数等症，似外感风热。但若细审脉症，其初诊即见干咳少痰、口干咽燥、舌质干红等症，又病发仲秋，可知其为温燥伤肺无疑。正如《医醇賸义·秋燥》所称："立秋之后，湿气去而燥气来，初秋尚热，则燥而热。"然前医却误从外感风热为治，服清热解表之药后病情加剧。二诊改从肺燥伤阴而治，方用清燥救肺汤合麦门冬汤加减，才使诸症得平。六淫邪气是引发外感病的致病因素，六气病机主要研究六淫邪气引发疾病的各种病机变化，这是外感热病、内伤杂病以及临床各科都要涉及的主要内容。由此可见，临证非但应详审脉症，而且要审时度势，否则即难免误诊、误治。

案例 10：忽视"五脏皆令人咳"，肝胃气滞，木火刑金误为寒邪蕴肺，化热灼阴

王某，男，43 岁，干部。

患者咳嗽年余，自觉胸脘闷胀，每因感寒、劳累或心情不畅而加重，前经有关医院所摄 X 线片而诊为"慢性支气管炎"，迭经治疗，病情依然时轻时重；近因受凉及郁怒又有所加剧，遂于 1987 年 3 月 12 日延余诊治。

刻下：胸闷咳嗽，痰白量少，心烦多梦，脘腹胀满，动则气急似喘，饮食尚可，小便正常，大便不爽，舌质红，苔薄白而干，脉细弦。证属寒邪蕴肺，化热灼阴；治拟宣肺降气，敛阴止嗽，寒热并用，攻补兼施。处方：淡黄芩、炙麻黄、炙紫苏子、炙款冬花、甜杏仁、炙枇杷叶各 10 克，熟白果、五味子、生甘草各 6 克。3 剂，每日一剂，水煎取汁，2 次分服。

1987 年 3 月 16 日二诊：咳嗽不减，余症如初，并增口干口苦、大便燥结、脉弦细而数之表现，症脉合参，当属肝胃郁热，上干肺脏，以致清肃失司，咳嗽不除；治宜疏肝解郁，清降胃腑，处方：醋柴胡 12 克，杭白芍 12 克，炒枳实 10 克，清半夏 10 克，瓜蒌仁 10 克，赤茯苓 10 克，焦槟榔 10 克，肥知母 10 克，桑白皮 10 克，生石膏（先煎）15 克，生大黄（后下）3 克，吴茱萸 3 克，川黄连 6 克，生甘草 6 克。3 剂，煎服同前。

1987 年 3 月 20 日三诊：诸症悉减，续服原方 5 剂，后又从疏肝健脾、宣肺降气之法组方调理半月余而获愈。

（张笑平《中医失误百例分析》）

按：患者咳嗽之病已逾年余，每因情志不畅等因素所促发，且兼胸腹满闷、心情烦躁、大便不爽、两脉弦细等表现，实由肝胃气滞，郁热上扰，木火刑金使然。初诊医者一见咳嗽，便认为病位在肺，治以宣肺降气、敛阴止嗽，属舍本逐末之举。故二诊复增口干口苦、大便燥结、脉数等表现，只有转从疏解清降为治，才使得肝郁解，火热清，胃腑降，气机顺，不治肺而咳喘自止。情志变化是生命过程中正常的情志活动，但七情变化过与不及也能引发疾病。七情致病，各有特点与变化规律，其损伤脏腑与产生的证候各有特征，把握七情致病的病机特点与规律，对认识疾病是十分重要的。

病案 11：辨病失误，虚人咳嗽误施小青龙汤

丹溪治一男子，三十五岁，因连夜劳倦不得睡，感嗽疾，痰如黄白脓，嗽声不出。时初春大寒，医与小青龙汤四帖，觉咽喉有血腥气上逆，遂吐血线，自口中左边出一条，顷遂止。如此每一昼夜十余次，诊其脉弦大散弱，左大为甚，人倦而苦于嗽。丹溪云，此劳倦感寒，因服燥热之剂以动其血，不急治，恐成肺痿，遂与参、芪、术、归、芍、陈皮、炙甘草、生甘草、不去节麻黄，煎成入藕汁，服两日而病减嗽止，却与前药去麻黄，又与四帖而血证除。脉之散大未收敛，人亦倦甚，食少，遂于前药去藕汁加黄芩、砂仁、半夏，至半月而安。

（清·俞震《古今医案按》）

按：患者因劳倦伤脾，中焦不运，水湿不为津液而作痰湿，上犯肺金而致嗽。劳倦致病，极易化热，故咳痰如白脓，且又与患者素体阴虚阳热体质有关。前医拘泥于患者既有痰湿之咳嗽，又有初春之寒，误投小青龙。药未入太阴而扰动肝火，木火刑金，肺戕血溅。小青龙乃温散之剂，与外寒内饮相宜，与劳倦致嗽相违。此案虽有大寒但未必犯表，且内非寒饮。丹溪以补气健脾、养血柔肝治本，佐以润肺宁血取效。故临证治疗，不以形似为足，而应力求神合，亦即治病求本，谨守病机。

第三节　哮　病

哮病是由于宿痰伏肺，遇诱因或感邪引触，以致痰阻气道，肺失肃降，气道挛急所致的发作性痰鸣气喘疾患。发作时喉中哮鸣有声，呼吸气促困难，甚则喘息不能平卧。

哮病是内科常见病证之一，在我国北方更为多见。一般认为本病的发病率约占人口的2%。中医药对本病积累了丰富的治疗经验，且疗效显著，不仅可缓解发作时的症状，而且通过"扶正"，达到祛除宿根，控制复发的目的。

西医学的支气管哮喘、喘息性支气管炎，或其他急性肺部过敏性疾患所致的哮喘，可参考本病诊断辨证。

【病因病机】

哮病的发生，为宿痰内伏于肺，每因外感、饮食、情志、劳倦等诱因而引触，以致痰阻气道，肺失肃降，气道挛急。

1. 外邪侵袭　外感风寒或风热之邪，失于表散，邪蕴于肺，肺气壅阻，气不布津，聚液生痰；或吸入花粉、烟尘、异味气体等，影响肺气的宣发，以致津液凝聚，痰浊内蕴。

2. 饮食不当　贪食生冷，寒饮内停，或嗜食酸咸甘肥，积痰蒸热，或因进食鱼腥蟹虾等发物，而致脾失健运，饮食不归正化，痰浊内生，上干于肺。由于个体素质的差异，对不同食物致病的敏感性亦有区别，古有"食哮""鱼腥哮""卤哮""糖哮""醋哮"等名。

3. 病后体虚　体质素虚，或病后体弱，如幼年患麻疹、顿咳，或反复感冒，咳嗽日久等，以致肺气亏虚，气不化律，痰饮内生；或阴虚火盛，热蒸液聚，痰热胶固。体质不强多以肾虚为主，而病后所致者多以肺脾虚为主。

哮病发作的基本病理变化为"伏痰"遇感引触，痰随气升，气因痰阻，相互搏结，壅塞气道，肺管挛急狭窄，通畅不利，肺气宣降失常，引动停积之痰，而致痰鸣如吼，气息喘促。

哮病发作时的病理环节为痰阻气闭，以邪实为主。由于病因不同，体质差异，又有寒哮、热哮之分。哮因寒诱发，素体阳虚，痰从寒化，属寒痰为患则发为冷哮；若因热邪诱发，素体阳盛，痰从热化，属痰热为患，则发为热哮。或由痰热内郁，风寒外束，则为寒包火证。寒痰内郁化热，亦可由寒哮转化为热哮。

若哮病反复发作，寒痰伤及脾肾之阳，痰热耗灼肺肾之阴，则可从实转虚，在平时表现为肺、脾、肾等脏器的虚弱之候。由于三脏之间的交互影响，可合而同病，表现为肺、脾、肾气虚及阳虚，或肺肾阴虚。在间歇期，患者感觉短气、疲乏，常有轻度哮症，难以全部消失。一旦大发作时，每易持续不解，邪实与正虚错综并见，肺肾两虚而痰浊又复壅盛，严重者因肺不能治理调节心血的运行，命门之火不能上济于心，则心阳亦同时受累，甚至发生"喘脱"危候。

本病一般虽无性命之虑，但发作时颇感痛苦，且病情多顽固，常反复发作，久之可发展为肺胀，甚至演变为其他变症。

【诊断】

1. 发作时喉中哮鸣有声，呼吸困难，甚则张口抬肩，不能平卧，或口唇指甲发绀。

2. 呈反复发作性。常因气候突变、饮食不当、情志失调、劳累等因素诱发。发作前多有鼻痒、喷嚏、咳嗽、胸闷等先兆。

3. 有过敏史或家族史。

4. 两肺可闻及哮鸣音，或伴有湿啰音。

【常见误诊分析】

1. 哮病误为喘病　哮病与喘病都有呼吸急促的表现，但哮必兼喘，而喘未必兼哮。哮指声响言，喉中有哮鸣声，是一种反复发作的肺系疾病；喘指气息言，为呼吸气促困难，是多种急慢性肺系疾病的一个症状。不根据上述特点细辨，容易导致哮、喘诊断错误。

2. 哮病误为支饮　支饮虽然也有痰鸣气喘的症状，但多系部分慢性咳嗽经久不愈，逐渐加重而成，病势时轻时重，发作与间歇界限不清，咳和喘重于哮鸣，常有胸痛；而哮病呈间歇发作，突然发病，迅速缓解，哮吼声重而咳轻，或不咳，两者有显著的不同。

3. 发作期辨实不辨虚　本病属邪实正虚，发作时以邪实为主，缓解期以正虚为主，但由于本病病程较长，反复发作，故发作时每多虚实错杂，临床上当根据本病的病机特点结合其病程新久及全身症状以辨别其虚实主次，区别脏腑之所属。

4. 寒热辨证失误　实证哮病又分寒哮、热哮。寒哮因寒痰伏肺，或寒饮内停、风寒外束，内外皆寒；热哮因痰热壅肺，肺失清肃。寒热兼夹者，多为痰热内伏，风寒外束。如果不注意患者的体质特点、诱发因素、发病季节以及咳痰、舌脉的不同，往往导致寒热辨证失误。

5. 哮病虚证阴阳辨误　哮病日久常表现为本虚标实，缓解期以本虚为主，可表现肺、脾、肾气虚及阳虚，或肺肾阴虚。偏于阳气虚者，面色㿠白或晦暗，畏寒肢冷，少气乏力，舌淡润苔白，脉细无力；偏于阴虚者，面色潮红，五心烦热，口渴咽干，舌红少苔，脉细数。若不加以区别，则易导致阴阳之偏颇辨误。

6. 辨痰不辨病因　哮病发作常因外邪引动宿痰，但"肺为贮痰之器，脾为生痰之源"，若医者只见痰饮，而不知生痰之源，辨证难免偏差。此外，哮病宿痰多为顽痰胶固，投以轻剂化痰，必然病重药轻，收效甚微。

7. 哮病脏腑病位辨误　本病病位主要在肺，但其他脏腑病变，波及肺脏，致痰阻气道，肺失肃降，气道挛急而发哮病。宿哮患者，若未详询病史，却妄图速效，见哮只知辨肺，而不辨致哮之源，必致脏腑病位判断错误。

【案例分析】

案例 1：不辨寒热虚实，热哮误作虚寒哮

鲍继仲，患哮，每发于冬，医作虚寒治，更剧。孟英诊之，脉滑，苔厚。溺赤，痰浓。予知母、花粉、冬瓜子、杏仁、贝母、茯苓、滑石、栀子、石斛，服之而安。

（清·王孟英《王氏医案绎注》）

按： 患者哮病每发于冬，故易作虚寒治。然药后病剧，又见脉滑、苔厚、溺赤、痰浓等症，病属湿热蕴结之象无疑。湿热内蕴，蒸变津液成痰，内伏于肺，适遇冬令，寒气加临，引动伏痰，痰气交阻，闭塞气道，肺失肃降，哮病作矣。本当清宣祛湿、化痰降逆。前医未辨阴阳、不审寒热，误辨病机，将热哮误作虚寒治，助邪伤正，是以哮病非但不减，反而增剧。王氏以痰浓、苔厚、溺赤、脉滑八字为辨证要点，投以清解湿热、肃痰降逆、通腑利窍、祛除痰浊之剂，恰合机宜，故一啜而安。由于哮病有寒热之异，故又有冷哮热哮之分。因此，辨证治疗时，当首辨已发未发，以及属寒属热，并结合病变脏腑之不同病机而施治。

案例2：辨证失误，脾肺两虚误用滋阴

包，哮症每十日一发，嗽痰夜甚，脉形俱属虚寒。乃用六味滋阴，治不对症，焉能奏效？议补益中气为虚哮治法，用潞参、山药、茯苓、半夏、炙草、于术（炒）、杏仁、煨姜，数服而效。

（清·林珮琴《类证治裁》）

按： 患者嗽痰夜甚，脉形俱属虚寒，此乃脾肺两虚所致。盖脾虚则健运失职，食不化精，反生痰浊。土不生金，母病及子则肺虚，肺虚则气无所主，气因痰阻，痰随气升，相互搏结，阻塞气道，肺气升降不利，以致哮病发生。张景岳《景岳全书·喘促篇》云：哮病"须辨阴阳，阴虚者补其阴，阳虚者补其阳"。虚寒哮病，治当补阳，前医辨证失误，择充填下焦之剂，而反滋其阴。药不对症，焉能有效。林氏治以四君子汤加怀山药、煨姜、半夏、杏仁等，药证相符，故数服而效。

案例3：不明证之标本缓急，证重药轻

钱国宾治金陵青衿赵艳颜母，年六旬，得痰症，昼夜吼锯，呕痰数碗，初尚能行。后渐不起，幸胃不病，饮食如常，多医罔效。脉之六部浮滑，右寸关更甚。浮主肺气虚弱，滑主脾经积痰，乃痰吼症也。用导痰加杏仁、麻黄，二十剂，病势不减，辞去。又更二医，反重。更求治，曰：吾技尽矣，容思之。忽悟吼痰属太阴肺经之病症，肺乃清虚之脏，六叶两耳，四垂如盖。今胶痰固于肺缝中，呼吸而作吼锯之声，且胃主纳受，脾主运化，今胃纳而脾不运，停饮作痰，此症非劫剂不可也。以三白丸方示彼，用白砒三分煅黄，贝母、桔梗各三分，捣饭为丸，黍米大，以冷茶临睡下七丸。七服，痰止吼定，取理脾清肺药痊。大抵病危至此，不用客劫之味，弗愈也，此神明于七方十剂之意者也。古人学力深，今人学力浅，再思能用狼虎劫夺之剂，学力方到。若迎夺却伏神兵，奇正当并用也。奚王道可以尽岐黄之技哉，如果见真，劫剂亦不妨暂用也。

（清·魏之琇《续名医类案》）

按： 患者发作时吼锯作声，呕痰数碗，脉六部浮滑，属顽痰胶固在肺之哮病。虽饮食如常，胃虽不病，然"脾为生痰之源"，脾气不运，停饮作痰，胶固于肺中，病势急重。前医不辨病情轻重，只予导痰汤不能直捣痰窠，证重药轻，所以无效，此标本缓急不明也。后及时改用三白丸夺劫顽痰窠穴而收效。此案提示，临证当辨标本缓急，对标实急迫、本虚不显之证，应大胆采用峻剂祛邪，不可优柔寡断而延误病情。

案例4：不明病因，不辨表里同病

秦商张某，感寒咳嗽，变成哮喘，口张不闭，语言不续，呀呷有声，屋外可闻。投以二陈、枳、桔，毫不稍减。延余救之，诊其右手，寸关俱见浮紧，重取带滑。断为新寒外束，旧痰内搏，闭结清道，鼓动肺金。当以三拗汤宣发外邪，涌吐痰涎为要；若畏首畏尾，漫投肤浅之药，则风寒闭固，顽痰何由解释。况经曰：辛甘发散为阳。麻黄者甘辛之物，禀天地轻清之气，轻可去实，清可利肺，肺道通而痰行，痰气行而哮喘愈矣。乃煎前方与服，果终剂而汗出津津，一日夜约吐痰斗许，哮喘遂平。二年，因不忌口，复起前症而殁。

（董建华《中医内科急症医案辑要》）

按：患者哮喘发作是因新寒外束，旧痰内搏，导致肺气郁闭，清肃失调而致。前医不明哮发作之因，不辨表里同病，只予二陈汤加味燥湿化痰，未予宣肺平喘，所以无效。后医根据脉象，诊断为新寒外束，抓住了宣肺这个关键，肺气得宣，则痰气行而喘愈。自然界气候变化，地域方土失宜，情志失调，饮食劳倦都作为致病因素，并作用于人体所伤五脏及其所属，临床证候表现皆是以整体联系为基础的。弄清起病之因，对于疾病的诊断、治疗具有重要作用。运用辨证求因还应结合时令气候、情志变化和体质因素进行全面分析，有一些较为复杂的疾病会出现本质与征象不相一致的表现，此时更应详细诊察辨证，识别虚实真假，才能求得真实的病机和病因所在。

案例5：病情轻重判断有误

宁人郑姓子，甫七岁，患哮吼症，脉形俱实，结喉两旁青筋突起如笔管，喉中作牛马声。此系果饵杂进，痰浊壅塞。始用苏子降气汤加减，服六七剂，不效。余思病重药轻，遂以苏梗八钱易本方之苏子，余药分量加重，连服三剂，青筋隐而不露，脉亦和软，鸣声不作矣。凡治病，虽用药不误，而分量不足，药不及病，往往不效。

（清·心禅僧《一得集》）

按：患儿脉形俱实，青筋突起，喉中痰鸣，可见痰浊壅盛，病情较重。初诊虽然辨证用药无误而效果不显者，主要缘于病情轻重判断有误，故后诊加重用量而病愈。生长和发育是小儿时期特有的生理现象，也是不同于成人的基本特点。生长发育的整个过程，形态和功能的不断成熟、完善，反映了小儿的生理特点。由于小儿脏腑柔弱，不仅发病容易，而且变化迅速，邪正之间、寒热虚实之间，易于消长转化，反映出易虚易实的病理特点。临床辨病应予以重视。

案例6：泥于经验，忽略因人制宜，素体正虚，误汗伤阳

王某，男，56岁。素有哮喘之证，每逢感冒或过劳即发。今因劳动后汗出当风，回家即觉恶寒发热，喘咳心悸，胸紧如石压，喉中如有物上涌之状，张口吸气。服小青龙汤后，发热而出大汗，头昏眩难以自主，气陷欲脱，面青肢冷，心悸短气，喘咳不得平卧，头昏眩，静则稍好，动则更甚，小便不利，舌质淡，六脉沉微欲绝。此误汗伤阳，水气上逆所致。拟方：炮附片一两，白术四钱，白芍四钱，茯苓五钱，桂枝三钱，补骨脂四钱，五味子二钱，生姜一两（另熬浓汁，一半入药，一半合黄糖另服）。服上药后，各症好转，生姜减为五钱，入药同煎，桂枝易肉桂，连服五剂而各症消失，乃以右归丸调理后而愈。

（董建华《中医内科急症医案辑要》）

按： 患者素体正虚，久患哮喘。初虽外感，然前医不顾患者本虚之质，误以麻、桂等品大发其汗，则败其脾肾之阳，致使水失所主，上凌心肺，心阳不振，肺气上逆，故短气心悸、喘促头昏、动则更甚，参其舌脉，则阳虚可辨。后予振奋真阳而行水邪，其病故愈。因此，久病正气多虚，攻邪之中亦应顾其正气。充分考虑患者的体质特征，并针对其体质特征采取相应的治疗措施；贯彻中医学"治未病"的学术思想，结合体质进行预防，通过改善体质、调整功能状态，充分体现了以人为本，因人制宜的思想。

第四节 喘 病

喘病是以呼吸困难，甚则张口抬肩，鼻翼煽动，不能平卧等为主要临床表现的一种病证。严重者可致喘脱。

喘病涉及多种急、慢性疾病，如肺胀、支饮等，不仅是肺系疾病的主要表现之一，而且可因其他脏腑病变影响于肺所致。为此，在辨证时，应结合辨病，以便全面分析疾病的特点，并掌握其不同的预后转归。

西医的喘息型支气管炎、肺部感染、肺炎、肺气肿、心源性哮喘、肺结核、硅肺以及癔病等疾病出现喘病的临床表现者，可参考本病诊断辨证。

【病因病机】

1. 外邪犯肺 外感风寒或风热之邪，未能及时表散，邪蕴于肺，壅阻肺气，肺气不得宣降，因而上逆作喘。

2. 痰浊内蕴 凡急、慢性疾患影响于肺，致肺气受阻，气津失布，津凝痰生；或脾失健运，痰浊内生，上干于肺，阻遏气道，气机不利，肃降失常，常为喘促发生的重要内因。

3. 情志失调 情志不遂，忧思气结，肝失调达，气失疏泄，肺气闭阻，或郁怒伤肝，肝气横逆乘于肺脏，肺气不得肃降，升多降少，气逆而喘。

4. 久病劳欲 久病肺弱，咳伤肺气，肺气虚衰，气失所主，而发生喘促。肺气不足，血行不畅，又可致气虚血瘀，致使喘促加重。若久病迁延不愈，由肺及肾，或劳欲伤肾，精气内夺，肺之气阴亏耗，不能下荫于肾，肾之真元伤损，根本不固，不能助肺纳气，气失摄纳，上出于肺，出多入少，逆气上奔则为喘。若肾阳衰弱，肾不主水，水邪泛溢，干肺凌心，肺气上逆，心阳不振，亦可致喘，表现为虚中夹实之候。

综上所述，喘病的病理性质有虚实两类。实喘在肺，为外邪、痰浊、肝郁气逆，邪壅肺气而宣降不利；虚喘当责之肺、肾两脏，因精气不足，气阴亏耗而致肺肾出纳失常，尤以气虚为主。病情错杂者，每可下虚上实并见，或正虚邪实，虚实夹杂。但在病情发展的不同阶段，虚实之间有所侧重，或互相转化。故叶天士有"在肺为实，在肾为虚"之说，扼要说明了肺肾两脏病机的重点。

本证的严重阶段，不但肺肾俱虚，在孤阳欲脱之时，病可及于心，导致心气、心阳衰惫，鼓动血脉无力，血行瘀滞，面色、唇舌、指甲青紫，甚则出现喘汗致脱，亡阳、亡阴，则病情危笃。

【诊断】

1. 以喘促气短，呼吸困难，甚至张口抬肩，鼻翼煽动，不能平卧，或口唇发绀为特征。

2. 多有慢性咳嗽、哮病、肺痨、心悸等疾病史，每遇外感及劳累而诱发。

【常见误诊分析】

1. 喘病误为气短、气郁 三者都可见呼吸异常，临床诊断时，不仔细分析呼吸特点及伴随症状，易将喘病误诊为气短、气郁。喘病是以呼吸困难，张口抬肩，喘息有声，甚至不能平卧为特征，多伴咳嗽、咳痰之症，病情有虚有实；气短是呼吸气急而短促，或短气不足以息，数而不能接续，似喘而不抬肩，虽急而无痰声，尚可平卧，多伴神疲乏力、自汗等症，属虚证多见；气郁为呼吸短促，胸闷憋气，伴胸胁胀痛、善太息，与情志变化关系明显，为气机不畅所致，属实证。

2. 喘病误为哮病 一般来说，哮必兼喘，喘未必兼哮。哮指声响言，为喉中有哮鸣音，是一种反复发作的疾病；喘指气息言，为呼吸气促困难，是多种急、慢性疾病的一个症状。

3. 虚实辨证错误 年老、久病患者，医者容易以虚论治。然喘病发作，或虚，或实，或虚实夹杂，若不辨虚实，势必导致误诊误治。一般呼吸深长有余，呼出为快，气粗声高，伴有痰鸣咳嗽，脉象有力者为实喘；呼吸短促难续，深吸为快，气怯声低，少有痰鸣咳嗽，脉象微弱者为虚喘；另有肾气亏虚，邪实在肺等虚实夹杂，上实下虚之证。医者应注意四诊合参，以避免误诊。

4. 寒热辨证错误 实喘病情发展，寒热会出现转化，医者若不仔细诊查、认真分析，容易导致寒热辨证错误。如风寒闭肺证，若风寒失于表散，入里化热，可出现表寒里热证；痰浊阻肺证，若痰郁化热，或痰阻气壅，血行瘀滞，又可呈现痰热郁肺或痰瘀阻肺证。因此，如不根据其发热、痰、舌脉等症及病情发展过程认真审察，则寒热之证难辨。

5. 病位辨误 喘病病因有外感、内伤之分，因而证有表证、里证、表里同病之别；喘病病位主要在肺、肾，但有时也涉及肝、心。因此，不仅要辨表里，还应辨脏腑。若不注意仔细分析，也会导致病位误诊。

6. 虚喘不辨阴阳 虚喘可表现阴虚、阳虚或阴阳两虚；喘脱患者，可表现为亡阴或亡阳。医者若不认真诊查，详辨阴阳，后果不堪设想。徐大椿《医学源流论·亡阴亡阳论》指出："其亡阴、亡阳之辨法如何？亡阴之汗，身畏热，手足温，肌热，汗亦热而味咸，口渴喜凉饮，气粗，脉沉实，此其验也；亡阳之汗，身反恶寒，手足冷，肌冷，汗冷而味淡微粘，口不渴而喜热饮，气微，脉浮数而空，此其验也。"

7. 不辨气机之升降　喘之病机主要是肺气上逆，此其常也；然宗气不足，脾气下陷，升降失司也会致喘，此其变也。若医者拘泥于常规，凡喘皆作上逆，一味予以降气，必然造成误诊误治。

【案例分析】

案例1：误认年老皆阴虚，痰火积热错辨为阴虚火旺

孙东宿治少司空凌绛泉，年已古稀，原有痰火之疾。正月初，因劳感冒，内热咳嗽，痰中大半是血，鼻流清水，舌苔焦黄芒刺，语言强硬不清，大小便不利，喘急不能睡，亦不能仰，以高桌安枕，日惟额伏枕上而已。医治半月不瘳。孙诊之，两手脉浮而洪，两关滑大有力，知其内有积热痰火，为风邪所闭，复为怒气所加，故血上逆。议者以高年见红，脉大发热为惧。孙曰：此有余证，诸公认为阴虚而用滋阴降火，故不瘳。法当先驱中焦痰火积热，后以地黄补血等剂收功，可也。乃以瓜蒌、石膏各三钱，半夏曲、橘红、桑皮、前胡、杏仁、酒芩、苏子水煎，冲莱菔汁一小盏，一剂而血止。次日诊之，脉仍浮而洪大，尚恶寒。此因先时不解表，竟用滋阴，又加童便降下太速，以致风寒郁而不散，故热愈甚也。改以定喘汤，一剂而喘减，二剂而热退不恶寒。再诊之，两手浮象已无，惟两关脉鼓指，此中焦痰积胶固，不可不因其时而疏导之。经清中丸同当归龙荟丸共二钱进之，其夜下稠粘秽积甚多。予忆丹溪有云：凡哮喘火盛者，白虎汤加黄连、枳实有功，正此证对腔法也。与十剂，外以清中丸同双玉丸夜服，调理而安。

震按：此人以富贵之体，古稀之年。不能卧又半月之久，亦殊危矣。乃竟用消痰发表，清火行滞，重剂收功，可见病无一定之局。只恐来活者而走死者，又防活者认得不清，必以半攻半补，不攻不补，为持重之法，仍是死者也。后案喻公之蛤蚧二十枚，人参十两，可谓棋逢敌手。

（清·俞震《古今医案按》）

按：前医以患者高年，病发热，咳嗽咯血，脉大，而误诊为阴虚火旺。然根据患者喘不能卧，舌苔芒刺焦黄，大小便不利，脉滑大有力，俱是邪实壅盛之证，故予清热化痰而病减。此案提示，年老之人，亦有邪实为病者，不可概以虚论治。中医诊治时辨人很重要，因为中医看的是"病的人"，而不是"人的病"。不同患者有不同的个体特征，在年龄、性别、体质等方面都存在差异，故强调"因人制宜"，临证应根据患者不同的特点来制订适宜的治疗原则。

案例2：忽视证的标本缓急，不辨寒热虚实、邪正盛衰

壬子春，沈峻杨年五十七岁。素患痰嗽，年前顾某与小青龙汤一剂，喘逆渐甚；汪某进肾气汤一剂，势更濒危。医云：治实治虚，不能舍此二法，而皆不应，病真药假，不可为矣。王月钼嘱迎孟英图之，脉来虚弦软滑，尺中小数，颧红微汗，吸气不能至腹，小便短数，大解甚艰，舌红，微有黄苔，而渴不多饮，胸中痞闷不舒。曰：根蒂虚于下，痰热阻于上，小青龙治风寒夹饮之实喘，肾气汤治下部水泛之虚喘，皆为仲景圣法。用之得当，如鼓应桴；用失其宜，亦同操刃。所以读书须具只眼，辨证尤要具只眼也。此证下虽虚而肺不清肃，温补反助其壅塞，上虽实而非寒饮，温散徒耗其气液。耗之于先，则虚气益奔；壅之于后，则热亦愈锢，其加病也，不亦宜乎。爰以杏仁、苇茎、紫菀、白前、蒌仁、竹沥开气行痰，以治上实，而佐苏蓉、胡桃仁以摄纳下焦之虚阳。一剂知，再剂平，旋去紫菀、白前，加枸杞、麦冬、白石英。服三帖而便畅溺长，即能安谷。再去杏仁、竹沥、苇茎，加熟地、当归、薏苡、巴戟，填补而痊。

（清·王孟英《王氏医案》）

按：患者咳嗽吐痰，兼见小便短数、大便艰涩、舌红苔黄，知是肺家痰热；吸气不能至腹，脉来虚弦软滑，尺中小数，知是肾气已虚。前医不辨寒热，用温肺化饮的小青龙汤，如同火上加油，使痰热更炽；更医不辨邪正盛衰，只重下虚，未见上实，置肺家痰热于不顾，径用肾气汤温补肾元，使肺实更壅。此时，王氏明辨寒热虚实，掌握分寸，初诊先以清热化痰、宣肺行气以治肺家痰热为主，少佐以补肾纳气；待喘嗽减轻后，治疗重点由治肺逐步转向治肾，终以补益肾气而收功。

案例3：肾虚不纳之喘误为外感

张，三十，幼年哮喘已愈，上年夏令，劳倦内伤致病，误认外感乱治，其气泄越，哮喘音哑，劳倦不复，遂致损怯。夫外感之喘治肺，内伤之喘治肾，以肾主纳气耳。加减八味丸，每服二钱五分，盐汤下，六服。

（清·叶桂《临证指南医案》）

按：喘病有虚实之分。喘促日久，呼多吸少，形瘦神疲，动则喘甚，或气不得续，或伴肢冷汗出等为虚，其治在肾；感受外邪，肺气不利致喘为实，其治在肺，更有肺肾阴虚火旺者，宜滋阴潜阳。患者幼年哮喘，后因劳倦内伤复病发，当属虚。然医者问诊不详，不知患者虚实之征，故将肾虚不纳之喘误为外感，致病重。倘若医者能详问病情，仔细辨证，或不至此。故临床收集资料，望闻问切缺一不可，以免虚实不分，辨证错误，发生误诊、误治。

案例4：症有真假，不可但见一症，便妄下诊断

赵，衰年喘嗽痰红，舌焦咽燥，背寒，耳鸣颊赤，脉左弦疾，右浮洪而尺搏指。按脉症系冬阳不潜，金为火烁。背觉寒者，非真寒也。以父子悬壶，忽而桂、附，忽而知、柏，忽而葶苈逐水，忽而款冬泄肺，致嗽血益加，身动即喘，坐则张口抬肩，卧则体侧喘剧，因侧卧则肺系缓而痰益壅也。思桂、附既辛热助火，知、柏亦苦寒化燥，非水焉用葶苈，泄热何藉款冬？细察吸气颇促，治宜摄纳，但热蒸痰腻，气冲咽喉，急则治标，理先清降，用川百合、贝母、杏仁、麦冬、沙参、牡蛎、阿胶（水化）、燕窝汤煎。一啜嗽喘定而痰红止。去杏仁、牡蛎、阿胶，加生地、竹茹、丹皮、元参、羚羊角午服，以清上中浮游之火；用熟地、五味、茯神、秋石、龟板、牛膝、青铅晚服，以镇纳下焦散越之气，脉症渐平。

（清·林珮琴《类证治裁》）

按：本案据患者脉症，当属肾虚失纳，金为火烁，下虚上实之证。本应补肾潜纳，甘凉润肺，子母同治。无奈前医辨证不明，见其背寒，误为肾阳虚，投以桂附，如火添油；见其舌焦咽燥、颊赤、脉弦疾洪，误为火热，知柏下咽，苦寒化燥；见其喘嗽痰

多，误为水饮停肺，投以葶苈逐水，肺肾更伤；见其痰红，误为肺热，投以款冬泻热，用而无功。此一误再误，故致嗽血更甚，痰喘愈剧！本虚标实，症势危急，当急则治其标，缓则治其本，先于清降救误，恰合病情，故啜之则效，而喘定红止，再以图本，纳下焦之气，兼以清中上游火，诸症渐平。此案提示，辨证当全面诊察，四诊合参，不可但见几症，便妄下诊断，否则将失于片面。

案例5：证机莫辨，错将喘脱亡阴误诊为亡阳

苏州沈母，患寒热痰喘，浼其婿毛君延余诊视。先有一名医在座，执笔沉吟曰：大汗不止，阳将亡矣，奈何？非参、附、熟地、干姜不可。书方而去。余至，不与通姓名，俟其去乃入，诊脉洪大，手足不冷，喘汗淋漓。余顾毛君曰：急买浮麦半合、大枣七枚，煎汤饮之可也。如法取而汗顿止。乃为立消痰降火之方，二剂而安。

盖亡阳亡阴相似而实不同：一则脉微汗冷如膏，手足厥逆而舌润；一则脉洪汗热不粘，手足温和而舌干。但亡阴不止，阳从汗出，元气散脱，即为亡阳。然当亡阴之时，阳气方炽，不可即用阳药，宜收敛其阳气，不可不知也。亡阴之药宜凉，亡阳之药宜热，一或相反，无不立毙。标本先后之间，辨在毫发，乃举世更无知者，故动辄相反也。

（清·徐大椿《洄溪医案》）

按： 患者喘脱，前医一见大汗淋漓，即诊为亡阳，后医则进一步分析，根据脉洪大、手足不冷等诊为亡阴，治以益心气、养心阴、止脱汗而效。盖亡阴与亡阳均可见大汗不止，但亡阴有四肢温和、身热、口渴等热象，亡阳则见四肢厥逆、身冷、口不渴、舌淡等寒象。二证均在病危而发，临证尤须详辨，稍有差错，就会导致阴阳离决。临证把握具体病证的病机特点，对辨证论治、辨证施护都具有指导意义。

案例6：症状复杂，不知取舍，不辨主症

丙申冬，刘伟斋大令之令郎，病喘甚剧，数日一发，发则头痛身热，转侧呻吟，苦不可堪。余切其脉，右部虚数，左更微不可辨，按久又似有数疾情状，知是阴虚阳盛。与以冬地三黄汤，喘势渐平；继减三黄，进以参、芪，调养而瘥。丁酉夏，因劳复发。他医以头痛、身热为外感，而用温疏；以形瘦脉微为中虚，而与补益，病势又剧。余仍前清养法治之，旬余而愈。可见喘系宿疾，多由气质之偏，不得以寻常脉证相例，总恃临证者随时论病，随病论治，阴阳、虚实辨得清耳！

（清·陈延儒《诊余举隅录》）

按： 患者形瘦病喘，头痛身热，脉虚数，症状复杂。他医未全面分析病情，一见头痛身热，便为外感；一见形瘦脉微，便为中虚，致病势加剧。陈氏据脉而辨证为阴虚阳亢，治以养阴清热而瘥。此案提示，临证当全面诊察病情，或舍脉从症，或舍症从脉，唯以抓住病本为要。同时案中指出，喘系宿疾，多由气质之偏。究其体质而辨治喘病，确系临床要法。

案例7：病有先后、新旧，不辨标本缓急致误

松江王孝贤夫人，素有血证，时发时止，发则微嗽。又因感冒变成痰喘，不能著

枕，日夜俯几而坐，竟不能支持矣。是时有常州名医法丹书，调治无效，延余至。余曰："此小青龙汤证也。"法曰："我固知之，但弱体而素有血证，麻、桂等药可用乎？"余曰："急则治标，若更喘数日，则立毙矣。且治其新病，愈后再治其本病可也。"法曰："诚然。然病家焉能知之？治本病而死，死而无怨；如用麻、桂而死，则不咎病本无治，可恨麻、桂杀之矣！我乃行道之人，不能任其咎。君不以医名，我不与闻，君独任之可也。"余曰"然。服之有害，我自当之，但求先生之不阻之耳。"遂与服，饮毕而气平就枕，终夕得安。然后以消痰润肺养阴开胃之方，以次调之，体乃复旧。法翁颇有学识，并非时俗之医，然能知而不能行者，盖欲涉世行道，万一不中，则谤者随之。余则不欲以此求名，故毅然用之也。凡举世一有利害关心，即不能大行我志，天下事尽然，岂独医也哉。

（清·徐大椿《洄溪医案》）

按：患者素有血证，阴血已虚；又因感冒，外寒内饮，痰喘不得卧，是谓邪实。此时应权衡邪正的盛衰，分别"扶正"或"祛邪"，或"正邪兼顾"。前医一是没有根据邪正盛衰来确定标本先后的治疗次序，二是心存私念，畏行祛邪，故而调治无效。后医则根据急则治标的原则，先以小青龙汤以治痰喘，后以养阴润肺以治阴血素虚，先攻后补而病愈。如果先滋养阴血，反而会碍痰助喘，加重病情。此案提示，在错综复杂的证候中，要正确处理正与邪的辨证关系，才能取得较好疗效；同时告诫医者当以患者为要，不可以己利而误病。

案例8：误辨病之本质，内有郁热误为外感

一人形长，色苍瘦，年四十，每秋凉病痰嗽气喘不能卧，春暖即安。病此多年，医用紫苏、薄荷、荆芥等以发表，用桑皮、石膏、半夏等以疏内，虽暂轻可，不久复作。汪诊之，脉颇洪滑，此内有郁热也。秋凉则皮肤致密，内热不能发泄，故病作矣。内热者，病本也。今不治其本，徒用发散以虚其外，则愈不能当风寒。疏内以耗其津，则愈增郁热之势。遂进三补丸加大黄、贝母、瓜蒌，丸服，仍令每年立秋，先服滚痰丸四十粒，病渐安。

（明·汪石山《石山医案》）

按：患者每入秋喘作，春暖即安，故易误为秋凉感寒，引动痰热而作喘。然据脉洪滑，可知其内有郁热，因秋凉皮肤致密，内热不能发泄而病作，故予清热除痰而病安。可见，疑难之证有时可根据脉象判断病之本。

案例9：辨病失误，喘之表里虚实错辨

治赵太学，患水气咳嗽而喘，误作伤风，投以风药，面目尽肿，喘逆愈甚。曰：风起则水涌，药之误也，以真武汤温中镇水，诸恙悉平。

（清·魏之琇《续名医类案》）

按：患者咳嗽而喘，病为水气，治宜化气行水，但前医不识水气，一见咳喘即作伤风外感治。此病因、表里、虚实皆误。水气咳喘为水停于肺，肺失肃降所致；伤风咳喘则为风邪闭肺，肺失宣而成，二者病因病机不同。病之表里、虚实、病因病机皆误，故服药后，"面目尽肿，喘逆愈甚"。误服风药而肾水上泛，真武汤温阳化气行水，壮元阳以消阴翳；逐留垢以清水源，水清则肿消而咳喘止，诸恙悉平。此治病求本之法也。

案例 10：寒热阴阳误辨，痰热实喘误作虚寒治

王君，患痰喘，某君进补肾纳气及二陈、三子诸方，证濒于危。延孟英诊之，脉沉而涩，体冷自汗，宛似虚脱之证，惟二便不通，脘闷苔腻，是痰热为补药所遏，一身之气机窒痹而不行也。予瓜蒌、薤白、旋覆花、代赭石、杏仁、贝母、栀子、紫菀、兜铃、海蛰、竹沥等以升降，复杯即减，再取而安。

（清·王孟英《王氏医案》）

按：患者痰热实喘。前医先则不辨寒热虚实，误作虚寒，错投温补，致痰火互结，内阻于肺。后虽知痰为患，然又不辨寒热，投以二陈、三子味辛性温，用以燥寒湿之痰则有效，而治痰火闭阻则非，且温燥之品，不但无益，反更耗气阴，故病反剧矣。孟英据其二便不通、脘闷苔腻，知其为痰热为补药所遏。虽外显体冷自汗、脉涩之虚候，乃因痰火阻肺，卫阳不宣所致，并非"虚脱"，实为"闭"也。证属痰火内阻，气机壅闭，治以肃肺开闭，降逆定喘，清热通利，祛痰止嗽而病愈。同一症状，在不同患者、不同病因、不同疾病过程中，其发生机制也不尽相同，临证应注意病机的动态特点。

案例 11：不辨气机升降基本病机，宗气下陷而喘误予降气

一人，年二十余。因力田劳苦过度，致胸中大气下陷。四肢懒动，饮食减少，自言胸中满闷。其实非满闷，乃短气也。粗人不善述病情，往往如此。医者不能自审病因，投以开胸理气之剂，服后增重。又改用半补半破之剂，两剂后，病又见重。又延他医，投以桔梗、当归、木香各数钱，病大见愈，盖全赖桔梗，升提气分之力也。医者不知病愈之由，再服时，竟将桔梗易为苏梗，升降异性，病骤反复。自此不敢服药，迟延二十余日，病势垂危，喘不能卧，昼夜倚壁而坐，假寐片时，气息即停，心下突然胀起，急呼醒之，连连喘息数口，始觉气息稍续，倦极偶卧片时，觉腹中重千斤，不能转侧，且不敢仰卧。延愚诊视，其脉乍有乍无，寸关尺三部，或一部独见，或两部同见，又皆一再动而止，此病之危，已至极点。因确知其为大气下陷，遂放胆投以生箭芪一两，柴胡、升麻、萸肉（去净核）各二钱，煎服片时，腹中大响一阵，有似昏愦，苏息须臾，恍然醒悟，自此呼吸复常，可以安卧，转侧轻松。其六脉皆见，仍有雀啄之象。自言百病皆除，惟觉胸中烦热。遂将方中升麻、柴胡皆改用钱半，又加知母、玄参各六钱，服后脉遂复常，惟左关参伍不调，知其气分之根柢未实也。遂改用野台参一两，玄参、天冬、麦冬（带心）各三钱，二剂全安。

或问：喘者皆系气上逆，而不能下达。此证系胸中大气下陷，何以亦作喘乎？答曰：人之胸中大气，实司肺脏之呼吸，此证因大气下陷过甚，呼吸之机关将停，遂勉强鼓舞肺脏，努力呼吸以自救，其迫促之形，有似乎喘，而实与气逆之喘有天渊之分。观此证假寐片时，肺脏不能努力呼吸，气息即无，其病情可想也。设以治气逆作喘者治此证，以治此证之喘者治气逆作喘，皆凶危立见。临证者当细审之。

（张锡纯《医学衷中参西录》）

按：喘病多因肺气上逆，肾失摄纳而作，然宗气下陷者亦可作喘，而医者常忽略此病机。案中大气又称内气、宗气，即上焦阳气，因其功能至大，故郑而重之，名曰大气。本案患者喘不能卧，但呼气困难，假寐片时，气息即停，偶卧片时，觉腹中重千斤，其脉乍有乍无，寸关尺三部，或一部独见，或两部同见，又皆一再动而止等，诊为大气下陷，治以升陷汤加减而愈。然前医拘泥于常理，一味投以降气之剂，致病势转重。同时案中也指出，临床有些患者对临床症状描述不准确，医者当细心体会，认真判断其所述之症，不可以病家俗语而误病。人之所有唯气与血，人体内所有的生理活动都是以气机活动和气化过程为基础的。因此，任何具体的生理活动都是气机运动和气化活动的一部分，都可以用气机运动和气化过程加以概括。所以说，在疾病的发生、发展过程中，任何病机变化不论是产生于局部，还是发生于全身，都必然要引起气机运动的失调和气化活动的失常，从这一意义上讲，气机失调和气化失常是疾病的基本病机。

案例 12：病机辨误失当，风寒闭肺致喘误治

张某，男，18 岁，学生。患喘病颇剧，已有五六日之久，询其病因为与同学游北海公园失足落水，经救上岸则一身衣服尽湿，乃晒衣挂于树上，时值深秋，金风送冷，因而感寒。请医诊治，曾用发汗之药，外感虽解，而变为喘息，擞肚耸肩，病情为剧。其父请中医高手，服生石膏、杏仁、鲜枇杷叶、甜葶苈子等清肺利气平喘之药不效。经人介绍，专请刘老诊治。切其脉滑数，舌苔薄黄。刘老曰：肺热作喘，用生石膏清热凉肺，本为正治之法，然不用麻黄之治喘以解肺系之急，则石膏弗所能止。乃于原方加麻黄 4 克，服一剂喘减，又服一剂而愈。

（陈明、刘燕华、李芳《刘渡舟临证验案精选》）

按：患者因外感风寒闭肺而致喘，其病机为邪蕴于肺，壅阻肺气，肺气不得宣降，因而上逆作喘。经发汗后，外感已解，唯喘急一症为肺气所专司，从其舌脉，故辨为肺热作喘而无疑。前医不明喘病之肺失宣降的病机，虽予清热凉肺，但却未予麻黄宣肺平喘，故治而不效。此案提示，喘病因外邪犯肺致喘者，勿忘宣肺平喘。

案例 13：不审病机，肾虚水泛，水气上凌心犯肺之喘误用苏子降气

顾某，女，54 岁，邮电局职工家属。患水肿，下肢尤甚，按之凹陷而不起，双脚冰冷，小便不利，气喘痰鸣，面色灰暗，舌苔黑润，脉象沉细。用苏子降气汤，痰喘加重，几濒于危。此肾虚水泛、气不摄纳所致，用金匮肾气丸加黑锡丹，气喘渐平，后用原方去黑锡丹多剂，水肿亦效。

（贺学泽《医林误案》）

按：苏子降气汤降气平喘、温化痰湿，治肺有痰壅、肾不纳气的上盛下虚之喘，其治以上盛为主，对于肺肾两虚的咳喘不宜使用。黑锡丹温肾纳气，治上盛下虚之咳喘以下虚为主。一上一下，一虚一实，两方有根本区别。本例患者下肢水肿，小便不利，双脚冰冷，面色灰暗，舌苔黑润，脉象沉细，病属肾阳虚衰，不能主水。患者气喘的实质仍是肾阳虚水泛，水气上凌心肺所致，只有温肾行水才能气纳喘平。此病用苏子降气汤，不仅无益于肾水上泛，而且延误病情，伤正耗气，故服用后"痰喘加重，几濒于危"。由此可见，处方用药不审清病机，见喘即以降气平喘，则往往导致误治。

第五节　肺　痨

肺痨是由于正气虚弱，痨虫侵蚀肺脏所致的，以咳嗽、咯血、潮热、盗汗及身体逐渐消瘦等症为主要临床表现，具有传染性的慢性消耗性疾病。

本病相当于西医学的肺结核病，以及肺外结核出现肺痨的临床表现者。

【病因病机】

肺痨的致病因素，主要有两方面。一为感染痨虫，一为正气虚弱，二者相互为因。痨虫感染是发病不可缺少的外因，正虚是发病的基础，是痨虫入侵和引起发病的主要内因。

1. 感染痨虫　早在晋代，葛洪在《肘后备急方》中已认识到本病属于慢性传染性消耗性疾病，提到此病"积年累月，渐就顿滞，乃致于死"，而且其传染力很强，甚至"可以灭门"。古人所称的痨虫即今日之结核杆菌。痨虫感染是形成本病的必备因素，因直接接触本病患者，痨虫侵入人体而发病。

2. 正气虚弱

（1）禀赋不足：先天素质不强，小儿发育不良，"痨虫"乘虚入侵致病。

（2）后天失调：如酒色过度，耗伤精血；或情志不遂，忧思过度；或劳倦伤脾，而导致正气虚弱，痨虫入侵而发病。

（3）病后失养：如麻疹、哮喘等病后或外感咳嗽延久不愈，以及产后失于调养等，皆易致痨虫入侵。

（4）营养不良：由于生活贫困，饮食营养不足，终致体虚而感痨虫。

上述原因，均可导致气血不足，正气虚弱，成为痨虫入侵引起发病的主要内因。因此，痨虫是发病的原因，正虚是发病的基础，二者互为因果。

本病的发病部位，主要在肺，与脾、肾有密切关系。病理性质的重点，以阴虚火旺为主，并可导致气阴两虚，甚则阴损及阳。

【诊断】

1. 初期仅感疲劳乏力，干咳，食欲不振，形体逐渐消瘦。病重者可出现咯血，潮热，颧红，盗汗，形体明显消瘦等症。

2. 有与肺痨患者密切接触史。

3. 痰涂片或培养结核杆菌多呈阳性，X线片可见肺部结核病灶，结核菌素皮试呈强阳性有助于诊断。

【常见误诊分析】

1. 肺痨漏诊　肺痨初期，症状表现不明显，或仅以咳嗽为主症，容易漏诊，尤其是近年来肺痨病的发病率有升高趋势，但症状表现皆不典型。因此，临床上久咳不愈，常规治疗效果不明显的，可借助西医学检验方法，综合分析，以避免漏诊。

2. 肺痨误为虚劳　肺痨与虚劳均可表现虚损的症状。二者区别在于肺痨为痨虫侵袭所致，主要病变在肺，具有传染性，以阴虚火旺为其病理特点；而虚劳则由多种原因所导致，病程较长，病势缠绵，一般不传染，主病在脾肾，是多种慢性虚损证候的总称，临床表现以五脏气、血、阴、阳亏虚的虚损症状为主。医者若不详细询问病史、接触史，不认真收集四诊资料，参考实验室检查，易导致误诊。

3. 肺痨误为肺痿　二者病位均在肺，但肺痿是多种肺部慢性疾患后期的转归，如肺痈、肺痨、咳嗽日久等，若导致肺叶痿弱不用，俱可成痿。故肺痨晚期，如出现干咳、咳吐涎沫等症者，即已转属肺痿。但是，肺痨与肺痿是两种不同的疾病，不能混淆，否则属于病名诊断错误。

4. 虚实不辨　肺痨是慢性虚弱疾病，虽以肺阴亏损为主，但一般虚中夹有实邪，临床除见气、血、阴、阳虚损症状外，还常伴有咳嗽、咳痰、胸痛、苔腻、脉细涩等痰瘀阻肺的实象。因此，肺痨虽以正虚为主，但往往因虚致实，临床应根据病机演变规律、脉症来分析虚实性质，以确定扶正祛邪的先后，若纯以虚损立论，就难以全面地抓住疾病的本质。相反地，对于正气亏虚，复感外邪者如不辨本虚，一味祛邪，也常导致误诊误治。

5. 拘泥于"痨瘵主乎阴虚"之说　肺痨发病，以阴虚火旺为主，但随着病机演变，病情发展，出现肺脾同病、气阴两虚，或表现为肺脾肾同病、阴阳两虚等。临床不可满足于肺结核的诊断，拘泥于"痨瘵主乎阴虚"之说，不具体分析气血阴阳虚损的性质及病变脏腑，不加辨证，套用成方，否则将导致病位、病性判断错误。

6. 不辨主症　肺痨临床表现为咳嗽、咯血、潮热、盗汗四大主症，其主次轻重及其病理特点不同。主症不同，病机、治法有异。若医者只知正气虚弱，感染痨虫之因，而不辨主症，就不能把握疾病的主要矛盾，势必导致误诊。治疗上若主症不辨，概用补虚杀虫原则，针对性不强，则收不到满意的效果。

7. 不辨顺、逆证　肺痨临床辨证时，必须分清证的顺逆。顺证元气未衰，胃气未伤，无气短不续，无大热，或低热较轻，无痰壅咯血，脉来有根；逆证元气亏虚，胃气大伤，大肉脱形，骨枯发焦，潮热持续不解，反复大量咯血，气短不续，动则大汗，声音低怯，脉浮大无根或细数而疾。若不及时分清证的顺逆，则致顺证失治而加重，逆证失治而恶化，贻误病情。

8. 辨虚忽视辨脾　肺痨病位主要在肺，性质以虚为主，但脾为肺之母，子病可及母，故医者若只辨肺虚，忽视脾的虚损，势必导致误诊。同时治疗上培土可生金，必须重视补脾实肺的方法，以提高疗效，即使是阴虚，也当在甘寒滋阴的同时配以甘淡实脾药，防止滋腻滞脾碍胃。一味补肺，忽视补脾，一则脾虚气血生化乏源使全身气血亏虚，二则脾虚及肺使肺气、肺阴难复。

【案例分析】

案例 1：病机不辨，痰饮肺痨误为脾虚失运

瞿某，女，32 岁，居民，1985 年 3 月初诊。

患者素体丰盛，自患病 2 年来，形销骨立，屡经中西药治疗无效。经中心医院检查，诊为右肺上叶空洞型肺结核。疗养 4 个月，用各种抗结核药，未能控制病情，转余诊治。症见形瘦如柴，咳嗽痰多，甚则呕吐涎沫，胸闷短气，脘痞作胀，时有鸣声，不饥纳呆，舌苔白润，脉弦滑。辨为脾虚失运，土不生金证，治以培土生金。用六君子汤加川贝母、百部、杏仁，5 剂不应，原方加黄芪、冬虫夏草，2 服 5 剂，诸症依然。详中推敲，忽有所悟，《金匮要略》载："其人素盛今瘦，水走肠间，沥沥有声，谓之痰饮。"该患者咳嗽涎甚，服数月抗结核药无效，乃因饮停于胃，故脘胀不饥；水饮走动，则腹鸣响；痰饮上逆，故呕吐涎沫；饮邪迫肺，致胸闷短气；沉脉属里，弦为饮邪。如上分析，证属痰饮无疑。却又虑肺痨乃正气不足，痨虫蚀肺之虚证，用药不当，祸患非浅，踌躇再三，乃守仲景之法，用温肺化饮的小青龙汤加减施治。3 剂后，诸症有所改善；继进 5 剂，大有好转；当守原意，加紫河车，再进 10 剂，形神渐复；后改用白及、五味子、百部、紫河车熬膏冲服六君子丸，加服抗结核西药，调理半年，形丰神振。嘱注意调养，续守上方，以资巩固。

[曾法贤．误治医案四则．新中医，1992（8）：20.]

按：患者虽病日久，形瘦如柴，然初诊仍见咳嗽痰多，甚则呕吐涎沫，胸闷短气，脘痞作胀，时有鸣声，不饥纳呆，舌苔白润，脉弦滑等痰饮之标实证。医者却泥于肺痨乃正气不足，痨虫蚀肺之虚证，未能分清虚实标本，重于本虚，不顾标实，故治而无效。后改从温肺化饮，病情好转。试想若初诊时能分清标本缓急，据《金匮要略》载"其人素盛今瘦，水走肠间，沥沥有声，谓之痰饮"，可知该患者咳嗽涎盛、脘胀不饥、腹鸣响、呕吐涎沫、胸闷短气、脉沉弦，证当属痰饮无疑，急则治其标，从温化痰饮入手，即可避免误诊误治。临床在辨证论治过程中，应注重对证候产生机制的分析与判断。辨证的过程，非常重要的一点就是探求证候病机。证候本身就说明病机变化，故证候病机是辨证论治这一过程中所要探求的重要内容之一，是临床辨证论治过程中所要解决的首要问题。

案例 2：忽略症的有无特点，阴虚水亏、腑气不畅误为肺阴虚

石某，男，58 岁，1991 年 5 月初诊。

患者患肺痨病 2 年，干咳，气急喘息不得卧，痰中时有带血如丝如点，血色鲜红，午后潮热，大便难行，脉细数，苔少舌红。多次 X 线摄片，两上肺见斑片状阴影，境界不清。虽经西药抗结核、中药养阴润肺配合治疗，奏效不彰，而来本院求治。此乃阴虚肺伤，腑气不通，肺失宣降。治投滋阴和络，通腑泻肺法。方用宣白承气汤合百合固金丸加减：石膏 30 克（先煎），生大黄、瓜蒌、杏仁、百部、百合、川贝母、化橘红、玄参、麦冬、桔梗、甘草各 10 克，仙鹤草 30 克。连服 6 剂，药后翌日解黄色黏液样便 3 次，喘息减轻，

6 剂服完，咳喘渐平已能平卧，继以原方巩固 50 余天，诸症均先后消失。

［赵光明．下法在虚中运用体会．江西中医药，1998，29（1）：18.］

按：患者病肺痨，咳嗽痰血，午后潮热，舌红苔少，脉细数，阴虚火热之象明显，此不难辨。然其兼有气急喘息，大便难行，此为辨证关键，可知其肺失宣降已影响腑气不通。肺与大肠相表里，腑气不畅，浊气上逆，可使肺气失降进一步加重，故前医只予养阴润肺均奏效不彰。后医改以通腑气，泻肺气，配以增液行舟，润肺止咳，上病下取使肺阴得复，肺气得降，则咳喘自平。症状可以说明证候病机，典型的症状常常是疾病病机的外在征象，临床治疗时应注意症的有无、症的轻重、症的真假、症的偏全等特点。

案例 3：拘泥见症治症，肺肾阴虚，阴损及阳，误以寒热为病

吉某，男，59 岁，年老患痨，虚损已极。前数月午后潮热，夜间盗汗，近旬来咳嗽痰血，但觉寒热。医者不知热者非热，乃阴虚而生假热，寒者非寒，乃阳虚不御外寒；但知热则清以苦寒，寒则散以辛燥，由于苦寒化燥，辛燥伤阴，以致阴虚火旺、迫血妄行，一夜之间，尿血盈盂。症见面色惨白，唇口青紫，形脱精伤，实属濒危。幸得神光犹在，一身肌肤尚温，脉虽微弱，按之不绝，既有一分胃气，便是一分生机。急须扶危救脱，清肺降火，滋肾存阴。方拟：人参 10 克，熟地黄 15 克，白芍 15 克，当归 10 克，知母 12 克，玄参 12 克，地骨皮 12 克，阿胶 10 克，麦冬 15 克，天花粉 10 克，藕节 10 克，白茅根 30 克。水煎，日夜兼进。

四日后复诊：前方已服 6 剂，痰血、尿血全止，面色渐转微黄，脉有起色。但痰血虽净，转为干咳不已；尿血虽止，反而盗汗增多。此为肺气耗散，真阴虚极之象。前方去白茅根、藕节，加百合 15 克，龙骨 15 克，兼收兼敛，续服 5 剂，病已向愈。后以月华丸加味，缓缓调治。

（董建华《中医内科急症医案辑要》）

按：患者年老患肺痨，症见潮热盗汗、咳嗽痰血，肺肾阴虚之象已明。其觉寒热，乃因阴虚而生虚热，阳虚不御外寒而致。然前医只知热者寒之，寒者热之，全然不顾病性，误予苦寒、辛燥，先伤肺络，又动肝火，以致咯血、尿血，阴漏阳脱。可见医者治病若不审证求因，而见症治症，将害人不浅。临床应注重症状鉴别，同一主症在不同证中出现时的规律提示了它产生的病因病机，特别是从外部表象（兼症）示人以要点，更方便于临床医师以掌握。因此，分析以该症状为主症的病因病机时，一定要结合与主症同时存在的"兼症"，共同综合进行考虑，不可孤立地去分析症状和病机。

案例 4：拘于常理俗说，忽视"因人治宜"

郑某，男，45 岁，1981 年 11 月 9 日来诊。先天禀赋柔弱，脾胃素虚。10 年前患肺结核，低热、咯血、清瘦、食差，经用西药抗结核及中药寒凉清肺之剂，症状时缓时急，几度住院。医者固守"痨瘵主于阴虚"之说，屡投沙参、麦冬、玄参、生地黄、当归、白芍、地骨皮、鳖甲，甚或西洋参之类，进药 200 余剂，疗效不佳，低热不退，咯血不止。诊时患者面色萎黄，消瘦神疲，体温 37.9℃，反而畏寒，四肢发凉，咯血暗红，大便溏泄，一日数行，时时泛呕，舌质淡苔薄，脉象虚数无力。此为病久体虚，脾阳衰惫，急用黄土汤加党参温中摄血为先。服药 1 周，咯血停止，精神也好。继用香砂六君子汤加山药、苍术，再进 15 剂，身热已退，纳食便溏均见好转。随制薯蓣丸一料，从脾胃调治半年，体重有增。胸部摄片，结核病灶大部钙化。

[邵桂珍，王延周．误补益疾案例分析．中医杂志，1986（7）：23.]

按：前医泥于"痨瘵主于阴虚"之说，又见患者低热、咯血、清瘦，似阴虚生热之证，故长期用滋阴清热之药。然肺病不治，反伤脾胃。来诊时症见畏寒、面色萎黄、消瘦神疲、肢凉、便溏、舌淡、脉虚数无力等症，为一派脾阳衰惫之象。试想如果前医能详细考虑患者先天禀赋柔弱，脾胃素虚，消瘦，食差及屡用寒凉清肺之剂的病史，则脾阳衰惫的诊断不难确立，误诊即可避免。本案病变在肺，根源在脾，从运脾和中，培补后天入手，祛邪扶正，使脾胃得健，肺气得充，不治肺而肺病自愈。是故治病不可拘泥于常理之说，应注意结合患者素禀、病史、症状全面分析，认真辨证。中医诊治时辨人很重要，不同患者有不同的个体特征，在年龄、性别、体质等方面都存在差异，故强调"因人制宜"。

案例 5：无视体虚之质，犯虚虚之戒

曾某，男，32 岁，1996 年 8 月 15 日初诊。

患者于 3 年前经 X 线摄片诊断为右肺浸润型肺结核，一直服抗结核药治疗。5 天前外感风寒，发热恶寒，头痛身痛，咳嗽。前医予以辛温解表为治，汗大出，翌日不恶寒，但发热，心烦，口干渴，咽喉燥痛，手足烦热，盗汗，咳嗽痰中带血，乏力难支，舌红，少苔，脉细数。证属气阴两伤，虚火灼肺。治以养阴润肺，清热止血。方用养阴清肺汤：生地黄、白芍、玄参各 12 克，生甘草 5 克，川贝母、牡丹皮各 6 克，麦冬、阿胶（烊化）各 10 克。3 剂，每日 1 剂，水煎服。

二诊：咳嗽、烦躁、出汗减轻，唯痰中仍见血丝。前方加款冬花、百合各 12 克，墨旱莲 10 克。续服 4 剂，诸症皆平。

[宋乃忠．养阴清肺汤新用．新中医，2001，33（2）：68.]

按：患者肺痨久病体虚，又外感风寒。前医祛邪不顾本虚，辛温过汗，伤津耗液，遂致气阴两伤。其虽外证已解，却见内热炽盛，灼伤气津，扰动阴血，出现手足烦热、盗汗、咳嗽痰中带血、脉细数等症。证属气阴两伤，虚火灼肺，故予养阴润肺，清热止血，使烦热止，阴津复。本案失误在于忽视体质合久病肺痨，治外感辛温过汗，提示对于肺痨久病体虚者应慎用汗、吐、下之法。

案例 6：病史不详，肺痨病误为痰厥

孙东宿治程道吾令眷，夜为梦魇所惊，时常晕厥，精神恍惚，一日三五发，咳嗽，面色青，不思谷食，日惟啖牛肉脯数块而已。时师屡治无功。吴渤海认为寒痰作厥，投以附、桂而厥尤加。孙诊之：左脉弦，右脉滑，两寸稍短。道吾先令眷二皆卒于瘵，知其为传尸瘵症也，不易治之。乃权以壮神补养之剂消息调理，俟饮食进，胃气转，始可用正治之法。姑用参、苓、柏子仁、石菖蒲、远志、丹参、当归、石斛以补养神气，加

陈皮、贝母、甘草、紫菀化痰治嗽。服半月而无进退，乃制太上混元丹，用紫河车一具，辰砂、鳖甲、犀角各一两，鹿角胶、紫石英、石斛各八钱，沉香、乳香、安息香、茯苓、紫菀、牛膝、人参各五钱，麝香五分，蜜丸赤豆大，每早晚，盐汤或酒下三十六丸。又制霹雳出腊丹，用牛黄、狗宝、阿魏、安息各一钱，虎头骨五钱，啄木鸟一只，獭爪一枚，败鼓心破皮三钱，麝香五分，天灵盖一个，酥炙，炼蜜为丸，雄黄三钱为衣，每五更，空心葱白汤送下五分，三五日服一次，与太上混元丹相兼服。续服半月，精神顿异，不似前时恍惚矣。但小腹左边一点疼，前煎药中加白芍一钱，服之一月，精神大好，晕厥再不发矣。次年生一女，其宅瘵疾，从此亦不再传。

（清·俞震《古今医案按》）

按：患者时常晕厥，伴咳嗽，精神恍惚，夜为梦魇所惊，脉弦滑，故前医易误为寒痰作厥。然投以温药而厥加，故非正治。孙氏详询病史，始知其先令眷二皆卒于瘵，才恍悟其病为传尸瘵。本案提示，临床诊疗过程应注意病有中西、病有先后、病有善恶、病有新旧等特点，避免误诊、误治；临床问诊亦不可遗漏家族史，否则易导致某些遗传性及传染性疾病的漏诊。此外，要学会和运用中医辨证的思维方法，临床诊断从收集病情资料到做出病、证诊断是一个从感性认识到理性认识的飞跃，是医学理论知识和科学思维的综合运用。故提高临床诊断水平，不仅要有渊博的医学知识，还要有正确的思维方法。

第六章　心系病证

　　心系病证是指由于情志所伤、禀赋不足、年老体虚、久病失养等，引起心功能失常和病理变化的一类病证。本章主要讨论心系病证的心悸、胸痹和不寐。

　　心主血脉，主神明，心系病证的证候特征主要表现为心脉血液运行障碍和神志精神活动异常。由于心为"五脏六腑之大主""君主之官"，故心系病证常可引起其他脏腑功能失调；同时，其他脏腑的病变也可影响心的功能，临床上常相兼为病，如心脾两虚证、心肾不交证、心肝血虚证等。

　　心系病证实证主要表现为"痰""饮""火""瘀"等阻滞，其治疗宜损其有余，兼用镇心安神。心火亢盛者，宜清泻心火；心脉痹阻者，宜化瘀通络；痰蒙心神者，宜涤痰开窍；痰火扰神者，宜泻火涤痰。虚证表现为"气""血""阴""阳"的亏虚，其治疗当补其不足，兼以养心安神。心气虚、心阳虚者，宜益心气、温心阳；心血虚、心阴虚者，宜养心血、滋心阴；心阳暴脱者，宜回阳救逆。

第一节　心　悸

　　心悸是指患者自觉心中急剧跳动，惊慌不安，不能自主为主要表现的一种疾病。其常因气血阴阳亏虚，或痰饮瘀血阻滞，心失所养，心脉不畅所致。

　　心悸发作时常伴有气短、胸闷，甚至眩晕、喘促、晕厥；脉象或数，或迟，或节律不齐。心悸因惊恐、劳累而发，时作时止，不发时如常人，病情较轻者为惊悸；若终日悸动，稍劳尤甚，全身情况差，病情较重者为怔忡。惊悸日久不愈者亦可转为怔忡。

　　西医学各种原因引起的心律失常，如心动过速、心动过缓、期前收缩、心房颤动或扑动、房室传导阻滞、病态窦房结综合征、预激综合征及心功能不全、神经症等，具有心悸临床表现者，可参考本节诊断辨证。

　　心悸也可作为临床多种病证的症状表现之一，如胸痹、厥心痛、心瘅、肺心病等出现心悸时，应主要参照原发病进行辨证治疗。

【病因病机】

1. 体质虚弱　禀赋不足，素体虚弱，或久病失养，劳欲过度，气血阴阳亏虚，以致心失所养，发为心悸。

2. 饮食劳倦 嗜食膏粱厚味、煎炸炙煿，蕴热化火生痰，或伤脾滋生痰浊，痰火扰心而致心悸。

3. 七情所伤 平素心虚胆怯，突遇惊恐，忤犯心神，心神动摇，不能自主而心悸。如《素问·举痛论》所说："惊则心无所倚，神无所归，虑无所定，故气乱矣。"长期忧思不解，心气郁结，化火生痰，痰火扰心，心神不宁而心悸；或气阴暗耗，心神失养而心悸。此外如大怒伤肝、大恐伤肾，怒则气逆，恐则精却，阴虚于下，火逆于上，动撼心神而发惊悸。

4. 感受外邪 风寒湿三气杂至，合而为痹，痹病日久，复感外邪，内舍于心，痹阻心脉，心血运行受阻，发为心悸；或风寒湿热之邪，由血脉内侵于心，耗伤心气心阴，亦可引起心悸。温病、疫毒均可灼伤营阴，心失所养，或邪毒内扰心神，如春温、风温、暑湿、白喉、梅毒等病，往往伴见心悸。

5. 药物中毒 药物过量或毒性较剧，损及于心，引起心动悸，如附子、乌头，或西药锑剂、洋地黄、奎尼丁、肾上腺素、阿托品等，当用药过量或不当时，均能引发心动悸、脉结代一类证候。

心悸的病位主要在心，由于心神失养或不宁，引起心神动摇，悸动不安。但其发病与脾、肾、肺、肝四脏功能失调相关。

本病的病性主要有虚、实两方面。虚者为气血阴阳亏损；实者多由痰火扰心，水饮凌心及瘀血阻脉。虚实之间可以相互夹杂或转化。如实证日久，正气亏耗，可分别兼见气、血、阴、阳之亏损，而虚证也可因虚致实，往往兼见实证表现。临床上阴虚者常兼火亢或夹痰热，阳虚易夹水饮、痰湿，气血不足者易见气血瘀滞，瘀血可兼见痰浊。总之，本病为本虚标实证，其本为气血不足，阴阳亏损，其标是气滞、血瘀、痰浊、水饮，临床表现多为虚实夹杂。

【诊断】

1. 自觉心慌不安、心跳剧烈，神情紧张，不能自主，心搏或快速，或缓慢，或心跳过重，或忽跳忽止，呈阵发性或持续不止。

2. 伴有胸闷不适，汗出，颤抖，乏力，头晕等。中老年发作频繁者，可伴有心胸疼痛，甚至喘促，肢冷汗出，或见晕厥。

3. 发作常由情志刺激、惊恐、紧张、劳倦过度、饮酒饱食等因素而诱发。

4. 可见有脉象数、疾、促、结、代、沉、迟等变化。

【常见误诊分析】

1. 心悸误为真心痛 二者均可见心慌不安、脉结或代等症，但真心痛必以心痛为主症，多呈心前区或胸骨后刺痛，牵及肩胛两背，常因劳累、感寒、饱餐或情绪波动而诱发，多呈短暂发作，但甚者心痛剧烈不止，唇甲发绀或手足青冷至节，呼吸急促，大汗淋漓直至晕厥，病情危笃。真心痛常可与心悸合并出现，但二者有别，不能不辨。

2. 心悸误为痨瘵 心悸因于心阴虚者常有心烦、颧红，兼有瘀血者还可见口唇青紫、面青消瘦，若不细辨，容易误为劳瘵。然心悸以心中急剧跳动、惊慌不安、不能自主为主症，且发作常有诱因，呈阵发性表现。痨瘵常伴有咳嗽痰血、潮热、颧红、盗汗等，呈慢性消耗性虚损表现。二者主症不同。

3. 心悸误为奔豚　奔豚发作之时，亦觉心胸躁动不安。二者鉴别要点为：心悸为心中剧烈跳动，发自于心；奔豚乃上下冲逆，发自少腹。

4. 心悸误为卑惵　二者均可见到心慌的症状。《证治要诀·怔忡》描述卑惵症状为"痞塞不欲食，心中常有所歉，爱处暗室，或倚门后，见人则惊避，似失志状"。卑惵虽有心慌，但其病因为"心血不足"，一般无促、结、代、疾、迟等脉象出现，是以神志异常为主的疾病；而心悸常伴有脉象变化，神志清楚。

5. 虚实辨证错误　临床上，心悸患者常见心虚胆怯、头晕目眩、面色苍白等症状，医者若不四诊合参，容易皆以虚证立论。心悸证候特点多为虚实相兼，虚者系指脏腑气血阴阳亏虚，实者多指痰饮、瘀血、火邪之类。痰饮、瘀血等虽为病理产物或病理现象，但在一定情况下可成为心悸的直接病因，如水停心下、痰火扰心、瘀阻心脉等。因此辨证时，若仅注意正虚一面，忽视邪实一面，势必造成病性判断错误。

6. 病位辨证错误　心悸的病位主要在心，由于心神失养或不宁，引起心神动摇，悸动不安。但其发病与脾、肾、肺、肝四脏功能失调相关，临床辨证不能一概从心考虑，要注意他脏对心的影响，导致多脏同病。如脾不生血，心血不足，心神失养则动悸。脾失健运，痰湿内生，扰动心神；或肾阴不足，不能上制心火；肾阳亏虚，心阳失于温煦，均可发为心动悸。肺气亏虚，不能助心以治节，心脉运行不畅则心悸不安。肝气郁滞，气滞血瘀，或气郁化火，致使心脉不畅，心神受扰，亦可引发心悸。因此临床辨证要全面考虑，分清心、肝、脾、肾气血阴阳的盛衰偏重。若单从心脏考虑，不辨肝、脾、肾致病，则难以明确致病脏腑及疾病的本质。

7. 忽略脉症合参　观察脉象变化是心悸辨证中重要的客观依据，但若医者只据脉象，而未能四诊合参进行辨证，必定致误。心悸常出现的脉象变化有脉率快速型心悸，可有一息六至之数脉，一息七至之疾脉，一息八至之极脉，一息九至之脱脉，一息十至以上之釜沸脉。脉率过缓型心悸，可见一息四至之缓脉，一息三至之迟脉，一息二至之损脉，一息一至之败脉，两息一至之夺精脉。脉律不齐型心悸，脉象可见有数时一止，止无定数之促脉；缓时一止，止无定数之结脉；脉来更代，几至一止之代脉，或见脉象乍流乍数，忽强忽弱。临床应结合病史、症状，推断脉症从舍。一般认为，促、数为阳盛，但若脉虽数、促而沉细，伴有面浮肢肿，动则气短，形寒肢冷，舌淡者，为虚寒之象。迟为阴盛，但迟而无力为虚寒，结脉多为阴盛气结、气血凝滞，代脉常由脏气衰微。凡久病体虚而脉象弦滑搏指者为逆，病情重笃而脉象散乱模糊者为病危之象。

8. 病情轻重判断错误　临床心悸病情有轻重之分，病情较轻者为惊悸，病情较重者为怔忡。医者若因见患者痛苦而不辨病情轻重，概投以峻剂，势必导致误诊误治。惊悸发病，多为阵发性，病来虽速，病势轻浅，实证居多，可自行缓解。怔忡常持续心悸，心中惕惕，不能自控，活动后加重，病情较重，每属虚中夹实。病来虽渐，不发时亦可见脏腑虚损症状。惊悸日久不愈，亦可形成怔忡。医者还应分清虚实之程度。一般正虚程度与脏腑虚损情况有关，即一脏虚损者轻，多脏虚损者重。在邪实方面，一般来说，单见一种夹杂者轻，多种合并夹杂者重。因此，医者应脉症合参，正确判断病情的轻重缓急。

9. 固守经方，不加辨证 《伤寒论》第177条曰："脉结代，心动悸者，炙甘草汤主之。"医者囿于张仲景之说，又未能掌握炙甘草汤的适应证。一见心动悸，脉结或代，未予辨证，便用炙甘草汤治疗而致误诊误治。

【案例分析】

案例1：病机误辨，气虚痰饮、浸渍膈上误为心阴亏虚

一僧，心悸善恐，遍服补养心神之药不应，天王补心丹服过数日，悸恐转剧，面目四肢有微微浮肿之状，乃求治于石顽。察其形肥白不坚，诊其脉濡弱而滑，此气虚痰饮，浸渍于膈上也。遂予导痰汤稍加参、桂通其阳气，数服而悸恐悉除；更以六君子加桂，水泛为丸调补中气而安。

（秦伯未《清代名医医话精华》）

按：本案的病因本为气虚痰饮，浸渍膈上，扰及心神而致心悸善恐，据其形体及脉象即可确诊，病属本虚标实。其治应予以通阳蠲饮之法，标本同治，但却误用滋阴润燥之剂，以致饮邪愈增，郁遏中阳，故药后病势不减，反见增剧。在疾病存在的整个过程中，其根本矛盾，即"本"的性质没有发生变化，但被根本矛盾所规定或由根本矛盾所派生的其他矛盾，即"标"，却有的产生了，有的激化了，有的发展了。本例实为标本虚实辨误，可见，临床辨证要力求精当，辨证求因，以免犯虚虚实实之戒。

案例2：盲从常法，阳明腑实证误为心血不足证

胡某，女，71岁，1980年4月7日初诊。

患者患心悸、头晕眼花，卧床不起10日，继则失眠多梦，潮热多汗，3日未进食，大便7日未行，小便短赤。面色潮红，舌淡苔黄，脉见虚数。证属血虚心悸，治宜益气养血、健脾宁心……药无寸效，症又见目睛迷惘，谵语烦狂间作，口渴饮冷，腹胀满，面红舌赤，苔黄燥，脉沉实，腹部可扪及串珠硬块，脉症互参，证属实热。此由阳明腑实，热结上扰心神所致。治宜散结泻热、镇心安神，乃大承气汤主之。药后请余家诊，诉服完上方1剂，矢气排出数次，身感轻松；2剂尽，下解大便半盂，身爽神清，眠实悸平；续补血润肠丸一料，以巩固疗效；随访2年病未复发。

［彭元成.误治后遵仲景法补救案5例.吉林中医药，1984（5）：21.］

按：本案初由于患者年事已高，又见心悸、头晕眼花、失眠多梦，便误为血虚心悸，而忽视了大便7日未行、潮热、苔黄等阳明腑实的临床表现，故投药不效。然忽略了潮热、便秘、苔黄等症，及至出现谵语烦狂、口渴饮冷、腹胀满、面红舌赤、苔黄燥、脉沉实等，则阳明腑实之证已明，故治以"釜底抽薪"之法而取效。该案例提示临床应仔细辨证，注意性别、年龄、体质、生活习惯、体型等要素，因人而异，不拘常法，灵活变通。

案例 3：不辨病情证之轻重、缓急，阳气虚脱，过服温补致阴虚阳亢

太史张弘蘧，精气下脱，虚火上逆，怔忡失血证，诊其右关独弦，左尺微数，余皆细微搏指，明系阴火内伏之象。诊后详述去冬劳心太过，精气滑脱，加以怵惕恐惧，怔忡惊悸不宁。都门之医，峻用人参、桂、附，至岁底稍可，交春复剧如前，遂乞假归吴。吴门诸医，亦用参附导火归原，固敛精气之药略无一验，转觉委顿，稍稍用心，则心系牵引掣痛，痛连脊骨对心处，或时痛引膺胸，或时巅顶如掀，或时臂股手足指甲皆隐隐作痛，怔忡之状如碓杵，如牵绳，如簸物，如绷绢，如以竹击空，控引头中，如失脑髓之状。梦中尝自作文，觉时成篇可记，达旦倦怠睡去，便欲失精，精去则神魂如飞越之状。观其气色鲜泽，言谈迭迭，总属真元下脱，虚阳上扰之候。细推脉症，始先虽属阳气虚脱，过饵辛温峻补，致阳暴亢而反耗真阴，当此急宜转关，以救垂绝之阴，庶可挽回前过。为疏二方，煎用保元合四君，丸用六味合生脉，服及二月，诸症稍平，但倦怠力微。因自检方书，得补中益气汤为夏月当用之剂，于中加入桂、附二味，一啜即喉痛、声喑。复邀诊候，见其面颜精采而声音忽喑，莫解其故，询之乃尊，知为升、柴、桂、附升动虚阳所致，即以前方倍生脉服之，半月后声音渐复，日渐向安，但起居调摄殊费周折，衣被过暖便咽喉痰粘，稍凉则背微畏寒，或啜热饮则周身大汗，怔忡走精，此皆宿昔过用桂附，余热内伏，而寻出路也。适有石门董载臣，谓其伏火未清，非芩、连不能解散，时值嘉平，不敢轻用苦寒，仲春载臣复至，坐视进药，服数剂，形神爽朗。是后坚心服之，至初夏反觉精神散乱，气不收摄，乃复就正于予。予谓桂、附阳药，火毒之性，力能上升，得参以濡之，故可久伏下焦，与龙潜水底不异。若究其源，惟滋肾丸一方为正治，但既经芩、连折之于上，岂堪复受知、柏侵伐于下，况自春徂夏，不离苦寒，苦先入心，心从火化，何敢兼用肉桂引动虚阳，发其潜伏之性哉？端本澄源，仍不出六味合生脉，经岁常服，不特壮水制阳，兼得金水相生之妙用，何惮桂、附之余毒不化耶？

魏玉横曰：凡阴虚病，初服桂附有小效，久服则阴竭而脱，余目击多人矣。此证本是三阴虚损，误以参附温补，遂至变证蜂起。石顽谓初属阳气虚脱，只此一语，便于此道未彻。其定方时，只宜二地、二冬、沙参、杞子，少加川连、蒌仁，养阴兼解郁为治，俟元气大复，然后议补，乃为合法，六味、生脉，留为后劲。若保元、四君，则仍鲁卫之政耳。其后自服益气，一啜即喉痛失音，凡用补中益气者皆当著眼。若董氏纯用苦寒，亦大庸手。

俞东扶曰：此案甚平庸，然辨证明晰，亦可为后学津梁。

王孟英曰：论桂附余毒，真阅历之言。三十年来，余见不知若干人矣，奈世人不悔悟何？

（张山雷《古今医案平议》）

按：本例病案初为阳气虚脱，诸医虽能辨之，却未能分清证之轻重缓急，一再过投温补，而致阴虚阳亢，故治疗大法应以"壮水之主，以制阳光"。可见，临床辨证应力求万全方不致误。

案例4：忽视"症之有无"特点，囿于素体心虚胆怯致误

毛某，女，16岁，农民。

患者平素即心虚胆怯，2个月前又因夜间独自行路而猝受惊恐，发为惊悸，时作时止，近来发作更趋频繁，甚或终日心悸不安，遂于1976年10月20日来我科求治。

刻下：惊悸惕惕然动，坐卧不安，夜不能寐，时有幻听，每于夜间疑及有人拍窗敲门，以致不敢独居室内，舌质红，苔薄白，脉弦小而兼滑。辨证为肝失疏泄，心失安宁。治拟疏肝宁心，镇惊安神。方用柴胡加龙骨牡蛎汤化裁：醋柴胡12克，炒黄芩、川桂枝、法半夏、潞党参、云茯苓各10克，生龙骨（先煎）、生牡蛎（先煎）各30克，生大黄（后下）5克，生姜5片，大枣5枚。5剂，每日1剂，水煎取汁，2次分服。

1976年10月25日二诊：诸症依然，苔脉同前，细审脉症而责其病机为肝阴不足，肝血亏虚，相火内亢，上扰心神。治拟养肝泻火，宁心安神。方用酸枣仁汤加味：杭白芍、朱麦冬、肥知母、云茯神、川芎各10克，炒酸枣仁、生龙骨（先煎）、生牡蛎（先煎）各30克，炙甘草6克。3剂，如前煎服。

1976年10月28日三诊：病情仍无进退，舌质红而欠津，苔白厚而微黄，脉象如前，并询得平素多吐痰浊，足见实乃痰火内扰心神之证。治拟清热化痰，镇心安神。方用温胆汤加味：姜竹茹、姜半夏各12克，化橘红、白茯苓、生枳实、生远志、淡黄芩各10克，生龙骨30克（先煎），炒酸枣仁、首乌藤各15克，胆南星、生甘草各6克。5剂，仍如前煎服。

1976年10月4日四诊：药已中的，诸症俱减，复予原方5剂，诸症悉除。后又从原方出入而予10余剂，以巩固疗效，追访半年未复发。

（张笑平《中医失误百例分析》）

按：本例素体心虚胆怯，复因猝受惊恐而发病。惊则气乱，五脏失其安和，聚湿蕴热，滋生痰火，上扰心神，即成惊悸一病。正如《丹溪心法·惊悸怔忡》称是病"时作时止者，痰因火动"。尽管其时已见弦滑之脉象，但却囿于素体心虚胆怯之说而一误再误，并因先后使用辛通及养阴之剂而助火增痰，以致舌质欠津，苔白厚而微黄，后因"平素多吐痰浊"这一症状，终诊为乃痰火内扰心神之证，至此始才从痰火而治用温胆汤。情志变化本是生命过程中的正常情志活动，但七情变化过与不及也能引发疾病。七情致病，各有特点与变化规律，其损伤脏腑与产生的证候各有特征，探讨七情致病特点与规律性，对认识情志病、精神病以及其他疾病都是十分重要的。临证当四诊合参，抓住特征性症状，治病求本，方可获得满意的效果。

案例5：病位不明，肾虚不纳，宗气上泄误为心气虚

吴厚先治薛氏子，吐血止后，忽患心跳振衣或时惊恐，用熟地一两，山药五钱，女贞、山萸、枸杞各三钱，取二十余帖。本方加元武胶为丸，症顿减，间药一日即跳动，偶一医用六君子加补心镇心之品，症复增。吴曰：此心跳乃虚里之动也。经曰，胃之大络名虚里，贯膈络肺，出于左乳下，其动应衣，宗气泄也。凡患肾虚劳怯者，多见此症。肾属水而肺主气，气为水之母，肾虚不纳，故宗气上泄，而肾水愈竭于下，欲纳气归元，惟补阴配阳为是耳。

（清·魏之琇《续名医类案》）

按：本例心悸起于吐血止后，其阴血必虚；症见心跳振衣或时惊恐，实为肾虚不纳，宗气上泄。前医治以滋补阴血兼填肾精，使肾气足，纳气归元，则宗气不能上泄，诸证可愈。后医辨误为心气虚，以常法治以补心镇心，故不效，病情加重。任何疾病的发生、发展都有具体的病变部位、致病因素，都会表现为具体的病证，都存在具体的病机变化。本案之误在于病机不明，而致病位辨误。

案例6：囿于常法，肝风内动误为心血虚

学士卢抱经，为侍读时，每寐心必惊惕。医用安神补血之剂，数年不效。时值乾隆戊寅，予至燕京，与公同寓。初寓之日，公即问予曰：此症何故使然？予视其脉，独左关弦数。予曰：《内经》云卧而惊者属肝，卧则血归于肝。今血不静，血不归肝，故惊悸于卧也。《三因》用羌活胜湿汤加柴胡，治卧而多惊悸多魇溲者，为风寒在少阳厥阴也，非风药行经不可。今切肝脉弦数，此内热风侵肝脏，正经所谓血不静，血不归肝故也。当用加味逍遥散凉血舒肝，更加防风以祛其风，使风散热解，血自归经矣。公从之，服数剂而愈。

（清·沈源《奇症汇》）

按：本案患者寐必惊惕，且肝脉弦数，可知病性属热，病位在肝。然前医囿于常法，误为心血虚，故屡用安神补血之剂，而不效。肝病易郁，散之则条达。经云"肝欲散，急食辛以散之"，此案用防风之妙，不独在祛风，且在能舒肝也。心悸的病位虽主要在心，但与脾、肾、肺、肝四脏功能失调亦密切相关。临床上不能一见心悸就概从心论治，要善于灵活变通。人体组织结构与生理功能的完成以脏腑为核心。在疾病发生之后，无论何种病因，也不论邪气从何处侵入，都必然要影响到脏腑。临床辨证、处方用药、将养调摄，也无不以脏腑生理功能和病理变化为基础。由此可知，脏腑病机在具体病机中据首要的、主导的地位，谨守病机才不致辨误。

案例7：未能正确掌握病机，辨证囿于经方

李某，女，38岁，干部。

患者素体肥胖，既往健康，自今春感冒之后，即时时感到心悸怔忡，胸脘痞闷，头昏失眠，短气乏力，口干不饮，动则汗出，稍有劳累诸症加重，且觉心前区隐隐作痛，其间曾经某医院做心电图、红细胞沉降率、抗链"O"等检查而诊断为"病毒性心肌炎"，迭经中西药物治疗，病情一直欠稳定，时轻时重，时急时缓，近因中秋节稍事操劳，病情又趋加重，故于1988年9月28日来我院求治。

刻下：除上述表现之外，并见神疲倦怠，面色少华，咽部不红，肺（-），心率每分钟88次，时有期前收缩，每分钟多达7～8次，心电图检查示心肌轻度供血不足，舌质暗红，苔白乏津，脉细数而兼结代。审症参脉，其当属气血双虚，心失所养。治拟益气养心，滋阴复脉。方予炙甘草汤加减：太子参30克，炙甘草20克，瓜蒌皮、生地黄、麦冬、全当归、远志肉、朱茯神、炒白芍各12克，川桂枝5克，北五味、炒枳实各10

克。5剂，每日1剂，水煎取汁，2次分服。

1988年10月5日二诊：失眠、口干好转，心悸怔忡反似有所加剧，余症依然，复审辨证并无差误，恐系药力不济，故改炙甘草为30克，去枳实，加粉龙骨、牡蛎（先煎）各20克。9剂，每日1.5剂，水煎取汁，3次分服。

1988年10月11日三诊：失眠除，余证依然，且诉梦多易惊醒，心脏听诊期前收缩增至每分钟10次之多。适逢张笑平副教授来我院指导工作，故特转请其为之诊治。察舌可见舌边散见瘀点，苔白腻而微黄，脉弦缓而涩兼有结代。析其病机为素体肥胖而多痰，脾虚失运而多湿，痰湿蕴结而化热，火逆于心而扰神，气滞不畅而瘀脉，化源无力不养心。总其证实为心脾两虚，痰热扰心，瘀阻络脉，本虚标实，虚实错杂，标本同病。治当标本兼顾，养心脾，清痰火，通心脉。处方：干葛根、大生地黄各15克，炙黄芪40克，紫丹参30克，抱茯神、茵陈各20克，酒炒常山3克（另包），远志、姜半夏、瓜蒌皮、虎杖、苦参、炙甘草各10克。9剂，每日1.5剂，如前煎服，并嘱药后如见呕恶，即去常山，照服其方。

1988年11月17日四诊：药后无不良反应，胸闷胸痛、心悸怔忡除，神振食启，余症均减，心脏听诊及心电图检查均示期前收缩消失，苔转薄白，脉转弦滑，原方改黄芪、丹参各为20克，以泽泻10克易茵陈。15剂，每日1剂，水煎取汁，2次分服。药后患者病情趋于平稳，故又续服上方20余剂而告愈，随访至今未复发。

（张笑平《中医失误百例分析》）

按：本例怔忡寒热交错，虚实夹杂，甚为复杂，往往顾此失彼，难以切中要害。前两诊主要围于"脉结代，心动悸"并见，即以"炙甘草汤主之"（《伤寒论》第177条）。本案不但有神疲倦怠、面色少华、舌质暗红、脉细数等气阴两虚的表现，而且夹有素体肥胖、舌边散见瘀点、苔白腻而微黄等痰热瘀阻之象，并非属于炙甘草汤的适应证，虽予加减，但也未能紧扣病机，这就难免迭治罔效。唯自三诊，改弦更张后，始获著效。本案之误在于围于经方。在临床辨证过程中，其首要任务就是要分析探求阴阳失调和邪正盛衰的具体情况，进而掌握疾病的寒热虚实，从而做出准确的辨证，使之成为论治的基础和指导。

案例8：缺乏正确中医辨证思维，误以脉迟皆为寒证、阳虚

张某，男，43岁，建筑公司水泥工，1973年8月22日初诊。

自1972年6月开始，患者反复发作头晕、憋气、心悸、心前区不舒及心脏停搏现象，平时心率每分钟40～50次，上述症状发作时心率每分钟35～40次，伴有停搏，每分钟5～8次。自1973年5月起发作频繁，每次患病持续2～3小时。经某医院诊断为"病态窦房结综合征"，住院2个月，经用阿托品、异丙基肾上腺素等各种西药治疗，效果不好，每周仍发作1～2次，表现为头晕、憋气及心脏停搏现象，心率每分钟40次以下。最后在药物治疗无效的情况下，患者被动员安置人工心脏起搏器。患者考虑安装起搏器后对今后劳动不方便，故不同意安装，来我院门诊要求中医治疗。

刻下：阵阵心慌，胸闷憋气，心烦，夜寐多梦，舌红体瘦，脉象沉迟，按之弦细且

滑。检查：血压 120/80mmHg，心率每分钟 46 次，发育正常，呼吸平稳，颈静脉无怒张，两肺（−），心界不大，心律整，心脏各瓣膜区未闻及病理性杂音，腹部无压痛，肝脾未触及，下肢无水肿。

中医辨证：从脉象沉迟、心慌气憋来看，似属心虚气弱，肝肾两亏。细诊两手寸关，沉取略弦且滑。夫沉则主里，迟司脏病，滑脉为痰，弦乃郁象；舌瘦尖红，心烦梦多，为肝肾阴虚，虚热上扰。其心阴不足为本，阴损及阳，心阳又虚是标。治疗必须养其心阴，助其心阳，滋补肝肾，泻其虚热，调理阴阳，平衡升降。北沙参 30 克，麦冬 15 克，枸杞子 15 克，淡附片 12 克（先煎透），熟地黄 18 克，桂枝 9 克，仙茅 9 克，淫羊藿 9 克，菟丝子 12 克，党参 9 克，金樱子 10 克。

服中药时，停用一切西药。进药 6 剂后，患者自觉症状明显好转，胸闷憋气未发作，心脏无停搏现象，心率每分钟 50 次。

1973 年 8 月 29 日二诊：由某医师应诊，认为病属心阳不足，改用辛温、壮阳、益气药物，用淡附片 30 克，黄芪 24 克，桂枝 15 克，麻黄 6 克，细辛 6 克等药。因方中升药过多，缺少育阴药，又无调整升降药物，故进药后，患者又出现胸闷憋气及心脏停搏现象，心率降至每分钟 40 次。

1973 年 9 月 2 日三诊：仍按初诊方，再加白芍 15 克，连服 10 剂，症状好转，未发生心慌憋气及头晕现象，心率上升到每分钟 50～60 次。继而连续服药 30 剂，病情稳定，无不适症状发生，心率维持在每分钟 60 次左右。

1973 年 11 月，患者出现较明显的心烦、多梦症状，小便色黄，脉象弦滑，舌红苔薄黄腻。此证属阴分不足，虚热上扰，湿热积滞互阻不化，气机失调，升降失和，故心烦梦多，小溲色黄。改用滋肾水以制虚火，补下元少佐泻热。沙参 24 克，党参 9 克，麦冬 9 克，金樱子 9 克，天冬 9 克，仙茅 9 克，柴胡 9 克，黄芩 9 克，淫羊藿 9 克，焦三仙各 9 克，白芍 15 克，芡实 18 克，桑寄生 18 克，生地黄 12 克。

服上药 1 个月余，患者病情稳定，未发生胸闷及头晕、心脏停搏等现象，心率维持在每分钟 60 次左右；继用前法调理 3 个月，停药 1 个月，病情稳定，未再反复，遂出院恢复工作。

（彭建中、杨连柱《赵绍琴临证验案精选》）

按： 病态窦房结综合征是西医学的一个难治病。该病在中医看来，除自觉心悸、胸闷、头晕等症状表现外，主要是脉象迟缓，甚至出现停搏现象。但脉迟不等于是完全阳虚，根据其舌瘦尖红、心烦梦多来看，是阴分不足，兼有郁热，故用调整阴阳、平衡升降的方法，从阴中求阳。张景岳云："善补阳者，必于阴中求阳，则阳得阴助而生化无穷。"故用熟地黄、沙参、麦冬、枸杞子、菟丝子滋阴填精，配以桂枝、附子、仙茅、淫羊藿壮阳益命门之火，深得阴阳互根之妙。故服后即效，心率增加。二诊由其他医师应诊，以脉迟为阳虚，改用单纯补阳的方法，希求速效，反致心率下降，诸症再现。故三诊在初诊方上重加白芍，以救劫伤之阴，则又趋好转。当出现湿热积滞之象时，即配伍疏调泻热之品。病有中西之异，临床用药不可忘记中医的思维和理论，施治必须准确全面审视病证，据证分析，随证用药，不拘于成见，不一味地以脉迟为阳虚。

案例9：因果失察，因悸而恐误为因恐而悸，胆病心悸误为心病而悸

汪石山治一女，年十五，病心悸，常若有人捕之状，欲避而无所，其母抱之于怀，数婢护之于内，犹恐恐然不能安卧。医者以为病心，用安神丸、镇心丸不效。汪诊之，脉皆细弱而缓，曰：此胆病也。用温胆汤，服之而安。

或问：人因心恐，遂觉皮肤寒而起栗何致？予曰：恐则气下，气下则阳气内入，故若此；恐定气还，便即如故。

又问：前症亦因恐而病，盖恐则气下，而何故反用温胆汤降其气乎？予曰：此乃少阳胆疾，非因恐而病，实因病而恐也。盖胆以温为候，虚则寒，寒则气滞，滞则生痰，痰生胆腑则"神不归舍"，故令人心恐不寐。汪切庵云：此汤橘皮、半夏、生姜辛温导痰，即以之温胆；枳实破滞，茯苓除饮，甘草和中，竹茹开胃土之郁，清肺金之燥。凉肺金，即所以平甲木也（胆为甲木）。如是则不寒不燥，而胆常温矣。

（清·沈源《奇症汇》）

按： 本例心悸易惊不寐，病位在胆，而医者依常法从心论治，故不效。由于胆主决断，本例因恐而病，以心虚胆怯为主要表现，胆病可辨，故治以温胆汤取效。在疾病发生之后，无论何种病因，也不论邪气从何处侵入，都必然要影响到脏腑。七情内伤致病，因其直接损伤内脏精气，故可导致或诱发多种情志病和身心疾病。七情能否致病，除与情志本身反应强度、方式有关外，还与个体的心理特征、生理状态具有密切的关系。七情内伤不仅多损伤心、肝、脾三脏，而且还易于损伤潜病之脏腑，故了解七情活动对病情的正负两方面的影响，对把握病情发展变化，采取全面正确治疗，具有实际指导意义。

案例10：忽视辨人的重要性，津亏惊悸误为痨瘵

林学士历官海南地方，有一子甚聪敏，喜食海蛤，每食必设。至十八年，忽面色顿青，形体消瘦，夜多惊悸，皆谓痨瘵，百疗不瘳，遂召杜诊之。杜曰：非病。何以知之？盖虽病削面青，精神不减。问秀才平日好食何物？曰：多食海南中味。杜曰：但多服生津液药，病当自愈。如是经两月，颜色渐红润，夜亦无惊。学士延杜问曰：愿闻此病所以。杜曰：《素问》云盐发渴，乃胜血之证，今既去盐，用生津液之药，人且少壮，血液易生，面色渐红润，此病去血乃安矣。众医以痨瘵，非其治也。

（明·龚居中《红炉点雪》）

按： 本案患者实为惊悸，然前医据其面色、形体而误诊为痨瘵，故百疗无效。因患者多食海蛤，盐多伤血，而实为伤及津液，故形消面青惊悸，今予以生津液之药，则病愈。此病案提示，人与人之间虽具有共性，亦有差异，人体自身在不同阶段而生理特点也有所不同，疾病的发生发展往往因人而异，因人制宜是临床疾病治疗的特点之一。辨人即要因人制宜，主要根据的是患者的性别、年龄、体质、生活习惯、体型等个体差别入手。另外，在临床上应重视问诊的重要性，个人四诊信息尤当细察。

第二节　胸　痹

胸痹是指各种原因导致心脉痹阻不畅，临床以膻中或左胸部发作性憋闷、疼痛为主要表现的一种疾病。轻者偶发短暂轻微的胸部沉闷或隐痛，或为发作性膻中或左胸含糊不清的不适感；重者疼痛剧烈，或呈压榨样绞痛，常伴有心悸，气短，呼吸不畅，甚至喘促，惊恐不安，面白唇青，冷汗自出等症，而成厥心痛。本病多由劳累、饱餐、寒冷及情绪激动而诱发，亦可无明显诱因或安静时发病。

胸痹是威胁中老年人生命健康的重要心系病证之一，随着现代社会生活方式及饮食结构的改变，其发病有逐渐增加的趋势，因而本病越来越引起人们的重视。由于本病表现为本虚标实，有着复杂的临床表现及病理变化，而中医药治疗从整体出发，具有综合作用的优势，因而受到广泛的关注。

本病相当于西医学的冠心病、心绞痛及其他疾病表现为本病特征者。

【病因病机】

1. 年老体虚　本病多发于中老年人，年过半百，肾气渐衰。肾阳虚衰则不能鼓动五脏之阳，引起心气不足或心阳不振，血脉失于温煦，鼓动无力而痹阻不通；若肾阴亏虚，则不能滋养五脏之阴，可使心阴内耗，心阴亏虚，脉道失润；或心火偏旺，灼津成痰，痰浊痹阻心脉，皆可发为胸痹心痛。

2. 饮食不当　恣食肥甘厚味，日久损伤脾胃，运化失司，聚湿成痰，上犯心胸，清阳不展，气机不畅，心脉痹阻，遂成本病；或痰浊久留，痰瘀交阻，亦成本病；或饱餐伤气，推动无力，气血运行不畅而发本病。

3. 情志失调　忧思伤脾，脾虚气结，运化失司，津液不得输布，聚而为痰，痰瘀交阻，气血不畅，心脉痹阻，发为胸痹心痛；或郁怒伤肝，肝失疏泄，肝郁气滞，郁久化火，灼津成痰，气滞痰浊痹阻心脉，而成胸痹心痛。

4. 寒邪内侵　素体阳虚，胸阳不振，阴寒之邪乘虚而入，寒凝气滞，胸阳不振，血行不畅，而发本病。《诸病源候论》曰："寒气客于五脏六腑，因虚而发，上冲胸间，则胸痹。"

胸痹的主要病机为心脉痹阻，其病位主要在心，然其发病多与肝、脾、肾三脏功能失调有关，如肾虚、肝郁、脾失健运等。本病的病理变化主要表现为本虚标实，虚实夹杂。本虚可有气虚、阳虚、阴虚、血虚，又可阴损及阳，阳损及阴，而表现为气阴两虚、气血双亏、阴阳两虚，甚至阳微阴竭、心阳外越；标实为气滞、寒凝、痰浊、血瘀，且可相互为病，如气滞血瘀、寒凝气滞、痰瘀交阻等。临床上常表现为虚实兼夹，如阴虚痰热互见，阳虚可兼痰饮等。发作期以标实表现为主，并以血瘀为突出；缓解期主要有心、脾、肾气血阴阳之亏虚，其中又以心气虚、心阳虚最为常见。

【诊断】

1. 左侧胸膺或膻中处突发憋闷而痛，疼痛性质为隐痛、胀痛、刺痛、绞痛、灼痛。

疼痛常可窜及肩背、前臂、咽喉、胃脘部等，甚者可沿手少阴、手厥阴经循行部位窜至中指或小指，并兼心悸。

2. 突然发病，时作时止，反复发作。持续时间短暂，一般几秒至数十分钟，经休息或服药后可迅速缓解。

3. 多见于中年以上，常因情志波动、气候变化、多饮暴食、劳累过度等而诱发，亦有无明显诱因或安静时发病者。

4. 心电图应列为必备的常规检查，必要时可做动态心电图、标测心电图和心功能测定、运动试验心电图等检查。

若疼痛剧烈，持续时间长，达 30 分钟以上，含硝酸甘油片后难以缓解，可见汗出肢冷，面色苍白，唇甲青紫，手足青冷至肘膝关节处，甚至夕发旦死、旦发夕死，多为真心痛、心阳暴脱的表现。

【常见误诊分析】

1. 胸痹心痛误为胃痛　胃痛疼痛部位在上腹部，局部有压痛，以胀痛为主，持续时间较长，合并纳呆、恶心、呕吐等消化系统症状，配合 B 超、胃肠造影、胃镜、淀粉酶检查可以鉴别。但是，诊断过程中若不注意疼痛的部位、性质，发作特点和伴随症状的分析，很容易误诊。尤其心肌梗死初期有时亦表现为胃痛，应予警惕，否则会造成严重后果。

2. 胸痹心痛误为胸痛或胁痛　胸痛的疼痛在呼吸、运动、转侧时加剧，常合并咳嗽、喘息、喉鸣等肺系症状，胸部 X 线检查可助鉴别；胁痛的疼痛部位以右胁部为主，肋下有压痛点，常因情绪波动而加剧，或合并厌油、黄疸、发热等症，胃肠造影、胆囊造影、胃镜、肝功能、淀粉酶检查有助于区分。

3. 标本缓急不辨　胸痹心痛可因外感等因素诱发，医者若只辨胸痹心痛之本，而不辨标证，必然导致诊断漏误。诱因不除，心痛难复，往往贻误病情。

4. 中西混淆，辨病不辨证　盲目套用西医的病，直接用"活血化瘀"之法，犯只见病，不辨证的错误。"活血化瘀"法治疗冠心病血瘀之证，虽有肯定疗效，但亦不能单纯长期应用，否则徒伤心阳，心阳愈弱而病愈发展。若未加辨证，只循常法，或凡"冠心病"皆辨血瘀，必然导致误诊。

5. 病情轻重判断不准　疼痛持续时间短暂，瞬息即逝者多轻，持续不止者多重，若持续数小时甚至数日不休者常为重症或危候。一般疼痛发作次数多少与病情轻重程度成正比，即偶发者轻，频发者重。但亦有发作次数不多而病情较重的情况，必须结合临床表现，具体分析判断。若疼痛遇劳发作，休息或服药后能缓解者相对病轻，若服药后难以缓解者常为危候。轻重判断失误，将直接影响预后。

6. 疼痛性质不明　疼痛性质是本病辨证的重要依据，若因患者描述偏差，或医者对疼痛的性质判断错误，均可导致误诊。如心胸闷痛，闷重而痛轻，兼见胸胁胀满，善太息，憋气，脉弦者，多属气滞；若闷痛，天阴加重，形体肥胖苔腻，脉弦滑者，属痰浊为患；心胸隐痛而闷，因劳累而发，伴心慌气短乏力，舌淡胖嫩，脉沉细或结代者，多属心气不足之证；如心痛灼热，兼烦躁气粗，舌红苔黄，脉数有力者，为热邪犯心所致；若胸闷而灼痛阵发，痰稠，苔黄腻，脉弦数，为痰火所致；灼痛兼见心悸，眩晕，五心烦热，口干，盗汗，舌红少津，脉细数者，属心阴不足，心火内炽之证。绞痛是疼痛如绞，遇寒则发，或得冷加剧，伴有畏寒肢冷，舌淡苔白，脉细，为寒凝心脉；若绞痛兼见四肢厥冷，脉微欲绝，冷汗淋漓，则为心阳亡脱重证；隐痛时作时止，缠绵不休，动则多发，口干，舌淡红而少苔，脉细而数，常为气阴两虚之证。

【案例分析】

案例 1：心脉痹阻之胸痹误为宿食停滞之胃痛

李某，男，56 岁，工人。

患者宿恙"十二指肠球部溃疡病"已达 15 年之久，只因昨日中午饮食稍稍过量，旋即胃脘胀满隐痛；先曾频频呕吐所进之食物，继则嗳腐吞酸，胸闷口苦，遂于 1982 年 11 月 3 日傍晚急诊收住我院。经采用有关西药治疗而效果不佳，故于翌日延余会诊。

刻下：除呕吐已止外，余症仍如前述，神疲体倦，四肢乏力，面色苍白，心肺（-），腹软，剑突处压痛明显，舌质暗红，苔白腻，脉沉细而滑。脉症合参，辨证为宿食滞胃，气机不通。治宜消导行滞，和胃止痛。方宗保和丸加减：槟榔片、焦山楂各 15 克，建神曲、炒莱菔子、云茯苓、清半夏各 12 克，广陈皮、鸡内金各 9 克。2 剂，每日 1 剂，水煎取汁，早晚分服。

1982 年 11 月 6 日二诊：患者脘腹胀满、嗳腐吞酸虽除，但上脘隐痛如故，且诉心前区不适，胸闷气短，苔脉如前，心率每分钟 82 次，律整，心音低钝，心电图检查示左心前壁供血不足，遂改断其证为脾虚失运，聚湿生痰，复加宿食滞胃，浊气逆胸，抑遏胸阳，痹阻心脉，发为胸痹。当以宣痹通阳，化浊通络为治。处方：薤白头、川桂枝、化橘红、清半夏、云茯苓各 12 克，檀香 9 克（后下），瓜蒌皮 15 克，紫丹参 30 克。3 剂，如前煎服，同时肌内注射瓜蒌皮与丹参注射液，每次各 1 支，每日 3 次，另嘱暂时禁食，密切观察病情变化。

1982 年 11 月 9 日三诊：胃痛已除，胸闷气短、心前不适大减。原方加炙黄芪 15 克，明党参 12 克，每日 1 剂，如前煎服，并改针剂为参麦针加 25% 葡萄糖液静脉推注，每次 1 支，每日 2 次。如此治疗 7 天后停用针剂，15 天后诸症悉除，心电图复查已恢复正常，遂于 11 月 25 日带药出院继续调理。追访至今，病情一直稳定。

（张笑平《中医失误百例分析》）

按：本例因素有胃脘疼痛病史，加上此次又以宿食导致剑突下剧痛而急诊求治，所以首诊只治胃而不治心，有失偏颇，难以中的。实际上，《证治准绳·心痛胃脘痛》早就认为"胃脘逼近于心，移其邪上攻于心，为心痛者亦多"。反思患者每因饮食不当所致胃脘痛之见症，或可能出现类似胸痹之表现，这值得引起临床医师们的注意。事实上，在某些病证诊断过程中，辨病的成败与四诊所得资料是否全面有直接关系，临床上完全可以借助西医学的检查手段如心电图、纤维胃镜等，则前述类似的失误亦可避免。

案例2：辨证失据，误将血瘀作痰气

游以春治一釐妇，年三十余，忽午前吐酸水，至未时心前作痛，至申时痛极晕厥，晕去不省人事，至戌方苏，每日如此，屡治不效。游至，用二陈下气之剂，亦不效。熟思之，忽忆《针经》有云：未申时气行膀胱，想有瘀血滞于此经致然。遂用归尾、红花各三钱，干漆五钱煎服，吐止痛定，晕亦不举。次日复进一帖，第三日加大黄、桃仁饮之，小便去凝血三四碗而愈。

（清·沈源《奇症汇》）

按： 本案因症见吐酸水、晕厥，故治用二陈下气祛痰之剂，欲奏燥湿化痰、理气和中之功效，然无效。胸痹以胸背疼痛为主症，但十二经脉均行经胸背，若经脉不舒，气血不同，亦发胸痛。此案患者病发有时，当考虑胸痛可能为各经之病变。分经论治是理论与实践相结合的体现，是理法方药在临床上的具体运用。此案提示我们临证应四诊合参，全面收集信息，全面认识疾病，指导中医临床工作。胸痹勿拘泥于病位在心，若忽略其他病变，常不能正确诊断，而导致误诊误治。

案例3：不知病有先救表救里者，标本缓急不辨致误

王某，男，52岁，干部，1985年11月8日初诊。

患者宿恙"冠心病"，近因起居不慎，感受风寒，经用西药对症处理，寒热虽去，但见胸痞气急，咳吐白稀痰涎，心前区时闷痛，并向左肩臂放射，每次持续2～3分钟始缓解；血压140/90mmHg，两肺呼吸音略粗糙，未闻及干湿性啰音，心率每分钟82次，律齐，心尖区可闻及2级收缩期杂音，心电图检查示前侧壁心肌供血不足，血胆固醇为6mol/L，外周血白细胞计数7.9×10⁹/L，中性粒细胞为0.75，舌质偏暗，苔白滑，脉弦细。辨病为胸痹。辨证为痰遏胸阳，瘀阻心脉。治以通胸阳，化痰浊，活血脉为法。方予瓜蒌薤白半夏汤合丹参饮化裁：瓜蒌皮20克，薤白头、广陈皮、当归尾各12克，土红花、正川芎、檀香（后下）、清半夏、炒枳壳各10克，紫丹参30克，干葛根15克，炙甘草6克。2剂，每日1剂，水煎取汁，早晚分服，并嘱注意休息，低脂饮食。

翌日二诊：诉服首剂头煎药汁即恶心呕吐，所取药物旋即尽倾而出，余药弃而未服。余细审脉症，实系风痰客肺，心脉瘀阻，遂改予小青龙汤出入：炙麻黄、生甘草6克，川桂枝、高良姜、姜半夏、五味子各10克，炒赤芍、白芍各15克，北细辛5克。3剂，如前煎服。

1985年11月12日三诊：药后患者胸闷气急明显好转，心绞痛亦轻。继予上方加减6剂，诸症皆除，心电图复查前侧壁心肌供血不足亦见明显改善，即据症先后使用有关药及复方丹参片继续调理之。另嘱调精神，慎起居，节饮食，戒烟酒，以配合之。

（张笑平《中医失误百例分析》）

按： 本例胸痹病起感受风寒，据其咳吐白稀痰涎、胸痞气急、心前区闷痛等症即可辨为风痰客肺，心脉瘀阻之胸痹，证属标本俱急。然医者初诊忽略了外感之病因，只治心不治肺，结果导致药证格拒。疾病的发展变化，尤其是复杂的疾病，常常矛盾万千。由此提示我们临床辨证要注意分清证之标本缓急，急则治标，缓则治本，标本俱急则标本同治，这样才不致误治。

案例 4：辨病不辨证，心阳不振误为心血瘀阻

麻某，男，48 岁，干部，1991 年 9 月 13 日初诊。

患者发作性胸痛彻背伴胸闷、心慌、气短 1 年，众医均按冠心病给予活血化瘀方药治疗 3 个多月，但病情反而愈来愈严重，故来中医科住院治疗。症见：心痛彻背，颈背牵强，心悸、胸闷、气短，易汗出，头痛头晕，睡眠极差，每晚仅睡 2～3 小时，食纳差，大便干，双下肢偶有轻度水肿，舌质正，苔白稍腻，脉沉细。证属心阳不振，营卫失调之候。治拟温阳益气，调和营卫之法。药用：太子参 15 克，生龙骨 15 克，茯苓 15 克，桂枝 10 克，麦冬 10 克，白芍 10 克，阿胶 10 克，生地黄 10 克，火麻仁 10 克，小麦 10 克，炙甘草 5 克，大枣 5 枚。

药服 6 剂，病情即见改善，胸痛减轻，发作减少，心悸、气短、汗出消失，睡眠好转，食欲改善，大便正常。守上方又服 12 剂，诸证消失，病情稳定，心绞痛未再复发而愈。

（彭建中《中医古今医案精粹选评》）

按：本案失误在于医者囿于常法，一见冠心病即盲目套用中医活血化瘀疗法，只辨病而不辨证。实际上，患者心痛、心悸、胸闷、气短、易汗出、双下肢水肿、苔白稍腻、脉沉细，心阳不振，营卫失调之候可辨。值得注意的是，临床在治疗冠心病时，许多医家采用活血化瘀之法，但应辨清有无血瘀征象，如确有血瘀，尚可用之，但亦不能单纯长期应用，久用必徒伤心阳，心阳愈弱而病愈发展。辨病与辨证都是认识疾病的过程。辨病即是对疾病的辨析，以确定疾病的诊断为目的，从而为治疗提供依据；辨证是对证候的辨析，以确定证的原因、性质和病位为目的，从而根据证来确立治法，据法处方以治疗疾病。辨病与辨证都是以患者的临床表现为依据，区别在于一为确诊疾病，一为确立证。中医辨证强调宏观，重视整体对疾病的研究，着重从整体、从系统、从人与周围自然环境的相互关系着手，强调人体在生理功能上的相互联系和在病理上的相互影响，治疗时注重提高患者整体健康水平。此病案提示我们注重辨证的重要性。

案例 5：问诊不详，内闭外脱证误为脱证

翟某，男，48 岁，农民。

患者于夏暑之季，劳作于田间，突感胸膺闷痛不止，周身汗出，恶心欲吐，四肢厥冷，顷刻晕厥于地，不省人事，即由家人急送当地医院。经救治，于 1985 年 7 月 9 日当晚转入我院。

刻下：血压 98/67mmHg，神志恍惚，心率每分钟 80 次，律整，心音低钝，心尖区可闻及 3 级舒张期杂音，心电图检查示急性广泛性前侧壁心肌梗死，舌质红，苔厚腻而微黄，脉沉细，乃属胸痹危证真心痛或厥心痛。脉症合参，责其病机为气虚痰阻，心胸痹塞。急予吸氧、速效救心丸含服、低分子右旋糖酐加丹参注射液静滴，曾先后投用益气养阴、化浊宣痹并分别配以开窍止痛之剂，水煎取浓汁，每 4 小时鼻饲一次。

迄至第 3 日上午查房时，诸症如前，血压已降至为 82/60mmHg，舌质暗红，苔黄燥，脉细弦而迟。经询问其家属获知已 5 天未解大便，触其左下腹似可扪及条索状包块。结合脉症，遂改辨证为阴液耗伤，阳明腑实。急予增液承气化裁：生大黄（后下）、黑玄参各 3.5 克，大生地黄、紫丹参各 30 克，北沙参 20 克，麦冬 12 克，川黄连 9 克。3 剂，每日 1 剂，水煎取浓汁，分 2 次鼻饲。

首煎药后 2 小时，患者即自行解出大量褐色糊样大便，神志清醒，血压回升至 90/68mmHg，脉转细缓有力。复予原方去大黄、黄连，加瓜蒌皮、淡竹叶各 10 克，2 剂，如前煎服。

又两日，患者精神转佳，欲饮食，故停止吸氧，拔去胃管，并先后据证而予以参脉注射液静滴、速效救心丸含服，以及养阴益气、通阳和络之剂煎服等。治疗月余，心电图检查逐渐恢复正常，1985 年 8 月 25 日痊愈出院。

（张笑平《中医失误百例分析》）

按：本例厥证为胸痹危证之真心痛或厥心痛，并经有关检查确诊为急性心肌梗死休克。此证来势凶猛，病情危笃，极易猝死，一般多须借助于多种措施予以综合性救治。因其多属脱证或内闭外脱之证，所以内服方药多据证而分选益气养阴及或化浊开窍、通阳宣痹、活血通络等法，几乎很少涉及通腑泻火之法。从患者入院之初的临床表现来看，虽呈一派外脱之象，但也不乏内闭之征，如苔厚腻及黄燥便是一个明证，为之而治用通补并施之剂也为正对之法，却未能考虑到"胃家实"之证，以致一误再误。准确把握疾病矛盾的主次十分关键，此案最主要的失误是未能及时询问大便情况，直到第 3 天查房获悉 5 天未解大便之后，始才结合脉症而果断地投之以增液承气汤，尤借大剂量生大黄通腑荡滞以安正，从而使其病情迅速得以转机。由此案而重温了《临证指南医案·心痛》徐大椿所作"胃痛极多，亦有因胃痛及心病者"之评注，以及《证治准绳·心痛胃脘痛》有关"胃脘逼近于心，移其邪上攻于心，为心痛者亦多"等论述，更体会到"有故无殒"这一经旨之奥义。另外，临床上从辨症的有无、症的轻重、症的真假、症的偏全入手，辨识疾病状态有利于分析其矛盾主次及特点，避免失治、误治。

案例 6：拘于冠心多血瘀之常法，忽略病机特点，寒痰阻滞经络误为瘀血阻滞

李某，男，56 岁，1979 年 12 月 8 日初诊。

患者胸闷头晕 10 年，曾经某医院心电图检查，诊为"冠心病，后壁供血不良"，住院用活血化瘀法治疗效果不显，在家休息已 2 年。现症：胸闷头晕，纳呆食少，恶心，近几月来下肢酸痛，怯冷感凉，近火盖被亦无减轻，苔薄白，脉弦滑。证属寒痰阻滞，痹阻经络。治以温脾化痰，通痹活络。方药：桂枝 10 克，白术 10 克，云茯苓 15 克，生甘草 5 克，姜半夏 10 克，竹茹 10 克，陈皮 10 克，枳实 10 克，全瓜蒌 10 克，薤白 10 克，葛根 10 克，桑枝 30 克。

服药 10 剂后，患者头晕、胸闷、恶心均减，下肢凉感略轻，脉弦滑，苔白舌润，前方再进。后以上方出入，增加党参 10 克，干姜 3 克，淡附片 3 克，每服 10 余剂，服至 1980 年 3 月，复查心电图未见异常，患者已全天上班。

［段荣书．董德懋医疗经验琐谈．中医杂志，1981（2）：11.］

按：本案患者见纳呆食少、下肢酸痛、怯冷感凉等症，实属寒痰阻滞经络之胸痹，然医者拘于常法，未详加辨证便用活血化瘀之法，故难奏效。胸痹的病因较多，其中虽以气滞、血瘀、痰浊、寒凝为患较多见，但诸因又相互为病，致虚实夹杂，故临床辨证时应分清标本虚实。活血化瘀虽为本病重要治法之一，但不能不加辨证而通用活血化瘀之法，否则必将致误。本案提示：痰饮、瘀血作为病理产物性病因，其致病的机制是极其复杂多变的，这是由于其本身产生机制的复杂性和多样性决定的。由于痰饮、瘀血的形成离不开六淫、七情、饮食劳倦，病变也不出脏腑气化失常、气机失调、气血津液亏虚，所以讨论痰饮、瘀血病病机又必须联系六淫、七情、脏腑病机、气血津液病机等。只有这样，才能最终辨明疾病的本质。

案例7：忽略发病因素，胸痹误用活血化瘀

施某，女，61岁。

患者2年前因心前区不适，在某医院诊断为冠心病心绞痛，经中西药物治疗缓解出院。近1个月因家事不顺，胸闷憋气，心前区疼痛又作，给予潘生丁、异山梨酯、复方丹参片及瓜蒌薤白半夏汤、血府逐瘀汤加减30余剂，症状虽能缓解一时，然易反复。患者胸闷隐痛，每日数次，持续数分钟至10分钟不等，伴心烦易汗，寐差多梦，心慌气短，劳累后尤甚，舌质红暗，苔薄白，脉细弦。概为老年之人，因烦劳、七情耗伤气血，致使心肝失调。治拟宁心缓肝之法，投以甘麦大枣汤加味：淮小麦20克，当归10克，白芍10克，茯苓10克，麦冬10克，龙骨15克，合欢皮12克，郁金10克，石菖蒲10克，远志10克，炙甘草8克，大枣5枚。

服药6剂，患者心绪始稳，心痛、心慌减轻，寐况改善。守方迭进12剂，胸闷气短、急躁易汗好转。嗣后继以原方稍加出入，调治匝月，诸症若消。

[王发渭，杨明会，仝战旗. 老年病变治验案4则. 中医杂志，1996（12）：723-724.]

按：本案之误诊误治在于医者临床见冠心病心绞痛就用活血化瘀治疗，忽略了患者发作时"因家事不顺"，并伴有寐差多梦、心烦易汗、脉细弦等心肝失调证候。老年人多因气血不足，肝失疏泄，心不运血而形成心肝失调之胸痹。治病必求于本，应注重发病诱因，调和心肝，补益气血。如一味活血化瘀，则往往仅能缓解一时，久病反复。

第三节 不 寐

不寐是指经常不能获得正常睡眠为特征的一种病证。主要表现为睡眠时间、深度的不足，轻者入睡困难，或寐而不酣，时寐时醒，或醒后不能再寐，重则彻夜不寐。由于睡眠不足，醒后常见神疲乏力、头晕头痛、心悸健忘及心神不宁等。

不寐是临床常见病证之一，虽不属于危重疾病，但常妨碍人们正常生活、工作、学习和健康，并能加重或诱发心悸、胸痹、眩晕、头痛、中风等。顽固性的不寐可给患者带来长期的痛苦，甚至形成对安眠药物的依赖，而长期服用安眠药物又可引起医源性疾病。

西医学中的神经症、更年期综合征等以不寐为主要临床表现者，可参照本节诊断辨证。

【病因病机】

1. 情志所伤　或由情志不遂，肝气郁结，郁而化火，邪火扰动心神，神不安而不寐；或由五志过极，心火内炽，心神扰动而不寐；或由思虑太过，损伤心脾，心血暗耗，神不守舍，脾虚生化乏源，营血亏虚，不能奉养心神而不寐。

2. 饮食不节　饮食不节，肠胃受伤，宿食停滞，酿生痰热，痰热上扰，胃气失和，以致卧寐不安。诚如《张氏医通·不得卧》所云："脉滑数有力不得卧者，中有宿滞痰火，此为胃不和则卧不安也。"

3. 病后体虚　久病血虚、产后失血、年迈血少，引起心血不足，心失所养，心神不安而不寐。正如《景岳全书·不寐》中说："无邪而不寐者，必营气之不足也，营主血，血虚则无以养心，心虚则神不守舍。"

4. 禀赋不足，心虚胆怯　素体阴虚，兼因房劳过度，肾阴耗伤，水火不济，心火独亢；或肝肾阴虚，肝阳偏亢，火盛神动。如《景岳全书·不寐》中说："真阴精血不足，阴阳不交，而神有不安其室耳。"亦有因心虚胆怯，暴受惊恐，神魂不安，以致夜不能寐或寐而不酣者，如《杂病源流犀烛·不寐多寐源流》中记载："有心胆俱怯，触事易惊，梦多不祥，虚烦不寐者。"

综上所述，不寐病位在心，其病因虽多，但主要病机为阴阳失调，气血失和，以致心神失养或心神不安。其实证多由心火炽盛，肝郁化火，痰热内扰，或瘀血阻滞，心神不安所致；虚证多由心脾两虚，心虚胆怯，阴虚火旺，心神失养所致。久病不寐可表现为虚实兼夹。

【诊断】

1. 经常性、连续性不能获得正常睡眠，连续3周以上，轻者入寐困难或睡而易醒，醒后不寐，重者彻夜难眠。

2. 常伴有头痛头昏、心悸健忘、神疲乏力、心神不宁、多梦等。

【常见误诊分析】

1. 病位辨证错误　不寐的主要病位在心，由于心神失养或不安，神不守舍而致，但与肝、脾、胆、胃、肾的阴阳气血失调相关。如急躁易怒而失眠，多为肝火内扰；脘闷苔腻而失眠，多为胃腑宿食，痰浊内盛；心烦心悸、头晕健忘而失眠，多为阴虚火旺，心肾不交；面色少华、肢倦神疲而失眠，多为脾虚不运，心神失养等。医者若但见失眠，便从心辨证，常致误诊误治。

2. 虚实辨证错误　不寐虚证，多属阴血不足，心失所养，临床特点为体质瘦弱，面色无华，神疲懒言，心悸健忘，多因脾失运化、肝血亏虚、肾精不足所致；实证为火盛扰心，临床特点为心烦易怒，口苦咽干，便秘溲赤，多因心火亢盛或肝郁化火所致。临床也常见虚实夹杂证，若不注意结合其他脉症，则可能导致虚实辨证错误。

3. 忽略从痰瘀辨证　不寐久病，可由痰阻或瘀血所致。医者未悟"百病皆因痰作崇"和"久病入络"之病机，不知从痰、瘀考虑，也会导致辨证失误。

4. 辨病不辨证，滥用安神药　治疗不寐，常在辨证施治的基础上，酌情应用安神之品。但如果忽略辨证而随意选用安神之品，或实证用滋补养心安神药而助邪，虚证用重镇安神药而伤正，则使虚愈虚而邪愈盛。因此，不寐的辨治应标本兼顾，重本不重标或治标却忘本都将导致病情贻误。

5. 不注意服药方法　用安神药不能忽视服药的时间、方法，一般早晨、上午不服，只在午后或午休及临睡前各服一次，服药后注意休息，保持安静，以起到更好的安神入睡效果，否则，辨证虽精却因效差，而责之为误。

【案例分析】

案例 1：病位错辨，"肝病"误作"心病"

绍兴癸丑，予待次四明。有董生者，患神气不宁，每卧则魂飞扬，觉身在床而神魂离体，惊悸多魇，通夕无寐，更数医而不效。予为诊视，询之曰："医作何病治？"董曰："众皆以为心病。"予曰："以脉言之，肝经受邪，非心病也。肝经因虚，邪气袭之，肝藏魂者也，游魂为变，平人肝不受邪，故卧则魂归于肝，神静而得寐。今肝有邪，魂不得归，是以卧则魂飞扬若离体也。肝主怒，故小怒则剧。"董欣然曰："前此未之闻，虽未服药，已觉沉疴去体矣！"乃求药法。予曰："公且持此说与众医议所治之方，而徐质之。"阅旬日复至，云医偏议古今方书，无与病相对者，故予处此二方（即真珠丸、独活汤，见《普济本事方卷第一》）以赠，服一月而病患除。此方大抵以珍珠母为君，龙齿佐之。珍珠母入肝经为第一，龙齿与肝相类故也。龙齿、虎睛，今人例作镇心药，殊不知龙齿安魂，虎睛定魄，各言类也。东方苍龙木也，属肝而安魂；西方白虎金也，属肺而藏魄。龙能变化，故魂游而不定；虎能专静，故魄止而有寄。宁谓治魄不宁者，宜以虎睛，治魂飞扬者，宜以龙齿，而物有成理而不失，亦在夫人达之而已。

（宋·许叔微《普济本事方》）

按：张景岳云："盖寐本于阴，神其主也。神安则寐，神不安则不寐。其所以不安者，一由邪气之扰，一由营气之不足耳。有邪者多实，无邪者皆虚。"本案本为肝虚受邪，阴虚阳亢之不寐，然数医失察，皆误以为心病，以养心常法治之，故不奏效。许氏断本证在肝而不在心，以其游魂多惊，小怒而剧，盖肝藏魂而主怒，今肝虚而外邪袭之，则魂失藏，怒失主，故见神魂离体，惊悸多魇，通宵无寐。辨识病位是中医辨证过程中重要的基本内容，中医学对人体的认识并非建立在实体解剖之上，而是"视其外应，以知其内脏，则知所病矣"（《灵枢·本脏》），因而对病位的认识就不仅指形态结构上的位置，而更多的是指功能上的位置。病位是"病"的重要组成部分，正确辨别病位是临床治疗疾病首要解决的问题之一。因此在中医辨证时需要从病因病机、六经、卫气营血、三焦、脏腑系统、经络系统等不同角度鉴别判断病位。在此过程中，亦要注意病位的标本主次及传变规律，正确判断病位所在，治疗才能更有针对性。

案例 2：辨证不详，肝胆火盛误为心神失养

浙江某大令，彻夜不寐，已有年余，就诊孟河马省三前辈。用黄连八分，猪胆汁一钱拌炒山栀三钱，煎服，当夜即寐。大令曰：余服药近二百剂，安神养血，毫无效验，何以一剂而能平年余疾乎？省三曰：此因受惊，胆汁上泛而浑，少阳之火上升不潜，故不寐也。当用极苦之药降之，使胆汁清澄，故取黄连之极苦，降上潜之阳，取山栀清肝胆之热，以胆汁炒之者，欲使其直入胆中也。胆热清，则胆汁亦清，其理甚明，并非奇异。大令曰：疾果因受惊而起，夜与友手谈，梁上鼠忽跌落在盘，子散满地，散局而卧，即不成寐，先生真神医也。前辈医道，岂后学所能望其项背乎！此症丁坦庵先生亲目见之，今特志之。

（清·余听鸿《余听鸿医案》）

按：此案不寐，证属肝胆火盛，前误服安神养血之剂，药不对证，故毫无效验。今用黄连泻心火，是实则泻其子，猪胆汁拌炒山栀引入胆中，思路尤巧。

案例3：寒热不辨，但见苔白，误为虚寒

费伯元分司，患烦躁不眠。医见其苔白也，投以温药，因而狂妄瘛疭，多方不应。某荐孟英视之，左脉弦细而数，右软滑，乃阴虚之体，心火炽，肝风动，而痰盛于中也。先以犀、羚、桑、菊息其风，元参、丹皮、莲心、童溲清其火，茹、贝、雪羹化其痰，两剂而安。随与三甲、二至、磁珠潜其阴，甘、麦、大枣缓其急，地黄、麦冬养其阴，渐次康复。

（清·王孟英《王氏医案绎注》）

按：本例失眠证属阴虚。苔白者，乃痰湿不化也。然前医失察，但见苔白，则投以温剂，以致真阴更伤，出现诸多变症。真阴不足，木失滋荣，筋脉失养，故见瘛疭而脉弦；肾水亏乏，上不济心，则心火内炽，扰乱神明，故见狂妄而烦躁不眠；虚热内生，故见脉细而数；热灼津液，变生为痰，故见痰盛于中而右脉软滑。此病由药而误，症因药变，风动火炽，当急治其标，缓治其本。故王氏先以息风、清火、化痰之品，投之辄效；继以潜阳、缓急、养阴之剂，诸症悉平。所谓辨证，就是根据四诊所收集的资料，通过分析、综合，辨清疾病的病因、性质、部位，以及邪正之间的关系，概括、判断为某种性质的证。此案提示我们临证必须四诊合参，仔细推求，务求药证恰合无遗，方不致误。

案例4：病因辨证失误，肝胆火盛误用养心安神

一少年患不得卧，将一月矣。余投以酸枣仁汤去川芎，加元参、生地等，未效。细察其脉，左关甚弦，转方用龙胆泻肝汤，一剂去七八，再剂全愈。《素问·六节藏象论》曰：肝者罢极之本，魂之居也。肝火盛则肝魂扰，其何能卧？息其火而宁其魂，卧立至矣。《证治准绳·不得卧门》集说颇多，未尝及此一种。柯韵伯曰：凡胃不和，则卧不安。如肝火旺，则上走空窍，亦不得睡。数语可补《准绳》之缺。

（萧龙友等《现代医案选·曹梓材医案》）

按：本案实为肝胆火盛之不寐，据其脉象即可确诊，然首诊未细察其脉，便以养心安神常法治之，故无效。病因辨证是以中医病因理论为依据，通过对临床资料的分析，识别疾病属于何种因素所致的一种辨证方法。不寐之病因颇多，其中肝胆火盛者常有之，临证要细审病因，在中医理论的指导下，正确运用中医辨证论治的方法，使机体阴平阳秘，不能概以养心安神治之，否则必难奏效。

案例 5：虚实不辨，心肝热盛，夹痰上扰误投补药

钱塘姚欧亭大令宰崇明，其夫人自上年九月以来夜不成寐，佥以为神虚也，补药频投，渐不起榻，头重如覆，善悸便难，肢汗而心内如焚，多言，溺畅畏烦，而腹中时胀，遍治无功。其西席张君心锄，屡信专丁邀诊，余不得辞，初夏乘桴往视。左寸关弦大而数，右稍和而兼滑，口不作渴，舌尖独红，乃忧思谋虑，扰动心肝之阳，而中夹痰饮，火郁不宣。温补更助风阳，滋腻尤增痰滞。至鹿茸为透生巅顶之物，用于此证，犹舟行逆风，而扯满其帆也。明粉为芒硝所炼，投以通便，是认为阳明之实秘也，今胀能安谷，显非腑实，不过胃降无权，肝无疏泄，乃无形之气秘也。遂以参、连、旋、枳、半、芍、蛤、茹、郁李、麻仁、凫茈、海蜇，两服即寐；且觉口苦溺热，余曰此火郁外泄之征也，去蛤壳，加栀子，便行胀减，脉亦渐柔；再去麻、郁、雪羹，加石英、柏子仁、茯苓、橘皮、小麦、莲子心、红枣核，三帖各恙皆安；去石英、栀子，加冬虫夏草、鳖甲为善后，余即挂帆归矣。然不能静摄，季夏渐又少服，复遣丁谆请，余畏热不行，命门人张笏山茂才往诊，遵前法而治，遂以告愈。

（清·王孟英《归砚录》）

按： 不寐的根本病机总属阳盛阴衰，阴阳失交，其病位主要在心，与肝、脾、肾关系亲密。本病辨证要点首分虚实，虚实是辨别邪正盛衰的纲领。本例不寐，从其舌脉上可知心肝热盛，夹痰上扰心神，患者曾服温补及滋腻，致热盛痰生，从其头重如覆，右脉兼滑，痰象可辨。故今应以清热化痰为治，使痰去热清，方可向愈。疾病是一个复杂的发展过程，由于体质、治疗、护理等诸因素的影响，虚证与实证常发生虚实错杂、虚实转化、虚实真假等证候表现。可见临床运用补法一定要辨清虚实，正确掌握病证之机，勿犯虚虚实实之弊。若不加以细察，容易误诊。

案例 6：辨证失据，肝有伏邪，误辨肝阴血虚

越河圩王益之长媳，秋初患痢，治愈后而夜不成寐。近处名手，遍请诊治，而病转危笃。闻吾名，托人敦恳再三。余往诊时，目不交睫者已近三月，口不能食已有月余，家人勉以鸡肚浓汤劝进，强咽数口，反觉胀闷。所最难堪者，抽搐、惊恐两事，一经大抽大搐，震动跳跃，则气绝僵卧，静待片刻便苏。日夜抽厥共二十余次，其惊恐则如在刀剑丛中，即数人挟持拥护，亦不能稍壮，头眩晕不能坐起，二便俱通，身无寒热，但面色通赤，肌未消瘦，心中烦热，多汗，腹胁胀闷，经水久闭。其舌本深紫无苔，而光亮如镜。其脉则左寸关弦小而沉，右寸关滑弱，两尺部滑大满指，重按有力。视前所服药，惟治痢用木香、槟榔之类，余皆滋阴平肝、养血敛神之剂。数医一辙，约服七八十帖，故病势当此极耳？病者有小叔王寿禄，亦学中人。予因与之论病曰：令嫂痢症，本肝经血痢，服木香、槟榔等气分之药，邪在血分者反深藏不现，故痢止而不能寐矣。入寐则魂藏于肝，肝有伏邪，是魂之舍为邪所居，魂无窟宅之所，阴阳不能相抱，以致夜不成寐，与心脾血虚，神魂飘荡之不寐症，迥不相侔。此时若为清理血分，使邪外散，数剂便愈。乃医者反用辛凉补涩之剂，而血为之凝，痰为之滞，肝胆之气壅塞不通。肝主筋，筋挛则抽搐大作。肝、心两脏，木火相连，肝邪上逆，则心窍闭而气绝僵卧。胆府清净，则气壮心安。胆为邪踞，则气馁心怯，而惊恐特甚。木来克土，而痰又滞脾，故腹胁胀大，饮食不思，得鸡肚汤反而不适。肝脾壅滞，升降失职，肾水不能上潮，致心阳独亢于上，故面赤烦热，心如火烧。方书云：舌光如镜，胃阴将亡。且亡阴之舌色，必嫩红而滑。此色之深紫，血之瘀也；其亮如镜，痰之光也。非热非虚，故肌肤未消，脉亦不数。且尺部滑大有力，显是有形之痰血伏积于下焦肝胆之部。今二便尚通，脉未大坏，胃气尚存，犹可为也。王寿翁以予言为是。因立方用柴胡、滑石各五钱，桃仁四钱，大贝母醋炒、五灵脂、半夏、盐水煮姜黄各三钱，枳壳、桑白皮、陈皮、丹皮、茜根、山栀仁各二钱，生甘草一钱，为煎剂；另制当归龙荟丸八钱，分两次服。煎剂日服一帖。两日乃大便畅行，每日两次，所下痰积瘀滞甚多，经水亦通，夜能安寐更许，抽搐止，惊恐愈，人渐向安。前方服十帖，脉亦大起，尺部渐平。此冬月下旬事也。病家因丧事延缓，至今复诊，人已虚甚，脉尚未静。为用甘温补益之药为君，以利气清邪为佐。服数帖后周身发疮，饮食渐加，精神渐旺。令仍以前方调理，似可无虞矣。

（秦伯未《清代名医医话精华》）

按：患者因痫误治而成不寐，但见抽搐、惊恐，头眩晕，面色通赤，肌未消瘦，心中烦热，多汗，腹胁胀闷，经水久闭，其舌本深紫无苔，脉左寸关弦小而沉，右寸关滑弱，两尺部滑大满指，重按有力，实属肝有伏邪。医者反用辛凉补涩之剂，致血凝痰滞，肝胆之气壅塞不通。案中论舌光如镜，以亮为痰征，紫为血瘀，与亡阴之嫩红而滑者不同，可资参考。不寐基本病机为阳盛阴衰，阴阳失交。在临床辨证过程中，其首要任务就是要分析探求阴阳失调和邪正盛衰的具体情况，进而掌握疾病的寒热虚实，从而做出准确的辨证。

案例7：经络病机误辨，"胃不和，卧不安"误为心脾两虚

李某，男，32岁，干部，1986年7月25日初诊。

患者素羑失眠，近一周来因饮食起居不慎及思虑过度而加重，以致彻夜辗转而难以入眠。刻下：失眠多梦，易惊易醒，心悸健忘，倦怠乏力，时有汗出，胸脘痞闷，嗳气频频，纳食欠馨，大便溏而不爽，小便正常，舌质淡红，苔白腻，脉细滑。辨证为心脾两伤，气血不足。治拟补气血，益心脾。故取手少阴心经及足太阴脾经之穴为治：神门、心俞、脾俞、三阴交，补法针刺，不留针，隔日1次。

1986年7月30日二诊：连针3次，诸症依然。思其此次实因饮食起居不慎而加重，当属胃不和，卧不安，本虚标实，虚实错杂，治宜和胃化痰、养心安神，遂改取足阳明胃、手少阴心两经的足三里、中脘、神门三穴，针以平补平泻手法，每日1次，每次留针20分钟。连针4次，患者即能安然入眠，余症悉减，此后又按原方以补法针刺5次，诸症悉除。

（张笑平《中医失误百例分析》）

按： 本例不寐虽为痼疾，但此次乃因饮食起居不慎及思虑过度而加重，且在虚象中兼有脘痞、噫气、大便不爽、苔腻、脉滑等中焦不畅之表现，本当从"胃不和则卧不安"（《素问·逆调论》）之经旨，标本兼顾，攻补并施而治之，而首诊却只补不攻，无疑难收其效，由此可见针灸治病亦不可轻弃辨证论治之精髓。在疾病过程中，可以出现单纯的经络受病，亦有脏腑气血受病，累及经络等不同的情况。临证循经辨证、循经用药、循经取穴皆以经络病机为基础，据病变所在脏腑、经络而分经选药，可以增强针对性，提高治疗效果。

案例8：只辨阴虚之本，不辨痰浊之标

蒋寅昉曾于去冬患血溢，与清舒肝胆而安，惟久患不眠，臂冷食少，自云服补心丹及知柏八味丸甚合。余曰：脉至弦细而缓，因赋质阴亏，心多思虑，五火内炽，烁液成痰，阻碍气机，故脉证如是，滋腻之药，不可再投。用沙参、丹参、丝瓜络、茅根、旋覆、橘、半、菖、苓，服十余剂愈。

（清·王孟英《归砚录》）

按： 本案失眠实属本虚标实之证，阴虚为本，痰浊为标，本应标本兼顾，祛痰与滋阴并进。然自服补心丹及知柏丸，而未顾及痰浊之标，滋腻之品反增痰湿，故不可取。对于本虚标实之证，必须谨慎地详察病情，根据病证的轻重缓急而精心调治。病情轻缓的可以采取标本兼治；病情急重的，则需分步治疗，或先治标，或先治本，方能取效。临床治疗不寐，应因其发生、发展独特的规律性及病情所表现的标本虚实之不同而分别予以施治，做到具体问题具体分析。

第七章　脑系病证

脑为精明之府，又称元神之府，脑病的证候特征亦表现为神志精神活动障碍。脑系病证主要是指与脑体（髓减、络阻、窍闭）和脑用（智能、知觉、运动、情志失常）等类别有关的一类病证。本章讨论的脑系病证有头痛、眩晕、中风、癫狂、痫证。

脑的生理功能主要是藏精、主元神、司知觉运动，为诸阳之会，主管人的精神、意识、思维活动，人的视、听、言、嗅、动等感觉运动。脑的病理主要表现为髓海不足，元神失养，或痰瘀火扰，或血脉痹阻，或血溢脉外等。脑系病证治疗要分虚实，虚证以补虚为主，有益气养血、补肾健脾等，实证以泻实为主，有化痰、清热、活血、化瘀、通络等。

第一节　头　痛

头痛是指患者以自觉头部疼痛为主要特征的一类病证，也是一个常见症状，可以发生在多种急慢性疾病中，有时亦是某些相关疾病加重或恶化的先兆。

近年来本病发病率呈上升趋势，尤其偏头痛，一般人群发病率达5%。中医侧重从整体调节人体平衡，治疗效果较好，因此相当数量的患者尤其久治不愈者，往往求治于中医。

西医学中偏头痛、周期性偏头痛、紧张性头痛、丛集性头痛、慢性阵发性偏头痛及外伤性头痛等，可参照本节辨证施治。

【病因病机】

1. 外感　多由起居不慎，坐卧当风，其感受外邪，以风为主，多夹寒、热、湿邪。风为阳邪，"伤于风者，上先受之"，"巅高之上，惟风可到"。又风为"百病之长"、六淫之首，若夹寒者，寒凝血滞，络道被阻，而为头痛；若夹热邪，风热上炎，侵扰清空，而为头痛；若夹湿邪，湿蒙清空，清阳不展，而致头痛。

2. 内伤　多与肝、脾、肾三脏有关。因于肝者，一是肝阴不足，或肾阴素亏，肝阳失敛而上亢；二是郁怒而肝失疏泄，郁而化火，日久肝阴被耗，肝阳失敛而上亢。因于脾者，多因饮食所伤，劳逸失度，脾失健运，痰湿内生，致使清阳不升，浊阴不降，清窍痹阻，痰瘀相结，脑失清阳，精血失充，脉络失养而成。或病后、产后、失血之后，营血亏损，脑髓失充，脉络失荣而成。因于肾者，多因禀赋不足，肾精亏虚，或劳欲所伤，阴精耗损，或肝乏疏泄之力，少阳生（升）发之气不能疏泄于中，中焦呆滞，化源不足，或肝郁疏泄失司，横乘于中，化源不足，终致脑髓失养，脉络失荣而成。此外，外伤跌仆，或久病入络则络行不畅，血瘀气滞，脉络失养而易致头痛。

因此，头痛的部位在头，但其病位涉及脾、肝、肾等脏腑；风、火、痰、瘀、虚为致病之主要因素；脉络阻闭，神机受累，清窍不利为其病机。

【诊断】

1. 以头部疼痛为主症，头痛性质多为跳痛、刺痛、胀痛、昏痛、隐痛等。每次头痛发作可持续数分钟、数小时、数天或数周不等。

2. 应查血常规、测血压，必要时做脑脊液、脑电图检查，有条件时做经颅多普勒、颅脑 CT 和 MRI 检查，有助于排除器质性疾病，明确诊断。

【常见误诊分析】

1. 头痛误为真头痛或类中风　真头痛多呈突然剧烈头痛，常表现为持续痛而阵发加重，甚至呕吐如喷不已，以至肢厥、抽搐，病情较急重。类中风病多见于 45 岁以上，眩晕反复发作，头痛突然加重时，为风痰壅盛引起，常兼半身肢体活动不灵，或舌蹇语涩。

2. 病位辨误　患者自觉头部包括前额、额颞、顶枕部位疼痛，是头痛共同的证候特征。按部位，中医有在太阳、阳明、少阳，或在太阴、厥阴、少阴，或痛及全头的不同，临床以偏头痛者居多。一般太阳头痛多在后头部，下连于项；阳明头痛多在前额及眉棱骨处；少阳头痛多在头之两侧，并连于耳部；厥阴头痛则在颠顶部位，或连于目系；气血、肝肾阴虚者，多以全头作痛；阳亢者痛在枕部，多连颈项；寒厥者痛在颠顶；肝火者痛在两颞；偏头痛者，痛在一侧，痛连同侧眼齿。如果忽视头痛的部位及分经，往往造成病位、病性判断错误。

3. 不辨疼痛性质　不同的病性可表现不同的疼痛性质。因于痰湿者，沉重昏蒙；肝火者，跳痛或胀痛；寒厥者，冷感而刺痛；阳亢者，痛而胀、面红目赤；气血、肝肾阴虚者，隐痛绵绵或空痛。其中精亏者，多有腰膝酸软、遗精带下、耳鸣等肾精不足见症；血虚者，血虚午后痛重，多伴心悸不宁、面色㿠白、唇舌爪甲淡白等营血不足之象；气虚者，早晨反重，多伴神疲少气、倦怠乏力、动则益甚等。不辨疼痛性质，使病性判断有一定困难，势必导致误诊误治。

4. 不辨虚实　外感头痛以实证居多，起病较急，病程相对短；内伤头痛有虚，有实，或虚实夹杂，起病较缓，病程相对长。实证头痛，痛势较剧，常因受风或情志因素加重；虚证头痛，痛势绵绵，常遇劳而甚。如果虚实辨误，治疗非但无效，还会加重病情。

5. 不辨外感、内伤　头痛病因，总属外感、内伤两类。外感头痛，以突然而作，其痛如劈，痛无休止为特征，其痛多以掣痛、跳痛、灼痛、胀痛或重痛为主；内伤头痛，以缓慢而病，痛势绵绵，时痛时止，长久不愈为特征，其痛多以空痛、隐痛、昏痛，遇劳或情志刺激而发作与加重为主。临床上许多头痛患者都有典型的病史，而这些病史对于诊断是很有意义的。如果忽略了这一点，必然使诊断难度加大或导致误诊。如外感头痛一般有感冒的病史，外伤导致的血瘀头痛一般有头部外伤史。如果忽略病因判断或不结合病程、疼痛性质、特点及伴随症状，则外感与内伤难辨。

6. 机械套用西医诊断 在辨证过程中，思路局限，常常只抓住一点，简单地将中医诊断和某些西医病名对应起来，以致误诊误治。如一见头痛伴有高血压，即片面地认为属肝阳上亢，以西医的病名诊断代替中医辨证，这点应引起注意。

【案例分析】

案例1：表里、病位辨误，湿浊上蒙清阳误为外感风寒头痛

刘某，男，54岁，干部，1979年6月3日初诊。

患者素体肥胖，有高血压病史，经常反复头痛。近1个月来，患者头痛见胀，逐渐加剧，呻吟不已，伴微恶寒发热，口不作渴，胸闷脘痞，食欲不振，尿清便溏等症。初投川芎茶调散祛风散寒无效。乃从辨病着眼，改用建瓴汤加减。讵知服后头痛反见加剧，迁延月余，屡治罔效。尔后，细察患者面色淡黄而垢，神倦嗜睡，苔白腻，脉弦缓。证属湿浊头痛，予雷氏芳香化浊法加减。处方：藿香、佩兰、大腹皮、羌活、川芎、厚朴各6克，陈皮、半夏、茯苓、白芷、蔓荆子各10克。

服3剂后，患者头痛大减，精神清爽；继服5剂，头痛若失，诸恙悉平；半年后随访，头痛未再复发。

原按：本例颇似风寒头痛，但时值梅雨季节，且又有湿浊见证。实非风寒头痛，故投祛风散寒之剂无效。高血压头痛，大多从肝论治，用建瓴汤平肝潜阳，每收良效，但患者为湿浊上蒙清阳所致，投以滋阴潜镇之剂，阻碍湿浊宣化，故投药后头痛反剧。前后两次误治的教训，说明了不注意辨证鉴别而滥用套方的危害性。

[杜勉之. 雷氏芳香化浊法的临床辨证鉴别运用. 中医杂志，1982（7）：53，26.]

按：雷少逸《时病论》云："秽浊者……初起头痛而胀，胸脘痞闷，肤热有汗，频欲恶心，右脉滞钝者是也。""如偏于暑者，舌苔黄色，口渴心烦，为暑秽也。偏于湿者，苔白而腻，口不作渴，为湿秽也。总宜芳香化浊法治之。"此案患者素体肥胖，时值梅雨季节，头痛且胀，更伴胸闷脘痞、不渴纳差、舌苔白腻、脉弦而缓，乃湿困中焦，上蒙清阳之湿浊头痛无疑。患者虽伴微恶寒发热，但无外感病史，且病已延月，当不属风寒头痛；虽高血压多从肝治，然患者不具阴虚阳亢之象。医者不察，故一误再误，不但头痛不减，反而增剧。幸能总结教训，纠正错误，及时以雷氏芳香化浊法加减，而获痊愈。

案例2：辨证不细，肝胃虚寒、浊阴上逆误为外感风寒

刘某，一日至寓求诊，云患呕吐清汁，兼以头痛不能举，医者率以风寒发表药，服之益剧，已逾月矣。舌苔白而润滑，口中和，脉之沉，与吴茱萸汤。一剂知，二剂疾如失。吴茱萸6克，生姜15克，人参9克，大枣6克。

原按：本案属肝胃虚寒，浊阴之气上逆证。患者头痛不能举，呕吐清汁（即涎沫），脉沉，苔白而湿滑，口中和。此为厥阴受寒，肝木横逆，侮及胃土，胃失和降，故呕吐涎沫。阴寒之气随经上逆，故头痛。方用吴茱萸大辛大热，温中散寒，下气止痛，直入厥阴为君；生姜辛温，散寒止呕，使胃浊随吴茱萸而下泄，故以为臣；大枣、人参甘温以益气和中，共奏温降开胃、补中泻浊之功。前医不辨表、里、寒、热、虚、实，执头痛一症，率风寒发散为治，延误病程，致病益增剧，月余不愈。

（熊寥笙《伤寒名案选新注》）

按：肝胃虚寒，浊阴上逆头痛，本应温肝暖胃、降逆止呕，以吴茱萸汤主之，此《金匮要略》"干呕，吐涎沫，头痛者，吴茱萸汤主之"之谓也。然前医病因未详，辨证欠妥，执头痛一症，错以风寒发散，延误病情，是故病益增剧，月余不愈。头痛一症，或有外感者，然本案未曾见有表证者，当不属风寒头痛。诸症之中，舌脉最要。若未将症状、舌脉合参细究，安能析出肝胃虚寒，浊阴上逆之理？须知证有异同，病有浅深，临证切忌先入为主，草率投药。

案例3：忽视病因，风寒头痛误诊为肝阳头痛

许某，女，40岁，渔民。

患者头部呈抽掣样疼痛2个月余，痛甚难忍，抱头碰墙，遇风寒痛剧，反复发作。诊得脉象弦而有力，观其舌苔薄白，舌质稍红。初按肝阳头痛论治，乃平肝潜阳，息风止痛。仿天麻钩藤饮加减……连服5剂，不应，唯恐病久久络，药难奏效，仍守原方，继进6剂，症情依然如故。细心揣摩，何以久治乏效？乃索前医病案观之，亦皆从肝论治，叠投羚羊粉、天麻、钩藤之类均罔效……盖掣痛并非肝经风邪为患，风寒客于膀胱经脉亦可掣痛，乃寒性凝滞收引故也；详审病因，从事渔业，常年水上作业，触冒寒风，留阻经络，遇风触发头痛加重；加之屡进凉肝息风之剂，致寒内伏，不易外解；脉弦不为肝之独主，痛证亦然。据此，按风寒头痛辨治乃为贴切，法当疏风散寒、通络止痛，改投川芎茶调散化裁（改作汤剂煎服），3剂痛减，9剂诸症俱除，头痛痊愈。

[陈启石，吴孝华. 临证医案辨误实录. 江苏中医杂志，1989（3）：23-24.]

按：盖掣痛并非肝经风邪为患，风寒客于膀胱经脉亦可掣痛，乃寒性凝滞收引故也；详审病因，从事渔业，常年水上作业，触冒风寒，留阻经络，遇风触发头痛加重；加之屡进凉肝息风之剂，致寒邪内伏，不易外解；脉弦不为肝之独主，痛证亦然。据此，按风寒头痛辨治乃为贴切，法当疏风散寒、通络止痛，改投川芎茶调化裁，而诸症俱除，头痛告愈。本案之中，遇风寒痛剧是其辨证的主要依据，而且面对前车之鉴，及时总结教训，重新做出正确诊断是很重要的。

案例4：病机失察，风寒头痛误为肝阳上亢

赵某，女，49岁，干部，1983年12月21日因患感冒住院治疗7天，出院后仅有头痛未消，元月下旬下乡工作在某区医院服中药，按肝阳上亢论治，以滋阴潜阳的杞菊地黄汤加味治疗，服10剂头痛未愈，1984年2月10日请余诊治。症见头痛畏风，脉浮缓。思之此头痛虽月余未愈，据其脉症仍属外感风寒头痛，故治以祛风解肌、调和营

卫，处以桂枝汤……3 剂后，头痛若失。

[肖春咀．辨证施治失误浅析．湖南中医杂志，1988（5）：55-56.]

按：感冒后头痛日久不愈，不可认为概属内伤头痛。本例实因风邪久郁肌表，营卫失和，清阳之气不能舒展所致。虽经误治，然日久表邪仍不解，有头痛畏风可征，故用桂枝汤汗解。正如柯琴在评价桂枝汤时所说："此为仲景群方之魁，乃滋阴和阳，调和营卫，解肌发汗之总方也……如所云头痛、发热、恶风、鼻鸣、干呕等病，但见一证便是，不必悉具。"

案例 5：审症不详，风热时疫头痛误诊为表寒里热

陈某，男，20 岁，干部。

主诉：高热，头痛 2 天。

现病史：1981 年 12 月 3 日上午患者始感恶寒发热（体温 38.7℃），头痛，服"感冒冲剂"，并肌内注射"安痛定"1 支，发热反增（体温 39.5℃），头痛加剧，并恶心呕吐，遂来院就诊，以"发热原因待查""流脑"于 12 月 5 日收入住院。入院检查：体温 39.8℃，脉搏每分钟 108 次，呼吸每分钟 26 次，血压 120/80mmHg，神清，烦躁不安，头颅五官无异，全身皮肤无出血点，心肺（-），腹（-），颈项有抵抗，布氏征（+）。血白细胞 $12.6×10^9$/L，淋巴细胞 0.4，中性粒细胞 0.6。脑脊液检查：压力增高，外观清澈，细胞数 $0.8×10^9$/L，中性粒细胞 0.52，淋巴细胞 0.48，蛋白 46mg%，血糖 5mg%，氯化物 70mg%。西医拟诊为"流脑"，先后予磺胺嘧啶钠、青霉素、氯霉素、氢可等静脉滴注或肌内注射，补液治疗 2 天，体温始终波动在 39.8～40.2℃，头痛不减。12 月 7 日又据恶寒发热、头痛身痛、烦躁无汗、恶心欲吐、舌红苔白、脉浮滑数等脉症辨为表寒里热而投大青龙汤加味……1 剂，诸症不减，烦躁反增，头痛更剧，于 12 月 8 日请会诊。症见：高热（体温 40.1℃）不退，背恶寒甚，头痛如劈，口秽喷人，腰背疼痛如杖，全身灼热无汗，极度烦躁，频频恶心，口渴不欲饮，病后未进饮食，大便 3 日未解，但腹无所苦，面色潮红，颈项强痛，舌质红，苔白微腻，脉弦滑数，重按无力。病属风热时疫毒邪为犯，证为疫毒入气，气热炽盛，耗气伤津，并有气热动风之势。拟大清气热，益气生津，佐以凉肝息风为法，投白虎加人参汤加味……药尽 1 剂，次日体温即降至 37.8℃，头痛若失，余症亦除，但右腮部出现肿胀疼痛，舌质红，苔白，脉滑略数无力，据此西医诊为"流行性腮腺炎并发脑膜炎"。中医予养阴清热、解毒散结之剂调治，于 1981 年 12 月 18 日痊愈出院，至今近 9 年未见有任何后遗症。

[陈宝国．高热失误救治 2 则．江西中医药，1991，22（1）：34-35.]

按：此例患者据患病前后经过，病初属风热时疫毒邪侵袭为患。《疫病篇》曰"疫证初起，有似太阳、阳明证者……"，故须与伤寒相鉴。前医据发热恶寒、身疼痛、不汗出而烦躁等而投大青龙汤加味，误将疫证辨为伤寒，险些重伤其津液引动肝风。本证与大青龙汤证似须鉴之脉症有：恶寒唯见于背，背为督脉所主，督脉总脉人体之阳气，今热毒耗伤气津，气属阳，故见督脉所主之处恶寒，并非寒郁肌表之全身恶寒；疫毒上扰清空则见头痛如劈，沉不能举；腰背疼痛乃疫毒淫热流窜经络骨节为患，头项强痛为津伤筋急，结合脉弦知有气热动风之势，此皆非寒郁太阳经脉之收紧束样疼痛；无汗为津液大亏，汗源所伤，并非寒郁肌表，腠理闭塞所然；本证疫毒扰心见极度烦躁，较大青龙汤之热郁于里之烦躁更甚；热毒迅速化燥入里，苔未及转黄，口虽渴而不欲饮，此应与伤寒之苔白、口不渴相鉴；本证脉弦滑数，并非伤寒之脉浮紧；余症面红、口秽喷人、频频恶心，为疫毒上冲、扰胃所致。细审如上是症，即可透过现象，深究本质，不至误辨。

案例 6：无视素体情况，肝阳头痛误诊为风寒头痛

翟某，男，37 岁。

患者 3 天前因受凉，畏寒发热（体温 40℃），头痛鼻塞流涕，周身酸痛，乡医院西医诊断为上呼吸道感染，经抗感染、抗病毒、降温补液治疗 3 天，热退身凉，唯头痛连及肩背不减，续请中医治疗。某医据热后头项强痛、脉浮紧辨证为太阳伤寒，开葛根汤 3 剂，当晚服药后头痛剧烈如刀劈，进水有呕吐。翌晨，家属疑其药有误邀余诊治。刻诊：面红目赤，头痛剧烈，伏案不愿举首，懒言少语，无鼻塞流涕，有高血压史，体温 37.8℃，血压 150/104mmHg，头无抵抗，心肺正常，急诊头颅 CT 示蛛网膜下腔出血，诊断明确，未开中药方，护送至病区，至当晚 10 时许患者死亡。

〔张耀坤. 中医临床误诊病例分析. 实用中医内科杂志，1998，12（4）：11.〕

按：患者因受凉而致恶寒发热，头痛鼻塞流涕，周身酸痛，当为风寒表证，经治疗后热退身凉为表证已除；素有高血压史，且见有面红目赤，头痛剧烈，则肝阳上亢可辨。可见，本案肝阳为本，风寒为标。然医者不察其标本及证候变化，不细询病史，凭头痛连及肩背不减而简单辨证为太阳伤寒，予葛根汤，其误在思维定式，泥于经方。事实上，如能及时注意其病史，参于脉症，则可能有活人之机。

案例 7：不明病位，阳明经头痛误为厥阴经头痛

张姓妇女，43 岁，头痛已历两载，时作时辍，发时前额剧痛，目胀，夜难安寐，脉弦滑，舌质红，苔薄黄，曾经西医检查无器质性病变，诊为"神经痛"，脉症互参，断为肝阳头痛。肝开窍于目，今目胀如此，乃肝阳上亢之明征，治从清泄肝阳着手，似无不合。药用石决明、紫贝齿、天麻、钩藤、菊花、石斛、白芍、白蒺藜、桑叶、牡丹皮等，出入为方。先后两诊，讵料服之 6 剂仍不应。三诊增入羚羊角粉吞服，又进 3 剂，亦无寸功。转而细思，泄肝潜降乃治头痛之常法，用之不应，必有舛错。细细询问，得知其痛以眉棱为甚，且晨起口有秽味，大便经常干结，察其舌，根部黄腻，如此细究，始得其真。夫眉棱属阳明，阳明者胃腑也，今大便干结，阳明郁火上蒸，所以致痛。治不清降阳明，徒泄厥阴，故而无效。辨证既明，处方遂定，改用：酒炒大黄 9 克（后下），甘草 6 克，玄明粉 5 克（冲），生枳实 6 克，葛根 12 克。生石膏 30 克（先煎），淡竹叶 12 克。连进 3 剂，大便通畅，头痛若失。

〔陈继明，朱步先. 临证辨误录. 中医杂志，1981（11）：20-22.〕

按：头痛一证，外感、内伤皆可发生。此案阳明头痛误辨为厥阴头痛，主要在于问诊不详，诊断粗疏，一见头痛，便治厥阴。患者虽有目胀、脉弦等肝经之症，但其头痛以眉棱为甚是辨证的关键，且口有秽味、大便干结、舌苔黄腻等均是阳明头痛之有力佐证。此案说明，头痛之辨证，除详察病因外，还应从头痛之久暂、部位及虚实等各方面进行综合辨证论治。

案例 8：失于详察，人、机、证未明，气虚头痛误诊为痰瘀头痛

郑某，男，54 岁。

主诉：头痛 1 周。

现病史：1 周前，患者头部外伤后出现头痛头晕、胸闷呕恶、心悸少寐等症，以脑外伤综合征收入院，经治诸症均减，唯头痛未已。现头额及两颞部微胀痛，口干，小溲短黄，舌苔薄白腻，脉缓滑，辨为湿浊内阻，清阳蒙蔽，治以半夏白术天麻汤加味，3 剂不应。复诊时虑其外伤后情志不畅，气机郁滞，心神不宁，且伤后难免留瘀，遂改以调气于心，活血通络。连服 3 剂，亦无寸功。窃思对证施治，为何殊无寸功？乃细询病情，诉头痛每晨起轻微，午后渐重，伴疲乏感，入暮头痛加甚。顿悟错将虚证误为实，故迭投化湿理气活血诸剂而无效……是证乃中气不足，清阳不升，清空失养所致，遂投益气聪明汤加味以益气升阳，5 剂后头痛消失而愈。

［周世光．临证误治验案 3 则．新中医，1991（3）：24-25.］

按：本例误诊，其因有三：①虚证表现不明显，除头痛外，无明显虚象，且病程短，有外伤史，苔白腻，脉滑，似属实证无疑。②医者临证，似嫌浮浅，认为既有外伤则瘀滞难免，苔白腻、脉滑，必痰湿无疑。主观上先入为主，客观上又未能透过现象抓住疾病的本质。③临诊粗心，未能详尽病史，致遗漏头痛晨轻暮重的特点，病史上只注意外伤史，忽略了患者劳倦内伤，中气素亏的体质。

案例 9：顾此失彼，清阳不举头痛误诊为肝阳头痛

刘某，男，54 岁，1989 年 3 月 20 初诊。

患者有原发性高血压病史 2 年余，平素服复方降压片、复方芦丁等药，血压维持在正常范围。近 2 日感头痛头晕，双目胀涩，口干苦欲饮，纳食不馨，心悸烦闷，周身烘热，夜寐不宁，舌红少津，苔腻，脉弦带滑，血压 230/130mmHg。初诊为气阴不足，肝阳上亢。治以育阴潜阳。杞菊地黄汤加龟甲 20 克，牡蛎 30 克，丹参 10 克。每日 1 剂。另配合西药复方降压片 2 片，每日 3 次口服卡托普利（巯甲丙脯酸）50 毫克，每日 3 次口服。治疗 1 周，诸症不减，血压下降，时有波动。遂重新四诊合参，得知其罹患慢性结肠炎 4 年余，平素大便溏薄，四肢困倦，周身烘热，纳食不香。结合舌苔、脉象，辨证得知本患者既有肝阳上亢的一面，又有清阳下陷，阴火上冲的一面，即改弦易辙，从升清阳散阴火着手，兼事息肝风、养心血、潜肝阳……服药 5 剂后，诸症大减，精神好转，血压渐降至 180/100mmHg。原方继服 10 剂后，诸症悉除，血压平稳（150/85mmHg），多年未愈的结肠炎亦告好转。观察 1 周，症情无反复，痊愈出院。

［徐生生．误治辨析 3 则．四川中医，1990（1）：14.］

按：此例系清阳不升，阴火上冲兼夹肝阳上亢所致之顽固性高血压。初诊依据高血压的诊断，在症状上侧重于头痛头晕、双目胀涩、口干苦、心悸烦闷、周身烘热、夜寐不宁、舌红少津、脉弦等气阴不足，肝阳上亢的一面，而忽略了大便溏薄、四肢困倦、纳食不馨等脾虚清阳下陷的一面。辨证不准，大用降药，虽使肝阳得降，但更致清阳愈陷，故诸症不减，甚或加重，此片面之误也。

案例 10：疏于辨证，瘀血头痛误诊为肝阳头痛

徐某，男，45 岁，永修县涂阜镇医站医师。

患者于 1968 年 2 月 9 日上午开始感右侧头痛，伴发热，下午头痛加剧，以两手按头，摇头上窜，两目上现，昏不知人，急召全院中西医会诊。体检：体温 38.5℃，血压 150/89mmHg，心肺无异常，肝脾未触及，项稍强，颜面潮红，神志不清，呻吟不止，全身皮肤没见明显出血点，唯有下腹部及臀部两处可见散在性瘀血点，舌暗紫，脉弦紧。西医拟诊为：①暴发性脑炎？②脑血管意外？中医诊为风阳上亢，治以平肝潜阳、息风止痉，方用羚羊钩藤汤 3 剂。药后患者头痛未减，神志未清，仍摇头上窜，两目直视，烦躁欲狂，数人按之不住。余以中医"不通则痛"的理论为指导，认为患者头痛是因气滞血阻，瘀血内停所致，改用行气化瘀、通络止痛法，方用血府逐瘀汤加白芷……服药 1 剂后头痛大减，神志渐清。守方再进 2 剂，头痛悉除，下腹部及臀部瘀点逐渐消退，经调理痊愈出院，追访至今未发。

[黄品三．急证治验 2 则．江西中医药，1985（4）：21-22.]

按：疾病都存在着现象和本质两方面，它们既相互联系，又相互区别。疾病的诊断就是通过对疾病现象的综合分析，揭示疾病的内在本质。然而在临床诊断过程中，透过现象认识本质却非易事。本案例医者只注意到了颜面潮红、神志不清、脉弦等肝阳的表面现象，忽视了下腹部及臀部两处可见散在性血点、发狂、舌暗紫等瘀血内停的本质表现，从而造成了误诊误治。

案例 11：审证不详，肾阳虚误为脾气虚

杨某，男，30 岁，1987 年 7 月 15 日初诊。

患者 3 个月前感冒受凉，出现畏寒、头痛、眩晕，治而无效，现仍头痛，有空虚感，精神不振，面白，乏力，嗜睡，舌质淡，苔薄白，脉沉细。辨为气虚头痛，予和中顺气汤服之。次日告之，其证不减，反增两目昏花。详询之，患者饮食如故，不呕不渴，夜尿多而清长。遂改以肾阳虚衰、清阳不展论治，处以桂附地黄汤加细辛 3 克。2 剂后诸症缓解，再服金匮肾气丸半月而愈，至今未发。

[陈仕礼．头痛诊治正误案．四川中医，1989（4）：27.]

按：气虚与阳虚都表现为功能不足，二者的主要区别在于阳虚证尚有阳虚生虚寒的表现。本案例初诊误诊原因有二：一是片面，单凭头痛有空虚感、面白、乏力、舌淡、苔薄白入手而忽视了嗜睡、脉沉细等症，而辨之为"气虚头痛"。二是问诊不详。患者饮食如故，不渴不呕，可知其病不在中（脾胃）；且夜尿多而清长，夜属阴，肾阳虚衰不能气化水液，故小便清长，夜间增多，与嗜睡、神疲、脉沉细相应，究其病根在肾。"阴虚于下不宜升，阳虚于下更不宜升之"（《删补名医方论》），故用前方无效反出现目眩之证，治改温补肾阳而获愈。

案例 12：套用西医诊断，忽略辨证，痰瘀交阻误为肝阳上亢

张某，男，56 岁，干部，1986 年 3 月 7 日初诊。

患者既往有高血压病史，本次起病时头痛，伴恶寒，2 天后恶寒消失，头痛以左侧为重，自觉如脉搏跳动一般，以夜晚睡眠时为剧，活动后减轻，伴口苦、口干，欲热饮而不多，时吐白色涎沫。视其形体较肥胖，舌淡红，苔薄白而滑，脉弦而有力。测其血压 160/120mmHg。据上述脉症，拟平肝潜阳为法……服上药 5 剂毫无寸功，遂详问其既往史，云其 1970 年在水库工地时曾因脑震荡住院月余，此后即头痛一两年一发。根据病史和现症，断为瘀血和痰饮所致，改从祛瘀涤痰着手……服上药 5 剂后头痛大减，夜能安睡 3～4 小时。治已得手，仍宗前方加延胡索，5 剂，头痛乃止，夜能安睡 6～7 小时，测其血压 129/90mmHg。

[舒鸿飞.从临床失误谈辨证论治.新中医，1990（4）：47.]

按：医者若一见高血压，既不辨证，就按肝阳上亢论治，投以平肝潜阳之剂，还美其名曰"中西医结合"。殊不知西医学之高血压与中医之肝阳上亢证是两个不同的概念。高血压并不等于肝阳上亢，反之，肝阳上亢者也不一定是高血压，因而在治疗上，平肝潜阳仅为高血压表现出肝阳上亢时才采用的一种方法。本案例初诊教训就在于以西医的诊断为依据，把高血压与肝阳上亢等同起来，直接套用西医诊断。后据其脑震荡之既往史和形体较肥胖，舌淡红，苔薄白而滑等症，辨为痰瘀所致，改用涤痰祛瘀，未专降压而血压自降，未专行止痛而头痛自止。

第二节 眩 晕

眩晕是指以头晕、眼花为主症的一类病证，包括风眩、虚眩、耳眩晕、脑络痹、脑瘘等病，常由于风、火、痰、虚、瘀引起清窍失养所致。眩即眼花，晕是头晕，两者常同时并见，故统称为"眩晕"。其轻者闭目可止；重者如坐车船，旋转不定，不能站立，或伴有恶心、呕吐、汗出、面色苍白等症状；严重者可突然仆倒。

眩晕为临床常见病证，多见于中老年人，亦可发于青年人。本病可反复发作，妨碍正常工作及生活，严重者可发展为中风或厥证、脱证而危及生命。

西医学中的高血压、低血压、低血糖、贫血、良性位置性眩晕、梅尼埃病、脑动脉硬化、椎-基底动脉供血不足、神经衰弱等病，临床表现以眩晕为主要症状者，可参考本节治疗。

【病因病机】

1. 肝阳上亢 素体阳盛，肝阳上亢，发为眩晕；或因长期忧郁恼怒，气郁化火，使肝阴暗耗，风阳升动，上扰清空，发为眩晕；或肾阴素亏，肝失所养，以致肝阴不足，肝阳上亢，发为眩晕。

2. 气血亏虚 久病不愈，耗伤气血，或失血之后，虚而不复，或脾胃虚弱，不能运化水谷、生化气血，以致气血两虚，气虚则清阳不展，血虚则脑失所养，皆能发生眩晕。

3. 肾精不足 先天不足，肾阴不充，或老年肾亏，或久病伤肾，或房劳过度，导致肾精亏耗，不能生髓，而脑为髓之海，髓海不足，上下俱虚，发生眩晕。

4. 痰湿中阻 嗜酒肥甘，饥饱劳倦，伤于脾胃，健运失司，以致水谷不化精微，聚湿生痰，痰湿中阻，则清阳不升，浊阴不降，引起眩晕。

本病病位在清窍，由脑髓空虚，清窍失养，或痰火上逆，扰动清窍，与肝、脾、肾三脏关系密切。眩晕的病性以虚者居多，张景岳谓"虚者居其八九"，如肝肾阴虚、肝风内动，气血亏虚、清窍失养，肾精亏虚、脑髓失充。眩晕实证多由痰浊阻遏，升降失常，或痰火气逆，上犯清窍。眩晕的发病过程中，各种病因病机可以相互影响，相互转化，形成虚实夹杂；或阴损及阳，阴阳两虚；或肝风痰火上蒙清窍，阻滞经络，而形成中风；或突发气机逆乱，清窍暂闭或失养，而引起晕厥。

【诊断】

1. 头晕目眩，视物旋转，轻者闭目即止，重者如坐车船，甚则仆倒。

2. 可伴有恶心呕吐，眼球震颤，耳鸣耳聋，汗出，面色苍白等。

【常见误诊分析】

1. 眩晕误为中风 眩晕与中风在病机上有许多相似之处，如肝阳化风、风痰上扰均可导致眩晕和中风，眩晕经常是中风的先兆症状，而中风患者常伴有眩晕，二者可同时存在。但其症状特点和发作过程有明显区别，临床诊断过程中应仔细鉴别。若把眩晕当作中风，或把中风辨为眩晕，都将导致病情贻误。

2. 眩晕误为厥病 厥病以突然昏仆，不省人事，或伴有四肢厥冷为特点，发作后一般在短时间内逐渐苏醒，醒后无偏瘫、失语、口舌歪斜等后遗症，严重者也可一厥不复而死亡。眩晕发作严重者也有欲仆或晕旋仆倒的表现，与厥病相似，但一般无昏迷不省人事的表现。厥病一般较急、较重，临证应当细辨，才不致发生误诊。

3. 眩晕误为痫病 痫病以突然仆倒，昏不知人，口吐涎沫，两目上视，四肢抽搐，或口中如作猪羊叫声，移时苏醒，醒后一如常人为特点。痫病昏仆与眩晕甚者之仆倒相似，且其发前多有眩晕、乏力、胸闷等先兆，发作日久常有神疲乏力、眩晕时作等症状表现，故应与眩晕鉴别，其鉴别要点为痫病昏仆有昏迷不省人事，且伴口吐涎沫、两目上视、抽搐、猪羊叫声等症状。

4. 虚实辨证错误 眩晕有虚实之分，一般新病多实，久病多虚；体壮者多实，体弱者多虚；呕恶、面赤、头胀痛者多实，体倦乏力、耳鸣如蝉者多虚；发作期多实，缓解期多虚；面白而肥为气虚多痰，面黑而瘦为血虚有火。临床上，眩晕以本虚标实多见，肝肾阴虚、气血不足为本，风、火、痰、瘀为标。如肝阳上亢为本虚标实之证，其本虚为肝肾阴虚，其标实为风阳上亢，若不细察，常致虚实标本辨证错误。

5. 虚证未明脏腑气血阴阳 眩晕虽病在清窍，但与肝、脾、肾三脏功能失常关系密切。肝阴不足可导致肝阳上亢，其眩晕兼见面潮红等症状。脾虚气血生化乏源，清窍失养而致眩晕，常兼有纳呆、乏力、面色㿠白等；痰湿中阻，上蒙清窍可致眩晕，常兼见纳呆、呕恶、头重、耳鸣等；肾精不足之眩晕，多兼腰酸腿软、耳鸣如蝉等。如果忽略病因和兼症特点，将致病位病机辨误。

6. 中西不辨，拘泥常规 肝阳上亢是本病的常见证，而西医学的高血压常表现为肝阳上亢，但肝阳上亢并非高血压的唯一证型。若中西医概念不分，但见高血压便直接套以肝阳上亢，往往导致辨证错误。

【案例分析】

案例1：虚实不辨，痰热胶葛误补

王雪山令媳，患心悸眩晕，广服补剂，初若甚效，继乃日剧，时时汗出，肢冷息微，气逆欲脱，灌以参汤，稍有把握，延逾半载，大弗之资。庄之阶舍人，令延孟英诊视，脉沉弦且滑，舌绛而有黄腻之苔，口苦溲热，汛事仍行。病属痰热，误补则气机壅塞。与大剂清热涤痰药，吞当归龙荟丸，服之渐以向安。仲夏即受孕，次年二月诞一子。惜其娠后停药，去痰未尽，娩后复患悸晕不眠，气短不饥，或作产后血虚治不效，仍请孟英视之，脉极滑数，曰：病根未刈也。与蠲痰清气法，果应。

（清·王孟英《回春录》）

按：本案眩晕，本非虚证，虽有时时出汗，肢冷息微，气逆欲脱，颇似气脱，痰阻眩晕，气机不相顺接。然前医未详加辨证而误投补剂，以致病情加剧。观其舌脉，证属痰热胶葛无疑。因此，临证之取效，关键在于辨证精当。

案例2：未审禀性，不晓病机，风火相扇误为清窍失养

吴添官生母，时多暴怒，以致经行复止，秋间渐觉气逆上厥，如畏舟船之状，动辄晕去，久久卧于床中，时若天翻地覆，不能强起。百般医治不效，因用人参三五分，略宁片刻，最后日服五钱，家产费尽，病转凶危，大热引饮，脑间有如刀劈，食少泻多，已治木，无他望矣，姑延喻诊。喻曰：可治。凡人怒甚则血菀于上，而气不返于下，名曰厥巅疾。厥者，逆也。气与血俱逆于高巅，故动辄眩晕也。上盛下虚者，过在少阳，少阳者，足少阳胆之经也。胆之经穴，皆络于脑，郁怒之火，上攻于脑，得补而炽，其痛如劈，同为厥巅之疾也。风火相扇，故振摇而热蒸；木土相凌，故艰食而多泻也。于是会《内经》铁落镇坠之意，以代赭石、龙胆草、芦荟、黄连之属，降其上逆之气；以蜀漆、丹皮、赤芍之属，行其上菀之血；以牡蛎、龙骨、五味之属，敛其浮游之神；最要在每剂药中，生入猪胆汁二枚，盖以少阳热炽，胆汁必干，亟以其类之物济之，资其持危扶颠之用。病者药一入口，便若神返基舍，忘其苦口。连进十数剂，服猪胆二十余枚，热退身凉，饮食有加，便泻自止，始能起床行动数步，然尚觉身轻如叶，不能久支。喻恐药味太苦，不宜多服，减去猪胆及芦、龙等药，加入当归一钱，人参三分，姜、枣为引，平调数日而全愈。

（清·喻嘉言《寓意草》）

按：本例病案，根据患者病史，结合大热引饮，脑间有如刀劈，可知证属暴怒致气逆于上，风火相扇。但前医不辨，误投人参，而致郁怒之火得补愈炽，病情危急。可见补法运用不当，确实为害不浅，轻则加重病情，重则危及生命，实为医者之戒。

案例3：审症不周，致痰饮内阻，浊阴不降误为阴虚

田某，女，69岁，退休工人，1991年7月1日初诊。

患者发作性眩晕10余年，近2个月来反复发作，伴乏力、消瘦，曾在某医院门诊服六味地黄汤加味40余剂，效果不佳且加重，经人介绍来中医科住院请高师治疗。症见：面色少华，眩晕仍发作不减，伴恶心呕吐，头痛，胸脘痞闷，乏力足冷，多汗。西医诊断为高血压Ⅱ期、椎-基底动脉供血不足、颈椎病。观其舌质略淡，苔白中腻，诊得脉沉细滑。辨证为痰饮内阻，浊阴不降。治宜健脾和胃，燥湿化痰，升清降浊。药用：生黄芪12克，太子参10克，法半夏10克，枳实10克，竹茹10克，荷叶10克，蒺藜10克，白术10克，陈皮10克，炙枇杷叶10克，赤芍15克，炙甘草5克，大枣5枚。

服上方6剂，患者眩晕发作减轻，精神好转，呕吐消失，能纳食，仍轻度恶心、乏力；守上方又取18剂后，眩晕一直未再作，精神恢复，食欲增进，面色见红润，体重增加4千克，血压平稳，诸证皆除。

（王发渭、于有山、薛长连《高辉远临证验案精选》）

按：本案患者眩晕，症见胸脘痞闷伴恶心呕吐，乏力足冷，舌淡，苔白腻，脉沉细滑，实属痰饮内阻，浊阴不降所致。前医未详加审察，仅据乏力、消瘦症状误将痰饮辨为阴虚，而投以滋腻之补阴药，更使脾胃阳气不足，运化功能减弱，升降失常，形成清阳不升、浊阴不降的病理变化，实属虚实辨误。后医治以健脾和胃、燥湿化痰、升清降浊之法，可谓恰中病机，故药到病除。

案例4：不辨素体，不明病机，风痰上扰，气机逆乱误为土虚木横，风阳上扰

陈某，男，48岁，干部。

患者病起年余，阵发眩晕，每遇劳累、情绪激动及天气变化等因素而诱发；发则状如触电，直达颠顶，顿觉头昏眼花，额出虚汗，周身瘫软，闭目静卧而不欲言，持续1小时左右才能缓解。多方诊治，效均不显，自春节以后症状加重，每日发作2～3次，遂于1978年3月11日来我院求诊。

刻下：见症如前述，形体肥胖，神情疲乏，颜面虚浮少华，血压128/90mmHg，心肺（-），舌质偏暗，苔白腻，脉弦细。辨证为土虚木横，风阳上扰。治拟抑肝扶脾，潜阳息风。处方：珍珠母30克（先煎），双钩藤、炒白芍、潞党参、制何首乌各15克，炙黄芪20克，全当归、白蒺藜、焦白术、广陈皮各12克，春柴胡、炙甘草各6克。3剂，每日1剂，水煎取汁，2次分服。

1978年3月14日二诊：症情不减，复增胸闷脘痞、纳食呆钝、下肢酸沉等表现。详察脉症，应为风痰上扰，气机逆乱。治拟潜阳息风，化痰通络。处方：石决明30克（先煎），明天麻（另炖，兑服）、陈胆星、姜半夏、干僵蚕、炒枳壳各10克，生白术、广陈皮、双钩藤、正川芎、炒白芍各12克，云茯苓15克，生大黄3克（后下）。3剂，如前煎服。

1978年3月18日三诊：胸腹顿觉畅和而欲食，大便质稀而量多，内夹白色黏条。

效不更方，原方去大黄，续服 10 余剂，药尽眩晕大减。宗此方加减，调治 2 个月余，诸症皆失，随访至今未复发。

（张笑平《中医失误百例分析》）

按： 肥者多痰，本例眩晕患者形体肥胖，颜面虚浮少华，舌质偏暗，苔白腻，脉弦，属肝阳亢上夹痰浊上逆为患，虽然病已经年，但仍以实证为主。此即《丹溪心法·头眩》所称"痰夹气虚并火，治痰为主，夹补气药及降火药"，并由此引出了"无痰则不作眩"之说。而首诊之治抑肝扶脾、潜阳息风实为舍本逐末之举，无疑难以取得预期之效果。

案例 5：不守病机，气血大虚误为肝风内动

朱丹溪治一男子年七十九岁，头目昏眩而重，手足无力，吐痰口口相续，左手脉散大而缓，右手缓而大，大不及于左，重按皆无力，饮食略减而微渴，大便三四日一行。众人皆以风药，朱曰服此药至春深必死，此皆大虚症，当以补药大剂服之，众怒而去，乃教用人参、黄芪、当归、白芍、白术、陈皮浓煎作汤，下连柏丸三十粒。如此者服一年半，而精力如少壮时。连柏丸冬加干姜少许，余三时皆依本法，连柏皆姜汁炒为细末，又以姜汁煮糊为丸。

（清·魏之琇《续名医类案》）

按： 此案之眩晕证，从脉象测知本为气血大虚之证，而众医误为肝风内动，欲以风药治之，幸丹溪辨证精当，以补药大剂服之，大补气血，益气升阳。若再用风药疏泄其气血，必危无疑。可见临床上医者辨证应明察秋毫，否则贻害匪浅。

案例 6：寒热、虚实不辨，痰火误为血虚、虚寒

洋客巴慈明妇，产后眩晕心悸，神魂离散，若失藏府之状，开眼则遍身麻木，如在云雾中，必紧闭其目，似觉稍可，昼日烦躁，夜则安静。专事女科者，用四物等血药，则呕吐不食；更一医用姜、附等热药，则躁扰不宁。其脉虚大而数，按之则散，举之应指。此心火浮散之象，因艰产受惊，痰饮乘虚袭入心包络中，留伏膈上，有入无出，所以绵延不已。盖目开则诸窍皆开，痰火堵塞心窍，所以神识无主；目闭则诸窍皆闭，痰火潜服不行，故得稍安。与东垣所言，合眼则阳气不行之麻木迥殊。况昼甚夜轻，明是上焦阳位之病，与理痰清火之剂，诸症渐宁，然或因惊恚，或因饮食，不时举发。此伏匿膈上之痰，无从搜涤也。乘发时用独参汤下紫雪，开通膈膜，仍与前药调补，半载而康。

（清·张璐《张氏医通》）

按： 本案之眩晕为痰火所致，前医误为血虚、虚寒，而予四物、姜、附等药，致痰火更炽，出现躁扰不宁，实属寒热不辨，热证误用热药，以致病情加重。

案例 7：未察病机，不辨其人，肝风眩晕误为虚寒厥证

姜吉甫翁令正……及大雪正值肾阴当权，得咳嗽气促畏寒之恙，每临夜两颧赤如火烙，认为寒邪外束，与以疏散之药，数日未效。然亦不介意。偶于五鼓时，忽然眩晕，四肢如麻，倏时冰冷，人事默默，胸紧气促，喉内痰鸣，逾时方醒，醒而复发。医者认

为虚寒痰厥，进附杞陈半之剂，未中。余见其形体清瘦，脉来弦数劲指，问知数日不寐，寐则口中乱语，且睡中每多惊怖，如坠于地，唇舌二便如常。固谓曰，尊阃之体，肝火太旺，以致血燥……即今之病亦属肝风之症。夫人之一身，心高肾下，水火固不相射，然须相济。经曰，君火之下，阴精乘之。今无阴浇薄，何供所乘？所以火愈炎，木愈燥，风愈张，风火相煽，心主撩乱，而人事眩晕矣。治法发散、攻下、温补诸方皆不相宜，发散而火愈升，攻下而阴愈亡，温补阳愈亢。即补水之剂，亦后来调养之法，施于此际，殊属于远，大约木喜条达，风宜静镇，火宜滋润遂其生发之性，不令抑郁枯槁，使守其常而不变。吉翁闻余议，颇不以为非，促令疏方，连进数剂而愈。

附方：当归、白芍、丹参、桑叶、川贝、柴胡、薄荷、枣仁、黑麻、洋参、麦冬、天冬、甘草、金银煎汤。

越旬日，人事清健，诸病顿除，更委善后之法。余诊毕论云，尊阃玉体清瘦，脉来尺涩关弦，夫涩者，血虚也，弦者肝燥也……大抵木有凋谢之后，又有生发之期，火有遏止之时，又有炎威之候，而火生乎木，木又畏火。前此之眩冒，肝风张也。吾不见驱风之药，但取养肝润燥之品，即已呈效。今嘱善后，所云补水之剂，可参用矣。诚能怡情善养，药饵平调，滋润苞根，不使枯槁作燃，即保无虞。管见酌方。后如叶梦，即当赐音召诊。

附方：地黄、人参、麦冬、茯神、当归、生芍、枸杞子、玉竹、阿胶。

（清·谢映庐《谢映庐医案》）

按：此案本为肝风眩晕，由于血虚肝火过旺所致，前医据其忽然眩晕、四肢如麻、倏时冰冷等症，误为虚寒痰厥，而未详察其形体消瘦、脉来弦数劲指、数日不寐等症，忽视了其血虚肝火过旺之病机，以致辨证治疗失误。谢氏详审病机，予以养血柔肝、润燥息风之治法，是为正治。故医者临证应详审病情，辨清寒热虚实，方不致误。

案例8：病因不审，病位不辨，下焦病变误补中焦

松陵贡士吴友良，年逾古稀，头目眩晕，服补中益气汤，始用人参一钱，加至三钱，遂痞满不食，坐不得卧，三昼夜喃喃不休。石顽往候，见其面赤，进退不常，左颊聂聂瞷动。诊其六脉皆促，或七八至一歇，或三四至一歇。询其平昔起居，云是知命之年，便绝欲自保，饮啖自强。此壮火烁阴，而兼肝风上扰之兆，与生料六味，除去茱萸，易入钩藤，大剂煎服，是夜即得酣寝。其后或加鳖甲，或加龙齿，或加枣仁。有时妄动怒火，达旦不宁，连宵不已，则以秋石汤送灵砂丹，应如桴鼓。盛夏酷暑，则以小剂生脉散代茶。后与六味全料，调理至秋而安。

（清·俞震《古今医案按》）

按：本例病案为病位辨误。据案情及现症看，患者虽年逾古稀，但知其绝欲已久，然饮啖自强，不免贪食厚味，以血肉有情之品助阳补形，结果适得其反，阳极烁阴。真阴枯竭，肝失水养，则火炽风动，而发眩晕。其本为下焦真阴枯竭，肝火上扰之证，而医者误为中气不足，治以补中益气，重用人参，以致气机阻滞，痞满不食。况参、芪甘温之品，投之犹如抱薪救火，遂致上下内外火热炙炽，变症蜂起，而成上盛下虚之候。

所幸张师能慎询起居，仔细辨证，方得以救误。可见临证必须审证求因，辨明病位，否则补而无益。

案例9：病机不辨，本虚实夹杂证，未分标本，重虚轻实

张某，女，72岁，家庭妇女。

患者5天前突然眩晕耳鸣，动则欲仆，站立不稳，唯能扶物而行，遂于1987年9月23日来我院收入内科住院治疗。

刻下：除上述见症之外，并兼心烦失眠，纳食欠馨，二便尚可，血压150/82mmHg，体态丰盛，心肺（-），肝脾未及，神经系统也未引出阳性体征，查尿及血脂均属正常，X线颈椎正、侧位片示第3～5颈椎前缘轻度唇样增生，耳鼻咽喉科会诊为双侧中耳炎所致周围性眩晕，舌质红，边有瘀点，苔薄白欠津，脉弦细。辨证为阴虚阳亢，瘀血内阻。治拟滋阴平肝，息风通络。方选镇肝熄风汤合通窍活血汤化裁：生白芍15克，润玄参、天冬、怀牛膝、正川芎各12克，桃仁泥、土红花、干地龙、川楝子各10克，生龟甲（先煎）、生赭石（先煎）、生龙骨（先煎）、生牡蛎（先煎）各30克。5剂，每日1剂，水煎取汁，早晚分服。

1987年9月28日二诊：诸症不减，苔脉同前，思其年近古稀，归其病机当为肾阴已亏，水不涵水，风阳内动，上扰头目。治拟滋水涵木，息风定眩。方予六味地黄丸合镇肝熄风汤加减：干生地黄、甘枸杞子、生白芍、女贞子、全当归、怀牛膝、墨旱莲各15克，粉牡丹皮、建泽泻、云茯苓各10克，生赭石（先煎）、生龟甲（先煎）、生龙骨（先煎）、生牡蛎（先煎）各30克。7剂，如前煎服。

1987年10月12日三诊：药后虽然眩晕依旧，余症不减，但也无任何不良反应，故又从上方出入并按原法续予5剂，自前天起，即使卧床闭目也觉天昏地转，动则欲呕。其时适逢张笑平副教授来此指导工作，于是特请其予以会诊：察舌苔为薄腻而微黄，诊脉象为左弦细而右滑小，析病机为痰浊中阻，蕴而化火，痰火上逆，蒙蔽清窍，瘀阻络脉，脑失血养。治拟祛痰泻火，升清降浊，理气活血，开窍和络。方用温胆汤出入：姜竹茹、姜半夏、云茯苓、广陈皮、广郁金、京菖蒲各10克，炒枳实、双钩藤、生磁石（先煎）各15克，粉葛根、紫丹参各30克，广三七5克（冲服），生大黄3克（后下）。6剂，每日1.5剂，水煎取汁，每煎2次分服，每日6次，并以适量黄柏、青黛、滑石研极细末，频频吹入两耳中，另嘱忌食辛热、滋腻及荤腥之品。

1987年10月16日四诊：首剂即得大便一次，呕除晕减，药尽眩晕止，耳鸣去，苔薄白，脉弦缓；复予原方5剂，并改为每日1剂，以巩固之；后予参芪二陈汤10剂调理之，11月4日痊愈出院；追访2年未复发。

（张笑平《中医失误百例分析》）

按： 本例眩晕的病机为风、火、痰、瘀、虚俱备，虚实夹杂，本缓标急，遵急则治其标、缓则治其本的原则，即投以温胆汤，继授予参芪二陈汤，邪去正复，病自告愈。先前两诊只着眼于年事已高，肝肾亏虚，却忽视了体胖脾弱，多湿多痰，更未能结合具体见症详细辨析，以致愈滋补愈助痰湿，愈潜镇愈逆扰，其结果势必加剧清阳不升，浊阴不降，清窍闭塞，络脉瘀阻之势，眩晕随之益甚矣。

第三节　中　风

中风是以突然昏仆，半身不遂，口舌㖞斜，言语謇涩或不语，偏身麻木为主症的一种疾病。本病多见于中老年人。四季皆可发病，但以冬春两季最为多见。

本病发病率有逐年上升的趋势，严重危害民众健康。在本病预防、治疗和康复方面，中医药具有较为显著的疗效和优势。

西医学脑血管病包括缺血性和出血性两大类型，可参考本病诊断辨证。

【病因病机】

1. 积损正衰　年老体弱，或久病气血亏损，元气耗伤，脑脉失养。气虚则运血无力，血流不畅，而致脑脉瘀滞不通；阴血亏虚则阴不制阳，阳化风动，携痰浊、瘀血上扰清窍，突发本病。正如《景岳全书·非风》说："卒倒多由昏愦，本皆内伤积损颓败而然。"

2. 劳倦内伤　"阳气者，烦劳则张。"烦劳过度，易使阳气升张，引动风阳，则气火俱浮，或兼夹痰浊、瘀血上壅清窍脉络。

3. 脾失健运，痰浊内生　过食肥甘醇酒，致使脾胃受伤，脾失运化，痰浊内生，郁久化热，痰热互结，壅滞经脉，上蒙清窍；或素体肝旺，气机郁结，克伐脾土，痰浊内生；或肝郁化火，烁津成痰，痰郁互结，携风阳之邪，窜扰经脉，发为本病。此即《丹溪心法·中风》中所谓"湿土生痰，痰生热，热生风也"。

4. 五志所伤，情志过极　七情失调，肝失条达，气机郁滞，血行不畅，瘀结脑脉；暴怒伤肝，则肝阳暴张，或心火暴盛，风火相扇，血随气逆，上冲犯脑。其中尤以暴怒引发本病者最为多见。

一般认为，中风病多因外邪侵袭等而引发，常见的诱因为气候骤变、烦劳过度、情志相激、跌仆努伤等。

本病病位在脑，与心、肾、肝、脾密切相关。病机虽较复杂，但归纳起来不外乎虚（阴虚、气虚）、火（肝火、心火）、风（肝风、外风）、痰（风痰、湿痰）、气（气逆）、血（血瘀）六端，其中以肝肾阴虚为其根本。此六端多在一定条件下相互影响，相互作用而发病。其病性多为本虚标实、上盛下虚。本为肝肾阴虚，气血衰少；标为风火相扇，瘀血阻滞，气血逆乱。而其基本病机为气血逆乱，上犯于脑。

中风按病情轻重程度与有无神识昏蒙分为中经络与中脏腑两大类型。中络系偏身或一侧手足麻木，或兼有一侧肢体力弱，或兼有口舌㖞斜者；中经则以半身不遂、口舌㖞斜、舌强言謇或不语、偏身麻木为主症。中络、中经合称中经络，二者均无神识昏蒙。中腑是以半身不遂、口舌㖞斜、舌强言謇或不语、偏身麻木、神识恍惚或迷蒙为主症者；中脏则必有神昏或昏愦，并见半身不遂、口舌㖞斜、舌强言謇或不语等症，中腑、中脏合称中脏腑。

【诊断要点】

1. 以神志恍惚、迷蒙，甚至昏迷或昏愦，半身不遂，口舌歪斜，舌强言謇或不语，偏身麻木为主症。

2. 多急性起病。病发多有诱因，病前常有头晕、头痛、肢体麻木、力弱等先兆症。

3. 好发年龄以 40 岁以上为多见。

4. 脑脊液检查、眼底检查及颅脑 CT、MRI 等检查，有助于诊断。

【常见误诊分析】

1. 中风误为口僻　口僻俗称吊线风，主要症状是口眼歪斜，多伴有耳后疼痛，因口眼歪斜有时伴流涎、言语不清，多由正气不足，风邪入中脉络，气血痹阻所致，不同年龄均可罹患。中风口舌歪斜者多伴有肢体瘫痪或偏身麻木，病由气血逆乱，血随气逆，上扰脑窍而致脑髓神机受损，且以中老年人为多。若不注意神志及肢体运动情况，则可能导致误诊。

2. 中风误为痫病　二者都有猝然昏仆的见症。而痫病为发作性疾病，昏倒时四肢抽搐，口吐涎沫，或作异常叫声，醒后一如常人，且肢体活动多正常，不留下后遗症，发病以青少年居多，一般都有既往发作病史。二者病机不同，应细询病史，方不致误。

3. 中风误为厥病　二者都有突然晕厥的见症。但厥病神昏常伴有四肢逆冷，一般移时苏醒，醒后无半身不遂、口舌歪斜、言语不利等症。

4. 中风误为痉病　痉病以四肢抽搐，项背强直，甚至角弓反张为主症。病发亦可伴神昏，但多出现在抽搐以后，无半身不遂、口舌歪斜等症状。

5. 中风误为痿病　痿病有肢体瘫痪，活动无力，但多起病缓慢，起病时无神昏，以双下肢瘫或四肢瘫为多见，一般先有患肢肌肉萎缩，因痿致瘫，或见筋惕肉瞤。中风病亦有见肢体肌肉萎缩者，多于后遗症期因瘫致痿。因此，瘫、痿出现先后是二者鉴别的关键，若不细辨，将致误诊。

6. 虚实辨证错误　中风病性为本虚标实，急性期多以标实证候为主。恢复期及后遗症期多表现为气阴不足，阳气虚衰。如肢体瘫痪，手足肿胀，口角流涎，气短自汗，多属气虚；若兼有畏寒肢冷，为阳气虚衰的表现；若兼有心烦少寐，口干咽干，手足心热，舌红少苔，多属阴虚内热。如果忽略病程、脉症，则常导致虚实阴阳辨证错误。

7. 闭证、脱证辨误　闭证、脱证皆有神昏，医者不察，常致辨误。闭者，邪气内闭清窍，症见神昏、牙关紧闭、口噤不开、肢体强痉，属实证，根据其寒热不同，又有阳闭、阴闭之分。阳闭为痰热闭郁清窍，症见面赤身热，气粗口臭，躁扰不宁，舌苔黄腻，脉象弦滑而数；阴闭为湿痰内闭清窍，症见面白唇暗，静卧不烦，四肢不温，痰涎壅盛，舌苔白腻，脉象沉滑或缓。阳闭和阴闭可相互转化，当依据舌象、脉象结合症状的变化来判断。脱证是五脏真阳散脱于外，症见昏愦无知，目合口开，四肢松懈瘫软，手撒肢冷汗多，二便自遗，鼻息低微，乃中风危候。另外，临床上尚有内闭清窍未开而外脱虚象已露，即所谓"内闭外脱"者，此时往往是疾病安危演变的关键时机，应引起高度重视。

8. 中风急性期标实辨证错误　急性期多以标实证候为主。标实之中，尚有风、痰、热、瘀之别。若素有头痛、眩晕等症，突然出现半身不遂，甚或神昏、抽搐、肢体强痉拘急，属内风动越；若病后咳痰较多或神昏，喉中痰鸣，舌苔白腻，属痰浊壅盛为患；若面红目赤，口干口苦，甚或项背身热，躁扰不宁，大便秘结，小便黄赤，则以邪热为主；若肢体松懈瘫软而舌质紫暗，说明阳气不足，瘀血较甚。如果只辨标本而不辨具体证候，必然导致误诊误治。

9. 只循常法，未细访病史　中风病发多有诱因，病前常有头晕、头痛、肢体麻木、力弱等先兆症。详细询问病史，有助于辨证治疗。如中老年人，平素体质虚衰，而常表现有发作性眩晕、头痛，与一过性肢麻、口舌歪斜、言语謇涩，应引起重视。若急性起病，以半身不遂、口舌歪斜、言语謇涩为首发症状者，一般诊断不难。但若起病即见神志障碍者，则需深入了解病史和体检，才不致漏诊。

10. 顺逆轻重判断有误　辨病势顺逆，临床应注意辨察患者之"神"，尤其是神志和瞳神的变化。若起病即现昏愦无知，多为实邪闭窍，此为中脏，病位深，病情重。邪扰清窍或痰浊瘀血蒙塞清窍，神志时清时昧者，此为中腑，是正邪交争的表现。如患者渐至神昏，瞳神变化，甚至呕吐、头痛、项强者，说明正气渐衰，邪气日盛，病情加重。先中脏腑，如神志逐渐转清，半身不遂未再加重或有恢复者，病由中脏腑向中经络转化，病势为顺，预后多好。若目不能眴，或瞳神大小不等，或突见呃逆频频，或突然昏愦、四肢抽搐不已，或背腹骤然灼热而四肢发凉及至手足厥逆，或见戴阳及呕血症，均属病势逆转，难以挽救。若未能正确判断病情轻重，将贻误病情或犯病重药轻或病轻药重之误。

【案例分析】

案例1：未察素体，虚实错辨，肝肾不足误为风中经络

一老妇两臂不遂，语言謇涩，服祛风之药，筋挛骨痛。此风药亏损肝血，益增其病也。薛用八珍汤补其气血，用地黄丸补其肾水，佐以愈风丹而愈。

（明·江瓘《名医类案》）

按：患者年迈，肝肾不足为多，而被误为风中经络，服祛风之药则耗气伤血，使筋脉更失所养，故筋挛骨痛。故应治以滋肾养血之法，则病情可愈。可见虚实之辨，尤为重要。

案例2：脉症失察，中下皆虚，肝阳痰热，浪投峻攻

江应宿治淮商朱枫野，年五十二岁。患中风月余，江诊之，六脉滑数弦长，重按无力，口角涎流，言语謇涩，饮食作呕。此七情内伤，热胜风动之证。调以六君、秦艽、天麻、芩、连、瓜蒌、姜汁、竹沥，补以六味丸，风热渐退，手能作字。家眷远来，以为饮食少，欲求速效。请京口一医，投十六味流气饮，继进滚痰丸三钱。予曰：必死是药矣。预煎人参一两，候至夜分，果大泻，神脱，厥不知人。予自持参汤灌之，复苏，予遂辞归。越旬日而讣音至。惜哉！此商本虚病，误投下药，是犯虚虚之戒。

（明·江瓘《名医类案》）

按：本例中风乃为虚实夹杂之证，脉滑数弦长是肝阳痰热，按之无力则中下皆虚，首诊辨证，可谓恰当，用药亦对证，若能以此法长期调理，或可渐复。然后医误予峻攻，以致大泻神脱，厥不知人。临床上对于虚实夹杂之证，分清标本缓急，实为至要。

案例3：四诊未周，标本未清，气虚痰盛，纯辨其实，不辨其虚

御前侍卫金汉光如夫人中风，四肢不能举动，喘鸣肩息，声如拽锯，不能著枕，寝食俱废者半月余，方邀治于石顽。诊其脉，右手寸关数大，按久无力，尺内愈虚；左手关尺弦数，按之渐小，惟寸口数盛。或时昏眩，或时烦乱。询其先前所用诸药，皆二陈、导痰，杂以秦艽、天麻之类。不应，又与牛黄丸，痰涎愈逆，危殆益甚。因疏六君子，或加胆星、竹沥，或加黄连、当归，甫四剂而喘息顿除；再二剂而饮食渐进，稍堪就枕；再四剂而手足运动，十余剂后屏帏之内，自可徐行矣。因思从前所用之药，未尝不合于治，但以痰涎壅盛不能担当，峻用参、术开提胃气，徒与豁痰中气转伤，是以不能奏绩耳！

汉川令顾莪在夫人，高年气虚痰盛，近因乃郎翰公远任广西府，以道远抑郁，仲春十四夜，忽然下体堕床，便舌强不语，肢体不遂。是以日曾食湿面，诸医群议消导；消导不应，转增困惫，人事不省，头项肿胀，事在危急。邀石顽诊之，六脉皆虚濡无力。诸医尚谓大便六七日不通，拟用攻下。余谓之曰：脉无实结，何可妄攻。莪在乔梓，皆言素有脾约，大便常五七日一行，而艰苦异常。乃令先小试糜饮，以流动肠胃之枢机。日进六君子汤，每服用参二钱，煎成顿热分三次服。四剂后自能转侧，大便自通；再四剂，手足便利，自能起坐，数日之间倩人扶掖徐行。因切嘱其左右谨防，毋使步履有失，以其气虚痰盛，不得不防在将来耳。

松陵沈云步先生，解组归林，以素禀多痰，恒有麻木之患，防微杜渐，不无类中之虞，乃谋治于石顽，为疏六君子汤，服之颇验，而性不喜药。入秋以来，渐觉肢体不遂，复邀诊。切脉得软滑中有微结之象，仍以前方除去橘皮，加归、芪、巴戟，平调半月而安。然此证首在节慎起居，方能永保贞固，殊非药力可图万全也。

（清·张璐《张氏医通》）

按：以上三案皆属气虚痰盛，皆以六君子汤取效。案一虽痰盛之象明显，但诊脉可知气虚，前医屡用导痰祛风之剂，已伤及中气，用六君子汤加胆南星、竹沥取效。案二高年气虚痰盛，屡用消导，以致耗伤中气，病情危急，后亦以六君子汤收功。案三素禀多痰，乃脾虚湿盛，兼有肾亏，故用六君子汤加味，平补取效。三案之中表现或异，但皆属本虚标实之证，其脉见虚象，实为辨证关键。然医者只辨标实，而未顾及本虚，以致耗伤中气，病情加重。

案例4：未审病史，辨人、辨机、辨证失宜，阴虚痰滞误为实热

仁和蒋寅曰：咸丰元年冬仲，荆人忽患头痛，偏左为甚，医治日剧。延半月，痛及颈项颊车，始艰于步，继艰于食，驯至舌强语謇，目闭神蒙，呼之弗应，日夜沉睡，形如木偶。医者察其舌黑，灌犀角、牛黄、紫雪之属，无小效。乃求援于孟英。比来视曰：苔虽黑而边犹白润，唇虽焦而齿色尚津，非单纯之热证也。投药如匙开锁，数日霍然。爰录方案，以识再生之大德，而垂后学之津梁。

十月二十五日初诊：真阴素虚，两番半产，兼以劳瘁，内风陡升，病起头疼，左偏经掣，旬日不语，二便不行，不食唇焦，苔黑边白，胸腹柔软，神气不昏，脉至弦缓，并不洪数。此非热邪内陷，乃阴虚痰滞机缄，宜予清宣，勿投寒腻，转其关键，可许渐瘳。石菖蒲、麸炒枳实、仙露半夏、盐水泡橘红各一钱，鲜竹茹四钱，旋覆花、茯苓、当归各三钱，陈胆南星八分，钩藤五钱后下，竹沥一杯，生姜汁三小匙和服。苏合香丸涂于心下，以舒气郁。

二十六日再诊：舌稍出齿，未能全伸，苔稍转黄，小溲较畅，羞明头痛，显属风升，咽膈不舒，痰凝气阻，本虚标实，脉软且弦。不可峻攻，法先开泄。前方去胆星、半夏、茯苓，加枸杞子三钱，淡苁蓉一钱，瓜蒌仁五钱。

二十七日三诊：舌能出齿，小溲渐行，神识稍清，苔犹灰滞，头疼似减，语未出声，脉至虚弦，右兼微弱。本虚标实，难授峻攻，开养兼参，庶无他变。前方去枳实、旋覆、钩藤、竹沥、姜汁，加参须一钱，麦冬三钱，远志七分，老蝉一对，淡海蜇一两，凫茈三个。

二十八日四诊：稍能出语，尚未有声，舌色淡红，苔犹灰腻，毫不作渴，非热可知，脉软以迟，不食不便。宜参温煦，以豁凝痰。前方去雪羹，加酒炒黄连、肉桂心各五分。

二十九日五诊：苔渐化而舌渐出，语稍吐而尚无音，头痛未蠲，略思粥食，胃气渐动，肝火未平，久不更衣，脉仍弦实。徐为疏漏，法主温通。前方去麦冬，加麻仁四钱，野蔷薇露二两和服。

十一月朔六诊：连投温养，神气渐清，语亦有声，头犹左痛，苔退未净，大解不行，左脉微迟。法当补血，血充风息，府气自行。前方去远志、菖蒲、老蝉，加天麻一钱，白芍二钱，桑椹三钱。

初二七诊：脉已渐起，尚未更衣，浊不下行，语犹错乱，时或头痛，寐则梦多，濡导下行，且为暂授，前方去天麻、桑椹，加牛膝三钱，生首乌四钱，柏子仁二钱。

初三八诊：虽已知饥，未得大解，肝无宣泄，时欲上冲，阴分久亏，岂容妄下！素伤思虑，肝郁肾虚，脉软而迟，语言错乱。法当养正，通镇相参。前方去白芍、首乌，加紫石英四钱，砂仁末炒熟地六钱，远志七分，菖蒲五分。

初四九诊：大解已行，并不黑燥，肝犹未戢，乘胃脘疼。幸已加餐，可以镇息。参须、仙露半夏、川楝肉各一钱，砂仁末炒熟地八钱，牡蛎六钱，紫石英四钱，归身三钱，杞子二钱，淡苁蓉一钱五分，酒炒川连三分，桂心五分研调。三帖。

初七十诊：复得大解，苔退加餐，肝血久亏，筋无所养，头疼脘痛，掣悸不安。柔养滋潜，内风自息。前方去半夏、川连、楝子，加炙草、橘饼和一钱，乌梅肉八分。四帖。

张山雷评：滋潜柔润，而大解频通，地道下行，自然上升之气火渐息。经掣脘通，皆木焰之余威，方用乌梅、橘饼、炙草，无非为柔润潜肝之计。盖至此而效始见，皆滋潜镇摄之功。可知从前不投重镇，未必非千虑之失。

十一日十一诊：神气渐振，安谷耳鸣，脉弱口干，面无华色。积虚未复，平补是投。前方去桂心、橘饼、乌梅，加龟板六钱，麦冬、葡萄干各三钱，十帖。后讯至体康，竟以全愈。

（张山雷《古今医案平议》）

按： 本案本为阴虚痰滞之证，病属本虚标实，然前医未详审病史，而据其语塞神蒙，舌黑唇焦误为实热。患者真阴素亏，两番半产，加以劳瘁。头痛偏左实为内风陡起，舌虽黑而边犹白润，唇虽焦而齿尚有津，可知非外感热病之热邪内陷，而是本虚标实之阴虚痰滞。故应治以清宣化痰，兼以温养之法。可见临床辨证应四诊合参，详问病史，详辨舌脉之真假，才不致误。

案例5：不问嗜欲，不辨其人，不审其症，不明其证，心肝积热误为气虚偏枯

谢某，64岁。因心中懊恼非常，旬日前即觉头痛，不以为意。一日晨起至工厂，忽仆于地，状若昏厥。移时复苏，其左手是遂不能动，且觉头痛甚剧。医者投以清火通络之剂，兼用王勋臣补阳还五汤之意，加生黄芪数钱，服后更甚。脑中疼如刀刺，须臾难忍，心中甚热。脉左部弦长、右洪长，皆重按有力。询其家人，谓其素性嗜酒，近因心中懊恼，益以酒浇愁，饥时恒以烧酒当饭……其左脉之弦长，懊恼所生之热也；右脉之洪长，积酒所生之热也。二热相并，夹脏腑气血，上冲脑部……医者不知致病之由，意投以治气虚偏枯之药，而此症此脉，岂能受黄芪之壮补乎？所以服药后而头痛加剧也。治宜降血平脑，以牛膝善引上部之血下行，为治脑充血症无上之妙品，屡经实验，故以为君，佐以龙、牡、二石、楝、芍、玄参、龙胆草、炙甘草、铁锈水等，潜镇清息。方药：怀牛膝30克，生龙骨18克（打），生牡蛎18克（打），川楝子18克，生白芍18克，生石膏30克（研细），代赭石18克（生打），乌玄参12克，龙胆草9克，生甘草6克。

服2剂，头痛痊愈，脉亦和平，左手足已能自动，遂改用全当归、生白芍18克、玄参、天冬各15克，生黄芪、乳香、没药各9克，红花3克。连服数剂，即扶杖能走矣。方中用红花者，欲以化脑中之瘀血也。为此时脉已和平，头已不痛，可受黄芪之温补，故方中少用9克，以补助正气，即借以助归、芍、乳、没以疏通血脉，更可调玄参、天冬之寒凉也。

（余瀛鳌、高益民、陶广正《现代名中医类案选》）

按： 疾病的发生有因果关系，此案实属心肝积热之证，医者未询问病史，不知致病之由，而误为气虚偏枯，进以壮补，使积热更甚，故药后头痛加剧。辨病应从整体出发，辨其因果。本案患者素性嗜酒，加之脉左部弦长、右洪长，皆重按有力，实热之象显著，是为肝火上亢，气血并走于上，故应治以降血平脑，待脉已平和，头已不痛，方可复用黄芪温补。可见同一药物先后应用不同，效果亦有天壤之别。

案例6：四诊不参，痰中实证误辨为气血虚证

赖炳也令堂，年近古稀，患左半不遂，医与再造丸暨补剂，服二旬病如故。孟英按

脉弦缓而滑，颧赤苔黄，音微舌蹇，便涩无痰，曰此痰中也，伏而未化，与犀、羚、茹、贝、菖、夏、花粉、知母、白薇、豆卷、桑枝、丝瓜络等药，服三剂而苔化，音渐清朗，六七剂腿知痛，痰渐吐，便亦通。既而腿痛难忍，其热如烙，孟英令涂葱蜜以吸其热，痛果渐止。半月后，眠食渐安，二旬外，手能握，月余可扶掖以行矣。

（清·王孟英《王氏医案》）

按：本案乃为中风痰中，病本属实，然前医不详舌脉，仅据其年近古稀而误以为虚，进服补剂，故不效。孟英详辨其证，据其脉弦缓而滑，颧赤苔黄辨为痰中，滑则为痰，舌黄必腻厚，后文云服药三剂而苔化，故知舌苔变化为所重。舌蹇音喑，亦为痰中之重要表现。治以化痰之法，故能获效。

案例 7：未细辨证，沿用成规，肝阳痰热，误为虚证

程某，男，54岁，干部，素有高血压病史，于1958年2月5日下午3时许，突然剧烈头痛，旋即神志不清，不能言语，右半身不遂。当时送某医院门诊，疑为脑出血而被收住院。入院后经过西医进一步检查，诊断为脑血栓形成。

经过西药治疗1周后，患者神志已清，而右半身不遂如前，遂邀中医会诊。当时患者除半身不遂外，兼有头痛头晕、耳鸣寐差等症，脉弦滑，舌淡紫，苔黄。我即认为此乃气虚血滞，脉络瘀阻，遂投以习用的补阳还五汤加味。孰料经过两诊，服药10剂，不但半身不遂未见改善，反而出现颜面潮红、精神烦躁、夜不能寐、头昏、头痛加剧、呕恶、心烦、脉象弦劲而滑、舌苔黄腻、血压134/100mmHg（住院经西药治疗后血压原已稳定）等一派风阳上扰之象。

斯时，我反复思之，病情发展至此，无疑是药未中的。患者当时神志虽清，但风阳尚未尽息，痰火依然内炽，当务之急应潜阳息风、涤痰降火以防复中，却未能细察证情，谨守病机，竟套用益气活血通络之补阳还五汤，故不但无效，反助血气上升，以致出现上述见症。若不改弦易辙，再度厥闭，时有可能。乃亟予镇肝息风、涤痰通络之剂。方用羚羊钩藤汤合黄连温胆汤加减：羚羊角片2克，石决明18克，钩藤12克，夏枯草12克，地龙10克，僵蚕10克，全蝎3克，清半夏5克，炙橘红5克，炒川黄连3克，陈胆南星5克，枳壳5克，竹茹9克，茯神12克，怀牛膝30克。

此方连服12剂，患者诸症次第缓解，上肢已能举至肩部，下肢每日上、下午各能坚持活动1小时，血压稳定在（125～135）/（85～90）mmHg，脉转细弱，黄腻之苔退净。

至此，窃思肝风已趋平息，痰火不复燔扰，益气养血、化瘀通络正是时候，遂投补阳还五汤加味：黄芪15克，川芎6克，赤芍9克，当归尾9克，桃仁5克，红花5克，地龙9克，僵蚕10克，全蝎3克，桑枝15克，秦艽9克，怀牛膝30克。

该方连服20剂（其间略有加减，黄芪由15克逐步增至60克），患者下肢活动自如，能独自扶杖行里许，上肢活动正常，仅手指握物微感不利，饮食、睡眠一如常人，血压稳定。最后逐步撤去活血化瘀药，参以滋养肝肾之品而培其本，治疗2个月，病即得愈。

原按：中风半身不遂，是因脉络瘀阻所致，但脉络瘀阻的原因有因气虚而血滞者，也有因肝阳上亢，火升风动，气血并行于上，络破血溢，经脉瘀阻者。补阳还五汤益

气、活血、通络，用于前者宜，后者则非。正如张锡纯在《医学衷中参西录·治内外中风方》篇中指出："清王勋臣对于此证专以气虚立论……爰立补阳还五汤，方中重用黄芪四两，以峻补气分，此即东垣主气之说也。然王氏书中，未言脉象何如。若遇脉之虚而无力者，用其方原可见效；若其脉象实而有力，其人脑中多患充血，复用黄芪之温而升补者，则助血愈上升，必致凶危立见，因此不可不慎也。"此患者脉弦滑，舌苔黄，并兼见头痛头晕、耳鸣寐差，阳亢见症明显，医者以习用之补阳还五汤补之，致使病情加重，足见张锡纯之言有理。病经重新辨证，予平肝潜阳、涤痰通络之剂，使肝风平息，痰火清降。此后复用补阳还五汤，思得满意的疗效，说明补阳还五汤确为治疗半身不遂的良方，但用之必须适时对证，否则不仅无效，反而有害。

（贺学泽《医林误案》）

案例 8：脉症失察，审证失据，闭证误为脱证

运使王公叙揆，自长芦罢官归里，每向余言手足麻木而痰多。余谓公体本丰腴，又善饮啖，痰流经脉，宜撙节为妙。一日忽昏厥，遗尿，口噤手拳，痰声如锯，皆属危证。医者进参、附、熟地等药，煎成未服。余诊其脉，洪大有力，面赤气粗，此乃痰火充实，诸窍皆闭，服参、附立毙矣！以小续命汤去桂、附，加生军一钱为末，假称他药纳之，恐旁人疑骇也。戚党莫不哗然。太夫人素信余，力主服余药。三剂而有声，五剂而能言，然后以消痰养血之药调之，一月后步履如初。

（清·徐大椿《洄溪医案》）

按：本案实为中风闭证，证属痰火邪实，据其痰多体丰、脉洪大有力、面赤气粗即可确诊，然前医据其昏厥，遗尿，误为中风脱证，予参、附、熟地黄等补药，幸未服用，否则后果不堪设想。中风闭证、脱证皆有神昏，医者不察，常致辨误，临床要引以为戒。

案例 9：急于辨病，不辨其人，漏审其症，未守病机，痰壅气闭证误为火为风

李思塘令堂，年已周甲矣，身体肥盛，正月间忽得中风，卒倒不省人事，口噤不能言语，喉如拽锯，手足不遂。医者投以牛黄丸，二三丸不效；急煎小续命汤灌之，亦不效。予诊六脉，浮洪而滑，右手为甚。盖思塘家事甚殷，且孝事其母，日以肥甘进膳，而其母食量颇高，奉养极厚。今卒得此患，形气犹盛，脉亦有余。《内经》云：风消、瘅、击仆、偏枯、痿、厥，气满发热，肥贵人则膏粱之疾也。又云：土之太过，令人四肢不举，宜其手足不遂也。即丹溪所谓湿土生痰，痰生热，热生风也。当先用涌吐法涌吐之，乃以稀涎散韭汁调灌之，涌出痰涎碗许。少顷，又以三化汤灌之，至晚，泻两三行，喉声顿息，口亦能言，但人事不甚省。知上下之障塞已通，中宫之积滞未去也。用加减消导二陈汤投之，半夏、陈皮、茯苓、甘草、枳实、黄连、莱菔子、木香、白蔻仁，每日二服。数日后，人事渐爽，腹中知饥，乃进稀粥，大便犹秘结。每日以润字丸五分，白汤点姜汁送下。自此旬日，手足能运，而有时挛拘，大便已通而带燥。意涌泄消导之后，血耗无以荣筋，津衰无以润燥，用四物加秦艽、黄芩、甘草数十帖，调三月而愈。

（明·陆岳《陆氏三世医验》）

按： 本案中风实属痰壅气闭，而前医舍逐痰一法，予清心开窍之牛黄丸，实难取效，因痰涎不去，气机壅塞难开。脉浮洪而滑，乃痰热涌盛之脉；右手为甚者，痰热涌塞于脾。当以治痰为先。治痰之法有吐、消、逐等。痰涌于上，喉如拽锯，胸膈痞塞者，当予吐之。大吐之后，胸膈顿开，气机通畅，昏愦得苏。痰盛腹满便结者，当予逐痰，使痰涎假肠腑而去。吐痰、逐痰法，必脉实证实者，或本虚标实者亦可暂用。若正气虚脱而痰泛者，当慎用，恐痰去正气亦亡。本例中风痰盛，先以涌吐，又用逐痰通下，次化中宫之积滞。既去标实，又杜生痰之源以求本，用意周匝，法度老成，堪以资法。

案例 10：不辨病情轻重，病重药轻

赵秋舲进士，去秋患左半不遂，伊弟笛楼暨高第许芷卿茂才，主清热蠲痰，治之未能遽效，邀孟英诊之。脉甚迟缓，苔极黄腻，便秘多言，令于药中和入竹沥一碗，且以龙荟、滚痰二丸相间而投，二丸各用斤许，证始向愈。今春出房，眠食已复，而素嗜厚味，不戒肥甘，孟夏其病陡发。孟英诊之，脉形滑驶如蛇，断其不起，秋初果殁。

（清·王孟英《王氏医案》）

按： 证有轻重之分，本案据患者舌脉实为痰热互结之重证，前医治以清热蠲痰之法，虽曰对证，却难取效，其所误在于轻重判断不精。以证为据，辨证之轻重，本病应增大涤痰之力，攻逐痰火，法未变而力倍增。重证必用重药，否则病重药轻，即使对证，也难以奏效。

第四节　癫　狂

癫与狂都是临床常见的精神失常的疾患。癫病是以精神抑郁，静而多喜少动为特征的一种精神病。其多因情志所伤，或先天遗传，致使痰气郁结，蒙蔽心窍，阴阳失调，精神失常所致。狂病是以亢奋狂躁，动而多怒为特征的一种精神病。其多因五志过极，或先天遗传，致使痰火壅盛，闭塞心窍，神机错乱所致。因二者在症状上不能截然分开，又能相正转化，故癫狂并称。本病多见于青壮年。

本病相当于西医学的精神分裂症，以及抑郁症、狂躁型精神病等。

【病因病机】

1. 阴阳失调　机体阴阳平衡失调，不能互相维系，以致阴虚于下，阳亢于上，心神被扰，神明逆乱而发癫狂。正如《难经·二十难》说："重阳者狂，重阴者癫。"《诸病源候论·风狂病候》说："气并于阳则为狂发。"

2. 情志抑郁　恼怒惊恐，损伤肝肾，或喜怒无常，心阴亏耗，肝肾阴液不足，木失濡润，屈而不伸；或心阴不足，心火暴张；或所欲不遂，思虑过度，损伤心脾，心虚则神耗，脾虚则不能生化气血，心神失养，神无所主；或脾胃阴伤，胃热炽盛，则心肝之火上扰，神明逆乱等，都能发为癫狂。

3. 痰气上扰　由于痰气上扰清窍，以致蒙蔽心神，神志逆乱而为癫狂。如《证治要诀·癫狂》说："癫狂由七情所郁，遂生痰涎，迷塞心窍。"

4. 气血凝滞　头部受伤，气血凝滞，脑气与脏腑之气不相连接而发狂。如《医林改错·癫狂梦醒汤》说："癫狂一症，哭笑不休，骂詈歌唱，不避亲疏，许多恶态，乃气血凝滞脑气，与脏腑气不接，如同作梦一样。"

此外，癫狂患者常有类似家族史，与先天禀赋和体质强弱亦有密切关系，如禀赋素足，阴平阳秘，虽受七情刺激亦只有短暂的情志失畅，并不为病。反之，遇有惊骇悲恐，意志不遂，则往往七情内伤，阴阳失调而发病。

【诊断】

1. 患者多有七情内伤和家族史，多发于青壮年女性。

2. 癫病以精神抑郁，表情淡漠，沉默痴呆，出言无序，或喃喃自语，静而少动，多喜为其主要临床特征。狂病以精神错乱，哭笑无常，动而多怒，喧扰不宁，躁妄骂詈，不避亲疏，逾垣上屋，登高而歌，弃衣而走，甚至持刀杀人为其临床证候特征。

【常见误诊分析】

1. 狂病误为蓄血发狂　二者均表现狂躁的症状，但蓄血发狂为瘀热交阻所致，多见于伤寒热病，具有少腹硬满、小便自利、大便黑亮如漆等特征，不同于狂病之因人事怫意突然喜怒无常、狂乱奔走之主症。其病因、病机、临床表现不同，若不细辨可能引起误诊。

2. 癫病误为郁病　郁病以心情抑郁，情绪不宁，胸闷胁胀，急躁易怒，心悸失眠，或咽中如有炙脔，吐之不出，咽之不下为特征；而癫病以精神抑郁，表情淡漠，沉默痴呆，语无伦次，静而少动，喃喃自喜为特征。二者的鉴别要点在于癫病患者精神异常，而郁病患者以情志异常为主。

3. 不辨虚实标本　痰浊蒙蔽心窍，久则心脾气血两虚；痰火扰乱心神，久则阴液受损，导致虚实立见。因此，癫狂发作日久，多由实转虚，或虚实夹杂。辨证时不能截然把癫病分为虚实两证，或痰气郁结，或心脾两虚，也不能截然把狂病分为痰火扰心及阴虚火旺两证，否则，容易造成虚实主次辨误。癫狂属本虚标实者，若不辨标本缓急，但见其本，一味补虚，致邪实更盛，或但见其标，一味祛邪而不顾本虚，致正气更虚。

4. 实证皆辨痰　癫、狂多由痰浊或痰火蒙蔽心窍所致，医者容易形成思维定式，一见癫狂属实证者，均从痰立论。然临床上实证之癫病还可由肝郁气滞所致，实证之狂病还可由瘀血所致。因此，如果仅循常理，不加辨证，概从痰治，必然致误。

5. 癫纯辨痰浊，狂只辨痰火　痰为癫、狂共有的病理因素，重阳为狂，重阴为癫。临床辨证，常从痰浊辨癫，从痰火辨狂，但不能绝对，癫证也可见痰热、痰火之象，且痰气郁结可以化热，并无明显的躁狂症状；狂证有时也表现为痰浊为病，并非都有火热之象。癫、狂辨证，若截然以火划分，往往形成思维定式，以偏概全。

6. 辨火不辨脏腑虚实　狂证由火邪扰心，有肝火、心火、痰火及虚火的不同，有时四者可同时互见，相互兼夹。肝火旺盛，有急躁易怒、面红目赤、头胀头痛、脉弦之症；心火上扰，可见心烦失眠、口舌糜烂、舌尖红等症；痰火为病，有痰多、舌苔黄腻、脉象弦滑等痰热之象；虚火为病，多有手足心热或五心烦热、口燥咽干、潮热颧红等阴虚内热之症。若不区分肝火、心火、痰火及虚火的不同，或纯从痰火立论，则将导致病位、病性判断错误。

7. 辨证忽视辨肾　癫狂辨证，一般从肝胆心脾气血阴阳失调考虑。肾虚之证与癫狂的发病也有密切关系，癫狂的发生与先天禀赋有关，禀赋不足，肾气亏虚，复因惊骇悲恐，意志不逆，则易引起气血阴阳失调而发病。另外，肾水不足，心肾不交致心火独亢，或水不涵木致肝阳上亢、肝火炽盛，都可导致癫狂的发生。若忽视辨肾，纯从肝胆心脾立论，将贻误病情。

8. 辨证不明病因　癫狂为病，往往有明显的先、后天因素，临床辨证若只注意辨现在症，而忽略引起癫狂之病因，或可获短效，然终因病因不明而病根不断，病难痊愈。

9. 不辨邪实轻重　对于痰浊、痰火蒙蔽扰乱心神，邪实较盛者，医者因恐攻伐伤正而不敢用药峻猛，只用性平气和之品，以轻济重，则难以奏效。因此，对于邪实正盛之证，用药宜果断准确，或涤除痰湿痰火，或重镇降逆甚至涌吐痰涎，邪去神明恢复，病情可迅速缓解。但邪去攻伐应即止，不宜太过，否则实邪虽去而正气也已大伤。可见，药之轻重亦全赖于辨证。

【案例分析】

案例1：辨火热不辨脏腑虚实、脉症真假，中虚误为痰火实证

汪石山治一人，年逾三十，形肥色白，酒中为人所折辱，遂病心恙，或持刀，或逾垣，披头大叫。诊其脉濡缓而虚，按之不足。此阳明虚也，宜变例以实之，庶几可免。先有医者，已用二陈汤加紫苏、枳壳等药，进二三帖矣。闻汪言，即厉声曰：吾治将瘳，谁敢夺吾功乎？汪告归。医投牛黄清心丸如弹丸者三枚，初服颇快，再服燥甚，三服狂病倍发，抚膺号曰：吾热奈何，急呼水救命。家人守医戒，禁不与。趋楼见神前供水一盆，一呷而尽，独未快也。复趋厨下，得水一桶，满意饮之，狂势减半，其不死幸耳。复请汪治之，以参、芪、甘草甘温之药为君，麦冬、片黄芩甘寒之剂为臣，青皮疏肝为佐，竹沥清痰为使，芍药、茯苓随其兼证而加减之，酸枣仁、山栀子因其时令而出入。服之月余，病遂轻。然或目系渐急，即瞀昧不知人，良久复苏。汪曰：无妨，此气血未复，神志昏乱而然。令其确守前方，夜服安神丸，朝服虎潜丸年余，熟寝一月而安。

震按　此人酒中受折辱，必然肝火郁勃，狂至持刀上屋。大渴恣饮，则痰火实证无疑。大胆者将用戴人吐法，小心者亦必以黄连、石膏、羚羊、胆星、菖蒲、竺黄等药正治之。其人狂必愈甚，狂愈甚则元气脱，奄然以死，未死仍狂，死乃狂止，而医独未悟也。幸遇石山之能识脉，用参、芪月余始轻减。医可轻言哉？变例以实之句，云非常法也，亦当着眼。

（清·俞震《古今医案按》）

按　此案舍症从脉，常人难及也。服牛黄清心更狂愈甚，热渴难忍，岂非寒之不寒是无水也？恣饮凉水而狂势减半，似乎又属实热之证。然石山独据脉之濡缓而断为中虚，而投参、芪、草为君，芩、栀之清肝，青皮之疏肝，芍、冬之养阴，竹沥之涤痰，苓、枣之养心，立意周全，仍不离"泄其肝者缓其中之意"也。

案例 2：不辨虚实标本，痰火实证误为虚证

鲍，三十二岁，十月初二日。大狂七年，先因功名不遂而病。本京先医、市医、儒医，已历不少；既徽州医、杭州医、苏州医、湖北医，所阅之医不下数十百矣。大概补虚者多，攻实者少，间有已时，不旋踵而发。余初诊时，见其蓬首垢面，下体俱赤，衣不遮身，随作随毁，门窗粉碎，随钉随拆，镣铐手足，外有铁索数根，锢锁于大石磨盘上，言语之乱，形体之羸，更不待言。细询其情，每日非见妇人不可，妇人不愿见彼，竟闹不可言，叫号声嘶哀鸣，令人不忍闻。只得令伊姬妾强侍之，然后少安，次日仍然，无一日之空。诊其脉，六部弦长而劲。余曰：此实证，非虚证也。于是用极苦以泻心、胆二经之火。泻心者必泻小肠，病在脏，治其腑也；胆无出路，借小肠以为出路，亦必泻小肠也。龙胆草三钱，天冬三钱，细生地三钱，胡黄连三钱，麦冬不去心三钱，粉丹皮三钱，煮三杯，分三次服。服二帖大效，妄言少而举动安静。

初三日，见其效也，以为久病体虚，恐过刚则折。用病减者减其制例，于原方减苦药，加补阴之甘润。

初五日，病家来告云：昨服改方二帖，病势大重，较前之叫哮妄语加数倍之多，无一刻之静；此症想不能治，谅其必死，先生可不必再诊矣。余曰：不然。初用重剂而大效，继用轻剂加补阴而大重，吾知进退矣。复诊其脉，弦长而数，于是重用苦药。龙胆草六钱，天冬五钱，真雅连五钱，洋芦荟六钱，麦冬不去心二钱，乌梅肉五钱，胡黄连五钱，秋石二钱，煮三碗，分三次服。

服此方一气六帖，一日较一日大效，至十一日大为明白。于是将其得病之由，因伊念头之差，因未识文章至高之境；即能至高，尚有命在，非人力所能强为，何怒之有？人生以体亲心为孝，痛乎责之，俯首无辞。以后渐减苦药，加补阴。半月以后，去刑具，着衣冠，同跪拜，神识与好人无异。服专翁大生膏而大壮，下科竟中矣。

（清·吴鞠通《吴鞠通医案》）

按：此案狂病发于青年，证属痰火实狂。呼号怒骂、力大毁物，参其脉象，实证可知；脉弦长而劲，病在肝胆；狂不知人，病在心神。无奈医者无知，妄投补药，以致痰火愈彰。殊不知狂病痰火断不可补，即使甘润补阴，亦可能加重病情，宜用苦寒直泻木火。此案故泻火假小肠为出路，诚良法也。

案例 3：不明病机，痰火内扰误补致狂

朱养心后人名大镛者，新婚后神呆目瞪，言语失伦，或疑其体弱神怯，与镇补安神诸药，驯致善饥善怒，骂詈如狂。其族兄已生邀孟英诊之，右脉洪滑，与犀角、石膏、菖蒲、胆星、竹沥、知母，吞礞石滚痰丸而愈。

张山雷评：癫、狂皆气火夹痰，有升无降，激乱脑神经之病，清热开痰，兼通大腑，治标之法，大约如是。然痰浊既蠲，内火潜息，亦必清养以善其后。

（清·俞震《古今医案按》）

按：患者善饥善怒，骂詈如狂，脉象洪滑，当属痰火内扰之证。其前所以误补而致狂者，是因为不细审其证，仅视体弱神怯而以为虚。可见辨证不可单执一端，否则贻人非浅，若论补养之剂，也慎勿轻投。

案例4：脉症不审，实热证误为虚寒

江文聘兄子，年二十，素能代筹家务，婚娶之夜，忽然目瞪手战，不知所之。医用温补之剂，次日加甚，唇口干裂，有时狂叫，药食皆不能进。医至，脉不能持。予曰：此本热症，误服热药，助其病势，是以狂也。此病始于思虑，继以辛苦，加以惊恐，五志之火齐发。经所谓诸禁鼓栗，如丧神守，皆属于火者是也。用生地五钱，丹皮、麦冬、茯神各二钱，枣仁、炒栀各一钱，黄连、木通、甘草各五分，辰砂、琥珀各三分，共为一剂。药不能进，用绳索捆起，然后灌入。次日稍定，减去黄连；战复作，加入再进一剂，安卧而定。续用清润之药，一月多与梨食，始大便。重择吉日成婚。

（清·许宣治《许氏幼科七种》）

按：狂病之人，因丧神守，故常舌脉难辨，凡此之时，宜据其狂越躁动，参其年龄、体质，断其寒热虚实。前医忽略了这一点，误以实为虚，以热为寒，临证当引以为戒。

案例5：实证皆辨痰，瘀结膀胱化热误为痰迷心窍

王某，男，58岁，1980年8月22日初诊。

其妻代诉：患狂证月余。6月18日被牛角触及少腹，3日痛止，局部胀急未除。至7月12日下午，言语颠倒，动作异常，次日上午症见奔走呼叫，詈骂不避亲疏，当即就诊于西医，诊为"精神分裂症"，给安定、氯丙嗪等药治疗3日无效。后访中医治疗，诊为"狂证"，以痰迷心窍为治，服温胆汤、滚痰丸、定志丸等30余剂，亦无好转。余诊见：面色晦淡，口中喃喃，手足镣铐，坐立不安，少腹拒按，舌淡紫有瘀点，苔黑有芒刺，脉弦数。证属瘀结膀胱化热发狂，治宜泻热化瘀法，方用桃核承气汤治之……5剂过后，步行来诊，病已平定。年近花甲，脉细弱，投滋补药善后。随访3年康泰。

[彭元成.误治后遵仲景法补救案5例.吉林中医药，1984（5）：20.]

按：医者一见"狂证"即以痰辨治，忽略了辨证求因，故而造成了误诊误治。若详辨诸证，则可知此患因外力伤及少腹，瘀血留滞化热，结于膀胱，瘀热随气扰乱神明而发狂证。虽面色晦淡，似有痰象，但少腹拒按，舌淡紫有瘀点，苔黑有芒刺，脉弦数，则瘀热可辨。遵《素问·至真要大论》"必伏其所主，先其所因"之理，取仲景治"蓄血证"之法攻逐瘀血，热散狂止。

案例6：辨火皆责肝，肾火妄动误为肝阳上亢

武某，男，75岁，农民。鳏居已四十载，素来无病，忽然神态失控，经常跑往野外，或引吭高歌，或喃喃自语，饮食、二便如常，血压不高，脉洪劲有力。即以肝阳上亢，扰乱神明论治，用珍珠母、石决明、黄芩、黄连、牛膝、钩藤、龙胆草等，服2剂后，病无进退。二诊时由其侄婿陪同，谈及其所自言，尽是猥亵秽语，恍悟此乃老年思色，肾火妄动，前方只平敛肝阳，自难中的，于是改用黄柏25克、知母20克、泽泻15克直泻肾火，熟地黄15克、山药15克、牡丹皮10克滋养肾水，肉桂15克引火归原，2剂痊愈。

[常佃樵.问诊一得.山西中医，1993，9（1）：37.]

按：本案属肾火妄动之证。患者虽狂越躁动，病似在肝，但其脉不弦，可资鉴别。本案之误在于医者初诊之时问诊不详，遗漏了患者所自言尽是猥亵秽语这一重要病史资料，从而老年思色，肾火妄动之病机则不明了，故而造成了误诊误治。

案例7：本为阴虚火旺，标为气逆痰泛，辨标不辨本

刘君肃一，年二旬。其父叔皆大贾，雄于赀，不幸于1943年次第殂谢，丧停未葬。君因自省休学归，店务猬集，不谙经营，业大败，折阅不知凡几，以致债台高筑，索债者络绎于门，苦熟甚焉！乃只身走湘潭收旧欠，又兴讼，不得直，愤而归。因之忧郁在心，肝气不展，气血暗耗，神志失常，时而抚掌大笑，时而歌哭无端，妄言错语，似有所见，俄而正性复萌，深为赧然，一日数潮而已。医以为癫也，进加味温胆汤，并吞白金丸，曾吐涎少许，症状未少减。吾以事至零陵，君为故人，顺道往访，渠见吾述家事刺刺不休，状若恒人，顷而大哭，继而高歌。其家人恳为治之，此义不容辞者也。俟其静，用好言慰解，诊脉细数，舌绛无苔，胸中痞闷，夜卧不安，小便黄短，是为志怫郁而不伸，气横逆而不降，心神耗损，肾水亏乏，火气妄凌，痰涎泛溢，有癫之意不若癫之甚，所谓心风证也。治以益血滋阴、安神调气为主。拟《金匮》防己地黄汤加味。生地黄二两（捣汁兑），甘草二钱，防己三钱，桂枝一钱，加香附三钱，首乌、竹沥各五钱，兼吞安神丸四钱，日服二剂。

三日复诊：神志渐清，潮发减少，随进滋阴安神汤（生地、芍药、川芎、党参、白术、茯神、远志、南星、枣仁、甘草、黄连）。服后略觉头胀心闷，微现不宁。审由余热未清，难任参、术之补，故证情微加。乃改弦更张，趋重清心养神，略佐涤痰。早晨服清神汤（黄连、黄芩、柏子仁、远志、菖蒲、枣仁、甘草、姜汁、竹沥），晚进二阴煎（生地、麦冬、枣仁、玄参、茯苓、木通、黄连、甘草、灯心、竹叶），每日各一剂。

如是者四日，遂热不再潮，人事清晰，诊脉细数而有神。余热似尽，而参、术之补，现犹所忌，尚有余焰复燃之虑，处以天王补心丹，以丹易汤（生地、人参改洋参、元参、丹参、茯神、桔梗、远志、天冬、麦冬、枣仁、柏子仁、五味、当归）送服磁朱丸，补心滋血，安神和胃。嗣即精神健好，食纳增进。又调理半月，改用栀麦归脾汤，仍吞服磁朱丸，善后补养，再一月而身健复元。吾临归，彼不胜依依之感。

（赵守真《治验回忆录》）

按：本案亦为本虚标实之证。从脉细数、舌绛无苔、小便黄短，可知其本为阴虚火旺，而从其发狂、胸中痞闷，可知标为气逆痰泛。然前医不辨，仅从标治，故收效甚微。赵氏初诊用生地黄二两捣汁兑服大妙，滋阴凉血，其功不小，竹沥一钱涤痰亦佳。二诊用方中加入参、术而致症又加重，系乃余焰复燃。幸而及时改方，错误不可再犯，故而直清至愈。可见此症不可温补，切记。

案例8：略于病史，辨证不辨病因，证机皆错

边某，女，36岁，新城某校教师。1986年7月24日初诊。

主诉：轻度幻听间断发作12年，加重半年。

现病史：患者素禀体弱，性格内向，1974年6月生气后即少言寡语，多疑多虑，耳

边偶然听到有人在嘲笑自己，寐差、纳少，经常容易感冒，1974年7月经自治区精神病院、1975年11月经上海某精神病院确诊为精神分裂症，医院予奋乃静、苯海索、氯丙嗪等口服，病情缓解。半年前患者在工作中与同事发生纠纷，以后幻听即加重，耳边经常听到有人在讥笑自己，忧郁多虑，精神呆滞，不易入睡，胃脘不适，纳少，脉弦细略滑，舌苔白稍腻。辨证属肝气郁结、痰扰肾窍，治宜疏肝理气、豁痰开窍，用柴胡疏肝散合二陈汤加减……7剂，水煎服。

复诊时上述其他症状略有改善，但幻听毫无减轻，原方再加龙骨、牡蛎各30克（先煎），朱砂1.5克（分2次冲服），7剂。

三诊时患者幻听如故，于是向其母询问。其母谓，女儿从小即易感冒，头痛、鼻塞、鼻流浊涕，1972年经银川市某医院耳鼻喉科诊断为慢性肥厚性鼻炎，虽经多方治疗，但病情仍时好时坏，每逢受凉、变天则加重，甚则鼻流浊涕，涕味奇臭，难以近人，故其精神负担很重，更加忧郁不乐。由此我考虑到，引起患者肝气郁结的主要原因与罹患鼻炎有关，欲改善肝郁，宜先治其鼻炎，处方当疏风清热、宣通鼻窍：苍耳子12克，白芷12克，细辛12克，薄荷9克（后下），桔梗9克，夏枯草30克，枇杷叶15克，黄芩12克，桑白皮12克。6剂。另用苍耳子、辛夷、黄柏各12克捣碎，加香油蒸熟，取油滴鼻。每次2～4滴，每日2～3次。

患者经用上方化裁治疗60余剂，间断滴鼻近3个月，鼻炎治愈，不久幻听也随之消失，至今再未发作。

[高亚陇.失误病案浅析.宁夏医学杂志，1989，11（1）：46.]

按：辨病应基于疾病发展的全过程，本案初诊、复诊之辨证似无大错，但却疗效不佳，究其原因在于不辨病因，属病因辨误。通过详细问诊，得知患者从小患有慢性鼻炎，精神负担重，遂考虑此为引起肝郁的主要原因。虽然肝郁痰扰又是引起幻听的主要病机，但是鼻炎不除，肝气不得舒畅，痰浊不能净化，故幻听久不能愈。另外，鼻为肺窍，耳为肾窍，二窍相通，肺属金，肾属水，金能生水，故耳病与鼻病有关。故欲治其幻听，其原发病因的判断是关键。

案例9：病位不明，失于因势利导

一男子落马发狂，起则目瞪狂言不识亲疏，弃衣而走，骂言涌出，气力加倍，三五人不能执缚，烧符作醮无益，牛黄、冰、麝不灵，乃求治于戴人。戴人以车轴埋之地中，约高二尺许，上安中等车轮，其辋上鉴一穴，如作盆之状。缚狂病人于其上，使之伏卧，以软裀衬之，又令一人于下，坐机一枚，以棒搅之。转千百遭，病人吐出青黄涎沫一二斗许，绕车轮数匝。其病人曰：我不能任，可解我下。从其言而解之，索凉水。与之冰水，饮数升，狂不作矣。

（金·张子和《儒门事亲》）

按：本案病者落马发狂，证属痰热无疑，然前医予清热化痰开窍无效，问题在于痰热病位不明，因而不能因势利导。《丹溪心法·癫狂》篇说："癫属阴，狂属阳……大率多因痰结于心胸间"，提出了癫狂与"痰"有密切关系，也指出了痰的部位，为后世用吐法治疗本证建立了理论基础。戴人设旋转令之吐而愈，治法巧妙。至于烧符作醮，拘于鬼神之法，更是误中之误。

第五节 痫 证

痫证是一种发作性神志异常的疾病，以突然意识丧失，发则仆倒，不省人事，两目上视，口吐涎沫，四肢抽搐，或口中怪叫，移时苏醒，一如常人为主要临床表现。其又有"痫病""癫痫""羊痫风"之称。

本病相当于西医学的癫痫病。

【病因病机】

1. 七情失调 主要责之于惊恐。由于突受大惊大恐，造成气机逆乱，进而损伤脏腑，肝肾受损，则易致阴不敛阳而生热生风。脾胃受损，则易致精微不布，痰浊内聚，经久失调，一遇诱因，痰浊或随气逆，或随火炎，或随风动，蒙闭心神清窍，痫证乃作。小儿脏腑娇嫩，元气未充，神气怯弱，或素蕴风痰，更易因惊恐而发生本病。

2. 先天因素 痫病之始于幼年者，与先天因素有密切关系，所谓"病从胎气而得之"。前人多责之于"在母腹中时，其母有所大惊"所致。若母体突受惊恐，一则导致气机逆乱，一则导致精伤而肾亏，所谓"恐则精却"。母体精气之耗伤，必使胎儿发育异常，出生后遂易发生痫病。

3. 脑部外伤 由于跌仆撞击，或出生时难产，均能导致颅脑受伤，使神志逆乱，昏不知人，气血瘀阻，则络脉不和，肢体抽搐，遂发痫证。

此外，或因六淫之邪所干，或因饮食失调，或患他病之后，均可致脏腑受损，积痰内伏，一遇劳作过度，生活起居失于调摄，遂致气机逆乱而触动积痰，痰浊上扰，闭塞心窍，发为痫病。

综上所述，本病以头颅神机受损为本，脏腑功能失调为标，先天遗传与后天所伤是为两大致病因素，而痰邪作祟为痫证发作的基本病理因素。

【诊断】

1. 起病多骤急，发作前常有眩晕、胸闷、叹息等先兆。典型病例发则突然仆倒，不省人事，两目上视，口吐涎沫，四肢抽搐，或口中怪叫，移时苏醒，除疲乏无力外，一如常人，此为大发作的症状特征。也有动作中断，手中物件落地，或头突然向前倾下而后迅速抬起，或两目上吊多在数秒至数分钟即可恢复，对上述症状发作后全然无知者，此为小发作。

2. 多有先天因素或家族史，尤其病发于幼年者，关系密切。每因惊恐、劳累、情志过极、饮食不节或头部外伤，或劳欲过度等诱发。

【常见误诊分析】

1. 痫证误为中风 痫证重证与中风均有突然仆倒、昏不知人的主症，且中风也可伴有四肢拘急、喉中痰鸣、小便失禁的症状。二者易误诊，鉴别要点在于痫证无半身不遂、口舌歪斜等症；而中风昏仆需经救治或较长时间后神志才能逐渐转清，醒后伴有半身不遂、口舌歪斜、言语不利等症状，无痫证之四肢抽搐、口吐涎沫、两目上视、喉中如猪羊叫声的症状，也无反复发作的特点。尤其老年人痫证发作，如不详辨发作时的特点及既往反复发作病史，则易误诊为中风。

2. 痫证误为厥病 二者均可见到突然仆倒、昏不知人的主症。但厥病还伴有面色苍白、四肢厥冷，而无口吐涎沫、两目上视、四肢抽搐和病作怪叫之见症。医者若不详细询问发作时的特点，认真诊查，容易导致误诊。

3. 症状不典型时漏诊 典型的痫证发作时症状为突然仆倒，昏不知人，口吐涎沫，四肢抽搐，口中作如猪羊叫声，移时苏醒。但有时发作，症状并不典型，或上述症状单独出现，或仅表现为发作性精神恍惚，或突发口角抽搐，移时缓解等。如不结合既往有痫证病史及突发、短暂、反复的特点，将致漏诊，延误病情。

4. 不辨标本虚实 痫证之风痰闭阻、痰火扰神属实，而心脾两虚、肝肾阴虚属虚。发作期多实或实中夹虚，休止期多虚或虚中夹实。医者若不辨虚实，概以痰邪立论，势必导致误诊误治。

5. 发作时不辨阴阳二证 痫证发作时，有阳痫、阴痫的不同。二者虽都有突然昏仆、昏不知人、两目上视、四肢抽搐、口吐涎沫的主症，但阳痫偏于实热，表现为昏仆叫嚷、声尖音高、手足抽搐有力、牙关紧闭、面红躁动、舌红、苔黄腻、脉弦滑而数，因肝风痰火致病；阴痫偏于虚寒，表现为失神呆滞，不动不语，常见手中物体掉落或有眼睑、颜面、肢体的颤动、抽搐，舌淡苔白腻，脉沉细而涩，多由正虚痰浊为病。不区分阴痫、阳痫，则病性难明，诊断错误。

6. 辨痰不区分风痰、火痰、湿痰的不同 无痰不作痫，痫证发作，一般因痰邪致病，在辨痰为病时要区分风痰、火痰、湿痰的不同。三者均可有昏仆抽搐、口吐涎沫的主症，以及苔黄腻、脉滑的痰象。风痰因惊恐郁怒、肝肾不足、阳亢化风、夹痰迷塞心窍，一般有眩晕、头昏、胸闷及苔黄腻、脉弦滑等肝风夹痰之症；痰火为病，因火热炼液成痰或痰郁化热，阻蔽心窍而致，多有心烦急躁、口干口苦、苔黄腻、脉弦滑数等痰热见症；湿痰为病，因脾虚失运，湿浊内生，蒙闭心窍而成，一般伴有恶心、胸闷脘痞、神疲纳呆、便溏腹胀、舌淡苔白腻、脉濡滑等症状。其虽都属痰邪，但有风、火、湿的本质区别，不加以区分，则难以明确病理实质。

7. 辨火不分肝火、心火 无火不动痰，痫证发作，一般因火邪触动内伏痰邪，使痰随火升，阻蔽心窍为病。肝火、心火都可动痰为病，两者均可见痫证主症及烦躁、口干、面红、舌红、苔黄、脉数等热象。肝火为病，多伴有头晕、头胀、急躁易怒、脉弦之症；心火为病，一般伴有心烦失眠、心慌、口舌糜烂、舌尖红等症。因此，辨火邪动痰，而不区分肝火、心火的不同，则主病脏腑难明，导致病位判断错误。

8. 不求病因 痫证发作大多由于七情失调，先天因素，脑部外伤，饮食不节，劳累过度，或患他病之后。医者若不求其本，病因辨误，即使此次发病治疗获效，但疾病也难以根除，以后必将反复发作。

【案例分析】

案例1：辨病不清，痫证误为中风

薛立斋诊鸿卢王之室人，素有痫证，遇劳役怒气则发，良久自省。一日因饮食劳役失宜，发而半日方省，不能言语。或以为风中于脏，用祛风化痰顺气之剂及牛黄清心丸，病益甚，六脉浮大，两寸虚而不及本部，不进饮食。曰：此脾胃之气伤也。若风中于脏，祸在反掌，彼不信，仍用风药，后果卒。

（清·魏之琇《续名医类案》）

按：本例病案为痫证误作中风而致误治。患者痫证日久，正气已虚，平素遇劳役怒气则发，此次又病起劳役，而被误作中风，用祛风化痰顺气及清心开窍之剂治之，以致进一步耗伤正气，故"病益甚"。此时应大补脾胃之气，方为正治，患者却仍用风药，使气血更加耗伤，终不能治。

案例2：虚实莫辨，标本未分，肝肾虚弱，痰火气郁仅投以攻伐

刘某，女，26岁，1965年5月13日初诊。

自1955年开始，患者常出现发作性两目发直，眼前发黑，严重时视物不清，但神志清晰。自1958年后，其发病时伴有肢体抽搐、神志不清，过后则头痛、乏力，曾在北京某医院诊断为"痫证"，服用"医痫无双丸"等药无效。现患者发作频繁，发作时突然跌倒在地，神志不清，四肢抽搐，每次持续2～3分钟，每日发作3～4次，生气、感冒或阴雨天则发作尤频，每日10余次，平时烦躁易怒，睡眠不宁，可有恐惧感，大便偏干，面黄体瘦，精神不振，气短，舌苔黄，脉弦细。辨证：肝肾虚弱，痰火气郁，阻闭清窍。治法：清热平肝，调气涤痰，息风镇惊，补肾养心。处方：①汤药方：炒酸枣仁30克，生石决明24克，当归15克，何首乌12克，玉竹12克，肉苁蓉12克，钩藤12克，陈皮9克，木香9克，僵蚕9克，胆南星6克，枳实6克，大黄6克，芦荟0.6克。水煎2遍，分2次温服。②药粉方：马宝15克，郁金9克，僵蚕9克，胆南星6克，红豆蔻6克，牛黄2.1克，羚羊角2.1克，朱砂1.5克，蜈蚣2条。共研细粉，每服3克，每日2次。

1965年5月17日二诊：服药2剂，患者发作时抽搐症状减轻，大便已不干，舌、脉同前。汤药方改芦荟0.45克，加半夏9克，继服。

1965年5月21日三诊：患者每日发作次数减少，发作持续时间缩短，大便正常。汤药方去大黄、芦荟，加菟丝子12克补肾益肝，龙胆草4.5克、青礞石12克、全蝎12克、蜈蚣2条以清肝镇惊、息风化痰。

1965年5月28日四诊：近2天患者未发病，唯感左胁部不适，舌苔白厚，脉沉细弱。汤药方加白术15克，厚朴花9克，理气健脾。另配丸药方继服。处方：马宝3克，何首乌36克，全蝎36克，肉苁蓉30克，石菖蒲27克，天竺黄27克，枳实27克，半夏27克，橘红27克，红豆蔻27克，胆南星18克，羚羊角骨18克，琥珀6克，朱砂3克，蜈蚣7条，牛黄7克，共为细粉，另用炒酸枣仁105克，钩藤45克，龙胆草48克，竹茹48克，水煎，取浓汁与药粉共打小丸。每次服6克，

每日 2 次。

［冷方南．名医误治挽治案析（续五）．云南中医杂志，1984（1）：45.］

按：本例痫证病程较久，证属肝肾虚弱，痰火气郁。而前医不辨其虚，屡投"医痫无双丸"等攻痰克伐之药，对脾虚痰生、风痰壅窍者，或身胖痰湿之体固所宜，然本案患者痫发 10 年，久发多由实转虚，加之体瘦、发时口无痰涎，且久发频发，肾气已大伤，实乃虚实夹杂之证，故不可因痰而妄用克伐。《古今医案按》曰："《临证指南》痫案仅四条，皆用豁痰清火，苦泄肝胆，辛通心络，以治实证则可。若予生平所见，多系虚证，河车六味丸、人参定志丸、天王补心丹、龟鹿二仙胶，服者疾发之期远，势亦渐轻，因不敢浪用克伐药。盖痫与癫狂，虚实不同，癫狂实者八九，痫证虚者八九也。又常见患痫之人，少年多夭折，中年得此病者亦无高寿，其为虚可知矣。"故本案应补虚与祛邪并进，方能奏效。

案例 3：脉症不察，土虚木乘误为痰火、风痰

一人年三十余，久病痫证，多发于晨盥时，或见如黄狗走前，则昏瞀仆地，手足瘛疭，不省人事，良久乃苏。或作痰火治而用芩、连、二陈汤，或作风痰治而用全蝎、僵蚕、寿星丸，或作痰迷心窍而用金箔镇心丸，皆不中病。汪诊之，脉皆缓弱颇弦……遂以参、芪、归、术、陈皮、神曲、茯苓、黄芩、麦冬、荆芥穗，煎服十余帖，病减，再服月余而安。

（徐衡之、姚若琴《宋元明清名医类案》）

按：此案患者脉缓弱颇弦，实属土虚木乘所致之痫证，本应治以抑木扶土，然却误作风痰、痰火论治，使虚者愈虚。痫证与癫狂不同，以虚证居多，不可乱用克伐。其发作虽与痰邪作祟密切相关，但也须根据脉证，明辨虚实，实则泻之，虚则补之，不能一见痫证便概以痰邪论治，否则势必导致误诊误治。

案例 4：症之真假不辨，阴亏阳浮，虚火上炎误以为实

冯楚瞻治金氏子，年十四，患痫病，群医针灸不效，继之消痰镇坠，其发更且频。诊脉洪弦有力，而三尺俱弱，此阴亏之极，孤阳不敛，火性上炎，僵仆诸候乃发，理所然也。消痰镇坠不更耗阴分乎？乃令空心淡盐汤，吞加味八味丸四五钱，以使真阳藏纳。然阳无阴敛，何能久藏；火无水制，难免浮越。随以重浊大料壮水之剂，继之，以助其封蛰之势，则水得其所矣。下午乃服调气血、养心清肺和肝之膏滋一丸。如是调理二月，精神倍长，痫症不治而愈……凡滋阴药，最忌热服，热则走阳分，不能养阴；冷则直入肠中，又不能渗行经脉也。

（清·魏之琇《续名医类案》）

按：本案本为阴亏阳浮，虚火上炎之痫证。其脉虽洪弦有力，而三尺俱弱，虚证可鉴，然群医不辨虚实，误予消痰镇坠，以致阴血愈伤，故病甚。本案应以滋阴为本，待阴阳平调之后，再调补气血以扶正，养心清肺和肝，标本兼顾，以杜其源，得收全功。

第八章 脾胃肠病证

脾胃肠病证是指在感受外邪、内伤饮食、情志不遂、脏腑失调等病因的作用下，发生在食管、脾胃、肠道的一类内科病证。本章主要讨论胃痛、腹痛、呕吐、呃逆、噎膈、泄泻、便秘等。感受时邪疫毒所致的痢疾等，在外感病证中讨论；胃肠的出血病证，在血证中论述。

脾胃同居中焦，功能各异。胃主纳，脾主化，脾主升清，胃主降浊，一纳一化，一升一降，共同完成生化气血之功。肠为腑，以通为顺，司传导之能。脾病多虚，有气虚、阳虚之分，脾为阴土，易被湿困而失健运；胃病多实，常为寒热、饮食所伤，胃为阳土，易化燥伤阴，亦可因燥屎内结而致腑气不通。尚有肝气郁滞，横逆犯胃，气滞日久，瘀血内停，或可见其他脏腑病证乘侮影响脾胃肠而为病者。

第一节 胃 痛

胃痛，又称胃脘痛，是以上腹胃脘部疼痛为主要表现的病证。其由外感邪气、内伤饮食情志、脏腑功能失调，气机郁滞，胃失所养所致。胃痛在脾胃肠病证中最为多见，人群中发病率较高，中药治疗效果显著。

西医学的急、慢性胃炎，消化性溃疡，胃痉挛，胃下垂，胃黏膜脱垂症，胃神经症等疾病，以上腹部疼痛为主要表现者，可参考本节诊断辨证。

【病因病机】

1. 寒邪客胃 外感寒邪，脘腹受凉，寒邪内客于胃；过服寒凉，寒凉伤中，致使气机凝滞，胃气不和，收引作痛。《素问·举痛论》曰："寒气客于肠胃之间，膜原之下，血不得散，小络急引，故痛。"

2. 饮食伤胃 饮食不节，暴饮暴食，损伤脾胃，内生食滞，致使胃中气机阻滞，胃气失和而疼痛。《素问·痹论》曰："饮食自倍，肠胃乃伤。"或五味过极，辛辣无度，肥甘厚腻，饮酒如浆，则蕴湿生热，伤脾碍胃，气机壅滞，脘闷胀痛。

3. 肝气犯胃 忧思恼怒，情志不遂，肝失疏泄，横逆犯胃，胃失和降，而发胃痛。肝郁化火，邪热犯胃，肝胃郁热，热灼而痛。若肝失疏泄，气滞日久，血行瘀滞，或久痛入络，胃络受阻，均可导致瘀血内停，发生胃痛。如《临证指南医案·胃脘痛》曰："胃痛久而屡发，必有凝痰聚瘀。"

4. 脾胃虚弱 素体不足，或劳倦过度，或饮食所伤，或久病脾胃受损，或肾阳不足，失于温煦，均可引起脾胃虚弱，中焦虚寒，致使胃失温养作痛。或热病伤阴，或胃热火郁，灼伤胃阴，或久服香燥理气之品，耗伤胃阴，胃失濡养，亦致胃痛。此外，本证也可因过服寒凉药物，伤及脾胃之阳而引起疼痛。

上述病因有时单独出现，有时合并出现，单一出现时，病机变化及临床表现比较单纯，合并出现时则比较复杂。早期多由外邪、饮食、情志所伤，多为邪实；后期常见实邪留滞，脾肾亏虚，而出现由实转虚或虚实错杂之证。

本病病变脏腑关键在胃，肝脾起重要作用，胆肾也与之相关。但无论病因病机如何，病变脏腑之多寡，导致胃痛的基本病机是胃气失和，气机不利，"不通则痛"，或胃失濡养，"不荣则痛"。

【诊断】

1. 胃脘部疼痛，常伴有食欲不振、痞闷或胀满、恶心呕吐、吞酸嘈杂等。
2. 发病常与情志不遂、饮食不节、劳累、受寒等因素有关。
3. 起病或急或缓，常有反复发作的病史。

【常见误诊分析】

1. 胃痛误为胸痹心痛 在古代文献中，常把胃痛与心痛混称，但两者性质、预后大不相同。心居胸中，其痛常及心下，出现胃痛的表现，应高度警惕，防止与胃痛相混。典型真心痛为当胸而痛，其痛多刺痛、剧痛，且痛引肩背，常有气短、汗出、手指青至节等，病情较急，如《灵枢·厥病》曰："真心痛，手足青至节，心痛甚，旦发夕死，夕发旦死。"老年人既往无胃痛病史，而突发胃痛者，当注意真心痛的发生。而虽原有胃病史，如果胃痛性质、程度突然加重，且面色灰黑、大汗淋漓者应高度警惕真心痛的发生。

2. 胃癌漏诊 胃脘痛如辨证准确，经正确施治症状一般容易改善，但胃癌为癥积类病，病情重笃，一般内科治疗效果不佳。因此，如果胃痛久治症状改善不明显，疼痛不规则，或出现便血、疲乏、消瘦，医者应及时借助现代仪器做一些必要的检查，以免延误诊断，丧失最佳治疗时机。

3. 胃痛误为胁痛 肝气犯胃所致的胃痛常攻撑连胁，应与胁痛鉴别。胃痛以胃脘部疼痛为主，伴有食少、恶心、呕吐、反酸、嘈杂等。胁痛以胁肋疼痛为主，伴胸闷、喜长叹息等。若不注意疼痛的部位主次和兼症的差别，容易造成误诊。

4. 胃痛误为腹痛 腹痛与胃痛均为腹部疼痛，但腹痛是以胃脘以下、耻骨毛际以上部位的疼痛为主，其疼痛部位不难区别。但胃处腹中，与肠相连，有时腹痛可以伴有胃痛症状，胃痛又常兼有腹痛表现，这时应从起病及主要病位加以区分，才不致误。

5. 胃痛误为心下痞 心下痞与胃痛部位同在心下，但前者是指心下痞塞，胸膈满闷，触之无形，按之不痛的病证。胃痛以痛为主，心下痞以满为患，且病及胸膈，不难区别。

6. 病位辨证错误 胃痛主要病变在胃，但由于胃与肝脾在生理、病理上的相互联系，所以在辨证时应弄清与胃痛相关病变脏腑的关系。如肝气犯胃，肝胃郁热，则常兼见胸胁胀满、心烦易怒、嗳气频作、发病与情志有关等肝气郁滞的表现。如脾气虚弱，中阳不振，则兼见神疲乏力、大便溏薄、四肢不温、食少纳呆等脾胃虚寒之征象等。另外，胃痛有时亦与胆、肾等脏腑有关，当随证辨之，否则将导致脏腑病位辨误。

7. 虚实辨证错误 胃痛且胀、大便秘结不通者多属实，痛而不胀、大便溏薄者多属虚；喜凉者多实，喜温者多虚；拒按者多实，喜按者多虚；食后痛甚者多实，饥而痛增者多虚；痛剧固定不移者多实，痛缓无定处者多虚；新病体壮者多实，久病体虚者多虚；脉实者多实，脉虚者多虚。忽略这些特点可能导致辨证失误。

8. 不辨阴阳寒热 寒性凝滞收引，故寒邪犯胃之疼痛，多胃痛暴作，疼痛剧烈而拒按，并有喜暖恶凉、苔白、脉弦紧等特点。脾胃阳虚之虚寒胃痛，多隐隐作痛，喜温喜按，遇冷加剧，四肢不温，舌淡苔薄，脉弱。热结火郁，胃气失和之胃痛，多为灼痛，痛势急迫，伴烦渴喜饮，喜冷恶热，便秘溲赤，舌红苔黄少津，脉弦数。胃阴亏虚之虚火胃痛，多隐隐灼痛，似饥而不欲食，嘈杂，口燥咽干，大便干结，消瘦，舌红少津，脉细数。忽略胃痛的性质和兼症，将导致病性判断错误。

9. 不辨无形、有形之痛 初痛在气，久痛在血；在气者胃胀且痛，以胀为主，痛无定处，时痛时止，此乃无形之气痛；病属血分者，持续刺痛，痛有定处，舌质紫暗，此乃有形之血痛。另外食积、痰阻、湿停等亦属有形之痛，也当详辨，方不致误。

10. 不辨标本缓急 凡胃痛暴作者，多因外感寒邪，或恣食生冷，或暴饮暴食，以致寒伤中阳，积滞不化，胃失和降，不通则痛。凡胃痛渐发，常由肝郁气滞，木旺乘土，或脾胃虚弱，木壅土郁，而致肝胃不和，气滞血瘀。

11. 盲目套用西医诊断结论 辨证论治是中医学之精髓，医者可结合辨病辨证治疗，但如果机械地以西医学诊断套中医证型进行治疗，如胃溃疡为脾胃虚寒，萎缩性胃炎为胃阴虚等，必致误诊误治。

12. 泥于前人经验，不细加辨证 胃脘痛之治，前人论述颇详，留下大量有益的经验，但临床上更重要的是根据本病的规律和患者的临床表现特点，综合辨证，若抱守一方一法，必犯刻舟求剑之误。

【案例分析】

1. 实证误虚

案例：肝火犯胃误虚寒

吴沄门，年逾花甲，素患脘痛，以为虚寒，辄服温补，久而益剧。孟英诊曰：肝火宜清。彼之不信。延至仲夏，形已消瘦，倏然浮肿，胁背刺痛，气逆不眠，心辣如焚，善嗔畏热，大便时泻，饮食下咽即吐。诸医束手，乃恳治于孟英。脉弦软而数。与竹茹、黄连、枇杷叶、知母、栀、楝、旋、赭等药而吐止，饮食虽进，各恙未已。投大剂沙参、生地、龟板、鳖甲、女贞、旱莲、桑叶、丹皮、银花、茅根、茹、贝、知、柏、枇杷叶、菊花等药，出入为方。二三十剂后，周身发疥疮而肿渐消，右耳出黏稠脓水而泻止，此诸经之伏热得以宣泄也。仍以此药令其久服，迫秋始愈，冬间能出门矣。

（清·王孟英《回春录》）

按：本案症见消瘦、胁痛、气逆不眠、心烦、善嚏畏热、食入即吐，脉弦数，肝火上逆犯胃之证可辨。然却误为虚寒，投予温补使病情愈剧。食入即吐，是有火也。故先用黄连、竹茹、旋覆花、代赭石等药以清火降逆，次用养阴清热，久服方得火泄。

2. 虚证误为实证

案例1：虚实转化辨误

王金坛曰：予读中秘书时，馆师韩敬堂先生常患膈痛。诊其脉洪大而涩，予用山栀仁、赤曲、通草、麦芽、芎、归煎汤，加姜汁、韭汁、童便、竹沥饮之而止。一日，劳忍饥，痛大发，亟邀予至卧房，问曰：晨起痛甚，不得待公。服家兄药，药下咽，如刀割。痛益甚不可忍，何也？予曰：得非二陈、平胃、乌药、紫苏之属乎？曰然。曰：是则何怪乎其增病也。夫劳饿而发，饱逸则止，知其虚也。饮以十全大补汤，一剂而痊。

震按：王公一案，先用行血通气，后用十全大补，先凭于脉，后凭于因，乃知丹溪以脉因证治名书，扼其要而病无遁情也。

（清·俞震《古今医案按》）

按：本案虽同为一人，先辨为气滞血瘀，兼有郁热，主要依据脉象，后辨为虚，主要据其劳饿而发，饱逸则止。然其兄不识其变，投以行气之品，实属虚实辨误。

案例2：脾胃虚衰，误用消导苦寒

大学士徐玄扈夫人，患胃脘痛，先以气治，次以食治，继以火治，剂多功少，甚至昏愦，良久复苏。延家君救疗，曰：夫人之恙，非气也，非食也，亦非火也，由劳碌过度，中气受伤，脾阴弱而不化，胃阳衰而不布，阴阳既虚，仓廪壅滞，转输既弱，隧道失运，所以清浊相干，气血相搏而作痛也。若过用消导，则至高之气愈耗；误投苦寒，则胃脘之阳愈伤。为今之计，非补不可。古语虽云痛无补法，此指邪气方面者言也。今病势虽甚，而手按稍止，脉气虽大，而重按稍软，则是脉证俱虚，用补何疑？即以香砂六君子汤，一剂而昏愦定，痛亦止矣。

（秦伯未《清代名医医话精华》）

按：本案缘于劳累过度，见有疼痛得按稍止，脉大重按稍软，有此脉证为据，虚证可辨。然医者不察病因脉症，屡治屡误，诚可叹矣。

3. 不辨阴阳寒热

案例：只辨其虚，未辨阴阳

苏某，女，47岁，农民。

患者素患胃痛已10年余，初则痛即反酸，继则痛而无酸，其间曾做纤维胃镜并病理切片检查，确诊为"胃窦部慢性萎缩性胃炎"，近因胃脘胀痛、嗳气加重而于1984年12月11日延余诊治。

刻下：除上述见症之外，并感口燥咽干，渴不欲饮，心烦不眠，纳食欠馨，大便溏薄，小便正常，神疲乏力，舌质暗红，少苔，脉细数而无力。证属胃阴不足，虚火上炎。治以益胃生津，除火降逆。方选麦门冬汤加减，处方：麦冬 30 克，淡竹叶 20 克，细生地黄、北沙参各 15 克，紫苏子、紫苏梗、清半夏、粳米、大枣各 10 克。5 剂，每日 1 剂，水煎取汁，早晚分服。

1984 年 12 月 28 日二诊：患者自诉药后口干咽燥、心烦不眠均有所好转，又自进服 10 剂，嗳气呃逆似减，然脘胀痛反而增剧，大便稀薄，每日 2～3 次，苔薄白，脉如前。复审其证，可能因方中所用北沙参、麦冬、生地黄多味养阴之品碍滞胃气，而大剂量淡竹叶寒凉又伤中阳，遂使其证转为中焦虚寒，脾胃失健。治宜温中健脾，理气和胃。方选桂附理中汤加减，处方：潞党参、焦白术、云茯苓、川厚朴各 15 克，淡干姜、高良姜各 10 克，制香附、熟附片（先煎）、上官桂各 12 克，广木香、炙甘草各 5 克。7 剂，如前煎服。

1985 年 1 月 4 日三诊：药后患者大便正常，脘痛已除，脘胀嗳气减轻，舌苔如前，脉转细缓而有力。续宗原方先后迭进 30 余剂，诸症悉除。

（张笑平《中医失误百例分析》）

按：本例首诊即如胃阴不足之证，见有口干咽燥、舌红、少苔、脉细数等津液耗伤之表现，然亦见大便溏薄、神疲乏力、脉无力等阳气虚之象。医者虽辨其虚，但未辨阴阳，故投之以相应方药之后，虚热诸象虽减，但脘痛却辄然加剧，且兼见泄泻等见症。此实为所用殊多甘寒之品使阳虚进一步加重。因此喻昌在《医门法律·申明内经法律》中特别强调："万事万变，皆本阴阳，而病机药性、脉息论治则最切于此。故凡治病者，在必求其本，或本于阴，或本于阳，知病所繇生而直取之，乃为善治；若不知求本，则茫如望洋，无可问津矣。"

4. 病位辨误

案例：肝气犯胃，不从肝辨

一妇人胃脘痛，勺水不入，寒热往来。或从火治，用芩、连、栀、柏。或从寒治，用姜、桂、茱萸。辗转月余，形体羸瘦，六脉弦数，几于毙矣。高鼓峰曰：此肝痛也，非胃脘痛也。其病起于郁结生火，阴血受伤，肝肾枯干，燥迫成痛。医复投以苦寒辛热之剂，胃脘重伤，其能瘳乎？急以滋肾生肝饮与之，一昼夜尽三大剂。五鼓热寐，次日痛定觉饿矣，再用加味归脾汤加麦冬、五味，十余剂而愈。

震按：江应宿治一男子，心脾痛。六脉弦数。曰：此火郁耳。投姜汁炒黄连、山栀泻火为君，川芎、香附开郁，陈皮、枳壳顺气为臣，反佐以炮姜从治，一服而愈。再与平胃散加姜炒黄连、山栀，神曲糊丸服，永不发。与此案脉同治异，可合参之。

尝阅《临证指南》治脘痛，大半是肝邪犯胃，或夹痰，或夹瘀，或兼寒，或兼热，再辨胃之虚实、肝之寒热，而错综参伍以为治。即紫金丹、栝蒌薤半桂枝汤，泻心和枳实、姜汁，异功加归、芍，总皆古法，不立新方。其用石决明、桑寄生、阿胶、生地、杞、苓、石斛等以养胃汁，即鼓峰滋肾生肝法也。其用苏木、人参、桃仁、归尾、郁金、栀仁、琥珀、芜蔚以红枣肉丸，即孙东宿治查良川法也。惟缓逐其瘀，用蛴螬、䗪虫、灵脂各一两，桃仁二两，桂枝尖生用五钱，蜀漆炒黑三钱，老韭白根捣汁丸，以虫豸入血搜逐，及诸配合之药为最巧。又阳微浊凝，用炒川椒一钱，炮干姜钱半，炮黑乌、附各三钱，大剂辛热驱寒，不加监制之药为最猛。惟此二方有大力量，然《指南》全部，亦仅数年之医案，岂足概先生之一生？自刊行以来，沾溉后学，被其惠者良多。而枵腹之辈，又藉此书易于剽袭，每遇一证，即抄其辞名之有精华，及药之纤巧而平稳者，录以应酬，竟可悬壶。无论大部医书，畏知望洋，即小部医书，亦束之高阁。惟奉《指南》乐其简便，而不知学之日益浅陋也。嗟乎！岂《指南》误人乎？抑人误《指南》乎？

（清·俞震《古今医案按》）

按： 患者症见寒热往来、形体羸瘦、六脉弦数，为郁结生火，病位主要在肝，由肝及肾。然前医泥于常理，皆从胃治，或寒或热，病位皆误，故而无效。高案患者形体羸瘦，阴伤显然矣。江案之火郁亦当责之肝，概无阴虚见证，故为治不同。

5. 盲目套用西医诊断

案例：胃痛误为胸痹心痛

钟某，男，61 岁，干部。

患者自诉患"贲门腺癌"而行根治术已 3 年余，术后曾做 3 个疗程的正规化疗，每半年所做胃镜复查及病理切片检查均未见复发。今日凌晨患者突感左胸阵阵剧烈刺痛而难以缓解，遂于 1989 年 2 月 21 日，即当日上午 9 时来我院急诊并收留门诊观察。

刻下：自疑胃癌复发，除胸痛之外，尚兼胸闷气短，动则喘息，时欲太息，口干口苦，纳谷欠馨，二便正常，形体消瘦，面色萎黄，腹部柔软，胸骨下端及上腹部有压痛。心电图检查示房室传导阻滞，B 型超声波心脏检查示主动脉冠状窦扩大及左室顺应性降低。舌质淡白，边有瘀斑，苔薄白而微腻，脉弦细。辨为胸阳闭阻，气滞血瘀。治以通阳宽胸，理气活血。方宗瓜蒌薤白半夏汤化裁，处方：川桂枝、薤白各 9 克，全瓜蒌 15 克，紫丹参 30 克，全当归、京赤芍、抱茯神、桃仁泥、炒枳实各 12 克，紫檀香 6 克（后下）。3 剂，每日 1.5 剂，水煎取汁，3 次分服，并嘱必要时含服速效救心丸 10 粒。

1989 年 2 月 23 日二诊：患者诉胸闷气短好转，然胸痛、口干有增无减。经仔细询问，知其时欲嗳气反酸。一年前，X 线上消化道吞钡检查示胃有所上移。苔转微黄，脉兼微数。改断其证为肝胃不和，瘀血阻络。治拟疏肝泻火，和胃祛瘀。处方：川黄连 6 克，吴茱萸 4 克，象贝母、青皮、陈皮、佛手柑、紫苏梗、延胡索、川厚朴、莱菔子各 10 克，当归尾、紫丹参、煅瓦楞（先煎）各 15 克。3 剂，每日 1 剂，水煎取汁，2 次分服。

1989 年 2 月 26 日三诊：药后患者嗳气已除，胸痛吞酸著减，饮食逐启，余症俱轻，苔薄白，脉弦缓，带原方 10 剂回家继续治疗；此后病情无明显反复，再以上方出入改制膏剂调理 3 个月余，追访半年仅时有轻度吞酸、纳呆、胸痛等表现。

（张笑平《中医失误百例分析》）

按： 本例痛在胸骨下段及上腹部，貌似胸痛，实为胃痛，系因贲门癌而行根治术以致胃腑上移使然。然首诊竟将所见肝胃不和诸表现置若罔闻，也未能详询病史，查阅既往实验室检查，只从年龄、主诉以及所做有关心脏方面的实验室检查而误断为胸痹之证，妄施通阳活血之剂。药不对证，何能效乎！《医宗必读·心腹诸痛》对心痛、胃痛两病证的鉴别论断已做透彻分析，谓胃痛多兼"或满，或胀，或呕吐，或吞酸，或大便难，或泻利"等表现。由此可见，首诊之误即为《素问·疏五过论》所总结的未诊不问，"诊之而疑，不知病名"，"良工所失，不知病情，此也治之一过也"。

6. 疑难病辨证误

案例：病症交错，主次缓急辨误

李时珍治一人，素饮酒，因寒月哭母受冷，遂病寒中，食必佐以姜、蒜。至夏酷暑，又多饮水，兼怀怫郁，因病右腰一点胀痛，牵引右胁，上至胸口，则必欲卧，发则大便里急后重，频欲登圊，小便长而数，或吞酸，或吐水，或作泻，或阳痿，或厥逆，或得酒少止，得热少止。但受寒、食寒，或劳役，或入房，或怒，或饥即发。止则诸证泯然。甚则日二三发，服温脾、胜湿、滋补、消导药，皆微止，随发。时珍思之，此乃饥饱劳逸，内伤元气，清阳陷遏，不能上升所至。遂用升麻葛根汤合四君子加柴胡、苍术、黄芪煎服，仍饮酒一二杯助之。其药入腹则觉清气上行，胸膈爽快，手足和暖，头目精明，诸证如扫。每发，一服即止。若减升麻、葛根，或不饮酒，则效便迟。大抵人年五十以后，其气消者多，长者少，降者多升者少，秋冬之令多，春夏之令少。若禀受弱而有前诸证者，并宜此药活法治之。

震按： 此种病近来颇多。每从右胁胀痛至中脘，或吞酸，或吐水，或作泻，肢冷不食。予每以二陈汤，加香附、白芍、苍术、良姜、草蔻、胡芦巴等，服之颇效，但易于发，发久则渐重。欲其不发，殊苦无策。观此病饮酒少止，得热少止，似有间可寻矣。乃不用温药，而以升、柴、葛、二术、参、芪升阳益胃，实得力于东垣，惜不载脉象为恨。然云每发一服即止，则亦不能不发也。

（清·俞震《古今医案按》）

按： 本案病情较复杂，临床症状涉及方方面面，因而辨证之时往往难以抓住主要矛盾，顾此失彼。时珍认为"人年五十以后，气消者多，长者少，降者多，升者少，秋冬之令多，春夏之令少"，故而辨为内伤元气，清阳不升。

第二节　腹　痛

腹痛是指以胃脘以下，耻骨毛际以上的部位发生疼痛为主要表现的病证，多由脏腑气机不利，经脉失养而成，临床上极其常见。本节主要讨论内科腹痛的误诊。

本病相当于西医学的急慢性胰腺炎、胃肠痉挛、不完全性肠梗阻、结核性腹膜炎、慢性结肠炎、腹型过敏性紫癜、肠易激综合征、消化不良性腹痛、输尿管结石等，以腹痛为主要表现，并能排除外科急腹症及妇科疾病者。

【病因病机】

1. 感受外邪，内传于里 六淫之邪，侵入腹中，均可引起腹痛。伤于寒者，则寒凝气滞，不通则痛，如《素问·举痛论》曰："寒气客于肠胃，厥逆上出，故痛而呕也。寒气客于小肠，小肠不得成聚，故后泄腹痛矣。"若伤于暑热，或寒邪不解，郁而化热，或湿热壅滞，以致传导失职，腑气不通而发生腹痛，"热气留于小肠，肠中痛，瘅热焦渴，则坚干不得出，故痛而闭不通矣"。

2. 饮食不节，肠胃受伤 暴饮暴食，损伤脾胃，饮食停滞；恣食肥甘辛辣，酿生湿热，蕴蓄肠胃；饮食不洁，或过食生冷等，均可损伤脾胃，腑气通降不利而发生腹痛。如《素问·痹论》曰："饮食自倍，肠胃乃伤。"

3. 情志失调，气滞血瘀 抑郁恼怒，肝失条达，气机不畅，发为腹痛；或忧思伤脾，或肝郁乘脾，肝脾不和，气机不利，腑气通降不顺而发腹痛；或气滞日久，血行不畅，气滞血瘀，或跌仆损伤，或腹部手术，络脉瘀阻，均可形成腹中瘀血，血瘀腹痛。如《证治汇补·腹痛》谓："暴触怒气，则两胁先痛而后入腹。"

4. 素体阳虚，寒从内生 脾阳素虚，或过服寒凉，损伤脾阳，寒湿内停，渐致脾阳衰惫，气血不足，不能温养脏腑，而致腹痛；甚至久病肾阳不足，失其温煦，脏腑虚寒，腹痛日久，迁延不愈；亦有房事之后为寒邪所中而致阴寒腹痛者。正如《诸病源候论·久腹痛》所说："久腹痛者，脏腑虚而有寒，客于腹内，连滞不歇，发作有时。发则肠鸣而腹绞痛，谓之寒中。"

总之，腹痛的成因，不外乎寒、热、虚、实、气、血等几方面，各因之间常相互转化，或相兼为病。腹痛的病机，不离乎"不通则痛""不荣则痛"，实则各种原因导致脏腑气机不利，气血运行不畅，经脉阻滞；虚则气血不足，阳气虚弱，脏腑经脉失于温养。由于脏腑经络的分布部位、生理功能、病理特点不同，发病后的临床表现各有所异，所以脏腑的生理病理及经脉的运行特点在腹痛的辨证中显得十分重要。

【诊断】

1. 本病以胃脘以下，耻骨毛际以上部位的疼痛为主要表现。其疼痛性质各异，但一般不甚剧烈，且按之柔软，压痛较轻。

2. 起病多缓慢，其痛发或加剧常与饮食、情志、受凉等因素有关。

3. 腹部 X 线、B 超检查以及有关实验室检查有助于诊断及鉴别诊断。

4. 应排除外科急腹症、妇科腹痛；其他内科病证中可见有腹痛，但当以原发病症状为主。

【常见误诊分析】

1. 忽视四诊合参 拘泥于病史，体检不全面、不仔细是导致腹痛误诊的最根本原因。临诊时医者应仔细询问病史，但又不可拘泥于病史，如果受旧病史的影响，而不做全面体检，则易误诊。腹痛是患者的一种主观感觉，对患者疼痛性质的分析应四诊合参，全面分析病情，如只把握其中一方面，仅凭患者诉说，或只见其标，不见其本，必将导致辨证治疗错误。

2. 内、外、妇科腹痛辨误　内科、外科、妇科多种疾病均可见有腹痛，但内科腹痛常先发热后腹痛，疼痛不剧，腹部柔软，压痛反跳痛不明显；外科腹痛多先腹痛后发热，疼痛剧烈，痛有定处，压痛明显，伴有肌紧张和反跳痛。内科病右下腹痛尤易误诊为外科肠痈腹痛。其二者腹痛均出现在右下腹，同时伴压痛、发热症状。但肠痈腹痛集中右下腹部，拒按明显，转侧不便，右侧喜屈而畏伸，伴明显发热、恶寒等症状；内科腹痛不如肠痈部位局限、固定，压痛也不如肠痈明显。肠痈病情急，变化快，应加以细辨，才不致误诊而延误病情。另外，女性患者应与妇科腹痛相鉴别，妇科腹痛多在小腹，与经、带、胎、产有关，如痛经、流产、异位妊娠、输卵管破裂等，应及时进行妇科检查，以避免误诊。

3. 内科病腹痛辨误　许多内科疾病可见腹痛的表现，但均以原发病特征为主，腹痛只是该病的症状之一。如痢疾之腹痛，伴有里急后重、下痢赤白脓血；霍乱之腹痛，伴有吐泻交作；积聚之腹痛，以腹中包块为特征；臌胀之腹痛，以腹部外形胀大为特点等。而本节所讨论的腹痛病证，当以腹部疼痛为主要表现。当然，有些腹部病证常以腹痛为初起见症，医者若不全面分析病情，不认真观察病情变化，见腹痛即治痛，势必导致误诊误治。

4. 腹痛误为胃痛　上腹痛与胃痛部位接近，尤其是气滞疼痛，疼痛部位不固定。诊断时要明辨疼痛的主要部位，胃痛以上腹胃脘近心窝处疼痛为主，虽可向其他部位窜痛，但疼痛最先出现的部位或最痛的部位仍在胃脘部，且多伴有脘腹胀闷、纳差，疼痛与进食关系明显，或伴吐苦反酸、呕逆嗳气等症；腹痛部位在胃脘以下，耻骨毛际以上部位为主，且不伴上述症状。二者有本质的区别，若不了解疼痛的部位与兼症特点，则易误诊。

5. 虚实辨证错误　久患腹痛影响饮食或素体虚弱之人，常表现消瘦、神疲乏力等症，医者常忽视某些邪实之因而将实证误诊为虚证。另外，有些医者又误认为腹痛多属实证，而多用行气通下之法治疗，不加辨证导致误诊误治。临床上实痛多表现为痛势急剧，拒按，痛而有形，痛势不减，得食则甚；虚痛多表现为痛势绵绵，喜揉喜按，时缓时急，痛而无形，饥而痛增。

6. 寒热辨证错误　腹痛伴有便秘不通者，可为实热证、实寒证、虚寒证，但医者常误以便秘为实热证，而概用苦寒通下，导致误诊误治。临证属实热内结者，表现为腹部痞满胀痛、拒按，口干喜饮，或热结旁流，苔黄燥，脉沉实有力；属实寒内阻者，表现为腹部拘急冷痛，畏寒喜温，口和不渴，便秘，苔白，脉沉紧；属虚寒证者，表现为痛势绵绵而喜按，时作时止，伴肢冷畏寒，神疲气怯，面色无华，便溏不爽，脉沉细或沉迟等症。此外，若实热证出现寒极似热，热深厥亦深的情况，常误诊为虚寒证，应注意鉴别。

7. 不辨气血　腹痛胀满，时轻时重，痛处不定，攻撑作痛，得嗳气矢气则胀痛减轻者，为无形之气滞痛；腹部刺痛，痛无休止，痛处不移，拒按，入夜尤甚者，为有形之血瘀痛；腹痛绵绵，时作时止，喜热恶冷，痛时喜按，饥饿劳累后加重，得休息后减轻，为无形之阳虚作痛。医者若不辨气血，势必导致误诊误治。

8. 寒证不辨病位   寒性腹痛，医者不根据腹痛的部位、兼症而分经论治，概用温阳散寒之法，导致治疗不能击中要害。若中脘痛，多为寒在太阴脾经，表现为肠鸣腹痛，喜温喜按，大便溏泄，小便清长，手足不温，脉沉细或迟缓；若脐中痛不可忍，喜温喜按，手足厥逆，脉微欲绝者，为寒在少阴肾经；若少腹拘紧冷痛，痛连两胁，脉沉紧者，多为寒滞厥阴肝经。如果忽略这些特点，将导致脏腑经络定位错误。

9. 不辨轻重缓急   腹痛急症，病情较重，医者若优柔寡断，投以轻剂，病重药轻，必无效或效不显，甚至导致病情延误或加重。

10. 盲目套用西医诊断   医者片面地把西医诊断作为辨证依据，如见急性炎症即辨为实热，殊不知炎症之中尚有寒热虚实之分，若在诊断上只满足于病名诊断，而不详参脉症进行辨证分析，容易致误。

11. 片面理解"通"法的含义，将其理解为泻下或温通致误   腹痛以"不通则痛"为常理，且腑以通为顺，以降为和，所以在审因论治基础上，结合通法，使病因得除，腑气得通，腹痛自止。但通法并非单纯泻下，应在辨明寒热虚实的基础上采取相应治法。如《景岳全书·心腹痛》曰："凡治心腹痛证，古云痛随利减，又曰通则不痛，此以闭结坚实者为言。若腹无坚满，痛无结聚，则此说不可用也。其有因虚而作痛者，则此说更加冰炭。"

【案例分析】

案例 1：寒积腑实误为实热

刘某，男，三十五岁，渔民。患恶寒腹痛，服平胃散加疏解风寒之剂，夜半腹部胀痛甚剧并拒按，投洋朴硝一两，仍不大便，胀痛益甚。脉象沉滑，舌苔秽浊，腹壁坚硬如鼓，经灌肠注射并施针灸均未见效。翌日再进大承气二剂，亦无便意，腹胀痛更甚，疲惫不堪。

本症发于严冬之际，病者又系渔民，病前感受寒冷可知；腹部胀痛拒按，舌浊脉沉滑，其内有积聚甚明。此系寒邪犯胃，宿食停滞，为寒中之实。承气汤苦寒，药不对证，当攻用温下法，方可获效，遂以《外台》走马汤主之。药用巴豆（小）十二粒，杏仁七枚，微炒杵粉，布裹，加水二匙，浸出药液后服。服下二时许，果腹中雷鸣，泄秽物甚多，奇臭不堪，渐觉腹部少宽，一昼夜泻下百余次，诸症顿失。

（福建中医药研究所《福建中医医案医话选编》）

按：对腑实之候辨其寒热，主要从舌苔上分析。舌红、舌黄燥或焦黑，属热实证，自可予承气汤下之。如舌不红，苔滑润或黏腻或秽浊，则非热实之候。此例舌苔秽浊，腹胀痛甚而拒按，乃寒积所致，故初予洋朴硝及大承气二剂，毫无便意，改予走马汤却大便下奇臭秽浊物甚多，诸症消失。可见，温下与寒下均可祛病救人，唯在医者善用耳。

案例 2：三阴寒结误为阳明腑实证

赵某，男，三十二岁。腹痛胀满，大便秘结，历经七日。前医处以大承气汤，服后吐水数碗，反见四肢厥冷。后延余诊治，余察其舌黑而润，汗出不止，脉微细而迟，重按则失。

此症系三阴寒厥腹痛，应用温中回阳，方能救治。处以大剂附子理中汤：干姜八钱，附子一两，白术二两，甘草三钱。高丽参三钱。水煎，分三次服完。

服后吐出冷水数碗，再以药渣煎服，服三分之一后，其吐即止，症状逐渐好转，隔日再服一剂而愈。

原按：此症虽有腹胀满而大便秘结，颇似阳明实证，但舌黑而润，四肢厥冷，脉微细而迟，则纯属阴证现象，盖系三阴寒结，致成便秘，故非大承气所能治也。

（福建中医药研究所《福建中医医案医话选编》）

按：此类病证最易被误治。其临床除应从舌黑而润，脉微细而迟，重按则失辨析外，尚可从腹虽胀满却时有所减轻，腹虽痛却喜温按，且痛及满腹（并非仅绕脐痛甚），四肢与胸腹均冷等症，确认其属三阴虚寒，寒实内结之证。本案之误在于但见腹痛便秘、苔黑，不辨寒热虚实而误用药。

案例3：火郁于内，腹痛厥逆误作虚寒

文学包日俞，食蟹腹痛，发则厥逆，逾月不已。来邀诊告余，遍尝诸药，始则平胃、二陈，继则桂、姜、理中，一无取效，反增胀痛。余曰：诸痛不一，投治各殊。感寒痛者，绵绵无间；因热痛者，作止不常。二者判若霄壤。尊恙痛势有时，脉带沉数，其为火郁无疑。虽曰食蟹而得，然寒久成热，火郁于中，热极似寒，厥冷于外，此始末传变之道。先哲垂论，昭然可考，奈何执泥虚寒，漫投刚剂，是以火济火，岂不难哉？以四逆散加酒炒黄连，一剂而愈。

（秦伯未《清代名医医话精华》）

按：本案腹痛厥逆，脉来沉数，此为火郁之证。然前医不辨其因，但见厥逆，皆从寒辨，阴阳辨误，故屡治无效，反增胀痛。所幸后能审慎病机，投以四逆散解郁，加酒炒黄连泻火，药极简练，却如桴应鼓。

案例4：痰阻胸膈误予温补

王中阳治一燕人，久患冷气满腹，上攻下注，大痛不堪。痛阵壅上，即吐冷涎而止，一日一作，饮食不进，遂成骨立，屡用温补不效。王诊之，六脉弦长劲急，两畔别有细脉，沸然而作，状如烂绵。曰：此必胸膈有臭痰在内。病者曰然。众医皆作冷气，因补治下元，日久无效。自觉胸中痞闷，今闻此说，令我大快。遂投滚痰丸，临睡服之。夜半，吐黑绿冷涎败水无数。再服七十丸，其病如脱。以六君子调理而愈。

震按：王隐君治病，不曰痰，即曰火，可作戴人之法嗣。但腹痛因痰诚有之，此种脉象，更要留心。

（清·俞震《古今医案按》）

按：此案腹痛壅上，即吐冷涎而止，六脉弦长劲急，痰阻胸膈可辨，尤其是从前医误补无效，诊断当可进一步明确。

案例5：脾胃虚寒误为血瘀气滞

李某，女，28岁，1981年4月7日初诊。

患者已婚 6 年未育，患腹痛 5 年，痛时得按则减，进食则舒，大便溏，伴有心悸，烦热，食少，咽干，形瘦，月经来潮血量少，色紫有块，舌边见有瘀点。延医 10 余人，服中西药无效。诊见：面色㿠白，舌淡紫，苔薄黄，脉沉弦，右寸细弱。证属血瘀气滞。治宜活血祛瘀，行气止痛……2 剂，水煎服。药后病未减轻，反痛胀加重。改用甘温健脾，缓急止痛之法。方用黄芪建中汤治之……5 剂，水煎，日进 1 剂。经服此方后病已缓，脉细弱。宗此药加味作丸药一料，巩固疗效。1982 年 10 月生一男婴。

[彭元成 . 误治后遵仲景法补救案 5 例 . 吉林中医药，1984（5）：21.]

按：腹痛日久，可见于脾胃虚寒和血瘀气滞，临证当四诊合参，辨证求因，否则易造成误诊误治。本案医者仅据腹痛日久，月经色紫有块，初断为血瘀气滞，服活血行气止痛之品，不但未得其功，病反加重，可见辨证有误。医者若详细辨证，则从腹痛喜按，进食则舒，面色㿠白，便溏，食少，形瘦，脉沉弦，右寸细弱，可知患者为脾胃虚寒，虽或夹有瘀血，然终非主要矛盾。

案例 6：阴虚火动误予行气活血

汪石山治一人，年五十余，瘦黑理疏，忽腹痛，午后愈甚。医治以快气之药，痛益加。乃曰：午后血行于阴分，加痛者，血滞于阴也。四物加乳、没服之，亦不减。汪诊之，脉浮细而结，或五七至一止，或十四五至一止。经论止脉，渐退者生，渐进者死。今止脉频则反轻，疏则反重，与“脉经”实相矛盾。汪熟思少顷，曰：得之矣。止脉疏而痛甚者，以热动而脉速；频而反轻者，以热退而脉迟故耳。病属阴虚火动无疑。且察其病起于劳欲，劳则伤心而火动，欲则伤肾而水亏，以参、芍补脾为君，熟地、归身滋肾为臣，黄柏、知母、麦冬清心为佐，山楂、陈皮行滞为使，人乳、童便出入加减。惟人参加至四五钱，遇痛进之则愈。或问：诸痛与瘦黑人，及阴虚火动，参、芪在所当禁。今用之顾效，何取？汪曰：诸痛禁用参、芪者，以暴病形实者言耳。若年高，气血衰弱，不用补法，气何由行？痛何由止？经曰：壮者气行则愈是也。

震按：汪公之察病情，讲病因，精细无比。故参、芪、归、地、麦冬、知、柏、乳、溺并非腹痛门所列之方，而竟能奏效。愚者遇某病，即于某病门验方以治，一望迷津，何尝得济？况诸书所载方法，此有彼无，彼详此略，将恃何种为宝筏耶？

（清·俞震《古今医案按》）

按：本案证属阴虚火动，主要依据是病起于劳欲，腹痛午后愈甚，瘦黑理疏，脉浮细而结。虽面黑可见于瘀血之证，然瘦黑之人每多阴虚火旺，这也是本案辨证的关键。

案例 7：气虚下陷误用破气药

少年素有疝瘕，忽然少腹胀疼。屡次服药，多系开气行气之品，或不效，或效而复发。脉象无力。以愚意见度之，不宜再用开气行气之药。近在奉天有治腹疼二案，详录于下，以备参考。

一为门生张某，少腹素有寒积，因饮食失慎，肠结，大便不下，少腹胀疼，两日饮食不进。用蓖麻油下之，便行三次而疼胀如故。又投以温暖下焦之剂，服后亦不觉热，而疼胀如故。细诊其脉，沉而无力。询之，微觉短气。疑系胸中大气下陷，先用柴胡二钱煎汤试服，疼胀少瘥。遂用生箭芪一两，当归、党参各三钱，升麻、柴胡、桔梗各钱半。煎服一剂，疼胀全消，气息亦顺，惟觉口中发干。又即原方去升麻、党参，加知母三钱。连取数剂全愈。

一为奉天史姓学生，少腹疼痛颇剧，脉左右皆沉而无力。疑为气血凝滞，治以当归、丹参、乳香、没药各三钱，莱菔子二钱。煎服后疼益甚，且觉短气。再诊其脉，愈形沉弱。遂改用升陷汤一剂而愈。此亦大气下陷，迫挤少腹作疼，是以破其气则疼益甚，升举其气则疼自愈也。

若疑因有痃癖作疼，愚曾经验一善化痃癖之法。忆在籍时，有人问下焦虚寒治法，俾日服鹿角胶三钱，取其温而且补也。后月余晤面，言服药甚效，而兼获意外之效：少腹素有积聚甚硬，前竟忘言，因连服鹿角胶已尽消。盖鹿角胶具温补之性，而以善通血脉，林屋山人阳和汤用之以消硬疽，是以有效也。又尝阅喻氏《寓意草》，载有袁聚东痞块危证治验，亦宜参观。

（张锡纯《医学衷中参西录》）

按：上二案痛在少腹，脉沉而弱，服破气药痛加，有此三者，为气虚下陷作痛，用张氏升陷汤。其所述病情虽简，然三案皆以脉为主要依据。三案之误皆在于因守"不通则痛"，妄图"通则不痛"。案末述用鹿角胶消痃癖法，确有道理。

案例 8：房后元气虚兼有停食屡误

一人面色苍白，年四十六，素好酒色犬肉。三月间，因酒兼有房事，遂病腹左痛甚，后延腹右，续延小腹，以及满腹皆痛，日夜叫号，足不能伸，卧不能仰，汗出食阻，自用备急丸，利二三行而随止，痛仍不减。汪诊其脉皆细驶，右脉颇大于左，独脾脉弦而且滑。扶起诊之，右脉亦皆细数，恐伤酒肉。用二陈加芩、楂、曲药进之，不效。再用小承气汤，仍不利。蜜煎导之，仍不利。乃以大承气汤，利二三行，痛减未除。令其住药，只煎山楂汤饮之，次日烦躁呕恶，渴饮凉水则觉恶止爽快。诘朝诊脉，皆隐而不见，四肢逆冷，烦躁不宁，时复汗出，举家惊愕，疑是房后阴证，拟进附子理中汤。汪曰：此治内寒逆冷也。《活人书》云：四逆无脉，当察证之寒热，今观所患，多属于热。况昨日脉皆细数，面色近赤，又兼酒后而病，六脉虽绝，盖由壮火食气也。四肢者，诸阳之末，气被壮火所食，不能营于四肢，故脉绝而逆冷也。此类伤暑之证，正合仲景所谓热厥者多，寒厥者少，急用大承气汤下之之例。向虽下以大承气，其热尚未尽，难以四逆汤证与比。今用附子热药，宁不助火添病耶？如不得已，可用通脉四逆汤，尚庶几焉。以其内有童便、猪胆汁监制附毒，不得以肆其虐也。连进二服，脉仍不应，逆冷不回，渴饮烦躁，小便不通，粪溏反频，腹或时痛。更进人参白虎汤二帖，燥渴如旧。更用参、术各三钱，茯苓、麦冬、车前各一钱，五味、当归各五分，煎一帖，脉渐见如蛛丝。汪曰：有生意矣。仲景论脉绝，服药微续者生，脉暴出者死是也。左手足亦略近和，不致冰人，右足手逆冷如旧，但口尚渴，便尚溏，一日夜约十余度，小便不通。汪曰：渴而小便不利者，当利其小便。遂以天水散冷水调服。三四剂不应，再以四苓散加车前、山栀、煎服二帖，小便颇通，但去大便而小便亦去，不得独利。汪曰：

小便未利，烦渴未除，尽由内热耗其津液也。大便尚溏者，亦由内热损其阳气，阳气不固而然也。遂用参、术各三钱，茯苓一钱五分，白芍、车前、门冬各一钱，山栀七分，五味五分，连进数服，至第九日，逆冷回，脉复见，诸证稍减，渐向安。

震按： 此证反复甚多，所用之方又皆重剂，然寒热互用，而卒能以补收功者，因其身不热，神不昏，与伤寒温疫有别，故可从容挽救也。大抵腹痛由于停食，而房后元气必虚，连下之则虚极，故逆冷脉绝，通脉四逆汤非误，白虎汤殊误。赖有人参，设不用人参，此证早难活也。

（清·俞震《古今医案按》）

按： 本案起于酒后房劳，元气所伤兼有食积，因病情较复杂难辨，故误予峻消、峻下，致元气大伤而成阴阳格拒。其厥、脉及寒热真假是本案辨证的关键。俞震所析甚是，名医亦有不应时。

案例9：肝郁气滞，腑气不通疏于因势利导

武昌俞君，劳思过度，心绪不宁，患腹部气痛有年，或三月五月一发，或一月数发不等，发时服香苏饮、越鞠丸、来苏散、七气汤等可愈。每发先感腹部不舒，似觉内部消息顿停，病进则自心膈以下、少腹以上胀闷痞痛，呕吐不食。此次发而加剧，欲吐不吐，欲大便不大便，欲小便亦不小便，剧时口噤面青，指头和鼻尖冷，似厥气痛、交肠绞结之类。进前药，医者又参以龙胆泻肝汤等，无效。诊脉弦劲中带滞涩象，曰：痛利为虚，痛闭为实，观大小便俱闭，干呕和指头鼻尖冷，内脏痹阻较甚，化机欲熄，病机已迫，非大剂推荡不为功。拟厚朴三物汤合左金丸为剂：厚朴八钱，枳实五钱，大黄四钱，黄连八分，吴萸一钱二分。服一剂，腹中鸣转，痛减；二剂，得大便畅行一次，痛大减，续又畅行一次，痛止。后以《澹寮》六和、叶氏养胃方缓调收功。嗣后再发，自服此方一二剂即愈。

此方病亦发少、发轻、不大发矣。查厚朴三物药同小承气，不用小承气而用厚朴三物者，小承气以泻胃肠为主，厚朴仅用四钱，枳实仅用三枚，因气药只助泻药攻下；厚朴三物以通滞气为主，厚朴加用八钱，枳实加用五枚，故下药反助气药通利。药味相同，用量不一，则主治亦即不同。加左金者，借吴萸冲开肝郁。肝气升发太过，宜平宜抑；左金原方萸少于连，此方连少于萸。此病其来较暴，其去较速，苟非丝丝入扣，何能臻此？予本人亦患气疼，与俞病同，但较俞病为剧，因自治较久，体会亦较深。

（冉雪峰《冉雪峰医案》）

按： 本案腹满胀痛起于劳思过度，故辨为肝郁气滞。然进而兼大小便不利，脉弦劲带滞涩，是肝郁气机闭阻，腑气不通之象。前医失于详析病机转化，不辨腑之通滞，故而导致误诊误治。案中从用量析厚朴三物汤和小承气主治异同，以及左金丸吴茱萸、黄连之用量配伍，俱有妙义。

案例10：阳虚证误辨为血虚

一妇，年近五十，病腹痛，初从右手指冷起，渐上至头，则头如冷水浇灌，而腹痛大作，痛则遍身大热，热退则痛也止，或过食或不食皆痛，每常或一岁一发，近来二三

日一发，远不过六七日，医用四物汤加柴胡、香附，不应；更医用四君、木香、槟榔，亦不效。余诊脉皆微弱，似有似无，或一二至一止，或三五至一止，乃阳气大虚也。以独参五钱，陈皮七分，煎服十余帖而愈。

夫四肢者，诸阳之末，头者诸阳之会。《内经》曰"阳虚则恶寒"，又曰"一胜则一负"，阳虚阴往往乘之，则发寒；阴虚阳往往乘之，则发热。今指梢逆冷，上至于头，则阳负阴胜可知矣。阳负则不能健运而痛大作，痛作而复热者，物极则反矣。及其阴阳气衰，两不相争则热歇，而痛亦息矣。况脾胃多气多血经也，气能生血，气不足则血亦不足，故用独参汤服，而数年之痛遂愈矣。

（明·汪机《汪石山医案》）

按：此为阳虚腹痛，误用四物汤补血无效案。《伤寒论》云："脾胃气弱，不能消谷，脉微弱者，此无阳也。"此案辨证关键在于脉微弱，过食或不食均痛。夫过食而痛者，此胃虚不纳，气血失其化源也；不食亦痛者，此脾虚无谷以营运气血也；脉微而弱者，此阳虚不运也。阳虚腹痛，不在血分，补血何以能效？汪氏主以独参汤稍佐陈皮，于大补元气之中寓以行气，药虽二味，而数年沉疴霍然而愈。

案例 11：寒饮内停，误为实热

董某，男，60岁。1981年12月5日初诊。

患者于1981年12月4日食用大量肉食、凉菜及少量白酒后，右上腹疼痛，阵发性加剧，向右肩背部放射，伴恶心、呕吐，先吐食物残渣，后又吐清稀涎沫；畏寒，盖衣被后稍减；当晚发热。第2天发现右侧肋缘下有一鸡蛋大包块，遂来就诊。检查：体温38℃，巩膜无明显黄染，右上腹可触及一梨形囊状物，能随呼吸上下运动，压痛明显。化验：白细胞$1.2×10^9$/L，中性粒细胞0.86，淋巴细胞0.14，黄疸指数14U。凡登白试验：直接（+），间接（-）。超声检查：肝界正常，胆囊空腹肋缘下5cm，脂肪餐后仍为5cm。X线检查：未发现阳性结石影。西医诊断：急性胆囊炎，胆结石待排除。笔者初按实热气郁病治之，给大柴胡汤2剂。用药2天，包块增之鸭蛋大，疼痛曾一度缓解，后又加剧，畏寒加重，呕吐大量清稀涎沫，大便溏泄，腹部热敷后较舒服，舌淡苔白滑，脉弦滑细。根据以上症状，应辨证为寒饮内停，治宜温化寒饮、行气止痛，方用苓桂术甘汤加附片、乌药。服药2剂，体温下降，腹中觉暖，腹痛减轻，痰涎减少，包块缩小。守原方又进4剂，诸症皆除。

[孙建军.临证辨证失误的几种常见原因.河南中医，1986（5）：20.]

按：急性胆囊炎一症，实热者固然多见，但其他证并非没有。正确的方法应该是凭脉辨证，对证治之。本例初诊时，对一派寒象未予留意，单凭西医诊断即按实热治之，致成误诊。

案例 12：木旺凌脾，未详病机，误辨为火、为气、为积、为虚

内乡令乔殿史次君，自幼腹痛，诸医作火治、气治、积治，数年不效，后以理中、建中间而服，亦不效。六脉微弦，面色青黄。余曰：切脉望色，咸属木旺凌脾，故建中用以建中焦之气，俾脾胃治而肝木自和，诚为合法，宜多服为佳。服用数剂，益增胀痛。殿史再延商治，余细思无策，曰：令郎之痛，发必有时，或重于昼，或甚于夜，或饥饿而发，或饱逸而止，皆治法不同。殿史曰：是病方饮食下咽，便作疼痛，若过饥亦痛，交阴分则贴然。余曰：得之矣，向者所用小建中，亦是从本而治，但芍药酸寒，甘饴发满，所以服之无效。但缘过饥而食，食必太饱，致伤脾胃，失其运用之职，故得肝旺凌脾，经所谓源同流异者也。今以六君子汤加山楂、麦芽，助其健运之职而利机关，今无壅滞之患，则痛自愈也。服二剂而痛果止。所以医贵精详，不可草草！

（秦伯未《清代名医医话精华》）

按：腹痛一症，当详询病痛特点，分析其病发机制，则用药必中。此案六脉微弦，面色青黄，辨为木旺凌脾，当属无误，但由于没有仔细分析疼痛特点与病机的关系，而致腹痛益增。

案例 13：脾虚阳衰，病重药轻

杨大昭，乃六旬老翁也。人虽肥胖，而精神殊不佳。顷病腹鸣攻痛，上下走逐，胸满欲呕，脉沉紧而迟。此系水寒之气相搏于中，脾肾失调之所致。曾服理中汤、附子粳米汤多剂，却无效验。然而全面观察，实为脾虚阳衰不胜阴寒之象。前方颇为针对，其不效者，此非矢不中的，乃力不及彀也。复思大建中汤为大辛大热峻剂，如此情景，利在速决，不容优柔，再贻患者痛苦。遂径用大建中汤，呕痛未略减，且四肢有厥意，人亦虚弱已极。是时不唯宜温，而且宜补。又《伤寒论》中之人参四逆汤与《外台》解急蜀椒汤两方，均为温补大剂，而又以后方为胜。因疏《外台》解急蜀椒汤。蜀椒二钱，大枣五枚，甘草二钱，半夏四钱，干姜四钱，附子五钱，党参六钱，饴糖一两，煎好冲服。药后阳回厥止，痛呕大减，再二剂遂愈。随用肾气丸、大补汤间服，渐次康复。

（赵守真《治验回忆录》）

按：本案见肥胖，精神不佳，顷病腹鸣攻痛，胸满欲呕，脉沉紧而迟，确为脾虚阳衰之象。然投以温药无效，实因轻重缓急判断不明，药轻病重。本案的可贵之处尚在于及时从失败中分析原因，而不是轻易变更诊断。

案例 14：下焦结粪误作瘀血

一黄氏妇，年五十余，小腹有块作痛二月余。一医作死血治，与四物加桃仁等药，不效；又以五灵脂、玄胡索、乳香、没药、三棱、莪术等作丸服，又不效。召予治，诊其六脉皆沉伏，两尺绝无。予曰：乃结粪在下焦作痛耳，非死血也。用金城稻藁烧灰淋浓汁一盏服之，过一时许，与枳实导滞丸一百粒催之，下黑粪如梅核者一碗许，痛遂止。后与生血润肠之药十数帖，调理平安。

（明·虞抟《医学正传》）

按：小腹有块作痛，似属瘀血。若果系瘀血，则前医之药当有效。今化瘀无效，其结块必为结粪矣。脉沉伏，尺脉无，是结粪阻滞气机不达所致，不当作虚寒视之。

案例 15：肠痈辨误

东宿曰：一染匠妇，腹痛两月矣。或以为寒为热，为气为虚，为食积为虫，愈医愈痛。一医与大膏药一个，满腹帖之，痛益剧。乃揭去膏药，即粘牢不可起，火熨油调，百计不能脱分寸，如生在肉上相类。无可奈何，买舟就诊，及抵岸而尽力挽扶，不能动一步。予往视之，见其面色苍黑，手上皮肤燥若老松树皮，六脉皆洪数，叩其不能举步之由。妇曰：非力弱不能行，乃左脚不可动，动即痛应于心，是以一步不能举也。予思色脉皆非死候，胡治而益剧？此必肠痈。左脚莫能举，是其征也。与营卫返魂汤，加金银花为君，酒水各半煎，一帖痛稍减，二帖下黑臭脓半桶，腹上膏药自脱。由热去而膏脱也，痛遂全减，调理而安。

（清·俞震《古今医案按》）

按：肠痈病经常被漏诊，原因是医者对本案的发展变化规律认识不足，尤其是初起常表现为胃脘痛而被忽略。一般说来本病多发于右下腹，连及右脚屈不能伸。此云在左，宜作变例视之，抑或传抄之误。

第三节　呕　吐

呕吐是指以饮食或痰涎由胃中上逆，从口而出为主要临床症状的一种病证。一般以有物有声谓之呕，有物无声谓之吐，无物有声谓之干呕。呕与吐常同时发生，很难截然分开，故并称为呕吐。

呕吐是临床上的常见症状，可以出现于西医学的多种疾病之中，如急性胃炎、心源性呕吐、胃黏膜脱垂症、贲门痉挛、幽门痉挛、幽门梗阻、肠梗阻、肝炎、胰腺炎、胆囊炎、尿毒症、颅脑疾病及一些急性传染病等，当以呕吐为主要表现时，可参考本节诊断辨证。

【病因病机】

1. 外邪犯胃　感受六淫之邪，或秽浊之气，邪犯胃腑，气机不利，胃失和降，水谷随逆气上出，发生呕吐。但由于感邪之不同，正气之盛衰，体质之差异，胃气之强弱，故外邪所致的呕吐，常因性质不同而表现各异，但以寒邪致病居多。

2. 饮食不节　饮食不节，饥饱无常，暴饮暴食，温凉失宜，或过食肥甘、醇酒辛辣，误食不洁之物，停滞不化，伤及胃腑，致胃失和降，胃气上逆，发生呕吐。另外，脾胃运化失常，导致水谷不化生精微，反成痰饮，停痰留饮，积于中脘，当痰饮上逆，亦可发生呕吐。

3. 情志失调　情志拂逆，木郁不达，肝气横逆犯胃，以致肝胃失和，胃气上逆而作呕吐。《景岳全书·呕吐》云：“气逆作呕者，多因郁怒致动肝气，胃受肝邪，所以作呕。”又有因忧思伤脾，脾失健运，食停难化，胃失和降，亦可致呕。另外，脾胃素弱，水谷易于停留，偶因恼怒，食随气逆，而致呕吐。

4. 脾胃虚弱　脾胃虚寒，中阳不振，不能腐熟水谷，化生气血，造成运化与和降失常，上逆成呕。或因热病伤阴，或久呕不愈，以致胃阴不足，胃失濡养，不得润降，而成呕吐。

5. 其他　如胃有痈脓，服食有毒药物或药品，以及蛔虫扰胃等，都可引起呕吐。

综上所述，呕吐的病因是多方面的，主要病位在胃，但病机与肝脾有密切关系。

呕吐的病机无外乎虚实两大类：实者由外邪、饮食、痰饮、气郁等，致胃失和降，气逆而发；虚者由气虚、阳虚、阴虚等，使胃失温养、濡润，胃虚不降所致。一般来说，初病多实，呕吐日久，损伤脾胃，中气不足，由实转虚；或脾胃素虚，复为饮食所伤，或成痰生饮，因虚致实，出现虚实夹杂的复杂病机。但无论邪气犯胃还是脾胃虚弱，发生呕吐的基本病机在于胃失和降，胃气上逆。

【诊断】

1. 呕吐以呕吐食物、痰涎、水液诸物，或干呕无物为主症，一日数次不等，持续或反复发作，常兼有脘腹不适、恶心纳呆、反酸嘈杂等症。

2. 起病或急或缓，常先有恶心欲吐之感，多由气味、饮食、情志、冷热等因素而诱发，或因服用化学药物，误食毒物而致。

【常见误诊分析】

1. 呕吐误诊反胃 反胃又称胃反，是以食后脘腹胀满，朝食暮吐，暮食朝吐，宿食不化为特征，也有呕吐的临床表现，所以可属呕吐范畴，但因其有特殊的表现和病机，因此又当与呕吐相区别。由于反胃多属缓慢起病，缠绵难愈，使脾胃长期受损，气血生化不足，故病者可见形体消瘦、面色少华、神疲乏力等症，各种胃肠疾病凡并发幽门部痉挛、水肿、狭窄者，可出现此症。临床上恶心、呕吐反复不愈，且日久加重者，应做相关检查，以免漏诊、误诊。

2. 呕吐误诊噎膈 噎膈虽有呕吐症状，但以进食梗阻不畅，或食不得入，或食入即吐为主要表现。呕吐病在胃，噎膈病在食管。呕吐病程较短，病情较轻，多能治愈，预后良好。噎膈伴有食入即吐，则病情较重，病程较长，治疗困难，预后不良。中年以上男性，进行性吞咽困难，甚食入即吐，应警惕是否噎膈初起，不可仅从呕吐诊断，以免误诊。

3. 不辨外邪性质 六淫之邪，伤及胃腑，胃失和降，皆可致呕。临诊当审证求因，区别风寒、风热、暑湿致病的不同，不能片面地从湿邪考虑。湿邪为病，最易困遏脾胃，引起恶心、呕吐等脾胃症状，但风寒、风热之邪外感也可侵犯胃腑，致胃失和降而呕吐。三者虽都有恶寒发热表证，但风寒外受则苔白、脉浮紧，风热外感则舌红、苔黄、脉浮数，暑湿为病则可见口渴心烦、舌红、苔黄腻、脉濡数等症，且一般在长夏暑令发病。若仅辨湿邪，则遗漏风寒、风热病因。

4. 湿热呕吐，病位不辨 湿热是呕吐的常见病证，但湿热之中尚有肝胆湿热与脾胃湿热的不同。二者都可见呕吐、苔黄腻、脉滑数的共同症状，容易混淆。前者病位主要在肝胆，可伴胸闷胁胀、口苦、面目俱黄、尿黄等症；后者病位主要在脾胃，可见脘腹胀满、疼痛、纳呆、便秘等证。两者有湿热共性，但病位不同，如分辨不清，将致误诊。

5. 不辨虚实夹杂 脾胃虚弱，运化失司，升降失常，可致呕吐。另外，因脾胃虚寒，不能温化水湿，致痰饮湿浊中阻，也可出现呕吐。因此，当证属脾胃虚寒时，不能单从虚证考虑，虚中多夹实邪，需进一步分析有无痰饮湿浊兼夹，虚实互见。脾胃虚寒证表现为饮食稍多即呕吐，时作时止，胃纳不振，面白少华，倦怠无力，四肢不温，便溏，舌淡，脉细弱。若同时兼有痰饮湿浊中阻，虚实互见，除见脾胃虚寒症状外，还伴有胸脘痞闷、呕吐痰涎清水、头晕心悸、苔腻脉滑等症。主次不分或虚实辨误，易犯虚虚实实错误。

6. 呕吐与阴伤因果不明　胃阴亏虚呕吐与呕吐反复发作致胃阴受损，都有呕吐反复发作、口燥咽干、饥不欲食、胃脘嘈杂、舌红少苔、脉细的特点，但两者因果关系不同。呕吐伤阴是指因其他原因反复呕吐致胃阴受损，以其他症状为主：或为饮食停滞，呕吐酸腐，脘腹胀满；或为痰饮内阻，呕吐痰涎，胸脘痞闷；或为肝气犯胃，呕吐吞酸，嗳气烦闷；或为脾胃虚寒，进食稍多即欲呕吐，面白少华，倦怠乏力。胃阴亏虚呕吐，以干呕伴胃阴不足表现为主，而无上述其他表现。两者混淆不辨，治病不能求本。

7. 不辨肝气郁滞与肝郁化火　肝气犯胃呕吐，表现为呕吐吞酸、嗳气胁胀、胸闷不舒等症，当疏肝理气。但肝气郁滞常可化火伤阴，除有肝郁气滞见症外，还可见心烦面红、急躁易怒、口干口苦、舌红苔黄脉弦数或舌红苔少脉细数等症。二者治法有别，若不考虑肝脏特质，拘泥于疏肝理气而纯用辛香温燥之品，则助热伤阴而呕吐反复不止。

8. 不问呕吐病因　呕吐是一种病理表现，一般可选用降逆止呕之剂，使胃气调和，呕吐自止；呕吐同时又是一种排出胃中有害物质、导邪外出的保护性反应，不能对所有呕吐不问病因一概用止吐之剂。胃有痈脓、痰饮、食滞或误吞毒物，滥用降逆止呕则邪无出路而呕吐不止。

9. 药物反应误作胃肠炎　现在临床当中有很多人身体稍微不适，常常自行服药，尤其是一些抗生素，胃肠道反应很严重，患者常以恶心、呕吐为主诉就诊，医者应详细问诊，全面考虑病情。

【案例分析】

案例1：火热呕吐误为气虚阳微

金宅少妇，宦门女也，素任性，每多胸胁痛及呕吐等证，随调随愈。后于秋尽时，前证复作，而呕吐更甚，病及两日，甚至厥脱不省如垂绝者。再后延予至，见数医环视，金云汤饮诸药皆不能受，入口即呕，无策可施。一医云惟用独参汤，庶几可望其生耳！余因诊之，见其脉乱数甚，而且烦热躁扰，莫堪名状，意非阳明之火，何以急剧若此？乃问其欲冷水否？彼即点首，遂与以半钟，惟此不吐，且犹不足之状，乃复与一钟，稍觉安静。余因以太清饮投之，而犹有谓此非伤寒，又值秋尽，能堪此乎？余不与辨，及药下咽即酣睡半日，不复呕矣。然后以滋阴轻清等剂清理而愈。大都呕吐多属胃寒，而复有火证若此者，经曰诸逆冲上，皆属于火，即此是也。自后凡见呕吐，其有声势涌猛，脉见洪数，证多烦热者，皆以此法愈之，是又不可不知也。

（明·张景岳《景岳全书》）

按：本案患者素任性，每多胸胁痛及呕吐，脉乱数甚，烦热躁扰实为气郁化火之证。经言"诸逆冲上，皆属于火"，火性急迫，故凡属火之呕吐，来势急暴。王冰云：

"食入即吐，是有火也。"景岳虽擅长温补，而此案之辨，能从问诊患者欲饮冷水，并亲与冷水试之，得其属火之结论，可见其诊断之细，可为楷模。

案例2：热证误诊为寒证

沈某患脘痛呕吐，二便秘涩，诸治不效，请孟英视之。脉弦软，苔黄腻。曰：此饮证也岂沉湎于酒乎？沈云：素不饮酒，性嗜茶耳！恐茶寒致病，向以武彝红叶熬浓而饮，谅无害焉。孟英曰：茶虽凉而味清气降，性不停留，惟蒸遏为红，味变甘浊，全失肃清之气，遂以酿疾之媒，较彼曲、葵，殆一间耳！医者不察，仅知呕吐为寒，姜、萸、沉、附，不特与病相抵，抑且更煽风阳。饮藉风腾，但升不降，是以上不能纳，下不得通，宛似关格，然非阴枯阳结之候。以连、楝、栀、芩、旋覆、竹茹、枇杷叶、橘、米、苓、泽、蛤壳、荷茎、生姜衣为方，送服震灵丹。数剂而平，匝月而起。

（清·王孟英《回春录》）

按： 脉弦软、苔黄腻是湿热之征，嗜酒者多此。然此患者不嗜酒而嗜茶。茶性凉，然蒸制为红茶则性热，嗜饮浓茶，久而生湿热。医者不察，反以茶凉生寒而投辛热，更助其火。孟英治以清热利湿、化痰蠲饮，是以愈一生之症矣。

案例3：胶痰内结误用和解

康华之深秋感寒，始即呕吐。继而干呕数声，出黏涎一口。自用发表清里药一帖，汗后不解，至七朝方延予治，予诊右脉小数而弱，左脉差强，寒热往来，胃口微胀，身热无汗，少渴，舌苔白。予以小柴胡汤加枳、桔、蒌仁一帖，恶寒止，余症不减；前方加二苓、泽泻，亦不效；去二苓、泽泻，加熟军、青皮、槟榔，服时暂快。药过如旧，亦下稀焦粪，因素无结粪故也，且又不合硝、黄。予意乃善饮之人，胃中素有胶痰，非汤药所能下。初系瓜蒂散证，此时已不可吐，以滚痰丸三四钱，下胶物四遍，遂脉出呕止，汗出而愈。

按： 呕家有发表、利水、和解、攻下之不同，然攻下系汤剂，此症若泥古法，直待舌苔黄燥，方以硝、黄涤荡，反成九死。

（彭建中《中医古今医案精粹选评》）

按： 本案首诊辨为小柴胡汤证。虽见干呕、脉弦、寒热往来、胃口微胀等，却无口苦、咽干、舌红等症，且忽略了呕吐物为黏涎这一重要依据，失于辨证缺乏周全。胶痰之断，乃从其素善饮推出，故知病史不可不详察。此外，苔白似不宜下，然是胶痰所结，故可以丸药下之。滚痰丸为下痰之首选药。

案例4：痰饮内阻误为脾胃虚寒

李某，女，59岁，城关镇居民，因呕吐日久，于1969年11月20日邀余往诊。

患者自述脘痛20余年。本次发病20余日，近5天来呕吐频频，所吐之物尽为清水痰涎，胸脘满塞，饮食不进，头目眩晕，卧床不起，恶寒厚衣，形体羸瘦，容憔息微。检视前医处方，首服香砂六君，次用理中，继拟旋覆代赭，病无进退。前医着眼于呕吐日久、纳呆、形羸，断为中焦虚寒，拟温健脾胃、降逆止呕，何以罔效？细察脉象，沉细而滑，舌苔白滑。此乃痰饮之证。饮停于胃，胃失和降，上逆而呕吐频作；呕而不饮不渴，乃水饮未尽之故；饮邪停积，心下满塞；气机不畅，清阳不升，故头目眩晕。此与《金匮要略·痰饮咳嗽病脉证并治》"卒呕吐，心下痞，膈间有水，眩悸者，小半夏加茯苓汤主之"及"呕家本渴，渴者为欲解也，今反不渴，心下有支饮故也，小半夏汤主之"二条病理相符。病在胃，其因在脾，饮邪为标，虚象为本。治宜先制饮邪，呕逆自平。方用小半夏加茯苓汤……服2剂。11月22日患者竟能徒步半里来院复诊，自述服完2剂，已气顺呕停，少进米粥，精神稍振，恶寒已微，舌苔转白薄，脉细无力。饮邪既去，当复脾阳，筑中堤而防患于未然，拟理中汤加味善后康复。

［李俊贤．临证辨误4则．湖南中医杂志，1985（3）：44.］

按：该例医者对于饮证之概念认识不足，见呕吐、纳呆、形羸，即断为中焦虚寒，拟温健脾胃、降逆止呕之剂，而不细察脉沉细而滑、舌苔白滑等痰饮之征，不深入分析呕吐之物尽为清水痰涎，困于常规，标本缓急不明，因此造成误诊误治。

案例5：胃阴不足误用苦寒

肖某，女，50岁，农民，因胆囊炎、胆石症于1987年8月10日住本院外科。8月28日手术治疗，术后诊断"梗阻性胆管炎、胆石症"，于9月13日出现呕吐，渐渐加重，药食入口即吐，形体消瘦，每日靠输液维持，持续呕吐24天，用中西药、单方治疗无效。10月2日改用养阴清热止呕之剂，连服5剂无效。10月7日邀余诊治。刻下：呕吐不止，有时干呕，药食入口即吐，精神疲惫，卧床不起，形体消瘦，大便干燥，舌质红光、无苔、少津，脉细数无力。证属胃阴亏损，气阴两虚。治宜益气养阴，和胃降逆……10月10日复诊：呕吐基本停止，间或微呕，能进饮食，精神疲惫明显好转。以原方继服6剂，呕吐缓解。

［肖春咀．辨证施治失误浅析．湖南中医杂志，1988（5）：55.］

按：患者呕吐不止，有时干呕，药食入口即吐，精神疲惫，卧床不起，形体消瘦，大便干燥，舌质红光、无苔、少津，脉细数无力，脉症合参，证属胃阴亏损，气阴两虚。治宜益气养阴、和胃降逆，宜用甘寒之剂。然而医者初诊虚实辨证欠明，甘寒与苦寒之药同用，性味偏于苦寒，反伤胃阴，药不对证，造成了误治。

案例6：肾阳虚衰误诊为脾虚中寒

汤伯乾子，年及三旬，患呕吐经年，每食后半日许吐出原物，全不秽腐，大便二三日一行，仍不燥结，渴不喜饮，小便时白时黄。屡用六君子、附子理中、六味丸，皆罔效，日渐于危，逮后延余诊之。其两关、尺弦细而沉，两寸皆涩而大。此肾脏真阳大亏，不能温养脾土之故，遂以崔氏八味丸与之。伯曰：附子已经服过二枚，六味亦曾服过，恐八味亦未能克效也。余曰：不然。此证本属肾虚，反以桂、附、白术伐其肾水，转耗真阴；至于六味，虽曰补肾，而阴药性滞，无阳则阴无以生，必于水中补火，斯为合法。服之不终剂而愈。

（秦伯未《清代名医医话精华》）

按：食后半日，原物吐出，全无秽腐之味，据此证全属阳虚不能腐熟。若为中虚，则附子理中、六君子等当效。今不效，病位辨证不准。细析病机，故知为火不生土，肾阳虚馁也。故用八味丸，阴中求阳法，此为补肾要剂，薛立斋之心法也。

案例 7：瘀血内阻误诊为脾虚胃热

牛某，女，33 岁，工人。

患者自去年底开始不断发生恶心呕吐，每次持续 2 ～ 3 个月，几乎均需借助补液并配用维生素 B₆、甲氧氯普胺等药才能缓解；曾在外院先后做胃镜、B 超、肝功能等检查均无异常发现，送经多处治疗而未能杜绝发作之势，为此而于 1987 年 10 月 16 日来我院改求中医治疗。

刻下：正值发作之时，不能饮食，头昏乏力，舌质偏暗，苔白腻，脉弦细。辨证为脾虚胃热，气滞上逆。治用旋覆代赭汤合橘皮竹茹汤化裁，处方：旋覆花（包煎）、清半夏、干柿蒂、广陈皮、姜竹茹各 10 克，代赭石（先煎）、潞党参、炒白芍各 15 克，公丁香（后下）、炙甘草各 6 克，生姜 3 片，大枣 3 枚。3 剂，每日 1 剂，水煎取汁，频频呷饮。

10 月 20 日二诊：呕吐反呈加剧之势，余症也无进退，唯苔转薄，脉呈弦涩。细问病史，始知呕吐系发于经潮之时，经量少，色紫暗而夹有少量瘀块，遂改辨证为瘀血内阻，冲任失和，逆气上冲，方仿血府逐瘀汤化裁治之：醋柴胡、正川芎、土红花、炒枳壳、紫苏梗、制香附、沉香末（后下）各 10 克，全当归、炒白芍、炒赤芍、川牛膝各 15 克。3 剂，每日 1 剂，如前煎服。

10 月 23 三诊：呕吐已止，继投原方 20 余剂，待再次经汛时，经色转正，呕恶未作，神振食旺，追访至今未复发。

（张笑平《中医失误百例分析》）

按：本例呕吐每因经来而发作，虽无痛经史，但经量少，色紫暗，夹瘀块，乃由瘀阻冲任，逆气上冲使然，正合《医林改错·血府逐瘀汤所治之症目》所称："无他症，惟干呕、血瘀之症，用此方化血，而呕立止也。"首诊若能详细询问病史，误诊是可以避免的，然医者却遵常规而用药，药证不合，势必病剧，唯至二诊才扣机投治而以化瘀之剂获取卓效，可见循规蹈矩常易致误。

案例 8：气血瘀滞误为中焦虚寒、胃虚气逆

宋某，女，19 岁，呕吐年余，加重 4 个月。初起为饮后即吐，未引起注意，后日渐消瘦，腹胀，曾在外地治疗年余未见好转。来诊时症见：面色㿠白，腹胀，饭后呕吐，舌质淡，苔薄白，脉象缓中带弦。诊为呕吐，证属中焦虚寒，取温中散寒之理中汤合吴茱萸汤……上方服 3 剂，诸症依然，并有加重趋势。再辨为胃虚气逆，治拟益气降逆和胃，取旋覆代赭汤……服药 3 剂后，诸症同前，呕吐更甚。详细追问病史，患者呕吐迁延已年余，曾多方求医，查其病历，或以脾胃虚实，或以胃阴不足，或以胃气上逆，或以肝胃不和论治，皆从中焦脾胃。何以不效？细辨其证，患者为食后即吐，腹胀以小腹为甚，其症状于月经期及月经前后加重，且月经量少、色暗，乃考虑到此证与血有关，系经行不畅，血气上逆于胃，致胃气不和而呕吐。故三诊辨证为气血瘀滞，夹胃气上逆，治以养血活血祛瘀，佐以和胃降逆，取桃红四物汤加味……上方服 3 剂后，症轻，药以中的，效方不更，共服药 15 剂，诸症悉除，经调色正常。半年后随访，未见复发。

[涂华中．误辨医案 2 则．安徽中医学院学报，1988，7（2）：23.]

按： 该例医者问诊疏忽，不详细询问患者病史，不了解患者食后即吐，腹胀以小腹为甚，其症状于月经期及月经前后加重，且月经量少、色暗等症状，不知呕吐与月经不调有关，囿于常规，固守从中焦论治，或以脾胃虚实，或以胃阴不足，或以胃气上逆，或以肝胃不和论治，因此造成误诊误治。

案例 9：

孙东宿治邵姓者，年五十，呕吐物如烂猪肺状，胸背胀。前医以翻胃治，不效，反加潮热烦躁，饮食不入。因谓肺坏，辞不治。孙诊之，两寸滑散，左关尺涩。乃曰：若果肺坏，声音当哑，今声亮而独胸背作胀，由于酒后忿怒，瘀血痰饮，积于胸膈为病耳。以滑石、茜草、桃仁、小蓟、归尾、香附、贝母、山栀仁、枳壳、甘草，十帖而全安。

（清·俞震《古今医案按》）

按： 本案为瘀血痰饮积于胸膈之呕吐。却因呕吐物如烂猪肺状而误诊为翻胃（反胃）、肺坏。所幸孙氏能细析病机，纠其前误。案中有关肺坏的鉴别诊断，值得借鉴。

第四节　呃　逆

呃逆是指胃气上逆动膈，气逆上冲，喉间呃呃连声，声短而频，不能自止的病证。其古称"哕"，又称"哕逆"。

本病证自唐末以来，有以咳逆为哕者，有以干呕为哕者，亦有以噫气为哕者，至张景岳才有了明确的区分，如《景岳全书·呃逆》说："哕者，呃逆也，非咳逆也。咳逆者，咳嗽之甚者也，非呃逆也。干呕者，无物之吐，即呕也，非哕也。噫者，饱食之息，即嗳气也，非咳逆也。后人但以此为鉴，则异说之疑可尽释矣。"

本病相当于西医学中的单纯性膈肌痉挛和其他疾病如胃肠神经症、胃炎、胃扩张、胃癌、肝硬化晚期、脑血管病、尿毒症，以及胃、食管手术后等所引起的膈肌痉挛。

【病因病机】

1. 饮食不当　进食太饱太快、过食生冷、过服寒凉药物，使寒气蕴蓄于胃，循手太阴之脉上动于膈，膈间气机不利，气逆上冲于喉，发出呃呃之声，不能自止。或过食辛热煎炒、醇酒厚味，或过用温补之剂，燥热内生，腑气不行，胃失和降，气逆于上，动膈而出于喉间，发生呃逆。

2. 情志不遂　恼怒伤肝，气机不利，横逆犯胃，胃失和降，逆气动膈；或肝郁克脾，或忧思伤脾，运化失职，滋生痰浊，或素有痰饮内停，复因恼怒气逆，逆气夹痰浊上逆动膈，出于喉间，发生呃逆。

3. 脾肾阳虚　素体不足，年高体弱，或久泻久痢，大病之后，或劳累太过，耗伤中气，或虚损误攻，导致脾胃阳气虚弱，胃气衰败，清气不升，浊气不降，气逆动膈，发生呃逆。甚则病深及肾，肾气失于摄纳，冲气上乘，扶胃气上逆动膈，均可发生呃逆。

4. 胃阴亏虚   热病耗伤胃阴，或汗吐下太过，损伤胃津，胃阴亏虚，不得润降，胃失和降，而发呃逆。

总之，呃逆病位在膈，病变的关键脏腑在胃，病机关键在于胃失和降，胃气上逆动膈，且与肺之肃降、肾之摄纳、肝之条达有关。

【诊断】

呃逆以气逆上冲，喉间呃呃连声，声短而频，不能自止，反复发作为主症。其呃声或高或低，或疏或密，间歇时间不定。常伴有胸胁膈间不舒、嘈杂灼热、腹胀嗳气等。

【常见误诊分析】

1. 呃逆与嗳气不分   呃逆与嗳气都属于胃气上逆，喉间有声，其寒热虚实的病理性质亦多有类似之处，两者容易混淆而致误诊。呃逆以喉间呃呃连声，声短而频，不能自制为特点；嗳气是将胃内之气嗳出，可以自制，频率一般较低，或作或止，预后良好。不区分嗳气与呃逆，易致呃逆重证失治而延误病情。

2. 呃逆与干呕不分   干呕与呃逆同属胃失和降的表现，但干呕属于有声无物的呕吐，其病在胃，乃胃气上逆，冲咽而出，发出呕吐之声；呃逆病在膈，则气从膈间上逆，气冲喉间，呃呃连声，声短而频。二者误辨，将使治疗缺乏针对性。

3. 不分虚实主次   呃逆初起多实，久呃不止，则损耗胃气，导致病情由实转虚，在治疗时须根据脉症，辨清虚实的轻重主次。若以邪实为主，表现为呃声有力，连续发作者，治当以祛邪为主。邪去则正安。过早补益，则有助邪之弊。如早用温补，可以温燥助热，且气有余便是火，使胃火更甚；过用凉腻滋补，则寒凉助寒，滋腻滞气，影响脾胃的运化功能，使脾胃升降失常而呃逆不止。临诊时应详辨虚实，以免犯虚虚实实之误。

4. 寒热不辨   呃逆病机以胃气上逆为主，但仍有寒热之别。热证呃声洪亮，口臭烦渴，尿赤，便秘，舌红苔黄，脉滑数；寒证呃声低缓，膈间及胃脘不适，遇寒而甚，舌淡苔白，脉迟缓。如不辨寒热而随意选用降逆止呃药物，则后患无穷。胃寒者用苦寒清火降逆之品，则阴寒更甚，且有伤阳之弊；胃热者用温燥温中降逆之法，助热之外还有劫伤阴液之虑。

5. 不辨胃寒性质   胃寒呃逆有虚实性质的不同，两者虽都有呃逆及脘腹冷痛不舒、畏寒喜暖、饮食减少或泛吐清水等共同特点，但胃中实寒一般起病较急，呃逆沉缓而有力，伴脘腹冷痛拒按、口和不渴、脉迟缓等症，而脾胃虚寒一般病程较长，多见呃声低长难续，伴脘腹冷痛喜按、神疲倦怠、面白少华、手足不温、便溏腹泻、脉细弱等症。寒热性质不辨，则易犯虚虚实实之误。

6. 辨胃不辨肺   膈居肺胃之间，手太阴肺经循胃口，上膈，属肺。若肺气失于宣降，也致膈间之气不畅，发生呃逆，治疗时当以治肺为主，使肺气疏通，膈间之气舒畅，则呃逆自止。若治病不求其本，因肺失宣降致呃，仍一概从胃论治，徒劳无益。

7. 辨胃不辨肝   情志不遂，忧思恼怒，肝气横逆犯胃也是呃逆的常见原因。医者若不能详细耐心询问病史，则难以得知其起病特点及与情志因素的关系，故而辨证不确。

8. 只辨中上二焦，不辨下焦　呃逆总病机为胃气上逆动膈，病位在中、上二焦，但是呃逆病久，脾阳损伤，可进一步损及肾阳，导致脾肾同病；重病后期或年高体弱，元气亏虚，肾气失于摄纳，夹胃气动膈，也可出现呃逆，表现为呃逆断续不继，顺声低微，伴腰膝酸软、神疲怯寒、四肢不温、脉沉细而弱等症。因肾虚导致呃逆，一般为病深之候，甚至是元气衰败的危重表现，中医古籍中有"久病闻呃者死"之说，临床必须明辨，对预后判断有重要意义。若局限从中、上二焦辨证，忽视从下焦辨肾致病，则难以全面掌握病理实质，导致重病失治。

【案例分析】

案例1：实热内结误为里虚寒证

陈三农治一人，患温热病十余日，身热面红，舌燥黑，呃逆日夜不止者三日。众医以脉迟无力，欲用丁附回阳热剂。陈以手按其胸腹，痛不可近，曰：脉微迟非元气虚，由邪热内实，壅滞其脉而然也。用解毒承气汤入甘遂末三分，下咽而躁热，片时去黑粪三四升，热退呃止而安。

（清·魏之琇《续名医类案》）

按：《黄帝内经》云："善诊者，察色按脉，先别阴阳。"本案脉见微迟无力，阴脉也；然身热面赤、舌燥黑、胸脘腹痛不可近，其证为阳。阳证似阴，病本为实，故当舍脉从症。众医之误在于不能明辨脉症真假。

案例2：腑气不通误诊为脾胃虚弱

蒋某，男，37岁。患者原有胃炎病史，1988年10月5日因腹胀、呃逆半月前来就诊。症见：腹胀，呃逆，声响且频，心烦纳差，大便3日未解，口不渴，舌淡红，边有齿印，苔白，脉弦细。辨证先因有胃炎病史，且发病已半月，见腹胀、纳差、呕逆、舌边现齿印、脉细等一些"虚象"，而投香砂六君子汤健脾和胃，殊不知，1剂后腹胀更甚，呃逆连绵不断，方知错矣！乃再审病因，大便多日未解，呃声响且频，俱为实证征象，为腑气不通，胃气上逆所成，当通腑降逆，选方大承气汤加味……1剂即愈。

［潘端．呃逆辨治正误案．四川中医，1988（8）：20.］

按：腑气不通，胃气上逆亦可致呃逆。本案例患者虽有胃炎病史，又见"虚象"，但非脾胃虚弱所致。因其腑气不通，大便多日未解，呃声响且频，标急也。急则治其标，腑通呃逆止。本案例医者忽视了腹胀、心烦、大便3日未解、呃声响且频等腑气不通之实，而投香砂六君子汤，犯实实之戒，诸证焉不加剧？

案例3：腑气不通病机辨误

张某，男，57岁，工人，1986年10月25日初诊。

患者呃逆2年余，痛苦异常，虽经多处检查而未发现任何异常情况，迭经治疗或有缓时而仍不断发作。刻下：呃逆频作，呃声响亮，脘痞闷胀，纳食欠馨，夜卧不安，大便略干，小便正常，舌质红，苔薄白，两脉滑数。诊为中焦不和，胃气上逆。治拟和胃降逆，平冲止呃。方用旋覆代赭汤加减，处方：旋覆花（包煎）、代赭石（先煎）、姜半夏各 12 克，潞党参、广陈皮各 9 克，公丁香（后下）、炙甘草各 6 克，大枣 5 枚，生姜 5 片。3 剂，每日 1 剂，水煎取汁，2 次分服。

1986 年 10 月 28 日二诊：诸症不减，苔脉如前，遂改用辛开苦降法治之，投以半夏泻心汤出入 5 剂，并配用针刺及耳压疗法。

1986 年 11 月 2 日三诊：诸症如故，苔脉未变，经详细询问而得知呃必腹胀，胀甚则呃剧，实为胃中浊气上逆使然，治当通腑泄浊、降逆止呕，方予小承气汤加味：生大黄 12 克（后下），炒枳壳、川厚朴、莱菔子、云茯苓、怀山药、炒麦芽各 10 克，炙甘草 6 克。2 剂，如前煎服。

药后患者便通呃轻，余症俱减；遂改原方生大黄为 6 克，2 剂呃止，余症悉除；随访年余未复发。

（张笑平《中医失误百例分析》）

按：本例呃逆虽为小疾，但也不可不审因论治，否则即难获效。反观首诊辨为虚寒，实为寒热辨误；二诊改投辛开苦降，实为病机辨误，故而罔效。三诊则循其逆而溯其根，知逆之源为腑气不通而见呃而腹胀，即果断地投之以小承气汤，然后因势利导，便通胀消，呃逆遂止。由此而温《金匮要略·呕吐哕下利病脉证治》谓"哕而腹满，视其前后，知何部不利，利之即愈"之论，顿觉豁然。

案例 4：脾胃虚弱辨误

方某，女，44 岁。患呃逆三载，夜间常因呃逆致醒，始有胸腹满闷，头晕，热饮粗硬食物及快食诱发或加剧，为减少发作，每餐以半流或全流软食慢进。多次吞钡及胃镜检查，食管及胃无异常。经中西医多方医治，收效甚微。以致形体渐衰，疑其恶变，故半载未曾治疗。综观其方，大多出入丁香柿蒂、橘皮竹茹、旋覆代赭、沙参麦冬、理中、吴茱萸、六君子、血府逐瘀汤之类，虽一时获效，但终未收全功。1986 年 9 月患者出现乏力，双睑下垂，睁眼无力，午后及劳倦更甚，以致影响视物，某院诊为"重症肌无力"，因疗效不满意，于 1986 年 12 月 12 日就诊于余。症见：双睑松弛，头晕，纳差，形体消瘦，少气懒言，苔薄白，脉沉细无力。证属中气不足，脾气下陷。遂以补中益气汤化裁……药后精神好转，食纳增，双睑已有开合之力，三载呃逆减其六七……三诊双睑闭合自如，呃逆亦止。为巩固疗效，守方再进 3 剂而愈。随访至今，二疾未再复发。

[周显菊. 从治此愈彼谈临证失误. 湖南中医杂志，1989（2）：56.]

按：呃逆有虚实之分，寒热之别。临证时当分清标本主次，虚者以益气为先，实者以降逆为主。若虚实不分，势必造成误诊误治。本例呃逆，屡治不应，穷其本始，盖病起忧思劳倦。思伤脾，劳耗气，脾伤则运化失司，胃失和降，气耗则升举无力，故枢机不利，升降失调，乃致清浊相混，更令中土壅滞。降逆之法乃治其标也，虚实不辨，标本不分，故必不中的。胸腹满闷、纳少、头晕，似为痰阻气滞，理气化痰似合病机，然细查详究，失误之因仍为标本不明。且代赭石、旋覆花、枳实、厚朴，更犯虚虚之戒，岂不殆哉！忌热饮、胸腹不适，虑中焦有热，温中似恰中病机，然追溯忌热所由，为快食所迫。辛香燥烈之品，神则宽胸开胃，弊则耗气伤津，药不中的，效从何来？疑其久病多瘀，遵《医林改错》血府逐瘀汤所治之目"一见呃逆，速用此方"。然推敲医理，并非肯綮，法证不符，故效不应。滋阴亦非病证所符，为医者示多法所试罔效，此乃无的放矢，矧滋腻之物有碍脾胃，加之久积久累则脾胃衰败，敷布无力，生化乏源，故肌肤失养，以致上胞下垂。益气补中恰助脾气升发，胃得脾气则降，升降有序，清浊各行其道，气机得畅，水精四布，肌肤得以濡养。一法愈二病，实乃异病同治之理。

案例5：只辨中上焦，不从下焦辨肾

沈明生治唐玉如，夏间患血淋，数日淋止发呃，举体振动，声大且长。或与开胃消痰益剧，勺粒不入，已两日夕。又欲进丁香、柿蒂，且加姜、桂、参、芪。诊之，乃阴衰火炎证也。益劳役而兼房帏，时际炎暑，水不制火，血虚而气上冲，是以胀满不食，呃逆不已。今六部脉洪数，颜如煤焰，大便六七日不行，小便滴沥不快。经云：诸逆冲上，皆属于火。先哲云：呃满须看前后部。肾虚不能纳气归元，故呃声长大，从丹田出，丁香、柿蒂可安投耶？乃先用胆导得垢数枚，觉两足微暖，此逆气下达也。即以六味汤料，稍减山药、萸肉，入黄连、栀子、车前、牛膝，薄暮煎服，不夜发呃全愈矣。明晨进粥，滞色渐清。

夫呃证有寒热之分，呃声有上下之别。今以劳剧之体，血淋后见之，是不由胃而由于肾也。六脉洪数，大小便不利，是不由于寒而由于热也。真水耗于平日，火症萃于一时，虚则肝肾不能纳气，自下焦上逆为声，非中焦热邪之比。其腰痛颜黑，俱属可虞。幸得两足温，得补而哕止，乃壮水制阳光之明验，亦坎离既潜之佳证也。依方调理半月全愈。

（清·魏之琇《续名医类案》）

按： 纵观本案，当属肾阴亏虚，虚火上逆之证。然医者不察，纯从胃辨，故而一误再误。案中"肾虚不能纳气归元，故呃声长大"之说，未必尽妥。因此呃在血淋之后，又兼劳役房帏之伤，乃阴衰于下，水不制火，阴火冲逆所致。若是肾虚不能纳气之呃，其症当与此有别，治宜温肾纳气，而绝非胆导、六味连栀之类所能奏效。

案例6：上中下三焦失察

范某，男，60岁，绍兴人，1982年4月9日初诊。

患者述有呃逆史20余年，时发时止，近年发作趋频。5日前感风寒，呃逆又作。察呃逆频作，其声不扬，伴咳嗽，胃纳减，身倦乏力，苔白薄腻，脉沉细。在他处服中药10余剂，均为丁香柿蒂之辈，不效，反甚，不堪其苦。据证处方：炙紫苏子、前胡、益智仁、仙半夏各10克，肉桂2克，降真香6克，补骨脂12克。1剂减半，2剂呃逆止，未再复发。

［娄企．呃逆．浙江中医学院学报，1984，8（3）：53.］

按： 景岳谓："致呃之由，总由气逆。"然气宣于肺，生于胃而纳于肾。故气逆有虚实，上下之别。患者年望八八，病哕二十余载，其肾必虚。气虚而逆，复被风寒，郁而不达，故呃逆又作，其声不扬，伴有咳嗽。频呃不已，胃失和降则纳少；肾气内虚故身倦乏力，脉沉细。是病本于下，发于中，因于上者也。然前医单辨中焦，从虚寒论，故无效而反甚。病既以肾虚为本，治以补虚为要，兼治肺胃。故以苏子降气汤加减，用肉桂、益智仁、补骨脂、沉香等温固下元以纳气，半夏和胃降逆以治中，炙苏子、前胡等宣理肺气以治上。其主次分明，标本兼顾，方简法严，鲜不奏效。

案例 7：治胃不治肝，治病不求本

吴孚先治袁氏女，徒发呃症，有用丁香柿蒂者，有补之泻之，有灸之者，俱不效，乃与柴胡、桔梗等味开提之，不三剂而愈。良由郁怒肝木不舒，上乘于胃故作呃。经曰木郁则达之谓也。

（清·魏之琇《续名医类案》）

按：本案病起郁怒，为肝气犯胃之证，然屡治不效，实由病因不察之误。呃逆之作，大忌升提，然若因木火之郁上干于胃者，则非开提舒达肝气则胃腑不降；清浊不分升降乖庚者，非升清则不能降浊。此五脏乘侮之理，升降相因之论，不可不知。

案例 8：胃阴不足、肝气横逆误为脾虚不运

吴某，男，32 岁。病为不能食，强食则胃脘胀满，呃逆连发不能控制，经常口咽发干，尤以睡醒之后为显，热象虽甚而大便反泻。医认为脾虚不运，投以人参健脾丸不应。两胁胀满，夜寐每有"梦遗"。视其舌红如锦，脉来弦细，辨为胃阴不足而肝气横逆之证，治当滋胃柔肝，刘老用自拟的"滋胃柔肝汤"。沙参 15 克，麦冬 15 克，玉竹 10 克，生地黄 10 克，枇杷叶 6 克，荷蒂 6 克，川楝子 6 克，白芍 6 克，佛手 9 克，郁金 9 克。连服 15 剂，其病告愈。

（陈明、刘燕华、李芳《刘渡舟临证验案精选》）

按：本案之不能食、胃脘胀满、呃逆连作，为胃阴不柔，肝气横逆所致。其辨证要点：一是口咽发干，睡眠后尤甚；二是舌光红如锦而无苔。吴鞠通云："舌绛而光，当濡胃阴。"胃阴既虚，则肝不得柔，势必横逆乘侮而使阴受伤。叶天士曾一针见血地指出："胃为阳土，以阴为用，水火亢制，都是胃汁之枯。"肝火内迫肠胃，灼阴迫液，则大便作泻；若下劫肾阴，相火妄动，精关不固，则病"梦遗"。综观全部脉证，总为胃阴虚，肝阳鸱盛之重点，治当养胃柔肝，即叶天士所说的"通补阳明以制厥阴"之法。用药只需甘平、凉润以养胃汁；酸甘化阴，佐以凉平而不香燥之味以疏肝解郁。

案例 9：肝气犯胃误诊为脾胃虚弱

叶某，男，44 岁，1985 年 9 月 22 日初诊。

患者在无明显诱因下，于 9 月 19 日晚突发呃逆，叹声短频，饮热开水及按压两侧内关穴仍呃逆不止。翌日患者即去医院就诊，予安定、安坦（苯海索）等口服及肌注氯丙嗪等罔效，遂来余处就诊，要求服用中药。刻诊：呃逆频频，呃声短促，每分钟 40 次，面色少华，纳呆，胃脘不适，得热则舒，舌淡，红苔白，脉弦细。证属脾胃虚弱，胃中寒冷，胃失和降，浊气上冲咽喉。处以丁香柿蒂汤加味。嘱服 2 剂后复诊。

1985 年 9 月 24 日二诊：药后患者呃逆有增无减，每分钟达 52 次，舌脉如前，诉静坐家中，闭门塞牖则呃逆稍减，一遇风吹则呃逆即增。遂思上方温热药力薄，药轻病重，故而不效。乃于上方中加淡附片、上肉桂以加强温中散寒之力，并嘱日服 2 剂。

1985年9月26日三诊：日服2剂中药2天，呃逆如故，诸症如前而舌则偏红，苔转薄黄，脉弦细而数，且口干加重。考虑辛热太过，颇有化热化燥之势，上方去桂、附、姜等辛热之品，加鲜石斛、鲜芦根以生津，加旋覆花、代赭石以重镇降逆。

1985年10月3日晚，患者造余家，见其呃逆已止，急询其所以然，告曰：连服三诊之方，罔然无效。闻近邻有一治呃逆之验方，遂去索取。药到口边，鼻闻药气，呃逆即止。如此神效，真仙方也！并以方示余。细观方右之脉案，乃治胁痛（胆囊炎）肝郁气滞之方，乃柴胡疏肝散加味也。余怅然。

[梁林. 误案3则. 成都中医学院学报，1988，11（1）：22.]

按：本例初诊时对于弦脉未引起重视，且被"闭门塞牖则呃逆稍减，一遇风吹则呃逆即增""胃脘不适，得热则舒"之表象所惑，则致误诊为"胃中虚冷"。二诊无效，当更弦易辙，反而误加桂、附，以致一误再误。三诊化燥之象显露，而不思肝气横逆犯脾乘土，续以原方再进，致再误三误。若初诊时抓住弦脉这一辨证要点，舍症从脉，则肝气犯胃，胃失和降而致呃逆之病机就可确立，治疗时谨守病机，就不会临证一误再误。可见四诊必须细致，才不致漏掉一些重要资料，而对四诊收集到的每一个资料都要仔细分析，认真辨别，四诊合参，分清主次，抓住要点，才不致造成误诊误治。

案例10：血瘀呃逆误诊为气机郁滞

某女，16岁，2年前因偶食冷饭遂呃逆不止，迭经中西医治疗罔效。刻诊：呃声高亢而频，面色晦暗，舌苔黄厚，舌尖有瘀点，脉弦紧。投大剂旋覆代赭汤以降胃止呃。然3剂无效，症状同前。再辨舌脉，忽有省悟，改投血府逐瘀汤，竟1剂获愈。

[刘鸿. 临床误治教训2例. 中医药研究，1988（5）：14.]

按：胃虚气滞乃呃逆常见证型，临证时还须四诊合参，辨证论治，否则病因未明，难免造成误诊误治。本例一诊之误，在于忽察舌脉，而拘守套法套方，致其不效。若抓住面色晦暗、舌尖有紫点等瘀血的表现，则呃逆的病机可明。

案例11：肝郁血瘀纯辨气滞

刘某，男，49岁，1996年8月25日初诊。

患者肝癌术后3个月，住院时行股动脉插管化疗后，出现频频呃逆，并且面色晦暗、恶心腹胀，胸膈痞满，纳差，倦怠心烦，便结溲黄，舌质红，边暗紫，苔薄黄，脉弦细微涩。初拟以为证属肝气犯胃，胃气上逆，予以旋覆代赭汤加味……服药4剂，呃逆白天减轻，而夜间更甚。后综合舌脉，认为肝为多郁多瘀之脏，治以疏肝理气，化瘀止呃，以大柴胡汤加减……服药3剂，呃逆顿止，其他症状亦减。

[陈延斌，李承功，闫西才. 中医误诊纠正验案3则. 时珍国医国药，1998，9（6）：497.]

按：本例初诊虽见有明显的气滞之象，然从病史舌脉，则血瘀而致呃逆可查。本案之误在于未全面看到病程过程，气郁致瘀、久病必瘀的病理特点没有掌握，故而造成误诊误治。若医师全面了解患者的病程过程，综合舌脉，误诊是可以避免的。

案例12：秋燥误汗致呃误为湿温

病者：李善门君，年四十余，住城内磨刀巷。

病名：秋燥呃逆。

原因：先是李君病，经某医屡用汗药，微有呃逆。嗣又改延某医诊治，断为湿温病，用大承气汤。云非下则呃不能止，病家信之。讵知承气汤服后，不惟呃逆加甚，且不能坐不能言矣。

证候：呃逆不止，声震床帐。

诊断：按其脉尚有胃气，视其舌质焦燥无津，此肺胃津液，因误下而大伤也。

疗法：甘凉轻降，非专为治呃也，不过以其津枯气弱，命在垂危，姑以此药救其津液耳。

处方：北沙参三钱，原麦冬三钱，生玉竹三钱，鲜石斛三钱，干地黄三钱，川贝母钱半，清炙草一钱，湘莲肉十粒。

次诊：此药服后，安睡两小时，呃声顿止，待醒后呃又作。予因戒其家人，今日之药服后，宜任其熟睡，不可频频呼唤，扰其元神，俟其自醒，则自然不呃矣。

次方：北沙参三钱，原麦冬三钱，生玉竹三钱，鲜石斛三钱，淡竹茹二钱，干地黄三钱，川贝母钱半，清炙草一钱，湘莲肉十粒、枇杷叶五钱（炒香）。

效果：第三日复诊，果如予言，呃全止，且能进粥矣。惟神气呆滞，状若痴愚，其家人甚以为忧，且恐予药之误。予曰：无恐也。再过半月，即不痴矣。因以六君子汤养胃汤出入，培养胃气，接服数日而起。

说明：据近世生理学家，谓呃逆由于横膈膜之痉挛，麦冬、地黄为补液治痉之圣药，故能止呃，特未见前人发明及此。惟痰滞壅阻人实症实之呃，则当先豁其痰，未可骤用此药也。

廉按： 呃逆一症，有因热因寒，因痰因食，因瘀血，因大虚之不同，须以别症相参施治。如因胃中痰饮所阻，气逆而呃者，二陈汤加旋覆、代赭石治之；若因胃中饮食所阻，气逆而呃者，沉、砂、枳、橘、青皮、槟榔之属；若因胃中实热，失下而呃，大便不通，脉来有力者，当用承气汤下之；若因胃中热瘀而呃者，犀角地黄汤加降香、郁金、桃仁、羚羊角之属；若阴寒伤胃而呃，或冷气逆上者，丁香、柿蒂、沉、砂、吴茱萸之属，甚者加桂、附，挟虚者再加人参；若因吐下后，及久病产后，老人虚人，阴气大亏，阳气暴逆，自脐下直冲至胸嗝间而呃者，最凶之兆；在热病中，大概属实热者居多，或清或下，随宜用药。凡呃声轻者不治。经曰：病声者，其声哕是也。此案用生地、麦冬，推为治燥症呃逆之特效药，可谓新发明矣。然予鉴别其方药，初方一派甘润，呃暂止而复作，次方加竹茹、枇杷叶清降止呃，二剂后呃乃全止。由是观之，则胸膈膜因燥而痉挛，必甘润与清降并用，始奏全功也明矣。

（何廉臣《重印全国名医验案类编》）

按： 此案原为秋燥误汗致呃逆证。《素问·阴阳应象大论》云"燥胜则干"。燥邪干涩，易伤津液，且易伤肺，外感秋燥，叠进汗药，伤津耗液，已失于正治之法。延医断为湿温，更用承气攻下，以致肺胃大伤，气逆于上，呃声不止，津枯液竭，则舌质焦燥无津，此证、方皆误。所幸能后能细察舌脉病机，方可逆流挽舟。

第五节 噎膈

噎膈是以渐进性吞咽食物梗噎不顺，甚则吞咽不下，食入即吐为主要表现的一类疾病。噎即噎塞，指食物下咽时噎塞不顺；膈为格拒，指食管阻塞，食物不能下咽入胃，食入即吐。噎属膈之轻证，可以单独为病，亦可为膈的前驱表现，故临床统称为噎膈。

本病发病年龄段较高，中老年人如出现原因不明的吞咽障碍时，应及早就诊，进行有关方面的检查，以明确诊断，早期治疗。

西医学中的食管癌、贲门癌，以及贲门痉挛、食管憩室、食管炎、弥漫性食管痉挛等疾病，出现吞咽困难等表现时，可参考本节诊断辨证。

【病因病机】

1. 七情内伤 因情志因素而致噎膈者，多由忧思恼怒而成。忧思则伤脾，脾伤则气结，水湿失运，滋生痰湿，痰气相搏，阻于食管；恼怒则伤肝，肝伤则气郁，气郁则血停，瘀血阻滞食管，气滞、痰阻、血瘀郁结食管，饮食噎塞难下而成噎膈。

2. 饮食所伤 嗜酒无度，过食肥甘，恣食辛辣，或助湿生热，酿成痰浊，阻塞食管，或津伤血燥，失于濡润，食管干涩，均可引起咽下噎塞而成噎膈。如《临证指南医案·噎膈反胃》说："酒湿浓味，酿痰阻气，遂令胃失下行为顺之旨，脘窄不能纳物。"另外，饮食过热、食物粗糙、食物发霉既可损伤食管脉络，又可损伤胃气，气滞血瘀阻于食管而成噎膈。

3. 年老肾虚 纵欲太甚，真阴亏损，阴虚液竭，食管干涩而成噎膈。年老肾虚，精血渐枯，食管失养，干涩枯槁，发为此病。如《医贯·噎膈》曰："惟男子年高者有之，少无噎膈。"若阴损及阳，命门火衰，脾胃失于温煦，脾胃阳虚，运化无力，痰瘀互结，阻于食管而成噎膈。

噎膈的病因以内伤饮食、情志、脏腑失调为主，由于肝、脾、肾功能失调，导致气、痰、血互结，津枯血燥而致的食管狭窄、食管干涩是噎膈的基本病机。

【诊断】

1. 初起咽部或食管内有异物感，进食时有停滞感，继则咽下梗噎，甚至食不得入或食入即吐。常伴有胃脘不适，胸疼痛，甚则形体消瘦，肌肤甲错，精神疲惫等。
2. 起病缓慢，常表现为由噎至膈的病变过程，常由饮食、情志等因素诱发，多发于中老年男性，特别是在高发地区。
3. 食管、胃的X线检查、内镜及病理组织学检查，食管脱落细胞学检查以及CT检查有助于早期诊断。

【常见误诊分析】

1. 噎膈误诊为梅核气 噎初起，多因痰气交阻为病，表现为咽中或食管内有异物感、胸痞闷，且与情志关系较明显，与梅核气主症及病机相似，两者均见咽中梗塞不舒的症状。但梅核气是患者自觉咽中如有异物梗阻，吐之不出，吞之不下，无吞咽困难；

噎初起，咽中或食管有异物感，多有吞咽困难、梗噎不顺的特点。噎初起病情较轻，但呈进行性加重。中年以上男性，平素嗜烟酒、恣食肥甘者，应警惕噎膈的发生。如不明确辨证，将噎误诊为梅核气，必致失治而延误病情。

2. 噎膈与反胃混淆　噎与反胃，都可有食入后呕吐的特征。反胃呕吐的特点为：食入之后，停留胃中，呕吐与进食间隔时间稍长，朝食暮吐，暮食朝吐，呕吐物一般为未经消化的食物，无吞咽困难，病位在中下焦，多因中有虚寒所致。噎膈呕吐的特点为：呕吐与进食间隔时间短，或食入即吐，一般有吞咽困难，甚则饮食不得入，病位在中上焦，多因痰、气、瘀互结，或津亏热结所致。忽略二者的特点则常导致误诊。对二者的确诊需借助现代仪器检查。

3. 气滞、痰阻、血瘀不辨　噎膈实证，为气郁、痰结、血瘀所致，并可兼杂为病，都以进食困难，梗噎不顺为主症，辨证时要分清三者的侧重，不根据痰、气、瘀病理因素的主次审因论治，见实证便漫投理气化瘀活血之品，往往事倍功半，收效不佳。

4. 痰气交阻与痰瘀交阻的不同　前者属噎轻症，表现为吞咽梗阻，胸痞闷，苔腻脉弦，多与情志变化有关；后者为噎重症，因痰气交阻发展而成，表现为胸疼痛，饮食不下或食入即吐，舌带青紫，脉多细涩。两者病情轻重不同，治疗亦异，不分清痰、气、瘀病理因素的区别也易导致病机判断错误。

5. 津亏热结不辨肾阴损伤　津亏热结初起，为胃阴亏耗，燥热内结，食管失于濡润所致，病情进一步发展，由胃阴亏耗，化源告竭，导致肾阴受损。因此，在辨胃阴亏虚的同时，须仔细分析有无肾阴损伤。若病在胃，除有噎膈主症外，多伴口干咽燥、大便干结等胃肠津亏热结之症；如发展及肾，多伴形体逐渐消瘦、五心烦热、腰酸膝软等肾阴亏虚之症。肾为人体阴阳之本，阴虚由胃及肾，揭示病情加重，必须分辨。若病已及肾，仍以脾胃立论，将延误病情。

6. 邪实不辨正伤　噎膈初期虽以实证为主，但日久多可化热伤阴，而表现为口干咽燥、大便干结、五心烦热、腰酸膝软、形体消瘦；也可损伤阳气，而多表现为面色㿠白、精神疲惫、形寒气短、面浮足肿、舌淡苔白等。若只辨其实，不辨其虚，在理气化痰活血的同时不予以扶正，则阴血愈虚，正气日损，病情逐渐加重，终致阴阳衰竭的危候。

7. 不了解胃腑特点　噎病位在食管、胃口，属胃气所主。胃为阳土，喜润而恶燥。因此，治疗用药当以清润和降为顺，步步顾护胃气。胃气一振，化源充足，病情可有好的转机；胃气一绝，诸药无效，势必不救。如属痰、气、瘀互结实证，理气化痰活血过用温燥之品，则劫伤胃阴；阳虚燥热误用苦寒则损伤胃阳；胃肾阴虚而过用滋腻则阻碍胃气，影响脾胃的运化功能。

【案例分析】

案例 1：肝郁化火误为痰瘀内结

王某，男，50 岁，农民。

患者自 3 个月前与人争吵之后，始则胸闷不畅，咽如物梗，继而时时嗳气，吞咽困难，后则胸痞塞，灼热疼痛，食后即吐，甚则仅可饮水，难以进食，以致疑虑重重，自认为食管癌。其间曾在某医院经 X 线食管钡餐摄片检查示钡剂通过困难，下 1/3 处似有一肿块，而行纤维胃镜检查也因通过困难而告失败。屡经治疗而罔效，病情逐趋加重，遂于 1985 年 10 月 22 日来我处诊治。

刻下：除上述见症之外，并感口干咽燥，大便干结，小便尚可，慢性病容，精神困顿，情绪低落，舌质红，边有瘀点，苔薄白少津，脉弦细，但无肌肤甲错。辨证为痰瘀内结，食管不利。治拟化痰散结，活血祛瘀。处方：姜半夏、广陈皮、瓜蒌仁、象贝母、青礞石、昆布、广郁金、紫苏子、紫苏梗、怀牛膝、当归尾、苏木屑各 10 克，广三七（冲服）、生大黄（后下）各 3 克。3 剂，每日 1 剂，水煎取汁，频频呷饮。

1985 年 10 月 25 日二诊：患者自诉近日连药汁也难饮进，即便饮入，旋即吐出，吐物多夹有痰涎，时时太息，余症如前，舌象未变，诊其脉弦细有力而兼小滑。复审其证，当属肝郁气滞，化火煎液，气痰交阻，闭塞胸中，故改从疏肝理气，化痰泻火，开胸通闭，和胃利膈为治。处方：炒栀子、姜竹茹、姜半夏、青皮、陈皮、醋柴胡、广郁金、瓜蒌皮、薤白头、砂仁壳（后下）、紫苏子、紫苏梗、炒枳实、粉干葛各 10 克，代赭石 15 克（先煎），绿升麻、生大黄（后下）各 3 克。3 剂，如前煎服。

1985 年 10 月 28 日三诊：患者诉饮首剂药后曾吐 2 次，2 剂后未再吐出，并得大便 1 次，自觉口干咽燥好转，胸膈痞解痛减，三剂两煎药汁则可各分 2 次饮入，且可进稀粥。苔薄白，脉弦缓。遂于原方去栀子、升麻、生大黄，加公丁香 5 克（后下）。5 剂，每日 1 剂，水煎取汁，分 2 次顿服，另劝其再做纤维胃镜检查。

1985 年 12 月 2 日四诊：患者精神振作，喜形于色，自诉已能进食软饭，除偶尔嗳气之外，余症悉除，并告此次胃镜检查通过顺利，报告为轻度食管炎及贲门痉挛。其舌脉基本正常，原方再去瓜蒌皮、薤白头、炒枳实，加炒白及、炒地榆各 10 克，10 剂，以巩固疗效。

药后患者嗳气除，饮食恢复正常，追访至今未复发。

（张笑平《中医失误百例分析》）

按：本例虽为贲门痉挛而非食管及贲门癌肿，但据其临床表现，实属"噎"范畴。患者病起于情志不遂，见有胸闷不畅，咽如物梗，继而时时嗳气，吞咽困难，后则胸痞塞，灼热疼痛，舌红，证属肝郁化火，痰气交阻所致。虽有舌边瘀点，但无其他瘀血见症，亦无胶着内结之征。而首诊误于思维定式，妄用散结祛瘀之剂，焉能效乎？幸而二诊能慎审其证，及时调整治法，否则必然无效，无疑将添其所疑，甚其所郁，增其病情。

案例 2：脾虚肝郁辨误

唐某，男，65 岁，干部。素好静僻善虑，苦梗噎数年，多方求医不效，躯体渐衰，愈加疑恐，乃求某医。医者见其梗噎难下，甚则呃逆而吐出宿食，脘腹痞满，且参 X 线钡餐报告胃黏膜脱垂并不完全性幽门梗阻，故疑胃肠壅塞，噎不通，中焦气滞之实证，拟开关利丸改汤……药进 3 帖，梗噎愈甚，塞不下，甚或饮汤喝水，亦梗噎难咽，脘痞加剧，大便溏泄。患者见药不对症，乃另求一医。医者见前方罔效，重审病情，视其少气乏力，洒淅畏风，面白少华，苦梗噎时泛吐清涎宿食，六脉细弱。虚病数年，乃疑胸中久寒，寒食并结，脾气不运，呕逆碍食，以致中寒气弱……温中散寒，消结理脾。药后腹满稍减，腹泻得止，唯噎仍为殊苦之疾。因惧呕逆，渐拒进食，仅食稀粥少量，遂至肌肤大削，形羸神倦。家眷窘急，遂转本院疗养，以冀康复。入院邀延中西医会诊，据其大肉消削，形体羸瘦，倦怠懒言，噎难食，疑有恶变之可能。经检查血甲胎蛋白、淀粉酶、锁骨上淋巴结活检等均无异常，姑且中药治之。众悉过虑其疾，惊慌沦于此患，食、饮则噎，甚则反胃呕逆，呕出清涎，大肉渐削，目窠内陷，倦怠懒言，语声低怯，四末欠温，溲清便溏，舌淡苔薄白而润，六脉俱细弱无力。拟启膈散加味……药进3剂，症未见缓。思其久病疾痼，非3剂之功，以原方续进2剂，其症依然。再细审其因，患者过虑其疾，肌肉大削，溲清便溏，舌淡苔白，脉细无力。乃素为情志不遂，肝郁不舒，脾气不运，敷布无能，生化乏源，精血枯涸于下，气机失节于上，是则健脾理气以资生化之源为主，辅以疏肝调气以使气机顺畅，助其生化，温运脾阳，振奋中州，以使脾精四布，充养肌肤。乃改拟异功散加生姜、柴胡、附子。药进3剂，呕吐未作，梗噎稍减，自觉精神好转。药已对证，守方连服半月，食纳递增，精神转佳，大便成形，每日一行，四肢转温，梗噎锐减，唯食生冷及韭菜等多纤维食物偶尔呕吐。其因工作关系，要求出院，方以汤改丸，冀资巩固。连服3个月，梗噎基本消失，食纳如常，体重增加。

[蔡周立. 噎证治失误剖析. 湖南中医杂志，1985（2）：30.]

按： 该例噎，三治三失。首陷盲从，虚实不辨，以脘腹痞满、呃逆吐物等症断为胃肠壅滞，处以枳实、厚朴、大黄、槟榔之品，则犯虚虚之戒。二诊虽识虚寒，脾气不运，貌似恰中病机。然细察详究，仍未肯綮。且用药过于香燥，倬则宽胸开胃，弊则耗散真气。本例已罹患数年，且年迈体弱，元气亏虚，岂耐辛散？故清代高士宗云："真气既虚，岂可复行辛散，以耗其气乎！"戒哉戒哉。然三论已虑其忧愁思虑，积劳积郁之成因，而用行气活血之品，以伐其胃，使胃气更衰，故仍未中的。上述三次失误之中，有二次围困于"黏膜脱垂"及"恶变"，乃至不详察病机、细辨证候，辄处汤药，岂不损人害己乎？

案例3：阴虚噎误诊误治

沈某，男，57岁。

患者于晚餐时不慎被鸭骨卡伤食管，引起疼痛，吞咽困难。曾在某医院做食管镜检查，见食管入口处后壁黏膜隆起，疑"食管入口新生物""异物性肉芽肿"。后又在某医院做第2次食管镜检查，认为"病变就在食管开口之后壁，仅见黏膜表面不平，有充血炎症反应，未见隆起的肉芽组织，触及容易出血"。病理切片报告（-）。此后食管疼痛更甚，吃流质饮食亦感困难。相继在南京某医院肿瘤科及上海某医院做食管钡餐透视、造影、摄片，均未见癌病变。得病后，曾用多种抗生素治疗，引起过敏反应，如出现急性喉炎，面部神经性水肿，发热（体温39.3℃），白细胞增高（1.6×10^9/L）。其后改服中药治疗，全身衰弱情况虽有所改善，但食管炎症仍未消除，咽喉及食管部位感觉痛、胀、干，多次间接喉镜检查，在皱襞水平中线偏左红肿，见溃疡灶，两梨状窝有积脓。患者在一年零八个月过程中，曾到一些大城市医院治疗，均未能奏效，精神上甚感痛苦。后经介绍，来本院门诊诊治。既往有左上肺结核（大部硬结）、慢性支气管炎、轻度肺气肿、肺心病、冠心病、高脂血症。

初诊：咽喉干燥疼痛，食管之间亦感发胀、干涩、刺痛，只能吃流质饮食，睡眠不佳，形体消瘦，面色少华，舌前半光剥而有裂纹，根中布黄苔。此病乃因骨梗受伤，炎症经久不愈，津液从此渐亏。遂拟清热生津之中佐以疗伤生肌，做成丸药噙化，以观动静……上药共为细末，炼蜜为丸，每粒重3克，每次噙化1粒，每日4次。

二诊：上药服23天，咽中干燥及食管干涩均有好转，舌苔根中黄腻已化，但仍只能吃流质饮食，食管尚感发胀，咽部或觉疼痛，两腿软而无力，面色少华。原方加天冬、女贞子、墨旱莲各30克。仍如上法为丸。

三诊：咽喉干燥、食管干涩略有减轻，精神好转。体重增加4斤，口唇麻木，左颈淋巴结肿痛，左侧耳鼻气塞，左眼发麻，眼球有欲突之感。于原方中再加入夏枯草30克，牡蛎30克，蛤壳30克，青黛30克。

四诊：咽喉干燥及食管发胀、干涩、刺痛感已大有好转，且能吃软面稀粥，面色转华，体重增加（又增加3斤），睡眠、二便正常，脉亦缓和有神，再以原法施治。

五诊：咽喉食管症状尚稳定，口唇麻木亦减轻，近日胃口欠佳，右脉虚弱，余症未见动静。再以原法增损……

六诊：咽喉干燥、疼痛及食管发胀、干涩、刺痛基本消失，半流饮食通过亦无隐痛，其余诸症亦渐见好转。再以原方配两料，以资巩固。

随访：患者服完第六料后，因咽喉及食管症状完全消失而自动停药，以后即能吃软食和菜肉沫包子；又半年恢复普食，吞咽如常，面色红润，精神亦好，至今未见复发。

［冷方南.名医误诊误治案析（续六）.云南中医杂志，1984（3）：56.］

按：食管慢性溃疡病，起病由骨梗卡伤食管，病因明确，本当标本兼顾。但由于对病情认识不足，辨证不精，故历经一年零八个月，均未奏效。此后几经食管镜、喉镜、食管钡餐透视、取活体组织病理检查等，加重了食管黏膜的损伤，出现咽燥、食管干涩、舌苔前半光剥有裂纹等症，辨为阴虚津伤火旺之证，予清热生津之中佐以疗伤生肌，同时配合饮食护理，方得痊愈。试想如果一开始便能细辨其证，分清标本缓急，特别在病情好转时耐心坚持，则不至于拖延病情、变证丛生。

案例4：不能结合素体情志

孙东宿治臧少庚，年五十，每饮食胸膈不顺利，觉喉管中梗梗，宛转难下，大便燥结，内热，肌肉渐瘦。医与五香连翘汤、五膈丁香散诸治膈之剂，尝试不效。孙至，观其色苍黑，目中炯炯不耗，惟气促骨立。孙知其机心人也。其脉左弦大，右滑大。孙谓之曰：据脉乃谋而不决，气郁成火，脾志不舒，致成痰涎，因而血少便燥，内热肌消。张鸡峰有言，膈乃神思间病。即是推之，子当减思虑、断色欲、薄滋味、绝妄想，俾神思清净，然后服药有效。不然，世无大丹，而草木石何足恃哉？子既远来，予敢不以肝胆相照，兹酌一方颇妥，归即制服。其方用桂府滑石六两，炙甘草、白芥子各一两，萝卜子、射干、连翘各一两半，辰砂五钱，以竹茹四两煎汤，打馒头为丸绿豆大，每食后及夜用灯心汤送下一钱五分，一日三分。终剂而病如失。

（清·沈源《奇症汇》）

按： 噎之为病，常与情志因素有关。前医之失一则辨证不准，二则忽略了素体和情志因素。孙氏从其脉症，辨为气郁成火，脾志不舒，致成痰涎，处方同时强调减思虑、断色欲、薄滋味、绝妄想，使神思清净，而后服药方效。治噎膈者当知此层。

案例5：痰热结胸，不辨标本

姚某，女，42岁，演员。食管疼痛3年，逐渐加重，伴进食困难，下咽不畅，每进食后则必有食物呕出，只好少食慢进，但仍频繁呕出。食管钡餐透视显示食管中上部扩张，食管下端呈漏斗状狭窄，诊为贲门失弛缓症。

初诊，患者情绪抑郁，噫气反酸，胸骨后疼痛，憋闷不舒，经常呕吐宿食，二便调，夜眠差，舌苔黄微腻，质红，脉弦细。证属痰热结胸，胃气上逆。治宜解郁清热，化痰降逆。方药：瓜蒌20克，香附10克，郁金10克，枳壳10克，降香10克，陈皮10克，竹茹10克，延胡索10克，丹参10克，木香10克，茯苓10克。嘱其饭前多次少服，小口咽下。

服药6剂，患者服药时未有药汁呕出，服药后感反酸已除，胸骨后疼痛减轻，但仍有呕恶不适，用饭稍急则又有食物呕出。陈师谓：热清痛解，可重在降胃。上方加旋覆花10克（布包），代赭石30克，服法同前。

服药12剂，患者呕恶已除，进食较前畅快，白天已无呕吐，唯晚饭时进食略急则有吞咽不适。嘱患者注意克服紧张心理。

继服上方20余剂后患者欣告进食已正常。X线检查示食管狭窄改善，钡餐通过胃顺利。

[李汉文，周继友．陈伯咸临证经验拾萃．山东中医杂志，1993，12（5）：44.]

按： 此患者曾经前医治疗良久，多以旋覆代赭之品而少效，此次陈老接诊，虽初期未用，但后期亦应用旋覆代赭而收功，其理何在？陈老谓，患者初期，以疼痛呕吐反酸为主，苔黄腻，属痰热结胸，乃小陷胸汤之证，用药6剂，热除而痰清，如初起即用旋覆代赭汤，热不除而先降下，必然热壅气滞。后期痰热已除，多表现为胃气上逆之证，用旋覆代赭汤，正好合拍。

第六节 泄 泻

泄泻是以排便次数增多，粪质稀薄或完谷不化，甚至泻出如水样为特征的一类病证。

泄泻主要由于湿盛与脾胃功能失调所致，是一种常见的脾、胃、肠病证。其一年四季均可发生，但以夏秋两季较多见。

本病与西医学腹泻的含义相同，可见于多种疾病，凡属消化器官发生功能或器质性病变导致的腹泻，如急慢性肠炎、肠结核、肠易激综合征、吸收不良综合征等，均可参考本节诊断辨证。

【病因病机】

1. 感受外邪　外邪致病，以暑、湿、寒、热较为常见，其中又以感受湿邪致泻者最多，因脾喜燥而恶湿，外来湿邪最易困阻脾土，以致升降失职，清浊不分，水谷混杂而下发生泄泻，故有"湿多成五泄"之说。寒邪和暑热之邪除了侵袭皮毛肺卫之外，亦能直接损伤脾胃，使脾胃功能障碍，引起泄泻，但多夹湿邪。暑湿、寒湿、湿热为患，即所谓"无湿不成泻"。

2. 饮食所伤　或饮食过量，停滞不化，或恣食肥甘，湿热内蕴，或过食生冷，寒邪伤中，或误食不洁，损伤脾胃，化生食滞、寒湿、湿热之邪，致运化失职，升降失调，而发生泄泻。

3. 情志失调　烦恼郁怒，肝气不舒，横逆克脾，脾失健运，升降失调；或忧郁思虑，脾气不运，土虚木乘，升降失职；或素体脾虚，逢怒进食，更伤脾土，而成泄泻。

4. 脾胃虚弱　长期饮食不节，饥饱失调，或劳倦内伤，或久病体虚，或素体脾胃虚弱，不能受纳水谷、运化精微，聚水成湿，积谷为滞，湿滞内生，清浊不分，混杂而下，遂成泄泻。如《景岳全书·泄泻》曰："泄泻之本，无不由于脾胃。"

5. 命门火衰　年老体弱，肾气不足；或久病之后，肾阳受损；或房事无度，命门火衰，脾失温煦，运化失职，水谷不化，而成泄泻。且肾为胃之关，主司二便，若肾气不足，关门不利，则大便下泄。

泄泻的病因是多方面的，其基本病机为脾虚湿盛，水湿并走肠间。泄泻的病位在肠，但关键病变脏腑在脾胃，尚与肝、肾有密切关系。

【诊断】

1. 以大便粪质清稀为诊断的主要依据。或大便次数增多，粪质清稀；或次数不多，粪质清稀，甚则如水状，或完谷不化。

2. 常兼有腹胀腹痛，起病或急或缓，常先有腹痛，旋即泄泻，经常有反复发作病史，多由寒热、饮食、情志等因素诱发。

【常见误诊分析】

1. 泄泻误为痢疾　两者均为大便次数增多、粪质稀薄的病证。泄泻以大便次数增加，粪质稀溏，甚则如水样，或完谷不化为主证，大便不夹有脓血，也无里急后重，腹痛或有或无。而痢疾以腹痛，里急后重，便下赤白脓血为主证。不详辨大便性状、腹痛特点，则易误诊。

2. 泄泻误为霍乱　霍乱是一种上吐下泻同时并作的病证，发病特点是来势急骤，变化迅速，病情凶险。其起病时先突然腹痛，继则吐泻交作，所吐之物均为未消化之食物，气味酸腐热臭，所泻之物多为黄色粪水，或如米泔，常伴恶寒、发热，部分患者在吐泻之后津液耗伤，迅速消瘦，或发生转筋，腹中绞痛；若吐泻剧烈，则见面色苍白、目眶凹陷、汗出肢冷等津竭阳衰之危候。二者不可不辨。

3. 正常大便误为泄泻　有些患者习惯性一日 2 次大便，有些患者长期低量流质饮食或素食，便质稀软，问诊不细，可能将正常大便误为泄泻。

4. 不分虚实主次　本病多表现为虚实夹杂证。脾胃虚弱，不能运化水谷精微，水反为湿，谷反为滞，清浊不分，混杂而下，形成泄泻。因此脾虚与湿盛常同时存在，单纯脾虚证十分少见。临床辨证也要分清脾虚与湿盛的主次。如果病情错综复杂，虚实主次难于分清，则容易造成误诊。

5. 辨湿不分内外　外湿侵入，损伤脾胃，或湿从内生，困遏脾胃，皆可导致水谷不化精微，混杂而下，形成泄泻。因此，泄泻辨湿要分内外表里。两者都有泄泻清稀或如水样、腹痛肠鸣、苔腻脉濡等湿邪共同见证。但因于外湿者常起病较急，可兼有表证；因于内湿者常病程较长，属于里证，可兼有脾虚表现。若病因病位不清，易造成误诊。

6. 不辨湿热轻重　湿热致泄，有湿、热的偏重不同。湿偏重者表现为泻下清稀，周身困倦，苔腻微黄，热象不明显；热偏重者多泻下黄糜臭秽，肛门灼热，舌红苔黄腻，脉濡数，热象明显。若不分辨湿热的轻重，则往往造成病性误诊和治疗的偏差。

7. 久泻不辨在脾在肾　久泻多虚，或为脾气亏虚，或为命门火衰。辨证要分清病位在脾、在肾，或脾肾同病。"肾为胃之关，开窍于二阴。"所以二便之开闭皆肾脏之所主。病情传变常会由脾及肾，造成脾肾两亏，尤其当肾虚症状并不典型时更应注意，以免误诊。

【案例分析】

案例 1：肝旺脾虚误为肝阳上亢

霍某，女，42 岁，工人，1981 年 3 月 2 日初诊。

患者 3 年之前发现高血压病，经长期服用降压西药而使血压趋于平稳，唯逢情志波动即觉头昏头痛，胸胁胀满，大便溏泄。近日来又因郁怒不畅而发为头昏头痛，烦躁胸闷，夜寐不安，口苦咽干，食不知味，大便日行 4～5 次，质稀而无脓血，小便正常，腰酸乏力，血压 180/105mmHg，粪检正常，舌质红，苔薄黄，脉弦劲而微数。遂辨证为肝肾亏虚，肝阳上亢，本虚标实，标本俱急。治拟滋水涵木，平肝潜阳。方予六味地黄丸合天麻钩藤饮加减：大生地黄、女贞子、怀山药、桑寄生、怀牛膝、炒栀子各 9 克，杭菊花、双钩藤各 12 克，生石决（先煎）、珍珠母（先煎）、干葛根、明天麻、生甘草各 6 克。5 剂，每日 2 剂，水煎取汁，早晚分服。

1981 年 3 月 8 日二诊：血压降为 157/90mmHg，头昏头痛、口干咽干、烦躁失眠均明显减轻，然大便则日行增达 5～6 次，并觉呕恶反酸，肠鸣腹痛，苔转薄白，脉呈左弦右缓。脉症合参，当属肝旺脾虚，气滞湿停。治以抑肝扶脾，理气化湿。方仿痛泻要方加减：炒栀子、炒白芍、双钩藤、广郁金、青皮、陈皮各 12 克，广木香、佛手柑、潞党参、炒白术、云茯苓、薏苡仁各 9 克，青防风 6 克。5 剂，如前煎服。

1981 年 3 月 13 日三诊：精神爽快，大便减为 2～3 次，已成糊状，余症悉减。效不更方，再按前述煎服方法投原方 5 剂。

1981 年 3 月 18 日四诊：血压 150/90mmHg，大便成形，每日 1 次，余症尽除，舌苔如前，脉缓有力。改用健脾丸、六味地黄丸早晚分服，连服月余，病情稳定无反复。

按：本例泄泻主要是发生于肝阳素亢之体而使之具有一定的特殊性，尽管前诊已见泄泻、纳呆等脾虚见症，而结合同时所见诸多肝旺表现，肝旺脾虚、气滞湿停之证已明，然医者却置若罔闻，仍只补肾平肝而不健脾化湿，以致泄泻一症愈演愈甚，见传不治，可谓错上加错。

案例 2：肝强痰盛误为虚寒

方氏女，夫患泄泻脘痛，间兼齿痛，汛事不调，极其畏热，治不能愈。上年初夏，延孟英诊之，体丰，脉不甚显，而隐隐然弦且滑焉。曰：此肝强痰盛耳，然病根深锢，不可再行妄补。渠母云：溏泻十余年，本无虚极，广服培补，尚无寸效，再攻其病，岂不可虞？孟英曰：非然也。今之医者，每以漫无着落之虚字括尽天下一切之病，动手辄补，目击心伤，不胜浩叹。且所谓虚者，不外乎阴与阳也。今肌肉不瘦，冬不知寒，是阴虚乎？抑阳虚乎？只因久泻，遂不察其脉证，而皆疑虚寒之病矣！须知痰之为病，最顽且幻，益以风阳，性尤善变。治必先去其病，而后补其虚，不为晚也，否则养痈为患，不但徒费参药耳。母不之信，遍访医疗，千方一律，无非补药。至今秋颈下起一痰核，黄某敷之始平，更以大剂温补，连投百日。忽吐泄胶痰斗余而亡。

予按：此痰饮滋蔓，木土相仇，久则我不敌彼，而溃败决裂，设早从孟英之言，断不遂于今日也。

（清·王孟英《王氏医案绎注》）

按：本例为肝强痰盛之久泻，只因溏泄 10 余年，而误为虚寒，广服培补致死。但泻久也并非都是虚证，从患者体丰，极其畏热，脉不甚显，然隐隐然弦且滑焉来看，皆非虚寒之表现。然医者不参其脉症，不辨寒热虚实，漫以无着落之虚字滥用补法，此不当补而补之之误也！

案例 3：食积痰饮误为脾肾虚寒

孙一奎治粟水令君吴涌润夫人，每五更倒饱，必泻一次，腹常作胀，间亦痛，脉两手寸关洪滑，两尺沉伏。孙曰：此肠胃中有食积痰饮也。乃与总管丸三钱，生姜汤送下，大便虽行，不甚顺利，又以神授香连丸和之，外用滑石、甘草、木香、枳实、山楂、陈皮、白芍、酒连，调理而安。

（清·俞震《古今医案按》）

按：本案五更泄泻，似为脾肾阳虚之证，然其腹胀时痛，脉两手寸关洪滑，两尺沉伏，又与脾肾阳虚不符。孙氏断为食积痰饮，脉象是关键。

案例 4：食积痰饮误为脾肾虚寒

吴九宜每早晨腹痛泄泻者半年，粪色青，腹膨胀，人皆认为脾肾泄也。为灸关元三十壮，服补脾肾之药，皆不效。自亦知医，谓其尺寸俱无脉，惟两关沉滑，大以为忧。恐泻久而六脉绝也。东宿诊之，曰：君无忧。此中焦食积痰泄也。积胶于中，故尺寸脉隐伏不见。法当下去其积，诸公用补，谬矣。渠谓：敢下耶？孙曰：何伤？《素问》云：

有故无殒，亦无殒也，若不乘时，久则元气愈弱，再下难矣。以丹溪保和丸三钱，加备急丸三粒，五更服之，已刻下稠积半桶，胀痛随愈。次日六脉齐见。再以东垣木香化滞丸调理而安。

震按： 二条亦皆通因通用之法，但总管丸合神授香连丸为一路，保和丸加备急丸为一路。要看其对证投药处，又二证皆不以参、术调理，次案更以木香化滞丸调理，是即神明于规矩之外者。

（清·俞震《古今医案按》）

按： 本例亦因每五更必泻，因此首诊断为脾肾阳虚。然结合两关沉滑，而断为中焦食积痰泻。综观此两案颇有相似之处：关部脉皆滑，是食痰之征，首案脉现洪滑，其积尚浅，次案脉已沉滑，其积已深。故两案之治皆用攻下，而首案轻下，次案重攻，为不同处。世人皆以五更泻为脾肾虚寒，而惯用补法。持此定见者宜细究此二案，或有启悟之用。

案例 5：血瘀泄泻误为脾虚

王姓妇女，42 岁，患腹泻 3 年，时作时愈。西医诊断为"过敏性结肠炎"，用多种西药治之不应，中药则以温肾补脾着手，亦苦无疗效，转求我诊。其时腹泻一日 2～3 行，便后有黏液，少腹隐痛，面色青黄，脉虚弦，舌苔薄白。断其为肝木克土。予痛泻要方加潞党参、乌梅、木瓜、煅牡蛎，木香等，先后进 20 余剂，有小效，但仍时作时止，不能根治。于是详审病情，上下求索，得知其经前一周腹泻更甚，一日 4～6 次，经来少腹冷痛，经行夹有血块，行经后腹泻减轻，日 1～2 次，偶尔有大便成形者。察其舌质暗红，有瘀斑，诊其脉弦而有涩意。因思一派瘀阻胞宫之象，何不用活血化瘀以图之！考王清任有膈下逐瘀汤，此方可以治"泻肚日久，百方不效者"。爰用其例，予王氏原方（炒五灵脂、当归、川芎 桃仁、牡丹皮、赤芍、乌药、延胡索、甘草、香附、红花、枳壳）连进 5 剂，经行腹中冷痛已罢，腹泻亦止，三载宿疾，意告痊愈。

原按： 此例初诊之时，误于见泻止泻，未审病源。古人云，妇人尤宜问经期。经水不调而致他病者，当以调经为先。《金匮要略》水气病在论及妇人病水时，曾有"经水前断，后病水，名曰血分；先病水，后经水断，名曰水分"的论述。其虽系对水气病而言，但水与血之间的辨证关系则具有普遍的指导意义。经前腹泻，张石顽认为："脾统血而恶湿，经水将动，脾血先注血海，然后下流为经，脾血既亏，不能运行水湿，所以必将作泻。"其亦指脾虚而言。而王氏之方则指血瘀实证，旨在祛瘀以整肠。然此法不可孟浪使用，若久泻不止，不辨气血，不明虚实，则投担祛瘀，则非王氏本意。此证用活血化瘀药以止泻，是否与其调理冲任，纠正内分泌功能紊乱，调节阴阳平衡有关，很值得进一步探讨。

［陈继明. 临狂辨误录. 中医杂志，1981（11）：22.］

按： 此案之辨误，就在于"见泻止泻，未审病源"，广服温补之药，虽未致变症，然亦药进无效。王清任云"泻肚日久，百方不效，是总提瘀血过多"。结合患者经前腹泻更甚，经后腹泻减轻及舌脉的特点，实乃一派瘀阻胞宫之象。改投活血化瘀之剂，药证相符，当然中的。

案例6：暑湿暴泻误用固涩

苏某，男，45岁，干部，1973年7月7日初诊。

患者素有胸闷气短，偶有胸痛。心电图检查显示仅供血不足。7月5日，患者偶患腹泻，呈水样便，达20余次。某医以鸦片酊并予内服乌梅、五倍子、生牡蛎等收涩之品，外用苦参膏敷脐，以冀止泻，果然水泻次数减少，约7~8次，但自觉脐腹发凉如手掌大，腹胀，脐痛不减。邀我会诊，切其脉象濡缓，舌苔白腻，舌质淡。四诊合参，觉此病发生在伏天，溽暑夹湿，伤及脾胃，脾为湿困，运化失常，暑湿下注则腹胀、脐痛、食少脘闷。脾主四肢，故见肢体倦困。舌苔白腻，脉濡缓是湿重证候。舌淡而脉虚，是脾虚的佐证。综上症状，此病病机为脾虚湿困。因用鸦片酊及收涩之中药，故腹胀脐痛不已。连用运脾化湿之法，以胃苓汤合三仁汤加减治之。处方：茯苓15克，猪苓9克，苍术9克，厚朴9克，泽泻9克，桂枝3克，甘草6克，薏苡仁9克，杏仁9克，通草3克，白豆蔻6克，滑石9克，生姜6克。水煎服。

1973年8月8日二诊：前方续进9剂，胀痛轻，腹泻减少，每日1~2次，大便不成形，食欲增进。诊其脉沉细无力，舌质淡，苔薄白，可知暑湿已去大半，当助被困之脾阳，按健脾祛湿消食法。方药：白参9克，焦术9克，茯苓9克，甘草6克，广木香6克，陈皮9克，薏苡仁15克，桂枝3克，三仙炭（即山楂、麦芽、神曲）15克，厚朴6克。2剂。

1973年8月12日三诊：诸恙问安，精神大振，饮食日增，仅有倦怠，表虚自汗。仍守前法，续服3剂，竟收全功。

原按：暑湿暴泻，近于实，近于热，理应疏利；久泻偏于虚，偏于寒，须以固涩。本案暴泻无疑，误投固涩，愈固愈甚矣，临证治疗，不可不慎。

（徐复霖、田维君、吴仕九《古今救误》）

按：本例泄泻为暑湿暴泻。前医不察，但见腹泻水样便达20余次，便从标治，不辨其证，即予乌梅、五倍子等酸涩收敛之品，水泻次数虽见减，实关门留邪，无由出路，乃致变症丛生。此症因发于暑天，结合脉症，实为脾虚湿困。即至二诊改用健脾祛湿消食之法，亦不失为救误之举。

案例7：误用通因通用

李某，男，30岁。感受暑邪，突发呕吐，前医误用大黄，连进数剂，以致吐泻不止，懊烦闷乱，一日夜吐泻达60余次，精力疲惫，两手发厥，水浆不能入口，脉沉细而迟，舌绛尖红，苔白腻如积粉。辨证：暑湿腹泻，误服苦寒，暑湿内闭。治用清暑化湿。处方：青蒿穗、京半夏、淡豆豉各9克，佩兰、茵陈、鲜生地黄各12克，陈皮、川黄连、白豆蔻各8克，苍术、广木香、鲜藿香各6克，甘露消毒丹9克，鲜荷叶边1块。疗效：服上方2剂后复诊，吐止，泻大减，两手不厥，舌转淡红，苔化。原方去陈皮、苍术、豆豉、川黄连、甘露消毒丹、荷叶、藿香、生地黄，加山楂、石菖蒲、六一散各9克，厚朴3克，连服4剂痊愈。

原按：夏季腹泻，多半属于暑伏湿遏，不能外达。只须清暑化湿，即可因势利导。苦寒之剂，不独于事无补，且易促成暑湿内闭，转使吐泻加剧。本证处方，重在燥利湿邪，佐以芳香化浊，使暑清湿化，自然吐泻共愈。

（徐复霖、田维君、吴仕九《古今救误》）

按：王伦《明医杂著》云："夏季之际，湿热大行，暴注水泻。"暑伏湿遏，不能外达，法应清暑芳化，因势利导，方为合拍。前医用大黄苦寒攻下，重伤脾胃精气，以致升降失调，吐泻不止，精力疲惫，水浆不入，险象环生。所幸救误及时，方药对证，暑清湿化，却病而奏功。若不遇明眼之手，将难知误于何病，错于何药也。

第七节　便　秘

便秘是大便秘结，排便间隔时间延长，或大便便质干结或艰涩不畅的一种病证。

西医学中的功能性便秘即属本病范畴，同时肠易激综合征、肠炎恢复期、直肠及肛门疾病所致之便秘、药物性便秘、内分泌及代谢性疾病的便秘，以及肌力减退所致的排便困难等，可参照本节诊断辨证。

【病因病机】

1. 肠胃积热　素体阳盛，或过食醇酒厚味，或过食辛辣，或过服热药，而致热毒内盛；或热病之后，余热留恋，或肺热肺燥，下移大肠，均可使肠胃积热，耗伤津液，肠道干涩，粪质干燥，难于排出，形成热秘。

2. 气机郁滞　忧愁思虑，脾伤气结；或抑郁恼怒，肝郁气滞；或久坐少动，气机不利；或外科手术后肠道粘连；或跌打损伤伤及胃肠；或虫积肠道；或肺气不降，均可导致腑气郁滞，通降失常，传导失职，糟粕内停，或欲便不出，或出而不畅，或大便干结而成气秘。

3. 阴寒积滞　恣食寒凉生冷，凝滞胃肠；或外感寒邪，积聚肠胃；或过服寒凉，阴寒内结，均可导致阴寒内盛，凝滞胃肠，失于传导，糟粕不行而成冷秘。

4. 气血阴津亏虚　素体阴虚，津亏血少；或病后、产后及年老体弱之人，气血亏虚；或病中过用汗、利、燥热之剂；或劳役过度，出汗过多或房事劳倦，损伤气血阴精，或素有消渴，阴津亏耗。气虚则大便传导无力，阴亏血少，血虚则大肠不荣，阴亏则大肠干涩，导致大便干结，便下困难。

5. 气虚阳衰　饮食劳倦，脾胃受损；或素体虚弱，阳气不足；或年老体弱，气虚阳衰；或久病产后，正气未复；或过食生冷，损伤阳气；或苦寒攻伐，伤阳耗气，均可导致气虚阳衰。气虚则大肠传导无力，阳虚则肠道失于温煦，阴寒内结，导致便下无力，大便难出。

便秘的病位在大肠，但常与脾、胃、肺、肝、肾等功能失调有关，总的病机是大肠传导失常。辨证以虚实为纲，热秘、冷秘、气秘属实，阴阳气血不足的虚秘属虚。实者病机在于邪滞胃肠，壅塞不通；虚者病机在于肠失温润，推动无力；虚实之间又常转化，可由实转虚，可因虚致实，可虚实夹杂。

【诊断】

1. 便秘以大便排出困难为主要表现，临床上可表现为排便次数减少，排便周期延长；或粪质坚硬，便下困难；或排出无力，出而不畅。

2. 本病以老年多发，女性多见。

【常见误诊分析】

1. 便秘误诊为积聚 腹部切诊，便秘患者由于燥屎内结，常可扪及条索状包块，甚至可于腹部多处扪及大小不等的包块，易误诊为积聚。二者虽均可出现腹部包块，但便秘者常出现在小腹左侧，积聚则因疾病不同而腹部各处均可出现；便秘多扪及索条状物，积聚则形状不定；便秘之包块为燥屎内结，通下排便后消失或减少，积聚之包块则与排便无关。

2. 热结旁流误诊为泄泻 热结旁流，是因燥热炽盛，燥屎结于肠中不得出，下利之物为清水而非水样大便，同时可见脐周疼痛、腹中坚硬有块、口舌干燥、脉滑实等里热炽盛之症。若不辨下利之物的性质及燥热内结的本质，而仅因下利、腹痛便诊为泄泻，则容易造成严重失误。

3. 标本不辨，忽略病因 大便不通是本病的主要临床表现，属标，但其成因是多方面的，必须详细问诊，综合分析，辨清标本，不可一见便秘之症就纯用通下之法。胃肠积热，宜用苦寒，通里攻下。气秘因气郁不解，传导失常，表现为便秘腹胀、胸胁痞满、嗳气等症，当行气导滞，通里攻下无益。虚秘者，表现为虽有便意，临而努挣乏力，汗出气短，神疲气怯。或伴面色无华，头晕心悸，舌淡脉细者，为气血不足，当益气健脾，养血润肠；或伴大便干结，心烦口渴，颧红，舌红苔少，脉细数等，为阴液亏虚所致，当滋阴润肠通便。若寒热虚实不辨，概用苦寒通下则损伤脾胃，气血生化无源，或通下急伤阴液，而致虚虚之弊。

4. 热秘不辨气郁化热与胃肠积热 肝脾之气郁结，传导失常，导致大便秘结，若气郁日久化火，可见便秘伴口干口苦、面红身热、舌红苔黄、脉数等症，与胃肠积热一样都有热象。但胃肠积热无嗳气、胸胁痞满、脉弦等肝郁气滞见症；气郁化火便秘，胀满之症明显，但无燥实坚及苔黄燥、脉滑实等胃肠热结之象。前者病位在肝脾，本质为气机郁结，传导失带；后者病位在胃肠，本质为燥热内结，腑气不通。若不加以区别，则病位不清，病理实质难明。

5. 胃肠积热与阴虚燥热不分 胃肠积热与阴虚燥热都可见大便干结、面红身热、口干、舌红脉数等热秘见症。前者因热邪伤津或津伤不甚，表现为大便干结、小便短赤、腹胀腹痛、口苦、苔黄燥、脉滑数；后者阴虚而肠失濡润，燥热内结，以阴虚为主，表现为大便干结、形体消瘦、颧红心烦、心悸怔忡、腰膝酸软、苔少、脉细数等症。积热常可伤阴，阴虚可致热结，两者因果关系不同，应细加分辨。

6. 虚实主次不明 临床常见虚实相互兼夹转化之便秘，治疗时当分清主次，兼顾虚实。胃肠燥热伤津，或阴虚燥热内结，表现为便秘腹胀、面红身热、口干口渴、舌红苔黄燥少津或苔少、脉细数等症，当清热滋阴、润肠通便，以养阴为主，增水行舟。若单用苦寒清热攻下，劫伤阴液，则阴虚愈甚；单用滋阴润肠则燥热不解，阴津难复。热秘兼气血亏虚者，表现为便秘腹胀、口干身热、神疲气怯、便后疲乏或眩晕、心悸、舌淡、脉细，攻下泻热的同时务须补益气血，虚实兼顾。过用攻下，则徒伤正气；纯用补益，则气有余便是火，而燥热更甚。

7. 不从肾辨证 便秘病位在大肠，与脾胃关系最密切，但肾主五液，司二便，肾精亏耗则肠道干涩，肾气不足则命门火衰、阴寒凝结、传导失常，亦可形成便秘。故辨气虚、阴虚便秘要分析有无肾阴虚、肾气虚的存在。属肾阴虚者，除见便秘外，多伴形体消瘦、眩晕耳鸣、腰膝酸软等症；属肾气肾阳亏虚者，大便干或不干，排出困难，伴小便清长、面色白、畏寒肢冷、脉沉迟等症。若单从脾胃立论，则以偏概全，容易遗漏肾虚致病的病机。

【案例分析】

案例1：冷秘误为热秘

秦某，女，55岁。

患者诉自产后6年来常感腰酸背痛，胃脘部怕冷，喜热饮食，白带量多、质稀色白，月经周期提前、经量多。近2个月来患者大便干燥、便秘，每7～10日一行，在某医院屡服大黄等苦寒攻利之品，药后则腹泻，停药则大便复结，腹胀不为泻解。察见患者形瘦，面色萎黄，舌淡红，苔薄白，脉细数。高师辨为脾阳虚损，寒凝气滞，兼肾阳不足。治宜温中健脾，理气行滞，佐以补肾壮腰。以理中汤加减……服7剂后，大便秘结好转，腹胀、腰背酸痛减轻。再守上方去厚朴、枳实等出入，连投20余剂，排便通畅，日行1次，诸症悉除，病情平稳。

[王发渭，于有山．高辉远挽治误用温、寒、下、补验案．中医杂志，1993，34（5）：269.]

按：本例为冷秘。患者病由产后，且胃脘部怕冷，喜热饮食，白带量多、质稀色白，舌淡红，苔薄白，脉细。脉症合参，证属脾阳虚寒。医者只因见大便干结，便误为热结，屡投大黄等苦寒之剂下之，图一时孟浪之快，更伤脾胃之阳，故停药则大便复结，腹胀不为泻解。此阴阳辨误也。

案例2：阴结便秘误为瘀热内滞

昔诊一男，约廿余岁，系一孀妇之独子，体质素弱。始因腹痛便秘而发热，医者诊为瘀热内滞，误以桃核承气汤下之，便未通而病情反重，出现发狂奔走，言语错乱。延余诊视，脉沉迟无力，舌红津枯但不渴，微喜热饮而不多，气息喘促而短，有欲脱之势。据此断为阴证误下，逼阳暴脱之证。遂以大剂回阳饮（四逆汤加肉桂）与服。附片130克，干姜50克，上肉桂13克（研末，泡水兑服），甘草10克。服后，当天夜晚则鼻孔流血，大便亦下黑血。次日复诊则见脉微神衰，嗜卧懒言，神识已转清。其所以鼻衄及下黑血者，非服温热药所致，实由桃核承气汤误下后，致血脱成瘀，今得上方温运气血，既已离败坏之血不能再行为经，遂上行而下注。嘱照原方再服一剂。服后，衄血、便血均未再出，口微燥。此系阳气已回，营阴尚虚，继以四逆汤加人参，连进四剂而愈。方中加人参者，取其益气生津养阴以配阳也。

（吴佩衡《吴佩衡医案》）

按：此案为阴结便秘误下逼阳暴脱之证。《伤寒论》云："太阳病不解，热结膀胱，其人如狂，血自下，下者愈。其外不解者，尚未可攻，当先解其外，外解已，但少腹急结者，乃可攻之，宜桃核承气汤。"观仲景之言，桃核承气汤证的辨证要点是：少腹拘急胀满，大便色黑，小便自利，谵语烦渴，脉来沉涩。此例证属体弱阴结便秘，前医见腹痛便秘发热，未予详辨，误为"瘀热内滞"而投桃核承气汤下之。幸而吴氏能及时辨之，投以大剂回阳饮救失，力挽险证。虽见舌红津枯但不渴，微喜热饮而不多，脉沉迟无力，故知之为阳脱之证。

案例 3：年高体虚误为热结

秦某，男，68 岁，1989 年 6 月 15 日初诊。

患者素无他疾，近因腹部隐痛，大便干结，口干舌燥，舌红少苔，脉数有力。笔者处方以"增液承气汤"，1 剂不应；后加量再服，3 剂后泻下水样便，次日身感神疲乏力，心慌气短头晕，腹胀纳呆不寐，大便继而 7 日不下，再次来诊。观其神疲气怯，面黄肌瘦，舌淡苔白润，脉沉细无力。病起于寒凉攻下太过，以补中益气汤加味治之……5 剂后便通正复，再服补中益气丸善后。

[孙伯琴，张继荣，古光林. 误治举隅. 实用中医内科杂志，1994，8（3）：48.]

按：该例为过用寒凉攻下致误。患者腹部隐痛，大便干结，口干舌燥，舌红少苔，脉数有力，貌似一派热结于肠之征象。然为何投增液承气汤不应，病至变症丛生呢？细思患者年近古稀，正气已衰，虽由热结于肠之表，但亦应顾及其正虚之本，不应一味寒凉攻下，标本兼顾方为正治。

案例 4：病后津亏误为实热

王某，女，45 岁，于 1990 年 4 月 18 日夜间，因生气后突然昏仆，不省人事，经他院以脑出血抢救 48 小时后神清，我院以中风收住院。刻诊：头痛甚，频频呕吐，语涩，口眼歪斜，右侧上下肢痿废，双侧瞳孔不等大，查血压 140/110mmHg，血、尿常规正常。经降颅压、降血压、止血、抗炎等支持疗法，3 日后头痛减轻，呕吐止，血压降至114/97mmHg。但自发病以来患者始终不解大便，又现烦躁，面部潮红，脘腹胀满，纳谷不香，舌红燥，苔黑，脉弦实有力，经甘油灌肠 2 次、每晚开塞露 2 支也未能奏效，唯恐再度脑出血，故急服大承气以涤荡肠胃之热，大黄用至 20 克（后下），芒硝 6 克（冲服），仍未大便，唯有隐隐腹痛，烦躁面赤更甚，恶心，水米不思。药不中病，究其根本，此方实未兼顾其大病后阴液亏乏之剂，改服增液承气汤加味……每日 3 次。当晚患者大便 1 次，如羊粪状，脘腹胀满大减，烦躁除，面色正常，欲食食物。效不更方，继服 3 剂后，大黄减至 10 克，去芒硝，加焦三仙以消食导滞，润肠通便，5 剂后，患者大便通畅，每日 1 次，不干不湿，饮食正常。

[陈玉华. 临证失误分析. 内蒙古中医药，1993（2）：37.]

按：本例为大病后津液亏乏误用峻下。观患者脉症似具备阳明腑实之痞、满、燥屎、坚之实，投大承气汤亦应有效。无效的原因实医者辨证不参体质，忽略了患者大病后津液亏乏，舌苔黑之虚。证属本虚标实，医者标本不能兼顾，治标不治本，必致误诊误治。

案例 5：湿浊蕴郁，气机阻滞误为气血亏虚

回忆早年我初学医之时，适嫂氏初产五六天，患大便不通，频作虚坐，肛门急迫难忍，同时胸闷腹胀，不能进食。我兄延当地某医诊治，案中引用了丹溪的话为依据。药用大熟地黄、油当归、咸苁蓉等味。我兄认为不食、不便加上胸腹胀闷的证候，用此补酒药物是否相宜来问。愧我当时药性汤方的使用，情未熟谙，中医学的基本理论还一窍不通，因此瞠目相看。我兄急中生智，将各药用量依方减半试服。药下时已黄昏，少待一些时候，产妇即诉腹部胀满逐渐加剧，更觉有气自下向上冲逆，胸部闷塞不通，不能平卧，取坐位时还是气息急促欲断，大便仍然不解。拂晓，我母请适在后屋做客的硖石郭景之女科来诊，郭说："舌苔白厚而腻，大概是湿浊蕴郁，气机阻滞不通……"按语中既不谈产后致虚，也不说便秘属实。药用制川厚朴、炒枳壳、大腹皮、陈皮、火麻仁、瓜蒌仁等。服后，大便通畅，肠转腹宽，胸旷气平，一夜困顿遂得平卧熟睡。翌日，除火麻仁、瓜蒌仁，加炒麦芽、砂仁，二剂而愈。《金匮要略》谓"新产妇人有三病"，大便难为新产妇人常见的病种之一，仲景立说，原不拘执于血虚。有汗出多而亡津液，形成胃燥而为大便难者；有发热甚，邪入阳明，导致胃实而为大便难者。我嫂褥中既不出汗，也不发热，不食、不便，胸腹胀满，舌苔白厚腻，正是湿浊蕴郁，气机阻滞不通的缘故。原因已明，治法当然不错，如果无视摆在眼前的症候群，片面地硬套书本子，拘泥于丹溪"产后当大补气血为主"的说法，从事补益，将见小病酿成大祸！通过这一事实，使我受到很大教益。

［张善谋．女科医话二则．浙江中医药，1978（5）：42.］

按： 产后大便难，不可一概拘泥于血虚，总要详查原因，辨明证候。张景岳云："产后既有表邪，不得不解；既有火邪，不得不清；既有内伤停滞，不得不开通消导，不可偏执。"此谈颇是。此案产后便秘，胸腹胀满，舌苔白厚而腻，大概是湿浊蕴郁，气机阻滞不通，本当辨为湿浊蕴郁，气机阻滞，肠道不畅。然医者不能随证之变，误为气血亏虚，错投滋补，邪恋病进，从而致误。

案例 6：肺燥兼脾虚误为肺中燥热移于大肠

郭某，男，61 岁，干部。1976 年 10 月 23 日初诊。

患者素有"慢性支气管炎""肺气肿"病史，近 1 年来又兼便秘之证。始则每五六日才大便 1 次，每次均需努挣多时，甚或有赖开塞露栓导。近日来即便使用开塞露，也得挣努至汗出方能解出，以致每日均需配用番泻叶泡水代茶；同时兼见头昏乏力，口干心烦，胸闷咳嗽，但无发热，小便黄，形体肥胖，面色灰暗，心律整齐，心音低钝，呼吸音清晰，两肺底可闻及捻发音，舌质暗红而干，苔薄黄欠津，脉浮大。辨证为肺中燥热移于大肠。治拟养阴润肺，清热通便。方用清燥救肺汤合麻子仁丸化裁，处方：生石膏 15 克（打碎），北沙参、麦冬、黑芝麻、火麻仁各 12 克，光杏仁、冬桑叶、川厚朴、炒枳实、云茯苓、芒硝粉（包煎，后下）、生大黄（后下）各9克。3剂，每日1剂，水煎取汁，2次分服。

1976年10月26日二诊：药后患者大便得解，状如羊粪，余症亦轻。效不更方，再予原方5剂，如前煎服。

1976年11月18日三诊：药后患者大便又为5～6日一行，仍需努挣至汗出方能解出先硬后软之便，且排而不尽，解时腹部绞痛，并兼有脱肛，舌质暗红，苔薄白，脉细缓。结合年龄、宿疾，当辨为脾肺气虚，传导无力。故治以培土生金，补气升提。方选补中益气汤加味，处方：炙黄芪30克，潞党参15克，广陈皮、光杏仁各9克，绿升麻、春柴胡各6克，全瓜蒌20克，生白术、全当归、火麻仁、怀牛膝各12克，炙甘草3克。5剂，仍如前煎服。

1976年11月24日四诊：药后患者大便二三日一行，并自解无痛苦。复予原方15剂，自此大便即转正常。

（张笑平《中医失误百例分析》）

按：本例便秘，貌似一派肺中燥热移于大肠之象，实则肺燥中夹有脾虚气亏，传化无力。故《景岳全书·秘结》强调"此证当辨者惟二，则曰阴结、阳结而尽之矣。盖阳结者邪有余，宜攻宜泻者也；阴结者正不足，宜补宜滋者也"。而首诊医者既不考虑年龄、宿疾，也未正视努挣汗出、头昏乏力等表现，仅从肺中燥热移于大肠辨证，燥邪虽去，脾气大伤，以致便秘又起，更见脱肛，可见正治中又夹有误治。

案例7：热结旁流误从虚辨

某壮年男子，体素健，病热旬日不解，渐至神志昏蒙不清，口不能言，身不能动，目不欲睁，四肢厥冷，时发惊悸，惊则头身期然汗出，周围稍有声响则心中憺憺大动，难以自持，阖家惊慌，迎治不迭。一回延赵氏至，见室外有人巡视，以禁喧哗，病室闭户塞牖，以求寂静，室中地上遍覆苫褥之类，以免行走有声。索观前服处方，皆从虚治，养心阴、益心阳、安神定志诸法，用之殆遍。赵氏诊之，见患者昏昏如恹，问之不答，然六脉皆沉伏有神，趺阳大而有力，撬口观舌，舌红少津，根有黄褐厚苔，切其腹，则脐下有盘大一块，硬而灼手，用力切按则患者以手护之，皱眉作禁。询问二便，家人答云：小便短赤，大便下利黑水纯清。窃思《素问·阳明脉解》"足阳明之脉病，恶人与火，闻木，音则惕然而惊……"的论述，正合此病机。病属阳极似阴，大实有羸状，乃由胃家燥热结实，内热蒸迫，上扰神明，伤及心阳所致。故拟用调胃承气汤少佐附子与之，遂得泻下燥屎数枚，惊悸止，神气清，调理旬日而安。

（中医研究院广安门医院《医话医论荟要》）

按：本例病因热传阳明，与有形燥屎相结，而致热结旁流。无奈前医反作虚治，妄作温补，以致邪热内闭，升降之机失职。阳盛于内，格阴于外，邪热蒸迫，上扰神明，故见神昏不言、惊悸汗出、四肢厥冷、脉伏不出等阳极似阴，大实有似羸状之候。然细析其证，则六脉皆沉伏有神，趺阳大而有力，舌红少津，根有黄褐厚苔，脐下有盘大一块，拒按，大便下利黑水纯清，实属典型的热结旁流之证。幸赵氏四诊合参，断案准确，去伪存真，紧扣邪热内结阳明之病机，急以泻热逐实，急下存阴，诚为救误之举。

案例8：脾虚食滞误诊为中气下陷

雷某，男，66岁，1986年9月18日初诊。

近1周来，患者食少，肛门坠胀，时欲大便，入厕良久而努挣不出，每日10余次，腹部稍胀，两三日偶解干大便少许，舌淡苔白，脉缓。患者年前曾因肛门坠胀，余投补中益气汤加减告愈。故仍诊为气虚下坠，拟大剂补中益气汤治之。但药后坠胀未减，腹满愈甚。细查其腹，状若鼓。详询患者，诉2天前外出，曾食冷鸡蛋，且天热饮水甚多。余顿悟：此为虚中夹实证也。遂改弦易辙，治以通腑消积，佐以益气之品，宗黄龙汤（《伤寒六书》方）加减……仅服药2次，即腹中雷鸣，泻下腐臭稀便数次，腹满顿减，唯肛门坠胀如故。食积已除，可治其虚证下陷，乃拟补中益气汤加味2剂，水煎服。3日后腹满已消，食量渐增，肛门坠胀亦明显减轻。效不更方，仅改党参为红参10克，击鼓再进，2剂告愈。

[郑信森.“虚中夹实”治误1例体会.四川中医，1990（6）：32.]

按：该例为脾虚食滞误诊为中气下陷。初诊时医者问诊不详，忽略了患者"伤食"之病史；查体不周，忽略了患者腹胀如鼓之征象；但见其虚，轻率辨证，仅凭既往印象和表面症状，臆断为单纯气虚下陷证，未料到有饮食积滞夹于其中，故而造成了误诊误治。

案例9：气虚便秘误诊为血虚便秘

陈某，女，62岁，农民。

患者诉半年来经常便秘或排便艰涩，十五六天才排便1次，每次排便前下腹疼痛，临厕努挣，痛苦难忍。他医注射山莨菪碱亦不减，后改注射"杜冷丁"，使用开塞露，方能痛止排便。察其舌淡苔厚燥，脉弦细。拟为阴血亏损、阳明燥实，先后予麻子仁丸、增液承气汤或大承气汤等方加减均罔效，患者病证尤加而拒药。再详查病情，患者诉临厕时肛门坠胀，气短乏力，头汗出，始悟乃"中气不足，溲便为之变"。其为气虚不运，大肠传导无力所致。改用补中益气汤加火麻仁、肉苁蓉，3剂后大便自调，续进本方11剂，改服补中益气丸月余，斯疾乃愈。

[庄振裕.思维定势对临床辨证的影响.浙江中医学院学报，1994，18（4）：46.]

按：该例为气虚便秘误诊为血虚便秘。初诊时医师仅凭便秘、腹痛、舌淡苔厚白燥、脉弦细等症状就做出了阴血亏损、阳明燥实的诊断，忽视了患者临厕时肛门坠胀，气短乏力，头汗出等气虚见症，故而诊断错误，误治势所难免。

案例10：冷秘误诊为气虚便秘

王某，男，76岁。

患者自述已6天未排大便。现面色无华，神疲肢倦，言语气短无力，舌淡红，苔薄白，舌底系带瘀阻，脉沉滑。诊为脾约证，投开郁润肠通便之剂。翌日患者来诉："服药后无大便。"我以为病重药轻，遂于原方中加芒硝20克，投药1剂。3日后患者来诊讲道："服药后大便1次，粪便稀薄，腹痛难忍，四肢发凉，气短加重，一阵阵头眩欲仆地，近 2 日无大便。"患者面色晦暗，形体悴弱，气短懒言。说问细虑，始知其便秘已 3 年之久，每三四天大便 1 次，重时用果导片方可缓解。患者大便并不过于干硬，时有便意，临厕无力排出，便后汗出。平素头晕，气怯声低，小便清长，喜热怕冷。舌质嫩，苔薄白，舌底系带明显瘀阻，脉沉滑无力……其乃下元衰弱，肾阳不足，脾肺气虚乃致。药用阴寒之品，阳气潜下，清阳不升，浊阴上犯，虽便 1 次是逆水行舟，强行荡涤而下，并招致诸证蜂拥而来，当属虚秘，应投壮阳滋肾益气之品。药用黄芪汤、济川煎加减……次日患者高兴来告，药后大便已下，眩晕已减，呼吸较前通畅，手足变暖，舌红苔白，舌底系带瘀阻减轻。药已中鹄，遵上方继服 3 剂，服后汗敛便下，诸症告愈。嘱常服金匮肾气丸调养善后。

〔闻喜，王晓立. 便秘误治得失谈. 吉林中医药，1992（6）：13.〕

按：该例医师漏掉了患者面色晦暗，形体悴弱懒言，便秘 3 年之久，便不干硬，时有便意，临厕无力排出，便后汗出等临床资料，而仅凭已 6 天未排大便，舌淡红苔薄白，舌底系带瘀阻，脉沉滑等症状，做出了脾约证的诊断，投开郁润肠通便之剂，故而造成了误诊误治。

第九章 肝胆病证

肝胆病证是指在外感或内伤等因素影响下,造成肝与胆功能失调和病理改变的一类病证。本章主要讨论胁痛、黄疸、积聚、臌胀等。

肝主疏泄又主藏血,体阴而用阳,所以肝病的证候学特征以实为主,常见的证有肝气郁结、肝火上炎、肝风内动。但在实的基础上又可形成虚或本虚标实,从而表现为肝血虚、肝阴不足或肝阳上亢等。肝与胆相表里,所以胆的病变每与肝密切相关,胆病可以及肝,肝病可以及胆,甚至肝胆同病,如肝胆湿热证。

第一节 胁 痛

胁痛是以一侧或两侧胁肋部疼痛为主要表现的病证,古又称胁肋痛、季肋痛或胁下痛。

胁痛大多见于肝胆疾病,如肝癌、肝痈、肝著、臌胀、胆胀等,临床上常依据胁痛来判断其为肝病或与肝胆有关的病证。

现代医学的急慢性肝炎、肝硬化、肝寄生虫病、肝癌、急慢性胆囊炎、胆石症、胆道蛔虫病及肋间神经痛等,表现以胁痛为主要症状时,可参考本节进行治疗。

【病因病机】

1. 情志不遂 各类情志所伤,如暴怒伤肝,抑郁忧思,可致肝失条达,疏泄不利,气阻络痹,发为肝郁胁痛。气郁日久,又可致血行不畅,瘀血渐生,阻于胁络,出现瘀血胁痛。

2. 跌仆损伤 跌仆外伤或因强力负重,使胁络受伤,瘀血阻塞,可发为胁痛。如《金匮翼·胁痛统论》谓:"污血胁痛者,凡跌仆损伤,污血必归胁下故也。"

3. 饮食失宜 饮食不节,过食肥甘,脾失健运,湿热内生,进而致肝胆失于疏泄,可发为胁痛。如《景岳全书·胁痛》:"以饮食劳倦而致胁痛者,此脾胃之所传也。"清代张璐《张氏医通·胁痛》:"饮食劳动之伤,皆足以致痰凝气聚……然必因脾气衰而致。"

4. 外邪内侵 湿热之邪外袭,郁结少阳,枢机不利,肝胆经气失于疏泄,可致胁痛。《素问·缪刺论》言："邪客于足少阳之络，令人胁痛不得息……"

5. 劳欲久病　久病耗伤或劳欲过度，使精血亏虚，肝阴不足，血虚不能养肝，故脉络失养，拘急而痛。《景岳全书·胁痛》指出："凡房劳过度，肾虚羸弱之人，多有胸胁间隐隐作痛，此肝肾精虚。"《金匮翼·胁痛统论》谓："肝虚者，肝阴虚也。阴虚则脉急，肝之脉贯膈布胁肋，阴血燥则经脉失养而痛。"

综上，胁痛病位主要责之于肝胆，亦与脾胃及肾有关。病因涉及情志不遂或饮食不节、外邪入侵等，病理因素包括气滞、血、湿热，基本病机属肝失和，可概括为"不通则痛"与"不荣则痛"两类。其中，因肝郁气滞、瘀血停着、湿热蕴结所致的胁痛多属实证，为"不通则痛"，较多见；因阴血不足、肝络失养所致的胁痛则为虚证，属"不荣则痛"。

胁痛病机有其演变特点。一般说来，胁痛初病在气，由气滞为先，气机不畅致胁痛。气滞日久，则血行不畅，由气滞转为血瘀，或气滞血瘀并见。实证日久，因肝郁化火，耗伤肝阴，或肝胆湿热，耗伤阴津，或瘀血不去，新血不生，致精血虚少，即可由实转虚。同时，阴血不足，肝络失养之虚证，又可在情志、饮食等因素的影响下产生虚中夹实的变化，最终出现虚实夹杂之证。同时，应注意胁痛一证与其他病证间的兼见、转化情况。如湿热瘀阻肝胆之胁痛，若湿热交蒸，胆汁外溢，则可并见黄疸；肝郁气滞或瘀血停着之胁痛，可转化为积聚；肝失疏泄、脾失健运，病久及肾，致气血水停于腹中，则可转化为臌胀等。

【诊断】

1. 以一侧或两侧胁肋疼痛为主要临床表现。

2. 疼痛性质可表现为刺痛、胀痛、隐痛、闷痛、窜痛、灼痛或钝痛等不同特点。

3. 部分患者可伴见胸闷、腹胀、嗳气、呃逆、急躁易怒、口苦纳呆、厌食恶心等症。

4. 常有饮食不节、情志内伤、感受外湿、跌仆闪挫或劳欲久病等病史。

【常见误诊分析】

1. 胁痛误诊为胸痹　肝郁气滞出现胁肋疼痛，伴胸闷气短症状，容易误诊为胸痹。两者疼痛的主要部位、程度及性质有所区别。胁痛以两侧胁肋部位为主，以胀痛为主，疼痛相对较轻，多伴胸胁胀闷、太息、嗳气等症，且疼痛每因情志变化而增减；胸痹以当胸部位疼痛为主，呈闷痛，疼痛剧烈，甚则胸痛彻背、背痛彻胸，伴有口唇青紫、短气、喘息、大汗等症状。如果不根据疼痛特点、主要部位及伴随症状加以区分，将致误诊。

2. 胁痛误诊为胃脘痛　两病证中皆可见有肝郁气滞。但胃脘痛病位在胃脘，兼有嗳气频作、吞酸嘈杂等胃失和降的症状。而胁痛病位在胁肋部，伴有急躁易怒、太息、脉弦等肝气不舒的症状。两者有别，但也可同时并见，若不注意区别，亦致误诊。

3. 肝郁化热与肝胆湿热不分　肝郁气滞，日久化热，与肝胆湿热之证都见胁痛伴急躁、面红口干、舌红苔黄、脉数等热象，容易混淆不清。肝郁化热，除有上述共同特点外，多伴胸胁胀痛、走窜不定、嗳气胸闷、与情志变化关系明显等肝郁气滞症状；而肝胆湿热之证，除有胁痛及热象外，同时伴脘闷纳呆、恶心呕吐、苔黄腻、脉滑数等症，甚或出现黄疸，湿象明显。一为郁热，一为湿热，若不加以区分，则病理因素难明。

4. 不明在气在血 肝郁气滞，日久入络，形成瘀血停滞；瘀血阻滞也会影响气机疏泄，从而导致胁痛。气滞加重血瘀，瘀血加重气滞，两者相互影响，但毕竟有所偏重。临诊辨证时应首先明确其在气、在血，或气血同病，应详辨孰轻孰重，孰先孰后。气滞胁痛，以胀痛为主，痛处走窜不定；瘀血胁痛，多呈刺痛，痛处固定不移，入夜尤甚。前者多伴胸闷、太息、脉弦等气滞之象；后者多有舌质紫暗、脉弦或涩等瘀血见症；气血同病者，上述症状相互出现。如不明病在气在血，不辨气滞血瘀孰轻孰重，将导致治疗时理气、活血不清，或出现偏差。

5. 不辨有无结石阻滞 肝胆湿热胁痛，日久湿热煎熬，结为砂石，阻滞胆道，因此，辨肝胆湿热胁痛要分辨同时有无结石阻滞。结石阻滞，虽有口苦纳呆、厌食油腻、恶心呕吐，或出现黄疸、苔黄腻、脉弦滑数等肝胆湿热症状，但结石疼痛多为胁肋突发剧痛难忍、痛连肩背，或有寒热往来，两者不难分辨。若不辨结石阻滞，单纯从湿热论治，则常致漏诊，结石不治，胁痛反复发作难愈。

6. 虚实辨治失误 胁痛一病有虚实之分，实证以肝郁气滞、肝火炽盛、肝胆湿热、瘀血停滞为主，虚证以肝血不足、肝阴不足常见。但肝郁、肝火日久易耗伤阴血，阴虚、血虚又使肝失柔顺而郁滞，而成虚实夹杂之证。临证若不细辨，将导致虚实辨证错误。

7. 忽略病证转归 肝阴不足、络脉失养胁痛，表现为胁肋隐痛，绵绵不休，遇劳加重，伴心烦口干、头晕目眩、舌红少苔、脉弦细而数等症。但肝阴不足易致肝失柔顺，疏泄条达失职；反之，肝气郁滞胁痛，气郁日久，又可化热伤阴。因而肝阴不足与肝郁气滞常相互影响。故养阴柔肝，虽无明显肝郁气滞见症，也当根据病机演变规律，配合辛平调气疏肝之法；疏肝理气，虽无明显阴虚之象，也应防其伤阴，而不能过用辛温苦燥。若不考虑"肝体阴用阳"这一特点，将导致疾病转归判断失误。

【案例分析】

案例 1：以西医之病套中医之法，辨病而不辨证，脾胃虚弱误诊为肝胆湿热

阮某，女，38 岁，1992 年 4 月 2 日初诊。

患者右胁胀痛 3 个月余，纳差，大便 5 日未行，苔微黄，脉细。经 B 超检查诊断为胆石症、胆囊炎。投以笔者经验方利胆排石汤（柴胡、郁金、大黄、姜黄、金钱草、鸡内金、海金沙、枳实、威灵仙）通利攻下，1 剂后大便得泻而痛胀不减，反见神疲气陷；改用补中益气汤少佐理气之品，连进 8 剂，正气渐复，胀痛缓解；继以香砂六君子汤合四逆散加减出入治疗 1 个月，诸症若失，经 B 超复查示结石消失，胆囊形态恢复正常。

[莫太安. 误诊救治四则. 国医论坛，1997，12（1）：33.]

按：本例胁痛因脾胃虚弱所致。虽首诊即已见纳差、脉细等脾虚见症，但医者仅根据 B 超胆石症、胆囊炎的诊断而辨为肝胆湿热，投以通利攻下的利胆排石汤，从而重伤脾胃之气导致神疲气陷。之所以失误就在于医者以西医之病套中医之法，以西医之病遣中医之药。

案例 2：拘于经验，不知以常达变，痰饮胁痛误为气滞血瘀

罗某，女，46 岁，干部，1989 年 6 月 24 日初诊。

患者平素性情抑郁，脾胃偏虚，常觉胁肋不舒，脘腹痞塞，时吐痰涎。1985 年 2 月因家事不遂，生嗔动怒，突然晕倒约 30 分钟，嗣后胸胁憋闷胀痛，嗳气呃逆，脘腹痞满，按之疼痛，欲矢气而不能，痛苦异常。经某医院中医以肝胃气滞辨治，服柴胡疏肝散、旋覆代赭汤等 30 余剂，大便通利，嗳气呃逆消失，但胸胁胀痛不减，且呈游走窜痛，复用疏肝理气药罔效；再更医从胸胁瘀血论治，服血府逐瘀汤、膈下逐瘀汤等 20 余剂，亦无明显效果；又经某医以气虚胃痞施治，服补中益气汤等 20 余剂，肌内注射新斯的明等均无效，改服乌鸡白凤丸、补中益气丸治 4 个月余，精神虽好转，唯两胁胀满窜痛如故。1988 年 7 月曾输代血浆、抗生素、维生素等，胁痛一度好转，旋即如故，输液后出现视力模糊、头晕呕吐等症，至今仍视物不清，头晕呕吐时发。初诊询知，刻下两胁胀满窜痛，重则头晕欲呕，心悸烦乱，无所适从；脘腹痞塞不舒，按之辘辘有声，每揉按至无水气声时胁痛减；疲惫乏力，晨起较重，体重由 70 千克渐减为 43 千克；面色晦滞无华，舌体略胖，质淡、苔白，脉弦滑。辨证属痰饮胁痛，乃由痰饮停留胸胁，遏伤中阳，阻滞气机所致。治宜温化痰饮、行气宽胸为法，予《伤寒论》苓桂术甘汤加味。处方：茯苓 24 克，桂枝、枳壳、紫苏叶、生姜各 9 克，甘草 6 克，白术 12 克，大枣 6 枚。3 剂，每日 1 剂，水煎分 2 次空腹服。

1989 年 6 月 28 日二诊：服上方后患者胸胁胀满窜痛程度减轻，脘腹由痞塞渐转宽松，两天来头晕欲呕、心悸烦乱未作，睡眠较佳，食欲较前增加，腹中辘辘水气声偶有发生，舌脉同前。药病相投，效不更方，仍用苓桂术甘汤。处方：茯苓 30 克，桂枝 9 克，白术 15 克，甘草 6 克。3 剂，服法同前。

1989 年 7 月 6 日三诊：药后患者胸胁疼痛基本消失，脘腹柔软松和，余症均减，视物不清也有好转。患者以为病愈，服完上方 5 日未复诊，昨日又感两胁胀满微痛，头晕、心悸复作，故前来就诊。此乃痰饮痼疾，病虽减，但非短时所能根除，视其舌体略胖，质淡、苔白如旧，仍宗前法，拟苓桂术甘汤合泽泻汤。处方：茯苓 30 克，桂枝 9 克，白术 15 克，泽泻 12 克，甘草 6 克。6 剂，隔日 1 剂，服法同前。

上方服完。5 年痼疾渐臻痊愈，随访未见复发。

［柴瑞霁．痰饮胁痛．新中医，1991，23（6）：20.］

按：本案例胁痛因发生于素体脾虚肝郁之人而具有一定的特殊性。其胁痛虽因郁怒而发，然首诊投以柴胡疏肝散、旋覆代赭汤无效，说明气滞并非该病病机之本；后选用活血、补虚等法，亦属罔效，从而排除了瘀血阻络或气血瘀滞的可能。细观患者的脉症，其脘腹痞塞不舒，按之辘辘有声，每揉按至无水气声时胁痛减，舌体略胖，质淡、苔白，脉弦滑，实《金匮要略》"其人素盛今瘦，水走肠间，沥沥有声，谓之痰饮"的典型痰饮体征。因此，在正确辨证的前提下，法取温化痰饮为主，方用苓桂术甘汤加味

10 余剂，使得久年痼疾终获痊愈。

案例 3：辨证不精，不辨标本虚实，肝郁脾虚误为瘀血停滞

苏某，女，45 岁，1985 年 6 月 10 日初诊。

患者病肝炎 3 年不瘥，现右胁胀痛，食欲欠佳，形体消瘦，面部及手部有红缕，朱砂掌明显，舌质暗，脉沉弦细涩。B 超示：肝硬化、脾大。四诊合参，病属肝郁血瘀，治以膈下逐瘀汤化裁……服药 2 剂，自觉胃脘不适，时有腹痛干呕。4 剂服尽，胃脘及腹痛甚，呕吐咖啡样物，继则吐血，急予云南白药、三七片及补液治疗，方血止病安。嗣后改以逍遥丸疏肝理脾，佐少量活血祛瘀之品，调治 3 个月，其病渐愈。

[张明正，李钦钢. 活血化瘀法失治两例. 贵阳中医学院学报. 1994，16（1）：42.]

按： 本例为本虚标实之证。患者肝病日久，肝病及脾，肝脾俱虚，因虚致瘀。虽见舌质暗、脉涩等血瘀表现，但不是主要矛盾，故应在治本的基础上因势利导，缓缓佐用活血化瘀之药。前医但辨其标，急于求成而过用攻伐，从而导致呕血、吐血等血液妄行之证。

案例 4：未能四诊和参，病位不明，"胆胀"误辨"胃脘病"

李某，女，43 岁，工人，1985 年 10 月 6 日初诊。

患者宿恙胃脘痛，每逢受寒、恼怒、劳累即发，发则脘痞胀，吞酸嗳气，心烦易怒，口苦纳呆，大便干燥，白带稠多，并称 X 线胃肠摄片诊断为"慢性浅表性胃炎"，每发多予"调和肝胃"之剂而获缓解。刻下：因国庆节日过于操劳而再度发作，见症仍如前述，舌质红，苔厚腻而微黄，脉弦滑。审症参脉，断证为肝气不舒，脾胃受伐，湿热内蕴，胃失和降。治拟疏肝和胃，清热化湿，制酸降逆。方用左金丸合二陈汤化裁，处方：川黄连 6 克，吴茱萸 3 克，姜半夏、云茯苓、薏苡仁、佩兰叶、缩砂仁（后下）、广木香、延胡索、炒栀子、川厚朴、紫苏子、紫苏梗各 10 克，代赭石 15 克（打碎，先煎）。7 剂，每日 1 剂，水煎取汁，早晚分服。

1985 年 10 月 16 日二诊：脘闷、吞酸、嗳气悉除，余症依然，但添右胁痛牵同侧右背、口干苦、善太息等表现，正符合《灵枢·胀论》"胆胀者，胁下痛胀，口中苦，善太息"之描述，并循此而查巩膜虽无黄染，然胆囊区、胆囊穴及右肩胛下角均有明显压痛，墨菲征阳性，B 型超声波检查示胆囊炎胆石症。改拟清热化湿，利胆排石为治。处方：龙胆草、蒲公英、茵陈、赤茯苓、金钱草、炒枳壳各 15 克，荔枝核、佛手柑、延胡索、鸡内金各 10 克，生大黄 5 克（后下）。7 剂，每日 1.5 剂，1 日 3 次分服，并嘱宜低脂饮食。

1985 年 10 月 23 日三诊：诸症悉减，纳食有馨，苔转薄腻，脉转弦细。再宗上方出入 15 剂，改为每日 1 剂，水煎取汁，2 次分服。

此后还 2 次以上方 50 倍量分别制成冲剂，先后治疗 5 个月余，诸症俱除，B 超复查示胆囊收缩功能良好，未再见有结石。

（张笑平《中医失误百例分析》）

按： 本例胁痛系因慢性浅表性胃炎合并胆囊炎、胆石症所致，病属胆胀。前医及首诊虽从调和肝胃组方而获不同程度的效果，但因未及时运用腹部触诊及有关实验室检查，以致辨病漏诊，辨证失精，这便是造成胁痛反复发作的根本原因。综观本案，病位主要在胆而波及于胃，唯有从胆辨证才是治本之法。正如《景岳全书·胁病》所提出，"胁痛之病，本属肝胆二经"，"病在本经者，直取本经；传自他经者，必拔其所病之本，辨得其真，自无不愈矣"。

案例5：不辨有无结石阻滞，湿热胁痛漏辨结石

李某，女，54岁，因右胁疼痛2个月余而来就诊。

刻诊：右胁疼痛阵作，牵引及背，痛甚呕恶，脘痛嗳气，口苦口干，纳谷欠馨，二便自调，舌质偏红，苔微黄，脉弦滑。B超检查提示胆石症、胆囊炎。此因湿热蕴久，结而成石，肝胆失于疏泄而为胁痛，治以疏肝利胆、清利排石法。前医虽投金铃子散加减但乏效，乃湿热中蕴，结石停滞，痞阻气机，升降违常之故。遂拟鼓动清阳、调畅气机之剂，俾湿热结石易于从下而走。处方：炒柴胡10克，枳实10克，白芍12克，青皮6克，木香6克，川楝子9克，金钱草20克，海金沙10克（布包），炙鸡内金10克，茵陈10克，升麻5克，生大黄9克（后下）。

进服7剂，患者胁痛渐缓，但大便次频，日行四五次；方中大黄减量为5克，再服5剂，则胁痛渐止；复于前方中去升麻、大黄，减量柴胡而继服之，胁痛未再作。

［顾宁．升清降浊法治疗脾胃系疾病举隅．南京中医药大学学报，1998，14（3）：171.］

按：肝胆湿热胁痛，日久湿热煎熬，结为砂石，阻滞胆道，因此，辨肝胆湿热胁痛要分辨同时有无结石阻滞。若不辨有无结石阻滞，一味从湿热论治，则结石不治，胁痛反复发作难愈。

案例6：脉症未察，胁痛虚实误辨

石山治一人，客维扬，病胁痛，医以为虚，用人参羊肉补之，其痛愈甚，一医投龙荟丸，痛减。汪诊脉弦濡而弱，曰：脾胃为痛所伤，尚未复。遂以橘皮枳术丸加黄连、当归，服之而安。越五年，腹胁复痛。彼思颇类前病，欲服龙荟丸未决。汪诊之，脉皆濡弱而缓，曰：前病属实，今病属虚，非前药可治也。以人参为君、芎、归、芍药为臣，香附、陈皮为佐，甘草、山栀为使，煎服十余帖，痛止食进。

震按：此人之脉，先后皆濡弱，惟弦与缓不同。而先用清，后用补者，岂以弦为肝火，缓属脾虚耶？然弦而濡弱，亦宜补不宜清矣。观立斋治马疥生之母，左胛连胁作痛，其脉右关弦长，按之软弱，左关弦洪，按之涩滞，薛曰：郁怒伤肝脾，六君加芎、归而愈。则弦数又不得尽责之肝火也。

（清·俞震《古今医案按》）

按：本例同一人同一病，先后虚实不同，全以脉象为依据。前次脉象弦濡而弱，后脉为濡弱而缓，二者只是弦与缓的不同。弦为肝火，缓属脾虚，故二者治法有清与补的不同。

第二节 黄 疸

黄疸亦称黄瘅，是以目黄、身黄、小便黄为主要症状的一种病证，其中尤以目黄为本病的重要特征。其多由于感受湿热疫毒，湿阻中焦，脾胃升降功能失调，肝胆气机受阻，疏泄失常，胆汁外溢所致。因病机不同，黄疸故有阳黄、阴黄与急黄之分。

西医学中肝细胞性黄疸、阻塞性黄疸、溶血性黄疸、病毒性肝炎、肝硬化、胆石症、胆囊炎、钩端螺旋体病、某些消化系统肿瘤以及出现黄疸的败血症等，若以黄疸为主要表现者，均可参照本节辨证论治。

【病因病机】

1. 感受时邪疫毒 时邪疫毒自口而入，蕴结于中焦，脾胃运化失常，湿热交蒸于肝胆，肝失疏泄，胆液不循常道，浸淫肌肤，下注膀胱，使身、目、小便俱黄。若疫毒重者，其病势暴急凶险，具有传染性，表现为热毒炽盛、伤及营血的严重现象，称为急黄。

2. 饮食所伤 饥饱失常或嗜酒过度，皆能损伤脾胃，以致运化功能失职，湿浊内生，郁而化热，熏蒸肝胆，胆汁外溢，浸淫肌肤而发黄。

3. 脾胃虚弱 素体脾胃虚弱，运化失司，气血亏损，使肝失所养，疏泄失职而致胆汁外溢。如《医学心悟》所说："脾胃亏损，面目发黄，其色黑暗不明。"或病后脾阳受伤，湿从寒化，寒湿阻滞中焦，胆汁受阻，溢于肌肤而发黄。

4. 病后续发 胁痛、癥积或其他疾病之后，瘀血阻滞，湿热残留，日久损肝伤脾，湿遏瘀阻，胆汁泛溢肌肤，也可产生黄疸。如清代张璐《张氏医通·杂门》指出"以诸黄虽多湿热，然经脉久病，不无瘀血阻滞也"，并云"有瘀血发黄，大便必黑，腹胁有块或胀，脉沉或弦"。

总之，黄疸的发生往往内外相因为患。从病邪来说，主要是湿浊之邪，故《金匮要略·黄疸病脉证并治》有"黄家所得，从湿得之"的论断。湿与热合，引起湿热发黄；湿与寒合，引起寒湿发黄。感受热毒、瘟毒则引起急黄重症。从内因来说，情志不遂，气机怫郁，癥瘕积聚，都可以使脾胃失其健运，肝胆失其疏泄，遂致胆液运输不循常道，外溢肌肤而发黄。从脏腑而言，不外脾胃肝胆，而且是脾胃波及肝胆。

黄疸病证的病理属性与脾胃阳气盛衰有关。中阳偏盛，湿从热化，湿热为患，则为阳黄；中阳不足，湿从寒化，寒湿为患，则为阴黄。至于急黄是为湿浊疫毒所致，其属性也与中阳偏盛与偏衰密切相关。阴黄日久，正虚邪恋可演变成为积聚、臌胀等疾患。

【诊断】

1. 黄疸病的诊断依据是目黄、身黄、小便黄赤。其中以目白睛发黄最有诊断价值。因为目白睛发黄是出现最早、消退最晚，且最易发现的指征之一。

2. 血清总胆红素、尿胆红素、尿胆原、直接胆红素测定等，对于诊断黄疸有参考意义。

【常见误诊分析】

1. 警惕性不高　患病初期，目身黄往往不一定出现，而以恶寒发热、食欲不振、恶心呕吐、腹胀肠鸣、四肢无力等类似感冒的症状表现为主，三五日以后才逐渐出现目黄，随之溲黄与身黄。因此，临床在诊治过程中，尤其是在黄疸易于流行的春夏季节，应提高警惕，及时做一些必要的理化检查，密切关注病情的发展变化，方不致延误正确诊治。

2. 萎黄误诊为黄疸　萎黄面呈黄色，干萎无泽，或可见皮肤发黄，与黄疸有相似之处。但萎黄因脾胃虚弱，水谷不能化生气血，气血不足，失于濡养所致，其黄仅见于面部，或身体皮肤，不累及两目，小便也不黄，同时伴有眩晕耳鸣、心悸少寐、神疲倦怠、纳少便溏等气血不足之症；黄疸因湿热蕴蒸或寒湿困遏，胆汁外溢而成，因此面目、肌肤、小便均黄，尤以目黄为主，其黄或鲜明如橘色或晦暗如烟熏。如不细辨发黄的特点及部位、兼症，易将面色萎黄误诊为黄疸。

3. 阴黄阳黄辨误　阴黄因寒湿阻滞脾胃，阳气不宣，胆汁外溢所致，表现为色黄晦如烟熏，纳少脘闷，畏寒神疲，大便不实，舌淡苔腻，脉濡缓或沉迟。阳黄见色黄鲜明，发热口渴，心烦，脘腹胀满，便秘尿黄，舌红苔黄腻，脉滑数或濡数。寒湿为阴邪，当以温药温化寒湿，同时健脾和胃为宜，若见黄便用茵陈等苦寒之品退黄，将导致脾胃阳气更伤，寒湿困遏愈重，而病情迁延不愈。即使应用苦寒之品退黄，亦当短期少用，同时与白术、附子等温药配用，制其苦寒，免伤脾胃。

4. 阳黄急黄不分　阳黄与急黄，都属实热之证，都有色黄鲜明、发热、心烦、脘腹胀满、舌红、脉数的共同特点。急黄少见，在未出现热毒内陷之时，与阳黄难以明确区分。急黄除见色黄鲜明、发热大渴、心烦、脘腹胀满、便秘尿黄等阳黄症状外，一般发病急骤，色黄迅速加深，或色黄如金，伴高热、烦躁不安、腹痛拒按、呕吐频繁、脉弦数洪大等热毒炽盛之症。急黄发病急、病情重，如不根据发病特点、色黄表现及伴随症状加以区分，则易将阳黄、急黄混淆不分，或者急黄误诊为阳黄，延误治疗。故对于黄疸患者，对其是否有肝炎患者接触史或使用化学制品、药物等病史应详细问诊。

5. 对"脾病本黄"缺乏认识　黄疸的病机虽以肝失疏泄，胆液不循常道为主，但是黄色也是脾胃病的常见病色，因此，脾胃湿热或寒湿困脾之证均可见有黄疸。除了黄疸外，脾胃湿热证还见有脘腹痞闷、恶心欲呕、口中黏腻、舌红苔黄腻等症，肝胆湿热证还应有胁痛苦满、急躁易怒、口苦、脉弦等。临床诊断不能落入俗套，一见"肝炎"或"胆囊炎"便一概认为是肝胆湿热证，而应仔细辨证才不致误诊。

6. 阳黄不辨湿热轻重　阳黄为湿热蕴蒸致病，但湿邪、热邪有轻重之不同。热重于湿则色黄鲜明，发热烦渴，心烦欲呕，脘腹胀满，脉弦数或滑数；湿重于热则多见色黄而不光亮，身热不扬，头身困重，苔厚腻或黄白相兼，脉濡缓或濡数。概辨湿热合证，而不分析湿热轻重主次，则难明病理实质，导致治疗时清热化湿的侧重错误。

7. 不辨有无表证兼夹　阳黄因湿热蕴蒸而成，湿热之邪，或从外受，或因脾胃内伤所致，因此，黄疸初起辨证，要分析有无表证兼夹。伴有表证者，多为轻度目黄或黄不明显，伴恶寒发热、头重身痛、倦怠无力、胸闷不饥、小便黄等症。初起仅限于内伤立论，不分析有无表证兼夹，容易导致失治，使表邪入里传变。

8. 阳黄不辨脾虚 阳黄为湿热蕴蒸，胆汁不循常道而外溢肌肤，下注膀胱所致，病位在肝胆，然"见肝之病，知肝传脾，当先实脾"，须知湿热为标，脾虚为本，临床应注意脾虚的辨证和预防。对于清热化湿退黄，用药多属苦寒，用量、时间须适度；应用苦寒药物应注意湿热的程度及变化，防止过用、久用，导致脾胃损伤，由阳黄转成阴黄。

9. 阴黄概从寒湿辨证 阴黄一般为寒湿困滞而成，黄疸日久，由气郁而血瘀，血瘀留着，结于胁下，渐成癥块，胆汁受阻，也可发黄，其色晦暗，或如烟熏，同时伴有面色黧黑、胁下癥块胀痛、舌质紫暗或有瘀斑、脉弦涩或细涩等瘀血见症。治疗当疏肝理气、活血通瘀，瘀去胆汁不受阻遏则黄退。故对阴黄不可概从寒湿辨证，应全面考察分析，综合病史、体征，方能辨证无误。

10. 迷于舌象，辨证粗糙 舌象的变化具有一定的普遍性，一般说来，红舌主热，淡白舌主寒，黄腻苔主湿热，白腻苔主寒湿。但临证不可拘泥，黄疸临床当详询病史，分清阴黄阳黄，若察舌辨证，必须既知其常，又能达变，既要掌握一般规律，也要知其特殊性，或舍脉从症，或脉症合参，否则误诊误治势所难免。

【案例分析】
案例1：辨病机、辨证失误，阳气亏虚，水失健运误为湿热壅滞，致阴黄阳黄误辨
李某，男，35岁，建筑工人。

患者于1982年8月因患黄疸，先后到我院传染科、中医科和上级医院诊治。当时主症：面目及周身皮肤黄染，色如橘，发热不扬，体温一般在37.5℃左右，倦怠乏力，食欲不振，口干不欲饮，厌油腻，时有恶心、呕吐，脘腹胀满，食后加重，心烦胁痛，大便时稀，小便呈浓茶色，无尿痛、尿急、尿频感。检查：腹部平软，无压痛及反跳痛，未扪及包块，肝大，剑突下4.5cm，肋下1.5cm，肝区叩击痛，脾脏未触及，舌体胖嫩，尖边红有齿印及瘀血点，苔黄厚腻，脉象沉弦数。化验：血常规均正常范围，谷丙转氨酶320单位，硫酸锌浊度试验18单位，卢戈碘试验（+++），黄疸指数30单位，尿胆红素（++），尿胆原（+），甲胎蛋白（-）。超声检查：肝脏波型为密集微波，胆囊空腹1.5cm，未见明显胆道扩张反射。胸透心肺（-）。上消化道钡透示：胃及十二指肠位置、形态均未见特殊。肝扫描示：右叶大，未见占位性病变。诊断：急性黄疸型肝炎。中医辨证：湿热型黄疸，胁痛。治疗除用保肝类西药外，投以中药清热燥湿，疏肝利胆，健脾利湿，佐芳化、活血等法，迭进20余剂。始服病情减轻，以后疗效不佳，症有增势，察黄厚腻苔未减反剧，9月18日复查肝功：谷丙转氨酶＞20单位，卢戈碘试验（++++），黄疸指数22单位。9月下旬，患者在赴青岛某医院复诊途中，寻求民间一位老中医诊治。处方：炒白术30克，白茯苓30克，潞党参15克，巴戟天15克，熟附子9克，上边桂6克，嫩桂枝9克，生山楂3克，三七参粉6克（冲服）。其归来后让我视方以决服否，见其立法遣药与己迥异，虽认为与其舌症有些不符，但不妨一试，嘱服2

剂。服后无不良反应，又进 15 剂，诸症明显好转，舌之瘀血及黄苔变浅，厚腻化薄，守方共服 30 余剂，除舌尖较红嫩外，齿印及瘀血点消失，苔已化为薄白，黄疸已退，诸症悉减。11 月 6 日复查：谷丙转氨酶<40 单位，硫酸锌浊度试验 14 单位，卢戈碘试验（+），尿胆红素（−）。之后随症出入调理，日渐康复。

[宋会都．察舌小记．山东中医杂志，1985（5）：46.]

按：本例西医诊断急性黄疸型肝炎。前医只根据苔黄厚腻即诊断为阳黄湿热壅滞，不知舌象表现的特殊性，也不结合低热、倦怠乏力、食欲不振、口干不欲饮、食后腹胀满甚、大便时稀、脉沉、舌体胖嫩、边有齿印、苔腻等症。如果能脉症合参，去伪存真，则中焦阳气亏虚，脾失健运的诊断即可确立，从而避免误诊误治。

案例 2：辨机错误，肝病及脾复投苦寒重剂

谢某，男，6 岁。

患者于 1982 年 2 月因患急性黄疸型肝炎入某铁路医院住院，用中草药陆英合剂、板蓝根等治疗 20 余天，肝功能恢复正常。出院后，其又在某医院门诊，服该院自制肝炎合剂（由茵陈、地耳草、白马骨、金钱草、栀子等药制成）40 余天，病情又趋反复，精神日渐萎靡，面色㿠白，自汗口干，夜烦欠安，食纳遂减，尿黄短少，大便干结，舌质淡红，苔薄白，根部薄黄腻，脉细数。肝功能检查：麝香草酚浊度试验 7.5 单位，麝香草酚絮状试验（++），硫酸锌浊度试验 7.5 单位，谷丙转氨酶 175 单位。"治肝当先实脾"，清热忌投大寒，实为补救上策……服 9 剂，精神增，食纳进，汗出少，大便调；服至 46 剂，诸症若失，肝功能检查正常，改用乌鸡白凤丸补益气血以善后。

[何顺华．肝炎失治六案．江西中医药，1985（2）：20.]

按：阳黄法当清热，但清热亦忌寒凉太过，并需考虑黄者体质等多种因素。中医理论认为"见肝之病，知肝传脾，当先实脾"。该例肝病日久，且见精神萎靡，面色㿠白，自汗，纳减，舌质淡红，苔薄白，脾虚之证已明，本当顾护后天，却复用清热解毒重剂，滥消其"炎"，脾胃更伤，造成迁延不愈，甚或久酿成蛊。凡此种种，临床屡见不鲜，此医者之大诫！

案例 3：失于辨人，湿热壅滞兼夹脾虚通泻太过

高某，女，53 岁，工人。

患者半个月前因胆石症而施胆囊摘除术，然在术后第 6 天即开始出现皮肤、巩膜发黄并逐渐加重，尿深黄而短少，肝功能检查示黄疸指数为 35 单位，谷丙转氨酶为 200 单位，乙肝表面抗原（−），遂于 1984 年 4 月 6 日来我处诊治。刻下：体温 38.6℃，发热口苦，胸闷腹胀，食欲不启，大便数日不解，小便如茶，形体肥胖，浑身发黄，舌体胖而质红，苔黄腻，脉弦滑。辨证为湿热内蕴，肝胆郁结。治当清热祛湿，利胆退黄。选方以茵陈蒿汤合二陈汤化裁：茵陈蒿、赤茯苓、炒枳壳各 15 克，生大黄（后下）、广陈皮、清半夏、猪苓、滑石、炒龙胆草各 10 克，川桂枝、焦栀子各 6 克，白通草 3 克。3 剂，每日 1 剂，水煎取汁，早晚分服。

1984 年 4 月 10 日二诊：药后患者体温降至正常，胸膜腹胀消失，皮肤、巩膜黄染

程度有所减轻，食欲仍不振，小便如前，大便稀薄而日行几余次，并觉神疲体倦，动则气急，苔薄白，脉转细。此已呈一派湿热未尽而中气大伤之象，急投健脾和中、清胆利湿之剂。上方去生大黄、龙胆草、川桂枝，加太子参15克，鸡内金、炒谷芽、炒麦芽各10克，5剂，如前煎服。药后诸症均减，宗原方出入又进10余剂，见症尽除，肝功能检查恢复正常。

（张笑平《中医失误百例分析》）

按：本例黄疸呈现一派湿热内郁肝胆之象，治用茵陈蒿汤合二陈汤化裁，本应合拍，何以变生腹泻一症呢？其原因就在于"肥人多痰多湿"。该患者本缘脾虚，而前施胆囊切除手术又势必伤其气血，耗其中气，由此反推首诊之证当为邪实本虚之候，即脾虚失运，湿热蕴结，故其投治既需清利郁结于肝胆之湿热，又当顾及脾虚，切不可再伤其中气。然前医不察，过投寒凉，及至出现食欲不振，大便稀薄，神疲体倦，动则气急，苔薄白，脉转细，则脾虚之象已明。诚如蒲辅周老中医在介绍使用苦寒药的经验时所云，"脾胃虚弱，药量亦宜轻，宁可再剂，勿用重剂"，否则"欲速不达，反伤中气"。

案例4：辨病错误，"蛔厥"误辨黄疸病

晏某，女，19岁，1994年3月16日初诊。

患者7天前突起上腹疼痛，呈持续性，有阵发性加剧，伴恶心呕吐，食入则疼痛加剧。5天前出现黄疸，畏寒发热，小便黄赤。某乡医院诊为"肝炎"，经中西药治疗未效。诊见：身目俱黄，舌苔薄黄，脉弦数。腹部按诊：胃脘部腹肌稍紧张，鸠尾骨下方有压痛，其他部位平软。根据腹痛、黄疸及舌脉分析，肝功能检查除谷丙转氨酶50单位，其他大致正常，腹部切诊证候轻微，考虑"蛔厥"证湿热型。治法：驱蛔止痛，清利湿热。方选胆道驱蛔汤化裁。药用：广木香、大黄、使君子、延胡索、厚朴、干苦楝皮各10克，槟榔12克。连服3剂后，痛止黄退，查谷丙转氨酶恢复正常。

［杨兆文．黄疸辨误3则．四川中医，1996，14（2）：31.］

按：中医"蛔厥"一证，西医学称之为"胆道蛔虫病"，除有并发症外很少发生黄疸。此种黄疸乃蛔虫钻入胆道，致胆汁不得疏泄于肠道所致。其与病毒性肝炎黄疸有如下区别：一是起病急骤；二是有较剧烈之上腹疼痛，部位在鸠尾骨下，特别是伴有"钻顶痛"，常伴恶心呕吐出蛔虫；三是疼痛证重而腹部证候轻；四是肝功能大多正常，有并发症时即使肝功异常亦较轻微，中医辨证常分虚寒型和湿热型两大类。本例发黄虽属湿热型，但与病毒性肝炎迥然不同。前医之失在于辨病错误。因此，临证凡见上腹疼痛、发热、白细胞增多的黄疸患者，应注意"蛔厥"证之湿热型可能。

案例5：辨病不明，虫病黄胖辨为黄疸

陈某，男，53岁，1995年4月2日初诊。

患者皮肤发黄、面浮脚肿8个月，曾在乡村诊所诊为"肝炎"，久治不效。症见：大便不实，头晕耳鸣，心悸气短，神疲体乏，胃脘虽痞但食纳尚健，半年多来痿弱不能独行，全身皮肤萎黄而目不黄，面浮肢肿，舌质淡胖，脉弱无力。肝功能正常，而血红蛋白偏低，大便镜检见钩虫卵。该病为肠虫所致，气血两虚乃肠中钩虫吸食水谷精微，耗伤气血，气血亏虚，故见神疲乏力、颜面皮肤萎黄；脾气虚弱不能运化水湿，故见面浮肢肿。治以大补气血之十全大补汤 10 剂，以纠正贫血；药后面色渐转红润，即用槟榔、鹤虱、干苦楝皮、陈皮各 10 克，贯众 15 克以逐钩虫，每日 1 剂，水煎睡前顿服，连进 5 剂；后又改十全大补汤为丸剂连进 2 个月；3 个月后随访，见面色红润，身体强健，已下田劳动。

[杨兆文．黄疸辨误 3 则．四川中医，1996，14（2）：31．]

按： 虫证黄胖即今之钩虫病，不入"黄疸"之列。然临床上常有将本病误作肝炎而延迟治者。此病在明代方隅《医林绳墨》一书早有记载："黄肿者，皮肉色黄，四肢怠惰，头眩体倦，懒于作为，小便短而少，大便溏而频，食欲善进，不能生力。"所以临证凡遇身黄而目不黄，体乏力而食善进的患者，应考虑钩虫病的可能。

第三节 积 聚

积聚是由于正气亏虚，脏腑失和，气滞、血瘀、痰浊蕴结腹内而致，以腹内结块，或胀或痛为主要临床特征的一类病证。中医文献中的癥瘕、痃癖以及伏梁、肥气、息贲等疾病，皆属积聚的范畴。

本病相当于西医学的腹部肿瘤、肝脾大，以及增生型肠结核、胃肠功能紊乱、不完全性肠梗阻等疾病出现类似积聚的证候者。

【病因病机】

1. 情志抑郁，气滞血瘀 情志为病，首先病及气分，使肝气不舒，脾气郁结，导致肝脾气机阻滞；继则由气及血，使血行不畅，经隧不利，脉络瘀阻。若偏重于影响气机的运行，则为聚；气血瘀滞，日积月累，凝结成块则为积。

2. 酒食内伤，滋生痰浊 由于饮酒过度，或嗜食肥甘厚味、煎炸辛辣之品，或饮食不节，损伤脾胃，使脾失健运，以致湿浊内停，甚至凝结成痰。痰浊阻滞之后，又会进一步影响气血的正常运行，形成气机郁滞，血脉瘀阻，气、血、痰互相搏结，从而引起积聚。亦有因饮食不调，因食遇气，食气交阻，气机不畅而成聚证者。

3. 邪毒侵袭，留着不去 寒、湿、热等多种外邪及邪毒如果长时间作用于人体，或侵袭人体之后留着不去，均可导致受病脏腑失和，气血运行不畅，痰浊内生，气滞血瘀痰凝，日久形成积聚。正如《诸病源候论·积聚病诸候》说："诸脏受邪，初未能成积聚，留滞不去，乃成积聚。"

4. 他病转归，日久成积 黄疸病后，或黄疸经久不退，湿邪留恋，阻滞气血；或久疟不愈，湿痰凝滞，脉络痹阻；或感染血吸虫，虫阻脉道，肝脾气血不畅，脉络瘀阻。以上几种病证，日久不愈，均可转归演变为积证。

积聚的发生主要关系到肝、脾两脏，气滞、血瘀、痰结是形成积聚的主要病理变化。其中聚证以气机阻滞为主，积证则气滞、血瘀、痰结三者均有，而以血瘀为主。正气亏虚则是积聚发病的内在因素，积聚的形成及演变均与正气的强弱密切相关。

【诊断】

1. 积证 以腹部可扪及或大或小、质地或软或硬的包块，并有胀痛或刺痛为临床特征。积证大多有一个逐渐形成的过程。积块出现之前，相应部位常有疼痛，或兼恶心、呕吐、腹胀，以及倦怠乏力、胃纳减退、逐渐消瘦等正气亏虚的症状。而积证的后期，一般虚损症状均较为突出。

2. 聚证 以腹中气聚、攻窜胀痛、时作时止为临床特征。其发作时，可见病变部位有气聚胀满的现象，但一般扪不到包块；缓解时则气聚胀满的现象消失。聚证发作之时以实证的表现为主，反复发作，常出现倦怠乏力、纳差、便溏等脾胃虚弱的证候。

结合病史，做 B 超、CT、胃肠钡剂 X 线检查及纤维内镜检查等有助于诊断。

【常见误诊分析】

1. 积聚误为痞满 二者均可有脘腹不舒之感。痞满以患者自觉脘腹痞塞不通、满闷不舒为主要症状，但在检查时，腹部无气聚胀急之形可见，更不能扪及包块；积聚是腹内有结块，或胀或痛，或有形而固定不移，或无形而聚散无常。不配合切诊、四诊合参，将致误诊。

2. 积聚臌胀辨误 积聚与臌胀均可见腹部胀满，腹内有结块，前者以结块为主，后者以水液停聚、移动性浊音为主。但后期二者可同时存在，积聚日久，气滞、血瘀、痰结，脾肾气虚，致水液停聚而兼臌胀；臌胀日久，肝郁脾虚，水停血瘀而兼积聚。临床上应根据二者的特点详细辨清。

3. 积聚在右下腹者误为肠痈 二者结块部位均在右下腹。但肠痈伴发热、疼痛剧烈等症状，且起病急，病情发展迅速；而积聚病程较长，结块是逐渐增大的。为避免误诊，相应的检查是十分必要的。

4. 积聚漏诊 积聚初期，积块较小，症状不典型，医者若诊查不仔细，易致漏诊。临床上，除要求医者熟悉各种积聚的病变规律和特点，认真体检外，还可借助现代诊疗技术以避免漏诊。

5. 不辨积与聚 积与聚都是腹内结块，常同时并称，但积、聚的病情、病机不同，所以治法有异。积证具有积块明显，固定不移，痛有定处，病程较长，多属血分，病情较重，治疗较难等特点；聚证则无积块，腹中气时聚时散，发有休止，痛无定处，病程较短，多属气分，一般病情较轻，治疗亦较易。若不根据具体症状加以区别，导致积聚混淆不分，病理不明，治疗易误。

6. 积块部位不辨 积块的部位不同，标志着所病的脏腑不同，临床症状、治疗方药也不尽相同。从大量的临床观察来看，在内科范围的脘腹部积块主要见于胃和肝的病变。右胁腹内积块伴见胁肋刺痛、黄疸、纳呆、腹胀等症状者，病在肝；胃脘部积块伴见反胃、呕吐、呕血、便血等症状者，病在胃；右腹积块伴腹泻或便秘、消瘦乏力，以及左腹积块伴大便次数增多、便下脓血者，病在肠。若不明此理，势必导致病位辨证错误。

7. 虚实不辨 正虚邪实是积聚的基本特点，虚实辨证至关重要。积聚为病，虽为气滞、血瘀等有形之实邪留着为病，但不能有邪皆辨实证。积聚后期，正气大虚，也不能概辨为虚证，不分虚实主次。因此，在辨证时要根据脉症，结合病程，分析虚实的主次。不明虚实主次，则导致扶正祛邪不当，甚或虚虚实实的错误。

8. 凡积皆辨血瘀　积为腹内有形积块，因血液留着，积而成块所致，病在血分。气行则血行，气滞则血瘀，瘀血多因气滞发展而成，且瘀血内聚也可影响气机运行，终致气血同病，表现为积块软而不坚、固定不移、胀痛并见，或不胀不痛、脉弦等症。积证虽属血分，但要分析是否气血同病、气滞血瘀、痰湿阻滞等。若辨证时，拘泥一格，皆从瘀血辨证，失之偏颇。临床上不辨证，"见块医块"，医者一见积块便认为实邪阻滞，不究成块之因，概予活血攻下解毒法祛积，为医之大忌。

9. 凡聚皆辨气滞　聚证虽因气滞而成，但可因肝郁或痰食阻滞引起。属肝郁气滞者，当疏肝解郁，行气消聚；如属痰食阻滞，表现为腹胀或痛、纳呆、时有块物聚在腹部、重按则胀痛更甚、苔腻脉滑等症，治当导滞通便，理气化痰。同时气滞日久，血行不畅，可导致瘀血。因此医者若拘泥于聚属气分而概用理气之法，不审因论治，则痰食阻滞不消，不辨病情发展，则理气难以奏效。

【案例分析】

案例1：辨病不明，积聚误为胃脘痛

李仪藩常熟毛家桥人，胃脘中坚硬如盘，约有六七寸，他医皆谓胃脘痛，治之罔效。就余诊之，脉来坚涩，饮食、二便、行动如常。余曰：饮食、二便如常，中宫无病，此非胃脘痛也，痞积症也。寒气夹痰阻于皮里膜外，营卫凝涩不通，况素体阳虚，阴气凝结少阳，气失运化，非温补不可。进附、桂、鹿角、枸杞子、杜仲、巴戟、茴香、当归、仙灵脾、参、术、木香、姜、枣等，温补通气活血；外用附子、肉桂、阿魏、丁香、细辛、三棱、莪术、水红花、麝香、鹿角粉、木香、麻黄等品研末，摊厚膏药贴之。服药五十余剂，贴膏药两月余，而硬块消尽，软复如旧。

（清·余听鸿《余听鸿医案》）

按：本例胃脘中坚硬如盘，余氏从其饮食、二便如常分析，结合脉来坚涩，断其非胃脘痛，乃是痞积。"寒则涩而不流，温则消而去之。"此案其外治用法亦颇可取。

案例2：积聚不分，气血不辨，气滞成痞误为有形积块

袁聚东，年二十岁，生痞块，卧床数月，无医不投，日进化坚攻削之药，渐至枯瘁肉脱，面黧发卷，殆无生理……余诊时，先视其块，自少腹至脐旁分为三歧，皆坚硬如石，以手抚之，痛不可忍；其脉两尺洪盛，余微细。谓曰："是病由见块医块，不究其源而误治也。初起时块必不坚，以峻猛药攻之，至真气内乱，转护邪气为害，如人厮打，扭结一团，旁无解散，故进紧不放，其实全是空气聚成，非如女子冲任血海之地，其月经凝而不行即成血块之比。观两尺脉洪盛，明明是少阴肾经之气传于膀胱，膀胱之气本可传于前后二便而出，误以破血之药兼破其气，其气遂不能转运，而结为石块。以手摩触则愈痛，情状大露，若是血块，得手则何痛之有？此病本一剂可瘳，但数月误治，从上至下，无病之地亦先受伤。故用补中药一剂，以通中下之气，然后用大剂药内收肾气，外散膀胱之气，以解其相厮相结。约计三剂，可全愈也。"于是先以理中汤，少加附子五分。服一剂，块已减十分之三。再用桂、附药一剂，腹中气响甚喧，顷之，三块一时顿没，戚友共骇为神。再服一剂，果然全愈。调理月余，肌肉复生，面转明润。更以补肾药，加入桂、附，而多用河车为丸，取其以胞补胞而助膀胱之化源也。服之竟不畏寒，腰围亦大而体加充盛。

（清·喻嘉言《寓意草》）

按：此案痞块，乃无形气聚而成，本当行气消痞，奈前医不察医源，头痛医头，脚痛医脚，见块医块，误投峻猛之药数月，以致脾肾两伤，真气内竭，胸中大气受到极度损害，是以枯瘁肉脱，面蓝发卷，症势危急。喻氏投大剂理中鼓舞中气，温运脾阳，脾气上奉，使胸中大气得以升举；更加附、桂以温补命火，肾气足则脾阳得煦，亦助中阳而散气聚，"阴阳相得，其气乃行，大气一转，其气乃散"，故痞块之病弃之化坚削痞法而告愈。

案例 3：辨证不全，只辨气滞，不辨阴虚

李某，男，35 岁，患慢性肝炎已有两载，肝脾大且疼，胃脘发胀，嗳气后稍觉舒适，口干咽燥，饮食日渐减少。自述服中药二百余剂，迄无功效。索视其方，厚约一寸，用药皆香燥理气一辙。其脉左弦细，右弦滑，舌光红无苔。证候分析：服药二百余剂不为不多，然无效者，此肝胃不和，兼有阴虚之证。何以知之？舌红而光，脉又弦细，口咽又干，阴虚乏液，昭然若揭。且新病在经，久病入络，故见肝脾大而疼痛。治法：软坚活络，柔肝滋胃。方药：柴胡 5 克，川楝子 10 克，鳖甲 20 克，红花 6 克，茜草 10 克，生牡蛎 15 克，玉竹 12 克，麦冬 12 克，生地黄 15 克，牡丹皮 9 克，白芍 9 克，土鳖虫 6 克。此方加减进退，服至三十余剂，胃开能食，腹胀与痛皆除，面色转红润，逐渐康复。

（陈明、刘燕华、李芳《刘渡舟临证验案精选》）

按：本案病证属中医"癥积"范畴。患者肝脾大，胃脘发胀，嗳气则舒，确属肝郁气滞，但综观其舌脉，舌红而光，脉又弦细，口咽又干，阴虚之象已现，辨证若仅辨肝气郁滞，不辨阴虚，则疏肝理气，更伤其阴。

案例 4：不辨证之虚实错杂，胶痰伴积滞误辨为虚

今世之谈医者，皆云贱霸而贵王，殊不知王道不当，流而为迂，用霸得当，正所以全王也，非霸也，权也。试问孔子夹谷之会，而以司马随之，权乎？霸乎？医明此义，方可称为王道，不然，乃宋襄之愚，安得谓之王乎？缪姓胃患积聚六七载矣，发则数月方愈，系膏粱善饮之人，积滞半化胶痰，不必言矣。旧岁疾发，数月不愈。一医以为久病无实，惟执"补正而邪自去"一语，所投皆温补之剂。予往视，见其形肉已瘦，信乎当补，然脉重按滑数，舌厚黄苔，二便不通，此症当以参汤下滚痰丸。但久服温补，取先补后泻之义，两日陆续单进滚痰丸四钱，止泻两遍，遂觉胃快。前医复至，潜予大伤元气，速进补剂，遂补而痓。医家病家盛传予过，予置不辨。试问从前数月皆补，何不愈乎？何以知予泻后不善补乎？今岁复发，彼医仍补数月。予往视，脉仍滑数有力，舌

黄且黑，然大肉已尽，较上岁更惫矣。予不觉为之泪下，虽欲仍进滚痰丸，不能救矣。噫，可概也夫！

（清·王三尊《医权初编》）

按：久病多虚，但可因虚致实，多是虚实错杂。前医不查舌脉症，误以久病无实，妄投温补。病家信医不专，终致治疗无功。

案例5：不明辨机，本虚标实不辨标本

中州吴仰泉夫人，年五旬，患腹中积块如盘大，腹胀年余，后渐卧不倒床，腹响如雷，嗳气不透，口干，吐白沫，下气通则腹中稍宽，五心烦热，不思饮食，肌瘦如柴。医更八人，并无寸效，一家哭泣，后事俱备，束手待死而已。召余至，诊六部涩数，气口紧盛。余知是前医误以寒凉克伐之剂，使真气不运，而瘀血不行。予以八物汤加半夏、陈皮、木香、厚朴、萝卜子、大腹皮、海金沙。服三剂后小便下血块，如鸡肝状；服至十二剂，打下黑血块如盆许。腹中仍有数块，又以八物汤加枳实、香附，五剂而痊。正是养正而积自除也。信哉不诬！

（明·龚廷贤《寿世保元》）

按：积聚之证皆是本虚标实，前医不辨，但从实治，滥用苦寒攻伐，更伤正气。龚氏以八物汤益气活血为主，加理气消瘀化积。全方攻补兼施，以扶正为主，十数剂而大愈，可谓速效。

第四节 臌 胀

臌胀系因肝脾受伤，疏泄运化失常，气血交阻致水气内停，以腹胀大如鼓、皮色苍黄、腹壁青筋暴露为主要表现的一种病证。其在古医籍中又称单腹胀、臌、蜘蛛蛊等。

臌胀为临床较为常见多发的病证，多由黄疸、胁痛、肝癌等失治，气、血、水瘀积于腹内而成。所以历代医家对本病的防治十分重视，把它列为"风、痨、臌、膈"四大顽证之一。本病为临床重症，治疗上较为困难，中医药在本病缓解期的治疗有一定优势。

西医学的肝硬化、肝癌、腹腔内恶性肿瘤、结核性腹膜炎、肾病综合征、丝虫病等具有腹水表现者，可参考本病辨证治疗。

【病因病机】

1. 情志所伤 肝藏血，喜条达。若因情志抑郁，肝气郁结，气机不利，则血液运行不畅，以致肝之脉络为瘀血所阻滞；再者，肝气郁结，脾失健运，水液运化发生障碍，以致水湿潴留与瘀血蕴结日久不化，痞塞中焦，而成臌胀。

2. 酒食不节 嗜酒过度，饮食不节，滋生湿热，脾胃受伤。在青壮之年，脾胃健壮，尚能随饮随食而化。但积之既久，又因体气渐衰，酒湿食浊之气蕴结中焦，气机升降失常，波及肝肾，气滞不畅，血行受阻，开阖不利，致使气、血、水互结，遂成臌胀。

3. 劳欲过度　肾藏精为先天之本，脾运化为后天之源，二者为生命之根本。劳欲过度伤及脾肾，脾伤则不能运化水谷，水湿由生；肾损则气化不行，湿聚水生而成臌胀。

4. 脾虚食积　素体脾虚，运化失健，饮食不慎加重脾虚，脾虚不运，气血不足，致使水湿、食积交杂不化，渐成臌胀。

5. 虫毒感染　在血吸虫流行区，遭受血吸虫感染又未能及时进行治疗，内伤肝脾，脉络瘀阻，升降失常，清浊相混，逐渐而成臌胀。

6. 黄疸、积聚失治　黄疸本由湿热、寒湿所致，久则肝脾肾三脏俱病而气血凝滞，水饮内停渐成臌胀。积聚本由气郁与痰血凝聚而成，致使肝脾气血运行不畅，肾与膀胱气化失司，而成水湿停聚，气滞血瘀，演成臌胀。

总之，臌胀的病机重点为肝脾肾三脏功能失调，气滞、瘀血、水饮互结于腹中。其特点为本虚标实。初、中期为肝郁脾虚，累及于肾，气血水互结。晚期水湿之邪，郁久化热，内扰心神，引动肝风，猝生神昏、痉厥、出血等危象。

【诊断】

1. 初起脘腹作胀，腹膨大，食后尤甚，叩之呈鼓音或移动性浊音。继则腹部胀满高于胸部，重者腹壁青筋暴露，脐孔突出。

2. 常伴乏力、纳呆、消瘦、尿少、皮肤紫斑等出血征象等，可见面色萎黄、黄疸、肝掌、蜘丝红缕。

3. 详审病史，本病证之形成常有饮食不节、情志内伤、虫毒感染，或黄疸积聚久病不愈等病史。

4. 腹部 B 超、X 线食管钡剂造影、CT 检查和腹水检查，血浆白蛋白降低，球蛋白增高，白球蛋白比值降低或倒置，丙种球蛋白升高，白细胞及血小板降低，凝血酶原时间可延长，均有助于诊断。

【常见误诊分析】

1. 臌胀误诊为水肿　臌胀后期可出现四肢浮肿，水肿后期也可出现腹水。因此，两者后期主要症状相似，容易混淆误诊，必须根据肿胀出现的先后、部位及主要伴随症状来加以区别。臌胀初起单腹胀大，双下肢或轻度水肿或不肿，头面及上肢一般不肿，后期才可出现四肢水肿，多伴腹壁青筋暴露症状；水肿初起为眼睑及下肢水肿，严重时才出现腹水。两者发病脏腑也有区别，前者病位在肝脾肾，后者病位在肺脾肾。若不根据肿胀出现的先后部位及伴随症状加以区别，容易误诊而失治。水肿并发臌胀者，若不能全面分析，也易致漏诊。

2. 初期不分气滞、湿阻的轻重　臌胀初期，多为肝脾失调，气滞湿阻所致，但肝脾受病有先后，气滞、湿阻有轻重。以肝郁气滞为主者，一般腹胀按之不坚，随按随起，如按气囊，胁下胀满疼痛，嗳气不适，脉弦；以脾虚湿阻为主者，多表现为腹部胀甚，食少脘痞，小便短少，舌质淡胖，滑苔白腻，脉濡滑或弦滑。初期辨证，不细分肝郁气滞及脾虚湿阻的轻重主次，而概从气滞湿阻合证辨证论治，就不能有的放矢。

3. 气胀与水臌不分　气胀与水臌，虽同属臌胀，但两者病理因素有气滞和血瘀、水停的区别，且病程新久不同，病情轻重预后有别，两者不能含糊不清。气胀多属初起，一般以气滞为主，表现为腹部膨胀，按如气囊，随按随起，伴胁下胀满疼痛；水臌因寒湿内停或湿热蕴结，水蓄不行，或为瘀血内阻，隧道不通，水气内停所致，可见于病程各个阶段，尤以中后期为多，表现为腹部坚满胀甚，按之如囊裹水，振摇有水声，腹壁青筋暴露，小便短少等症。若气胀与水臌含糊不分，则易延误病情。

4. 不辨寒湿与脾虚的虚实主次　寒湿停聚，阻滞中焦，易困遏脾胃，使脾气受伤，中阳受损；脾虚运化失职，又可致水湿停聚，反困脾胃，湿聚与脾虚相互影响，兼见互现。但两者因果关系不同，虚实主次有别，辨证时不能将二者混为一谈而不分虚实。以寒湿凝聚为主者，多为腹大胀满，按之如囊裹水，胸腹胀满，身重头重，小便短少，大便溏薄，苔白腻，脉濡缓，以湿重邪实为主。脾虚水困，多表现为胸腹胀满，肠鸣便溏，面色萎黄，神疲乏力，少气懒言，舌淡边有齿痕，苔薄腻，脉沉弱，以脾虚正伤为主。不明寒湿凝聚与脾虚水困，则导致主要病因不明，虚实主次辨误。

5. 气滞、血瘀、水停主次不明　气滞、血瘀、水停常相互影响，兼见出现。治疗时须分清三者主次，抓住主要病因，有的放矢。以气滞为主者，治以理气消胀为主，如偏用活血利水，不但不能去除主因，且气滞不解，易导致血瘀、水停更甚。以瘀血为主者，表现为腹大坚满，腹壁脉络怒张，面颈胸臂有血缕，舌紫脉涩之症，治以活血化瘀为主，佐以行气利水；如偏重行气利水，则血瘀不化，隧道不通，导致瘀阻气滞，水气内停，腹胀更甚。以水湿停聚为主者，治当以利水消胀为主，偏于理气活血则水留不去，臌胀难消。

6. 不辨标本缓急　臌胀多为本虚标实，临床诊断当分标本缓急。应用峻猛逐水之法，一定要掌握时机，辨清正虚邪实的轻重主次。如水邪留聚严重而难退，腹胀难忍，尿少或无尿者，正气不虚，或虽虚而不甚，治当急则治标，应用峻猛之剂，逐水利尿消胀，使邪去而正安。如一见正虚便不分轻重，而畏惧峻猛之品，以缓济急，势必邪气愈盛而正气更伤，病情日趋严重。病久正气大伤，脾肾阳虚，或肝肾阳虚，水邪留聚虽甚或不太甚者，治疗应标本兼顾，或扶正以祛邪，或祛邪不忘扶正。若急求速效，误用峻猛之剂，攻伐逐水，势必攻伐损伤脾胃，致正气大伤，脾虚失于健运，肾虚不能蒸腾气化，肝虚疏泄失职，终致正气愈虚而气滞、血瘀、水裹邪实结聚愈甚。

7. 不辨寒热虚实　水为阴邪，利尿逐水常配用温阳化气之品以助膀胱气化，从而增强利水之力。但温阳利水之法只宜应用于寒湿困脾及脾肾阳虚之证，对于湿热蕴结或肝肾阴虚之证，在清热化湿养阴的同时须配用淡渗利水之品。若误用温燥之品温阳利水，则易助热伤阴，使热愈甚而阴愈伤，且有助热动血之患。

【案例分析】

案例1：病机失察，单腹胀血瘀证误诊为水饮内停证

某男，44岁，于1989年5月18日以肝硬化腹水收住院。1年前，其因发热腹胀收入我院传染科，诊断为"肝硬化合并腹水"。住院2个月余，因疗效不著，遂转某传染病医院住院治疗，住院2个月余，曾用大量血浆蛋白及其他药（药名不详），未见好转，又曾服大黄䗪虫丸，服后大便清泄，饮食减少，腹胀加重。患者自感无治愈希望，遂出院回家。回家后，其一线希望寄托于中医，遂以臌胀收住中医科。经检查，面色暗黑，身目悉黄，四肢消瘦，腹大如鼓，青筋暴露，腹胀满，两胁疼痛，不思饮食，大便稀溏，小便短少，色如浓茶，手掌赤痕，舌质紫暗，黄白腻苔，脉弦无力，脾大肋下两指，腹围85cm。查肝功能，黄疸指数40单位，麝香草酚浊度试验10单位，硫酸锌浊度试验14单位，卢戈碘试验（++），血清总蛋白7.5克%，白蛋白2.50克%，球蛋白4.95克%，转氨酶184.8单位。B超检查：门静脉前后径1.6cm，脾肋下3.6cm。观其脉症，中医诊断为单腹胀，西医诊断为肝硬化合并腹水。患者腹大如鼓，小便短少，胸腹胀满，呼吸急促，坐卧不宁。按急则治其标、缓则治其本的原则，当先利水消胀，遂用大剂胃苓汤，并用黑白牵牛子研末，每服3克，日服3次，连服3剂，大小便增多，腹胀稍缓。仍按原方，再进3次，病情不但不减，反而加重，小便点滴皆无，肚子越来越大，腹围大至95cm。遂急用西药呋塞米肌内注射也无济于事。患者烦躁不安，病情危笃。偶思张仲景在《金匮要略》中说"血不利则为水，名曰血分"，患者腹中大量积水，用大剂利水之药，利之不利者，病不在水分，而在血分。故改用攻积逐瘀之法，并佐以健脾利水之品，方用下瘀血汤为主方，并辅以六君子汤，方用：酒大黄9克，桃仁9克，土鳖虫6克，青皮30克，鳖甲15克，茵陈30克，焦栀子9克，白花蛇舌草30克，半枝莲30克，党参15克，白术9克，半夏9克，陈皮9克，茯苓30克，猪苓30克，泽泻30克。每日1剂，水煎早晚空心服。服上药1剂后，患者大小便通利，小便势如涌泉，一昼夜腹水消去大半，腹围减为85cm。药已中病，贵在守方。连服1个月，其病若失，腹水尽消，腹围减为78cm，黄疸指数4单位，麝香草酚浊度试验10单位，硫酸锌浊度试验14单位，血清总蛋白7.75克%，白蛋白3.55克%，球蛋白4.20克%。邪去大半，病情缓和，当治其本，遂改用健脾益气为主，佐以攻积逐瘀、清热利水之品，方用归芍六君子汤为主方，辅以下瘀血汤，方用：当归9克，白芍12克，党参15克，白术15克，茯苓30克，泽泻15克，猪苓15克，半夏9克，陈皮9克，酒大黄6克，土鳖虫5克，桃仁9克，郁金15克，青皮15克，鳖甲15克，半枝莲30克，白花蛇舌草30克，煎服如前法。连服3个月，患者饮食大增，每日可食1～2斤粮，腹已不胀，大小便正常，查肝功能黄疸指数4单位，麝香草酚浊度试验8单位，硫酸锌浊度试验10单位，血清总蛋白7.50克%，白蛋白4.16克%。球蛋白2.84克%，转氨酶正常。继用前方，又服2个月，经查，肝功能全部正常，于1989年12月13日出院。出院后，停服汤药，改用益气健脾、活血化瘀之散剂，方用：人参60克，三七60克，鸡内金120克，为细末，每服3克，日服3次，用以调理善后，巩固疗效。患者出院3个月，经随访，身体恢复如常人，已上班工作。

[杨同锡．单腹胀从血论治．陕西中医学院学报，1991（1）：11-12.]

按： 该患者肝硬化腹水1年余，采用开鬼门，洁净府之法亦应尚合脉症，然多方治疗不愈，且病情日趋危重，说明辨证有误。若仔细观察，不难发现初诊已见有面色暗黑、青筋暴露、舌质紫暗等瘀血之症，从而考虑到因瘀水停的病机。三诊正是根据这一病机，采用下瘀血汤攻积逐瘀，通利水道。瘀血去，水道通，臌胀消失。水邪已去，病情缓和时，再以健脾益气之剂调理。

案例2：病机失察，致错辨病位，臌胀在肺误辨在肝

李某，男，56岁，干部。

患者罹"慢性肝炎"8年余，1年前即出现臌胀，并经某医院有关检查而确诊为"肝硬化腹水"；近1周来午后低热，口苦发干，呕恶纳差，脘痞腹胀，溲少而赤，大便不爽，故于1976年8月15日延余诊治。

刻下：肤色萎黄，白睛黄染，面浮肢肿，腹大如鼓，舌边尖红，苔黄腻，脉弦细而数。辨证为湿热蕴结，气郁水聚。治拟清热利湿，行气逐水为法。方仿茵陈四苓散加减，处方：茵陈30克，炒白术、广陈皮、炒枳实、川厚朴各12克，炒栀子、炒黄柏、广郁金各10克，云茯苓、车前子（包煎）各20克，建泽泻、花槟榔各15克。3剂，每日1剂，水煎取汁，早晚分服。

1976年8月18日二诊：每日尿量由原800mL减少为500mL，腹胀益甚，余症未减，苔脉如前。证系水湿弥漫三焦，遂改从肺论治，方仿麻黄连翘赤小豆汤化裁，处方：炙麻黄6克，连翘、陈皮各15克，赤小豆、茵陈各30克，光杏仁、藿香叶、炒栀子、炒黄柏各10克，川厚朴、炒苍术、炒白术、桑白皮、泽泻各12克，茯苓皮、大腹皮各20克。5剂，每日1剂，水煎服。

1976年8月23日三诊：患者自诉首剂药后的尿量即增至1200mL，药尽则腹水消去大半。复予原方20剂，诸症基本去除，再仿参苓白术散化裁以调治善后。

（张笑平《中医失误百例分析》）

按：本例臌胀初从肝治而无效，后从肺治而奏功，其因何在？客观地说，本案若单凭临床症状，从肺辨证依据不足，而其正误得失均在于对病位与病机认识的偏差。根据"肺为水之上源""诸气膹郁，皆属于肺"之论述，盖肺气得以宣肃，非但可驯横逆之肝气，而且可和中焦之脾气，俾清气升，浊气降，出纳有节，内聚水湿自然得以排除，这就是我们常说的提壶揭盖利尿之法。

案例3：臌胀日久，辨证错误，不辨标本虚实

患者，女，62岁。

主诉：腹膨胀如瓮2年余。

现病史：患者食欲不振、上腹胀满10余年，于1975年冬发现腹部胀大，经某医院检查诊断为肝硬化腹水，先后给以氨苯蝶啶、氢氯噻嗪等利尿剂及服中药（商陆、甘遂、泽泻等）100余剂，仍时好时坏，经常复发。近半年来，患者经上述反复治疗效果不佳，出现气喘、小便短少不利、腹胀难忍，于1977年11月28日来诊。查见：精神倦怠，面色萎黄，气喘吁吁，骨瘦如柴，腹大如瓮，脐心突起，腹部静脉怒张，舌红苔滑，脉沉而弱。辨证：脾气虚弱，运化失职，水湿停聚，气血阻滞。治则：健脾益气，兼调气血。处方：黄芪24克，党参15克，白术12克，桂枝9克，云茯苓30克，薏苡仁30克，陈皮12克，木香9克，大腹皮12克，香附12克，白芍9克，麦芽30克。水煎服。

患者服 3 剂后，腹水明显减轻。继服 6 剂，其腹水全消，精神及食欲大有好转，唯午后低热。证为水去阴伤，应加养阴之品。处方：黄芪 15 克，党参 15 克，白术 12 克，云茯苓 30 克，生地黄 30 克，麦冬 12 克，白芍 15 克，香附 12 克，陈皮 9 克，焦三仙各 12 克，丹参 30 克，地骨皮 12 克。水煎服。

上方服 3 剂，患者症状基本消失，午后热退，且脉较前有力。上方去麦冬、地骨皮，加鳖甲 9 克，继投 3 剂，以巩固疗效（同时在腹水未消时继续配用过去常服的西药氨苯蝶啶 100mg/d，氢氯噻嗪 50mg/d，腹水消退后改用干酵母、肝宁等）。

[郭继法，刘耀华．塞因塞用治疗臌胀．山东医药，1979（1）：34.]

按：本例虽见臌胀，但从久病，食少腹胀，脾虚可知。屡用攻逐水饮，正气大伤，其肿愈甚之害。夫臌胀一病，临床常分虚实两端。大凡气、血、水、湿停聚致腹胀大为标，属实；肝脾肾功能不足为本，属虚。初时正气尚存，攻水消肿，以治其标，确有速效；后期正虚，强攻伤正，则后果不良。此案教训在于：虚实不辨，标本不分，屡用商陆、甘遂等峻下之品攻逐，急于取效，以致正气大伤，不但臌胀不消，反肿益甚。此即喻嘉言"单单腹胀久窒，而清者不升，浊者不降，互相结聚牢不可破，实因脾胃之衰微所致，而泻脾之药安敢漫用乎？……后人不察，概从攻泻，其始非不遽消，其后攻之不消矣，其后再攻之如铁石矣"之谓。若再复攻水治标，势必脾败正气更伤，只有补益脾胃，助其正气调理气血才是对路。水消而见低热者，此水去阴伤也，故又以养阴清热，3 剂而热退津复。如此久病臌胀，以中医补气为本，加以柔肝育阴、理气宽中之品，协同西药利尿，既可防止某些利尿药的不良反应，又有整体调节作用，故取得较好疗效。此案说明在应用攻下之药时，务必考虑到患者体质与标本缓急，采取符合证情的治疗方法，选择祛邪而不伤正的药物。即属体质壮盛之人，亦当注意中病即止，调理而治之，决不可孟浪从事。

案例 4：证属本虚标实，脾气虚弱，湿热夹瘀，仅辨标实，不辨本虚

洪某，女，50 岁，农场工人。

患者有血吸虫肝病史 20 余年。3 个月前始食欲减退，周身乏力，腹部逐渐胀大，小溲量少，曾在当地医院做 B 超等检查，诊断为"血吸虫肝硬化、腹水"，经用利尿、护肝等药物，症情未能控制，遂于 1989 年 8 月 16 日收住我院。诊时症见：精神委顿，形体消瘦，面色晦暗，腹部膨隆，按之如囊裹水，脐突起，胃脘作胀，食后益甚，纳少乏力，口干而苦，小溲短少，大便质软，舌质暗红，舌苔薄白而干，脉细滑。体检：腹水征阳性。诊断：臌胀。辨证：湿瘀互结，阴虚内热，肝脾不调，水湿潴留。治法：清热利湿，化瘀行水。药用：半枝莲 20 克，楮实子 20 克，车前子 12 克（包），通草 5 克，青皮 20 克，陈皮 20 克，当归 10 克，丹参 10 克，木香 10 克，槟榔 10 克，牵牛子 10 克，泽泻 15 克，益母草 15 克。并配合支持疗法。

服药 5 剂后，患者腹胀不减，小溲仍少，胃脘痞胀更甚，纳少乏力。详审病情，知本病虚实夹杂，以脾虚为本，瘀血水湿为标，治当标本兼顾，拟健脾调肝、化瘀利水法，用邹良才经验方加减。药用：党参 15 克，丹参 15 克，炒白术 10 克，带皮茯苓 10

克，汉防己10克，车前子10克，泽兰10克，泽泻10克，牵牛子10克，当归10克，川厚朴6克，陈皮6克，木香6克，水蛭6克，楮实子12克，焦山楂12克。4剂。

三诊时患者尿量稍增加，腹皮见松。药见效机，守方不更。服6剂后，患者小便量明显增加，腹胀大减。此邪已十去六七，宜加强健脾之力。药用黄芪、太子参、炒白术等服4剂后，患者腹水全消，小溲量接近正常，查腹水征（阴性），于1989年9月12日出院。

[雷耀晨.临证救误案析.南京中医学院学报，1990，6（4）：32.]

按：本例从患者小溲短少，心烦口苦，舌质暗红知是湿热夹瘀；但从头昏乏力，胃脘痞胀，食后尤甚，大便质软知是脾虚。在这种本虚标实、虚实夹杂的情况下，前诊不辨其虚，一味祛邪，使正气更虚。后诊通过详细的辨证，始抓住脾虚为本，瘀血水湿为标，予标本兼顾，避免了虚虚之误。

案例5：不辨症之真假，肝郁化热误诊为脾阳不足

蔡某，男，44岁，农民。

患者患臌胀5年，经县医院用中西药物治疗，仍腹胀未减，减不足言。1986年7月13日忽然大呕血（约800mL），抬来医院急诊。检查：血红蛋白6g/L，白细胞6.1×10⁹/L，中性粒细胞0.6，淋巴细胞0.38，谷丙转氨酶88单位，黄疸指数40单位，凡登白试验（+），硫酸锌浊度试验16单位，麝香草酚絮状试验（++），麝香草酚浊度试验8单位，尿胆原（++）。触诊：肝大，居锁骨中线肋沿下6cm处，剑突下4cm，腹水征明显。诊断：肝硬化腹水，上消化道出血。其属中医臌胀、血证范畴，采用温阳止血法，用黄土汤。药用：灶心土30克，甘草、生地黄、白术、炮附片、阿胶（烊化）、黄芩各10克。水煎服，每日1剂。并配合10%葡萄糖500mL、维生素丙2克、止血敏2克，静脉滴注。

经治7天，仍呕血，鼻血不止，病势危重。乃诊后反思：患者呕血后面色苍白，但四末尚温，精神尚佳，虽有起则头晕目眩之虚象，然亦有口苦咽干、溺短色黄、脉弦带数之实热征，思非脾阳不健而起，实因肝郁化热，热甚迫血妄行所然。是初时辨证之误，当从肝郁化热立法，采疏肝凉血法。药用：柴胡10克，白芍10克，生地黄10克，茵陈10克，侧柏炭10克，田边菊10克，板蓝根10克，越墙藤10克，滇三七1克（磨调）。每日1剂，水煎分3次服。

3剂后，患者呕血止，能进食，仍有鼻血，大便秘结。原方加大黄10克，3天后大便行，鼻血即止。后每剂内加白参1克（磨调），共服40剂，患者纳谷转香，腹水全消，腹胀已减，唯舌尖红，脉弦细，拟以疏肝滋肾法。药用：柴胡10克，白芍10克，生地黄10克，虎杖20克，枸杞子10克，茯苓10克，麦冬20克，桑白皮10克，白参1克（磨调）。每日1剂，水煎服。

至1988年1月30日，患者腹水全消，纳谷转香，面色红润，小便稍黄，肝大缩至肋下3cm，腹及背部青筋消失，乃以原方加越墙藤10克，连服90剂，以巩固疗效。

[曾立昆.臌胀病误诊两则.湖南中医杂志，1989（1）：49.]

按：本例患者病性属实。前诊只因病程较长，而且忽然发生大呕血，血红蛋白低，即从脾阳不足，气不摄血辨证，予温阳止血之剂，乃致病情加剧。二诊细审其证，患者口苦咽干，溺短色黄，脉弦带数，而辨为肝郁化热之证。本案实热而用温阳之法，使邪热之火益彰，肝郁之气愈滞，故呕血愈甚。

案例 6：不辨证之真假，肝郁化热，湿热夹杂误辨为脾虚气滞

李某，男，48岁，农民。

患者腹胀胁痛伴便溏 9 个月，于 1987 年 2 月在县医院检查示乙肝表面抗原（HBsAg）肝在肋沿下 6cm，腹水征明显，背部见蜘蛛痣，西医诊为乙肝、肝硬化腹水，中医诊为臌胀。初诊以为系脾虚气滞。药用：柴胡 10 克，白芍 10 克，生地黄 10 克，虎杖 20 克，枸杞子 10 克，茯苓 10 克，麦冬 20 克，桑白皮 10 克，白参 1 克（磨调）。每日 1 剂，水煎服。

连服上方 30 剂，患者腹胀不减，胁痛加剧。诊后三思：患者胁肋疼痛，但痛而拒按，腹胀虽便溏，但便黄而臭，间有头昏、乏力，舌质淡红，但经常口渴溺黄，苔黄而干，脉弦带数，此症并非脾虚，实乃肝郁化热，湿热夹杂于下焦。故拟疏肝解郁，清利湿热为治。药用：柴胡 10 克，白芍 10 克，枳壳 10 克，甘草 6 克，郁金 10 克，越墙藤 10 克，虎杖 20 克，茵陈 10 克，田基黄 10 克，茯苓 10 克，滇三七 1 克（磨调）。每日 1 剂，水煎服。

服上方 90 剂，患者腹胀略减，已不口渴，唯胁肋仍痛，乃结合外敷陈粉散。陈皮 30 克，香附 30 克，延胡索 30 克，共研极细末，用鲜葱 100 克，捣碎成泥，与上细末和匀，外敷于胁肋部，上盖以纱布，每日换药 1 次。

只敷 60 剂，患者胁肋痛止，腹已不胀，大便成形；继服原方 30 剂，腹及背部蜘蛛痣消失，肝大回缩，HBsAg 转阴。

[曾立昆．臌胀病误诊两则．湖南中医杂志，1989（1）：49.]

按：本患者腹胀、便溏似是脾虚。予健脾益气而疼痛反甚是因为忽略了胁肋疼痛，但痛而拒按；腹胀虽便溏，但便黄而臭；以及舌质淡红，但经常口渴溺黄，苔黄而干，脉弦带数等肝郁化热，湿热夹杂于下之象。医者初诊辨证失误，法取扶脾，反助肝郁，故腹胀不减，便溏难除。

案例 7：不明阴阳相生之理，阴虚水盛臌胀误辨为实证

北京人王善甫，为京兆酒官，病小便不利，目睛凸出，腹胀如鼓，膝以上坚硬欲裂，饮食且不下，甘淡渗利之药皆不效，杲谓众医曰：疾深矣。《内经》有之，膀胱者，津液之府，必气化乃出焉。今用渗泄之剂而病益甚者，是气不化也。启玄子云：无阳者阴无以生，无阴者阳无以化。甘淡渗泄皆阳药，独阳无阴，其欲化得乎？明日，以群阴之剂投，不再服而愈。

（董建华《中医内科急症医案辑要》）

按：该例患者病小便不利，然用甘淡渗利之药皆不效，以致群医束手，实为不明阴阳相生之理。东垣曰："独阳无阴，其欲得化乎？"投以群阴之剂而愈，确为卓识超人。

启玄子云："无阳者阴无以生，无阴者阳无以化。"本例患者病属邪水，且邪水盛与真阴亏并见，徒知利水而不知滋阴，阴虚气化无力，故见小便不利。医者当悟彻阴阳造化之机，见水休治水，当治其致水之因，则水自消。

案例8：病机未精，肝郁脾虚过用滋腻

胡某，男性，39岁，患肝炎五载余，1987年春节因饮酒及劳累过度，腹部渐膨大，两下肢水肿，诊断为肝硬化腹水，住当地医院20余日，症状无明显改善，转来合肥，诊断为肝炎后肝硬化腹水、肝肾综合征，欲收住院，因无床位而邀诊。刻下：腹胀，纳呆，进食则加剧，头昏无力，时有齿衄、鼻衄，口干尿少，左手轻度震颤，右侧卧则咳嗽胸闷，腰痛。体检：面色㿠白，肝掌（+），舌红，苔根白黄，脉细弦，蛙状腹，腹围120cm。血常规：白细胞$2.7×10^9$/L，红细胞$3.8×10^{12}$/L，血红蛋白75g/L，血小板$33×10^9$/L。尿常规：蛋白（++），红细胞（+），颗粒管型（+）。肝功能：麝香草酚浊度试验4单位，硫酸锌浊度试验14单位，乙肝五项指标中乙肝核心抗原（+）、乙肝核心抗体（+）、乙肝e抗体（+）。肾功能：尿素氮8.8mmol/L，肌酐188mmol/L。肾图：双肾功能受损，排泄缓慢。B超、CT皆提示肝硬化腹水、脾大。胸片：心横位，右膈肌抬高。血脂分析均高于正常值。辨证：酒食伤肝，肝病及脾，脾失健运，湿热内蕴。水湿内停而致臌胀，水湿犯肺则作咳，治以清热健脾利水。药用：茵陈、猪苓、茯苓、茯苓皮、车前子、山茱萸各15克，阿胶（炖服）、白术、大腹皮、生地黄、熟地黄各12克，白茅根、怀山药各20克，砂仁6克（后下），枳壳、泽泻各10克，益母草、白花蛇舌草各30克。

服药20余剂，患者衄血稍减，余症如故。辨证虽确，然收效甚微，原因在析理未明：腹胀纳差、胸胁闷痛属肝气郁结，郁久化火，久病及肾，气化失司所致，方中熟地黄、白茅根、阿胶虽可凉血止血，然能阻遏气机。再诊时遂以助肝理气、益肾清热利水为法。药用：续断、杜仲、赤芍、白芍各12克，枳壳、白术、厚朴各10克，黄芪25克，当归、茯苓、茯苓皮、车前子、虎杖、猪苓、半枝莲、怀牛膝各15克，白花蛇舌草20克。

连服2个月，患者腹水全消，胸闷腹胀解除，体力渐复。实验室查肝、肾功能均恢复正常，唯血白细胞、血小板低于正常值。1987年10月患者已正式上班工作。

[王怀美．肝硬化腹水辨误三则．安徽中医学院学报，1990，6（4）：32.]

按：在辨证正确的基础上，只有选药精当，才能达到良好的疗效。否则，用药不当，疗效欠佳。本例辨证虽确，收效甚微，原因在于析理未明：腹胀纳差，胸胁闷痛，面色㿠白，脉细弦，属肝郁脾虚。由于肝郁化火，迫血妄行，而见出血、口干、舌红。方中熟地黄、白茅根、阿胶虽可凉血止血，然能阻遏气机，故而造成误治。二诊时，医者抓住气滞之根结，原方中增以疏肝理气、益肾利水，故顽疾可愈。

案例9：体质、病程、病机未细察，臌胀阴虚不忌热药

裘某，男性，76岁。

患者患臌胀日久，曾求治于多家医院，均予健脾利水、养阴利水、攻逐水饮之辈，证候日益加重，形销骨立，腹大如箕，神倦乏力，弱不禁风，需两人扶持方能行走，舌红光绛，边有瘀斑，脉细数。考虑前医的处方投药及自己治疗本病的体会，认为臌胀一候总是气、血、痰搏结致寒水不化，气机不利。水性属阴，其本在阳虚水湿不化，若循常法，恐难以奏效，故改用温阳化瘀法。药用：净麻黄、川桂枝、淡附子、炙鳖甲各10克，细辛3克，淡干姜、甘草各2克，莪术、三棱、四季菜各20克，红枣30克。每日1剂，水煎，分多次温服。四季菜即鸭脚艾，为菊科艾属植物白苞蒿的全草，有解毒活血利水之功。服药5剂后，患者腹胀稍宽，便量增多，亦不觉口干，无出血等症状出现，斗胆原方叠进，守方25剂，患者臌胀已消。称奇的是，舌红转淡而润泽，有白苔茫茫布于舌面。其唯觉肢酸乏力、精神倦怠，此乃邪去而正尚未复，改投健脾利水，佐以活血化瘀，以扶其正气，祛其余邪。药用：清炙黄芪50克，当归、茯苓皮、炙鳖甲各10克，生薏苡仁、杜赤豆、连钱草各30克，生姜皮2克，莪术、三棱、四季菜各20克。服药20余剂后，患者痊愈。随访2年，其体健如昔，能在田间劳作。

[商炜琛、茹海港. 鼓胀阴虚不忌热药. 浙江中医杂志，2001，36（7）：315.]

按：臌胀总的病机是气、水、血搏结，致水液代谢障碍。水性属寒，寒水不化是病根所在。采用热药治疗阴虚之臌胀，温化寒水，也是治病求本之谓。本案臌胀见有神倦乏力，弱不禁风，舌边有瘀斑，实属肝郁脾虚兼有瘀血之证。然见舌红光绛、脉细数，一是气虚不能化气行水，二是久用利水伤阴。但前医之误在于不细察体质、病程，同时又不考虑水湿气化之机，故难收全功。唯后诊能细析阴阳生化之理，抓住要害，舍去阴虚之标，用热药使阴寒内散，正气得复。患者的舌光红绛转为舌淡红而润泽，其原因是痰饮瘀血得散，水津输布回复正常。

案例10：拘于经验，失于辨人，瘀血内停误诊为气血两亏

柯某，女，产后20余日，腹大又如怀胎十月，诊断为肝硬化腹水而住院。西医经保肝、利尿等处理，腹水未减而邀余诊。刻下：神疲乏力，腹胀纳呆，右胁隐痛，嗳气频作，口干便溏。体查：面色萎黄，四肢羸瘦，腹大如鼓，青筋显露，脐突，舌淡红，脉细小弦。A超示：较密Ⅱ～Ⅲ级微小结节波，肝前液平2.5cm。肝功能检查示：血清谷丙转氨酶136单位，硫酸锌浊度试验18单位，麝香草酚浊度试验20单位，A/G为2.7/3.2。诊为产后冲任受损，气血两亏，肝病及脾。治以益气养血，疏肝健脾，少佐理气利水为法。药用：炒党参、黄芪、炒扁豆、车前子、大腹皮、怀山药各15克，白术、白芍、当归各12克，柴胡、泽泻、青皮、陈皮各10克。

服5剂而症未减，腹胀更甚。病发于产后，症亦见虚，药何不效？再诊时则细加辨析，知患者小腹坠胀隐痛，恶露间而有之，腹胀、嗳气明显，脉较前尤弦，是属瘀血内停，气机阻塞无疑。《金匮要略》曰"经为血，血不利则为水"，故当以逐瘀利水为首务。原方去黄芪、柴胡，加大戟、芫花、甘遂；嘱另以大枣10枚水煎汤送服以顾胃气，再进5剂。

三诊时患者诉小便量剧增，腹胀亦减，纳谷渐思。上方稍出入共服30余剂，患者饮食正常，腹水全消，准予出院。半年后复查A超及肝功能，结果均正常。随访3年，患者身体逐渐康复，能从事正常家务劳动。

[王怀美. 肝硬化腹水辨误三则. 安徽中医学院学报，1990，6（4）：32.]

按：本例患者病发于产后。因医者拘泥于"产后多虚"的经验，且并见神疲乏力、腹胀纳呆、便溏、面色萎黄、四肢羸瘦、脉细等症，即诊为产后冲任受损，气血两亏，肝病及脾，治以益气养血，疏肝健脾，而忽略了患者小腹坠胀隐痛，恶露间而有之，腹胀、嗳气明显，脉较前尤弦等瘀血内停，气机阻滞的脉症。问诊粗疏，势必造成误诊误治。

第五节　疟　疾

疟疾为感受疟邪，邪正交争所致，是以寒战壮热，头痛，汗出，休作有时为特征的传染性疾病，多发于夏秋季。

本病相当于西医学的疟疾。

【病因病机】

引起疟疾的病因是感受疟邪。感受疟邪之后，疟邪与卫气相集，邪正相争，阴阳相移，而引起疟疾症状的发作。疟邪与卫气相集，入与阴争，阴实阳虚，以致恶寒战栗；出与阳争，阳盛阴虚，内外皆热，以致壮热、头痛、口渴。疟邪与卫气相离，则遍身汗出，热退身凉，发作停止。当疟邪再次与卫气相集而邪正交争时，则再一次引起疟疾发作。

因疟邪具有盛虚更替的特性，疟气之浅深、行之迟速决定着与卫气相集的周期，从而表现病以时作的特点。疟疾以间日一作者最为多见，疟气深而行更迟者则间二日而发，形成三阴疟，或称三日疟。

根据疟疾阴阳偏盛、寒热多少的不同，把通常情况下所形成的疟疾称为正疟；素体阳盛及疟邪引起的病理变化以阳热偏盛为主，临床表现寒少热多者，则为温疟；素体阳虚及疟邪引起的病理变化以阳虚寒盛为主，临床表现寒多热少者，则为寒疟。在南方地区，由瘴毒疟邪引起，以致阴阳极度偏盛，寒热偏颇，心神蒙蔽，神昏谵语者，则为瘴疟。若因疟邪传染流行，病及一方，同期内发病甚多者，则为疫疟。疟病日久，疟邪久留，使人体气血耗伤，正气不足，每遇劳累，疟邪复与卫气相集而引起发病者，则为劳疟。疟病日久，气机郁滞，血脉瘀滞，津凝成痰，气滞血瘀痰凝，结于胁下，则为疟母。

【诊断】

1. 寒战、发热、出汗周期性发作，间歇期症状消失，形同常人，为诊断的重要依据。

2. 居住或近期到过疟疾流行地区，在夏秋季节发病，可作为参考。

3. 必要时进行血涂片检查疟原虫，若查到疟原虫则为诊断疟疾的确切依据。

【常见误诊分析】

1. 疟疾误为其他有寒热往来表现的病证　感冒、下焦湿热、肝胆湿热、痨瘵、外科疮毒等病证，均可出现寒热往来，如不细辨易误诊为疟疾。其鉴别要点在于其他病证的寒热往来一般发作无定时，即使在寒热不甚之时亦必有其各病证的症状存在，发病一般无季节性、地区性特点。

2. 疟疾误为内伤发热　内伤发热病程相对较长，其热常表现为休作有时或定时而甚。如阴虚发热、湿温潮热上午发热不明显，以午后或夜间潮热为特征，与疟疾的定时发热相似。但阴虚发热虽然朝轻暮重，常伴有五心烦热、盗汗、失眠等症；湿温潮热常有身热不扬、头身困重、舌红苔黄腻等症。但疟疾是恶寒与发热交替出现，寒已而热，有明显的时间性，可一日一发或二三日一发，应当仔细鉴别。

3. 疟疾漏诊　由于现在临床上疟疾相对少见，且疟疾表现寒热往来不典型，或壮热不寒，或但寒不热，故漏诊相对容易发生。因此，医者要详细询问病史，有可疑征象者应及时进行血涂片检查疟原虫，以避免误诊。

4. 瘴疟误为一般疟疾　二者均属疟疾，均有寒战壮热，休作有时之征，易误诊。但一般的疟疾发作症状比较典型，休止之时可如常人；定时而作，周期明显；神志清楚；发病虽以南方多见，但全国各地均有。而瘴疟则症状多样，病情严重，未发之时也有症状存在；周期不如一般疟疾明显；多有神昏谵语；主要在南方地区发病。医者应详询病史，四诊合参，以避免误诊。

5. 不辨寒热之偏盛　医者一见疟疾，不辨寒热，只予祛邪截疟、和解表里，或寒热辨误，导致误诊误治。《景岳全书·疟疾》说："治疟当辨寒热，寒胜者即为阴证，热胜者即为阳证。"对于一般疟疾，典型发作者属于正疟；和正疟相比较，阳热偏盛，寒少热多者，则为温疟；阳虚寒盛，寒多热少者，则为寒疟。在瘴疟之中，热甚寒微，甚至壮热不寒者，则为热瘴；寒甚热微，甚至但寒不热者，则为冷瘴。

6. 不辨正气之盛衰　医者不知疟疾每发必伤耗人体气血，病程愈久则气血伤耗日甚。正气亏虚，易于形成劳疟而反复发作。若治疟疾，不辨体虚，只知祛邪截疟，势必导致误诊误治。

7. 疟疾变生他症　疟疾临证应以截疟祛邪为要，然其变生他症亦不可忽视。疟疾日久不愈，可转为虚证或虚实夹杂之证。因疟邪久伏人体，可导致气血阴阳不同程度之亏虚，表现出相应虚损之象。病久及脏，可因脾失健运、肝失疏泄等，引起痰浊内停、瘀热互结等证。此时，医者可依据患者证候，随证立法，治以补益虚损，或攻补兼施。其阴虚者宜滋阴补益，偏热者当清透热邪，兼痰瘀者应活血化瘀、涤痰祛邪，当遵古人"随证治之"之训。

【案例分析】

案例1：辨病不真，寒疟误诊为阴暑

城东潘某，体素丰满，大便常溏，中土本属虚寒，固无论矣。忽于孟秋寒热交作，肌肤汗少，即延医诊，遂作阴暑论治，辄投四味香薷饮加寒凉之剂，未获奏效，即来商治于丰。诊其脉弦而兼紧，舌苔白薄，寒先热后，隔日而来，此寒疟也。良由体质本寒，加感秋凉致病。若果阴暑之证，在长夏而不在秋，况阴暑之寒热从未见隔日而发。当用附子理中汤加柴胡、草果、藿香、陈皮治之。服二剂，周身微汗，寒热略清。继服二帖，疟邪遂未发矣。

（清·雷少逸《时病论》）

按：患者于孟秋寒热交作，前医以寒热并见为感受暑热，至秋而发，误作阴暑论治，而未获效。雷氏根据患者寒先热后，隔日而来，诊为疟疾，正如雷氏所云"阴暑之证，在长夏而不在秋，况阴暑之寒热从未见隔日而发"。又诊其脉弦紧，舌苔白，故辨为寒疟。用药对证，疟疾痊愈。故凡寒热并见者，应详问寒热发作的时间、特点。

案例2：辨证未明，不辨寒热之偏盛，痰热结伏误为虚寒

浦江洪宅一妇，病疟三日一发，食甚少，经不行已三月。丹溪诊之，两手脉俱无，时当腊月，议作虚寒治。以四物加附子、吴萸、神曲为丸。心疑误，次早再诊，见其梳妆无异平时，言语行步，并无怠倦，知果误矣。乃曰：经不行者，非无血也，为痰所碍而不行也。无脉者，非气血衰而脉绝，乃积痰生热，结伏其脉而不见尔。以三花神佑丸与之。旬日后，食稍进，脉渐出，但带微弦，疟尚未愈。因谓胃气既全，春深经血自旺，便自可愈，不必服药，教以淡滋味、节饮食之法，半月而疟愈，经亦行。

震按：观丹溪诸案，思深而法备，真有周旋中规折旋中矩之妙。较之刘李，诚出其右，后人犹欲诋毁之，何异蚍蜉撼树，斥鷃笑鹍鹏哉。

（清·俞震《古今医案按》）

按：此案初诊患者两手脉俱无，故易误诊为虚寒。然再诊时，据患者梳妆、言语、行步无异状，分析出其无脉并非气血衰，而是痰热结伏，与经不行同为痰阻，乃用祛痰法愈。诊病用药，性命所系。若心存一丝疑虑，便当复诊以求其真。案中丹溪翁初诊未确，便于次晨再诊，始悟其病机。其态度之认真，诊病之细微，令人敬佩。

案例3：不明症之真假，不知脉症取舍，寒疟误辨为温疟

飞畴治沈子嘉平，向来每至夏间，脐一着扇风则腹痛，且不时作泻，六脉但微数，无他异。此肾脏本寒，闭藏不密，易于招风也。下寒则虚火上僭，故脉数耳。曾与六味去泽泻，加肉桂、肉果、五味、白蒺。作丸服，因是脐不畏风，脾胃亦实。明秋患疟，医用白虎、竹叶、石膏等，疟寒甚而不甚热，面青足冷，脉亦弦细而数，用八味地黄，三倍桂附作汤，更以四君合保元，早暮间进，二日疟止，调理而愈。

震按：腹之部位，当脐属肾，脐着扇风即痛泻，自宜温肾。但不以六脉带数而畏投温药，可取也。蒺藜一味，加得更好。至如治疟，不以脉之细数而不倍加桂、附，更可取也。

（清·俞震《古今医案按》）

按：前医见患者脉数而误诊为温疟。张氏根据患者疟寒甚而不甚热，面青足冷，舍脉从症，辨为寒疟。其脉数是因"下寒则虚火上僭"所致，故投以温补而愈。此案提示，医者临证当四诊合参，不可单凭脉象辨证。

案例4：疏于辨人，虚人患疟，一味祛邪截疟

张路玉治张怡泉，年七十五，居恒常服参、附、鹿角胶等阳药。秋间病疟，误用常山止截药一剂，遂致人事不省，六脉止歇，按之则二至一止，举指则三五至一止，惟在寒热之际诊之则不止歇。热退则止歇如前，此真气衰微，不能贯通于脉，所以止歇不前。在寒热之时，邪气冲激经脉，所以反得开通，此虚中伏邪之象。乃用常山一钱酒拌，同人参五钱焙干，去常山，但用人参以助胸中大气而祛逐之，当知因常山伤犯中气而变剧，故仍用常山为向导耳。连进二服，遂得安寝。但寒热不止，脉如前，乃日进人参一两，分二次进，并与稀糜助其胃气，数日寒热渐减，脉微续而安。

震按：此条论歇止脉最有见。其用常山法，与杨介以冰煎药，皆为巧作。然寒热不止，脉止如前，巧且无益，惟日进人参一两，不兼他药，真大巧若拙也。

（清·俞震《古今医案按》）

按：患者年老体虚病疟，前医不辨正气之虚弱，一味予祛邪截疟之药，未加以扶正，遂致人事不省，六脉止歇。后以大剂补气祛邪，佐以常山引经，而病渐愈。可见，治病当结合患者的年龄、体质特征，否则易造成误诊误治。

案例5：忽略辨病，致疟疾漏诊

刘某，女，48岁，农民，1976年11月12日初诊。

患者平素入冬特别怕冷，10天前患外感经服西药而获愈，近5天来又觉畏寒无汗，时有寒战，不发热，胸闷痞满，纳食无味，舌质淡红，苔白腻，脉弦紧。脉症合参，当为素体阳虚兼感寒湿之证。治拟健脾益气，散寒祛湿。处方：太子参、焦白术、制半夏、青皮、陈皮、炒薏苡仁、川厚朴各10克，云茯苓20克，炙麻黄3克，荆芥穗、炙甘草各6克。2剂，每日1剂，水煎取汁，2次分服。

1976年11月14日二诊：药后患者胸闷脘痞减轻，食不知味，余症不减，苔转薄白，脉如前。效不更方，故予原方去川厚朴、荆芥穗，改炙麻黄为5克，加炮姜6克。2剂，如前煎服。

1976年11月16日三诊：药后患者寒战反而频发，又见微热、汗出之见症。经仔细询问始知寒战每于傍晚前加重，既似邪阻少阳，又似牝疟为患，为此特查疟原虫示阳性，遂辨病为牝疟，辨证为寒邪滞中、疟伏募原。治宜温中理气，截疟化浊。方用蜀漆散加减：炒常山、川桂枝、淡干姜、制附子（先煎）各6克，醋柴胡、花槟榔、川厚朴、佩兰叶、姜半夏、青皮、陈皮各10克。5剂，每日1剂，如前煎服。

1976年11月21日四诊：药后患者寒战微热已去，余症悉除，复查疟原虫未见，续予参芪膏调理之。

（张笑平《中医失误百例分析》）

按：本案实为牝疟之病，前两诊虽见但寒不热之症，然因又兼内外湿邪相合的诸种表现，遂诊为寒湿夹杂之证，本例之误在于忽略辨病，以致疟疾漏诊；二诊之时尽管湿象已去，但仍从有关见症改善而继用益气解表立法，结果反使寒战频发，更见微热汗出，由此才询得不规则的寒战每于定时而加剧，进而查得疟原虫，于是确诊为牝疟。此案提示，临床某些疾病如疟疾、肺痨、消渴等若能借助有关实验室检查帮助辨病，有时可大大地提高临床治疗效果。

第十章　肾系病证

肾系病证是指在外感或内伤等因素影响下，造成肾与膀胱功能失调和病理变化的一类病证。涉及肾系的病证较为复杂，根据肾的生理功能和病机变化，水肿、淋证、癃闭、遗精、阳痿等病证归属于肾系疾证，本章仅就此展开讨论。

肾为先天之本，藏真阴而寓真阳，宜固藏，不宜泄露，所以肾病的证候特征以虚为主，常见的证型有肾气不固、肾阳虚衰、肾阴亏虚，但在虚的基础上又可形成标实，从而表现为阳虚水泛和阴虚火旺。膀胱与肾相通，所以膀胱病变每与肾的气化失常密切相关，若膀胱气化失司，可致尿量、尿次和排尿的改变，膀胱的证候有虚有实，实证多由于湿热，虚证常见寒象，临床以膀胱湿热证较多。

第一节　水　肿

水肿是指体内水液潴留，泛滥肌肤，表现以头面、眼睑、四肢、腹背，甚至全身浮肿为特征的一类疾病。其多因感受外邪、饮食失调或劳倦过度，使肺失通调、脾失转输、肾失开阖、膀胱气化不利所致。水肿也是一种常见的症状，临床上以水肿为主要表现的疾病包括风水、皮水、石水、肾水、正水等。

西医学的急慢性肾小球肾炎、肾病综合征、充血性心力衰竭、内分泌失调及营养障碍等疾病所出现的水肿可参考本节进行辨证。

【病因病机】

1. 风邪外袭，肺失通调　风邪外袭，内舍于肺，肺失宣降，水道不通，以致风遏水阻，风水相搏，流溢肌肤，发为水肿。

2. 湿毒浸淫，内归脾肺　因肌肤痈疡疮毒未能清解消透，疮毒内归脾肺，导致水液代谢受阻，溢于肌肤，而成水肿。

3. 水湿浸渍，脾气受困　久居湿地，或冒雨涉水，水湿之气内侵，或平素饮食不节，过食生冷，均可使脾为湿困，而失其健运之职，致水湿停聚不行，泛于肌肤，而成水肿。

4. 湿热内盛，三焦不利　湿热久羁，或湿郁化热，中焦脾胃失其升清降浊之能，三焦为之壅滞，水道不通，而成水肿。

5. 饮食劳倦，伤及脾胃　饮食不节，或劳倦过甚，脾气受损，运化失司，水湿停聚不行，泛溢肌肤，而成水肿。

6. 房劳过度，内伤肾元　生育不节，房劳过度，肾精亏耗，肾气内伐，不能化气行水，遂使膀胱气化失常，开阖不利，水液内停，形成水肿。

水肿的发生，主要是全身气化功能障碍的表现。就脏腑而言，人体水液的运化主要与肺、脾、肾有关，但与肾的关系更为密切。水肿之发病是以肾为本，以肺为标，而以脾为制水之脏，三脏是相互联系、相互影响的。此外，瘀血阻滞，三焦水道不利，往往可使水肿顽固难愈。

【诊断】

凡具有头面、四肢、腹背，甚至全身水肿临床表现者，即可诊断为水肿。

【常见误诊分析】

1. 误诊为臌胀　水肿后期，病势严重，出现腹水，与臌胀相似。但水肿一般先见于头面四肢，后期病情严重时才出现腹水，一般无腹壁青筋暴露症状；臌胀初起多为单腹胀大，头面四肢一般不肿，后期可出现双下肢水肿，多伴腹壁青筋暴露。不根据肿胀的先后出现的部位及主要伴随症状加以区分，容易导致疾病的诊断错误。

2. 水肿漏诊　水肿初起，症状不明显，有的仅见眼睑或足胫浮肿；肥胖之人，体形肥硕者，浮肿可能不明显，因而容易漏诊。

3. 混淆中西医概念　在西医学中，肾脏疾病如急慢性肾炎、肾病综合征等是水肿的常见病因；而中医学认为，"肾主水""肾病多虚"，因此肾虚是水肿病的常见证型之一。临床上，部分医师由于中西医概念混淆，常盲目套用西医诊断，直接把西医的"肾病"与中医的"肾虚"等同起来，造成辨证失误。

4. 脾、肾病位不明　水肿后期多为脾肾阳气虚衰，不能温化水湿所致，多有腰以下肿甚的特点，后期辨证要分清病位在脾还是在肾，分辨脾阳虚衰与肾阳衰微的不同。属脾阳虚衰者，多伴脘闷腹胀、纳呆便溏、面色萎黄、神疲肢冷等症；属肾阳衰微者，多伴腰部冷痛酸重、四肢不温、心悸气促、怯寒神疲、尿量减少或增多、面色㿠白或晦滞等症。若病位在脾、在肾不明，则治疗时不能有的放矢，导致健脾、温肾侧重有误。

5. 只辨肺脾肾，未从心肝辨证　水肿的形成，多因肺脾肾三脏功能失调，导致水液代谢障碍所致。因此，水肿辨证一般多重视肺脾肾的功能失调，而容易忽略从心肝辨证。水赖于气以运行，心气不足，运行无力，心阳不振，不能化气行水，也可导致水邪留伏，表现为下肢或全身水肿、心悸怔忡、喘咳上逆、气短胸闷、形寒肢冷、舌淡苔薄白、脉细弱或结代等症。肝失疏泄条达，气机郁滞，瘀血内停，经隧不通，久则可致水气停结，发为水肿，表现为四肢或全身水肿，或见腹水、胁肋胀痛、脘腹痞满、嗳气不舒、脉弦等症。临床辨证应以脉症为据，审证求因。若偏执肺脾肾一法，而不考虑心肝因素，则难以全面掌握病理实质，甚或导致病位判断错误。

6. 风水不分表虚、表实　风邪袭肺，肺失宣肃，不能通调水道，发为水肿，称为风水。风水有表实、表虚之分，临床辨证如果忽略结合患者体质、肿之起势微甚、汗之有无，则容易发生失误。一般说来，汗法宜用于风邪所致之表实证。若表虚不足，卫阳虚弱，感受风邪，表现为汗出恶风者，当助卫行水；若急欲去水而过用发汗，势必导致汗出太过而卫阳更伤。

7. 脾水三证主次辨证不清　脾虚湿盛是水肿的常见病机之一，水湿浸渍、脾虚湿困、脾阳虚衰是常见的三个证型，临证时须分清脾虚、湿盛的轻重主次。三者都有身肿、腰以下肿甚、脘腹胀闷、纳呆便溏等共同特点。但以水湿浸渍为主者，除有上述见症外，多伴头身困重、小便短少、泛恶、苔白腻、脉濡缓等症；以脾阳虚衰为主者，兼见面色萎黄、神疲肢冷、舌淡胖、苔白滑、脉沉迟等症；脾虚湿困、虚实并重者，又表现为面色萎黄、遍体浮肿、下肢尤甚、神疲乏力、大便如常或便溏、小便反多、舌苔薄腻、脉象濡弱等症。不注意三者的区别，则虚实主次不清，攻补治则难明。

【案例分析】

案例1：辨病错误——混淆中西医概念，肾炎误与中医肾虚同

张某，男，6岁，1974年7月28日因面黄浮肿6个月而就诊。

患儿6个月来逐渐面黄肌瘦，食少倦怠，眼睑及下肢轻度浮肿，大便量少次频，夜间出虚汗，曾在某医院诊为肾炎而以"肾虚"论治，服六味地黄丸加枸杞子、菟丝子之类组方共58剂无效而求诊。查患儿体重17千克，毛发作穗状，面色㿠白，呈贫血貌，舌质淡，有齿印，苔薄白而润，脉象细极无力。查小便蛋白（+++），颗粒管型（+），白细胞少许；非蛋白氮25毫克%；尿培养无细菌生长。分析患儿病情，并无腰痛、小便频数之肾虚见证，而表现面黄肌瘦、食少懒动、浮肿等脾虚现象，其肾炎并不能与中医的"肾虚"等同看待，本着"有是证则用是药"的原则，改用健脾助运之剂，从脾虚论治。方药：太子参9克，炒山药9克，莲子肉9克，薏苡仁12克，谷芽9克，砂仁8克，益智仁3克，神曲9克，白术9克。至9月30日患儿先后5次就诊，以上方加减出入，调理脾胃，共服药27剂，蛋白尿消失，体重增至20千克，食欲大增，浮肿消退而治愈，至今4年未发。

［张奇文．从临床治疗无效的一病例中看辨证论治立法遣药的重要性．

山东医药，1979（4）：7.］

按：辨病与辨证相结合是当前临床开展中西医结合的形式之一。运用西医辨病，可借助西医学的检查揭示疾病的本质，避免因辨证而缺乏某种针对性；运用中医辨证，可将病因、病位、病机和机体反应性进行综合的整体分析，做到因人、因地、因时制宜，克服治疗中的某种片面性。二者有机地结合，相辅相成。但也应该看到，见病不辨证，冀图仅仅依赖一方治一病的情况在临床中还是可以见到的，此案一见"肾炎"，便以"肾虚"论治，即是一例。必须指出，脏腑辨证决不能用西医的"器官辨证"取代。肾炎并不完全是肾虚，肝炎也并不全是肝热，对号入座无疑是片面的。如此案无腰痛、小便频数之肾虚见证，而表现面黄肌瘦、食少懒动、浮肿等脾虚现象，脾虚水肿已明，但前医一见"肾炎"，便以"肾虚"论治，即令前后投补肾方58剂而毫无效果一样。由此可见，中医的辨证与西医的辨病，由于概念不同，决不能等而齐观，更不能取而代之。

案例2：以西医之病，或检查结果套中医之法，遣中医之药

吴某，男，42岁。

3个月前患者因劳累过度，发现面目四肢浮肿，按之凹陷，并觉神疲纳少，腰腿酸软，小便黄少，就诊于某医院。尿常规检查：蛋白（+++），白细胞（++），红细胞（++），颗粒管型（1～4）个/LP，血压160/100mmHg。诊断为急性肾小球肾炎。除肌内注射青霉素及口服利尿药外，并用中药知柏地黄汤加味内服，服后无效，又见腹胀纳呆、大便溏薄、怯冷、四末不温，后改用金匮肾气丸，以巴戟天、淫羊藿易桂、附，并加白术、神曲之属。1周后仍不见效果，患者自觉面部烘热，心烦不寐，乃改赴某医院求治。检查尿常规：蛋白（+++），白细胞（++），红细胞（+++），颗粒管型（4～9）个/LP，血压180/100mmHg，仍诊断为急性肾小球肾炎。当时症见面目四肢微肿，四末欠温，颜面烘热，头昏胀痛，心烦不寐，腹胀纳呆，大便溏滞不爽，舌红润苔黄腻，脉弦稍数。辨证为湿热内阻，兼夹风阳。治宜清热利湿，芳化息风。方用八正散、小蓟饮子合方加减，未用西药，1个月后复查尿常规：蛋白（±），白细胞（0～3）个/HP，红细胞（1～3）个/HP，血压130/86mmHg，临床症状消失。

[贺学泽，来发明．古今失误医案辨析（续一）．陕西函授通讯，1984（2）：10.]

按：中医以辨证而论治，西医以辨病而论治，因而不能以西医之病，或检查结果套中医之法，遣中医之药。两者理论体系有别，如果忽视中医基本理论和辨证思维方法，生搬硬套，往往弄巧成拙而致误诊。水肿病与肺脾肾三脏关系密切，其本在肾，其标在肺，其制在脾。该例患者两次被误诊均是因为医师将西医的肾与中医藏象之肾等同起来，或滋补肾阴，或温补肾阳，忽略了辨证造成的。

案例3：虚实辨误，水肿病肝气郁滞证误为肾虚证

谢某，女，37岁，职工，1986年3月22日初诊。

患者全身浮肿达3年，时轻时重，多方求治，众医皆以肾炎论治，迭进中药百余剂，所用之药多属通利补肾之剂，久治无效特邀诊治。诊见：全身浮肿，午后肿甚，下肢凹陷，经前肿胀增重，伴疲乏嗜睡，心烦易怒。尿常规：上皮细胞（++）。舌尖色暗，苔心微厚，脉沉细弦。此病由气机阻滞，水气不行所致之水肿病。法当疏肝解郁，畅达气机，以冀气行水行，浮肿自消。药用：紫苏10克，柴胡10克，焦白术10克，茯苓10克，猪苓10克，泽泻10克，生桑白皮10克，麦冬10克，木瓜10克，槟榔10克，益母草10克，丹参30克。药进3剂，浮肿减半。切中病机，方法既对，原方加郁金10克，菖蒲10克，香附10克，击鼓再进。多年顽疾，服药半月，诸恙顿失。

[郭维一，郭补林．救误验案二则．陕西中医学院学报，1989，12（3）：44.]

按：该例经前肿甚，心烦易怒，脉弦，当考虑肝气郁滞，然众医见水肿一病，见病不辨证，皆以肾炎论治，多用通利补肾之药，以致犯实实之误。

案例 4：指标指导辨证，致湿浊浸渍证误为肾阳衰微证

叶某，女，39 岁，1981 年 12 月 4 日初诊。

患者病肾盂肾炎 2 年又 10 个月，多经中西药治疗，症状大部好转，但尿蛋白终不消退，血红细胞 2×10^{12}/L。刻诊：面色萎黄，面目虚肿，伴腰背酸困乏力，四肢倦怠不温，白带绵绵不止，月经半年未潮，小便量少次多，舌质淡，脉细缓无力。诊为久病及肾，肾元亏损，遂用右归丸作汤剂，连服 10 剂，症状不增不减。以为病久药缓，再进 10 剂，患者渐觉胸脘痞满，干呕不食，乏力嗜睡，小溲量少闭塞，舌苔白腻而厚，查血尿素氮升高，始感药不对证，以其痰浊上泛改拟温胆汤合连理汤加大黄，升清降浊……服药 6 剂，始转危为安。后以实脾饮加山药、砂仁、猪苓、泽泻温中健脾，兼服薯蓣丸 5 料，调治 8 个月，多次复查血、尿常规结果正常，诸症消失而愈。

[邵桂珍．误补益疾案例分析．中医杂志，1986（7）：24.]

按： 该例见其面色萎黄，腰酸乏力，四肢倦怠不温，舌质淡，脉细缓无力，很容易辨为肾阳虚，但湿浊困阻也可见上症，临证应当细辨，尤其是补肾无效之后，更应及时总结教训，调整方案，才不致于一误再误。

案例 5：不辨人、未辨证，致脾肾两虚之水肿误用峻下逐水

魏某之母，40 余岁，1938 年秋诊治。缘产后二旬，面色苍白，全身浮肿，下肢尤甚，腹胀如鼓，身倦无力，不欲饮食，舌质淡，苔薄，脉沉细无力。前医用十枣汤峻剂逐水，其肿益甚。然产后多属脾肾虚损，不任克伐，此病标证虽急，应以治本为要。故以健脾温肾，方可本安标除。即用实脾饮加减：党参、白术、茯苓、山药、炙甘草、陈皮、木瓜、薏苡仁、附子、肉桂。服药 3 剂，患者诸症略减，然仍感乏力，宗原方加黄芪，继进 3 剂，肿消胀减。后用上方加当归、白芍、熟地黄等药调治月余，诸症消失，病告痊愈。

[傅世杰．治病求本临证一得．新中医，1981（1）：53.]

按： 十枣汤出自《伤寒论》，由甘遂、芫花、大戟、大枣组成。前三药皆有毒性，且性峻烈，多伤正气。该方临床常用于治疗胸腹停水实证，取效甚捷，然体虚及孕妇禁用。此案本产后脾肾双亏，其病史、脉象是辨证的关键，奈医者失察，虚实不辨，一见肿甚，妄投峻猛攻逐，以致正气更伤，是以不但肿不能消，反而益甚。疾病之变化万千，错综复杂，医者当辨清标本缓急。若辨证不清，用药不当，差之毫厘，谬以千里。

案例 6：病位辨误，脾肾两虚单辨脾虚

康某，男，25 岁，农民。

患者于 2 年前即经有关医院确诊为"慢性肾小球肾炎"，虽经中西医结合治疗，病情仍时重时轻，近又因感冒而再次加重，故于 1980 年 2 月 16 日收住我院。刻下：面色苍白，爪甲无华，精神倦怠，短气乏力，下肢浮肿，腰背酸楚，纳食欠馨，食后腹胀，小溲短少，大便正常，舌质暗淡，苔白腻，脉沉弦。尿常规示：蛋白（++++），颗粒管型（+）。辨病如前述。辨证则为脾虚失运，水湿内停。治以健脾益气，淡渗利水。方用参苓白术散加减：太子参、炒白术、云茯苓各 15 克，生炙黄芪、薏苡仁各 20 克，怀山药、白扁豆、白茅根各 30 克，白芡实、广陈皮、建泽泻各 12 克。10 剂，每日 1 剂，水煎取汁，早晚分服。

二诊：药后患者无不适，又先后随证加减共服 30 余剂。现今下肢浮肿及少腹胀满反趋加重，复增身重、畏寒、肢冷等表现，余症依然，尿检蛋白仍为（++++），苔脉同前；四诊合参，当属脾肾两虚，气机滞塞，水瘀互结为患，改拟温阳化气行水并佐活血化瘀为治，处方：熟附子（先煎）9 克，上官桂（后下）6 克，炙黄芪 15 克，焦白术、云茯苓、建泽泻、汉防己、苏芡实、全当归各 12 克，土红花 10 克，紫丹参 30 克。5 剂，如前煎服。

三诊：药证并行不悖，诸症趋减，原方续服 20 余剂，上述见症皆除。尿检蛋白为（±），余为（－），后又以九剂调理，追访年余无大的反复。

（张笑平《中医失误百例分析》）

按：本例为虚实夹杂之证，其病在脾肾二脏。盖因其病程较长，正气不足，内湿外邪，互为呼应，病情反复，必致标本俱病，虚实互见。首诊予参苓白术散加减，以期健脾助运，利水消肿，于病于证虽无大的悖逆，但于脾肾两虚之证尚欠贴切，难以获一效而延误病情；二诊以降，脾肾兼顾，通阳化气，利水化瘀，标本兼治，意在疏利气机，畅利三焦，阳复气行，水去瘀化，病遂转愈。

案例 7：未审"人""病""证""症"，经行水肿，病肝郁气滞证误为脾虚湿盛证

李某，女，39 岁，1992 年 10 月 16 日初诊。

患者每逢经期眼睑及下肢浮肿已有 3 个月余。患者既往有月经不调史，月经常愆期而至，量不多，经前常感胸脘痞闷，心情烦躁。自患病以来多次检查尿常规、尿蛋白定量、肝肾功能、肾图、肾脏 B 超，均示无异常发现。末次月经 1992 年 10 月 15 日，量少色暗，夹有少量血块，患者目前正值经期，双下肢凹陷性水肿，晨起眼睑浮肿，少腹坠胀，胃纳可，两便调，舌淡，苔薄腻，脉濡。辨证：脾虚失运，水湿泛滥。治则：健脾化湿，利水消肿。选方：五皮饮化裁。5 天后复诊，患者眼睑及双下肢浮肿依然如故，追问病史方知患者在月经后水肿可自行消退，故拟天仙藤散治之，再服 5 剂，患者双下肢水肿消退。2 个月后患者双下肢浮肿又起，继用天仙藤散治疗，再获痊愈。

［万毅刚．妇科误诊浅析．中医杂志，1994，35（4）：207.］

按：该例经行水肿兼有肝郁气滞之象，然医师泥于常理，以脾为治，殊不知女子以肝为先天，肝主流泄，气行则水行，气滞则水停。若能明确行经与水肿的关系，掌握"辨人"的辨证方法，在临床中关注"人""病""证""症"等关系，系统考虑，辨证自当得心应手。

案例 8：病性辨误，湿毒浸淫误诊为风水泛滥

王某，女，18 岁，农民，1983 年 9 月 5 日初诊。

患者半个月前因全身浮肿，小便减少，面色萎黄，舌质淡苔薄腻，服防己黄芪汤 10 剂后，浮肿有增无减。细问病情：7 月淋雨数次，旋即全身不适；8 月上旬全身热疮，二腿尤多，不治而愈；8 月下旬，发现全身浮肿。刻诊：面目浮肿，按之有凹陷状，入暮两足肿胀尤甚，小便黄赤混浊而少，面色萎黄，舌质淡苔腻，脉略数，全身有热疮瘢痕。尿常规：蛋白（++），白细胞（++），红细胞（+），颗粒管型（+），透明管型少许。此是疮毒内聚的水肿，西医诊断为急性肾炎。方用麻黄连翘赤小豆汤合清热利湿解毒之品。服5剂后，诸症减。此方加减连服7剂后，诸症均除，尿常规结果正常。再用六味地黄丸调治2个月，至今未复发。

[沈敏南．析误治病例5则．江西中医药，1988（1）：28.]

按：详细的病史资料能够为诊查开阔思路。辨证求因，审因论治，才能做出正确的诊断和治疗，否则，不详细询问病史，就会遗漏掉重要临床资料，给诊断造成困难。该例医师初诊时若细问病情，了解到患者病起于淋雨数次，旋即全身不适，继之全身热疮，二腿尤多，而后方见全身浮肿等症，四诊合参，则疮毒内聚水肿即可确定，从而可避免误诊误治。这就强调了辨病的重要性，尤其是辨病之因果。中医诊断强调因发知受，认为患者是不是感受了邪气、是否发病主要不是取决于邪气本身，而是取决于邪正双方斗争的结果，"邪之所凑，其气必虚"就是这一道理，所谓"受"就是指因。

案例9：表里寒温莫辨，风水泛滥证误辨为阴阳两虚、本虚标实证

田某，男，8岁，本乡大刘庄村人。其父携患儿初诊谓2天前因发热、时咳、面睑微肿、面微红赤请医诊治，该医诊为过敏，肌内注射1次，服药2天（药不详）不效，稍重故又来诊。余查：发育正常，营养中等，心跳快，肺部无异常，腹平软，面及四肢微肿，目窠肿较甚，时咳，大便如常，小便较平时短少，体温38.3℃，舌苔薄白，脉浮紧。据上诸症，余诊为阳水、风水证（急性肾炎），建议尿常规检查，因检验员外出，介绍别院检查。经该院某医师诊为急性肾炎，并取中药3剂，肌内注射青霉素80万U、鱼腥草2支，每日2次，口服土霉素0.25克、强的松5毫克等3日量。当晚患儿服药1剂。第2天晨起，患儿面肿如斗，目无隙缝，时咳微喘，体温40.7℃，急来应诊，并带剩下2剂中药，其父即询问何故加重。余查看2剂中药，药内除麻黄、生石膏、滑石等，又见麦冬、大生地黄、炮附子三味，余觉不妥，随嘱停服。余即按风水证立法，予宣肺行水，以越婢加术汤加味……先服1剂，以观其变。第2天上午来诊，见患儿肿似全消，咳喘有减，体温37.6℃。服上方症大减，照原方量又3剂。1剂尽，患儿次晨头面复肿，体温39.8℃，故又急急来院，其父母忧郁不安。患母将剩下2剂药边打开边问："是否药错啦？"说话间，我看到药里的石膏是煅熟的。此时心中一亮，随即将石膏全部除净，每剂另加生石膏20克（并嘱必选成块、晶亮，确为生者，轧细方可）继续再服。待服完2剂来诊，患儿肿已全消，不咳不喘，体温37.2℃，唯食欲不如常时，上方加高良姜、鸡内金、焦三仙各10克，继进3剂。上药服完，患儿饮食有增，余均如常，但尿常规蛋白仍（+）。患儿家长听说某院医师专治肾炎，前往求治，取药6剂，服尽2剂，患儿头面复又肿起。其父携患儿及剩下4剂药又来寻余，余查药乃五皮饮类，故仍照前宣散肺气、通调水道之法随证调之，继服10余剂诸症皆愈，多年来未见复发。

[刘家来．风水证误案．新中医，1992，24（11）：22.]

按：该例起病急，以头面先肿，兼有表证，其风水可知，病主在肺。然医者不察，妄加麦冬、生地黄、炮附子等药，而不知炮附子辛甘有毒，大热纯阳，加于本证助其阳邪，致体温陡增，麦冬、生地黄乃凉润生津之品，有碍麻黄、生石膏发散之功效，服后使头面肿大如斗，变证丛生。此外，病家失于审慎，求医不专，也是造成误诊的原因之一。

案例 10：囿于"肾病多虚"，疏于辨证，湿热内蕴，风热外袭误为肾脾阳虚

王某，男，6 岁。

患儿曾以肾病综合征在宁夏某医院住院治疗 3 个月余。住院期间，经用强的松、环磷酰胺等药后，病情基本得到控制，尿蛋白由住院初期的（＋＋＋＋）减少为（＋）。由于家长惧怕强的松和环磷酰胺的副作用，故出院后不再给患儿服用以上两药。1987 年 6 月 7 日来我处初诊时，患儿小便少，大便溏，食少倦怠，面色萎黄，面目四肢轻度浮肿，脉细略数，苔黄白相兼、稍厚。尿常规：蛋白（＋＋＋）。辨证为肾脾阳虚，治拟温补脾肾。药用：熟地黄 6 克，山药 12 克，山茱萸 9 克，仙茅 9 克，仙灵脾 9 克，菟丝子 9 克，五味子 8 克，肉桂 1.5 克（后下），砂仁 3 克（后下）。7 剂，水煎服。

复诊时患儿浮肿减轻，便溏改善，但复查尿蛋白仍为（＋＋＋），再予上方加覆盆子 10 克以固涩。

7 剂，仍无效。我思之再三，不得其解，于是详细询问患者家属。其父谓，患儿自停服强的松和环磷酸胺后，易感冒，口服感冒清、复方新诺明、红霉素等药后可好转，经我治疗期间，感冒未曾发作。3 天前患儿迎风后头痛，发热（38℃），咽肿色红，面部少许红疹、瘙痒，小便少，尿道有灼热感，苔黄腻，脉细数。辨证为湿热内蕴，风热外束，虽表里同病，但里证重于表证，治拟清热利湿为主，疏风散热为辅。药用：白花蛇舌草 15 克，苍术 6 克，黄柏 6 克，栀子 8 克，胡黄连 3 克，地肤子 9 克，白果 3 克，木通 3 克，小石韦 15 克，地龙 8 克，蝉衣 6 克，金银花 9 克，连翘 9 克，桑叶 6 克，生甘草 3 克。10 剂水煎服。

再诊时上述诸症著减，尿蛋白下降为（＋）。之后根据上方化裁，以清热利湿为主。药用：白花蛇舌草 15 克，苍术 6 克，黄柏 8 克，栀子 8 克，白果 8 克，木通 8 克，小石韦 15 克，地龙 8 克，蝉衣 6 克。

又服药 42 剂，尿蛋白转阴性，至今未再复发。

［高亚陇．失误病案浅析．宁夏医学杂志，1989，11（1）：45．］

按： 该例首诊只重辨病，且囿于"肾病多虚"之说，只考虑到肾虚的一面，忽略了肾有湿热蕴结的一面，其实若详询病史，参以脉症，诊断并不困难。

案例 11：辨人失误——漏辨年高阳虚，误用辛寒

郭某，男，58 岁，农民，1985 年 8 月 21 日初诊。

半个月前患者感冒后出现全身浮肿，尿少，发热恶寒，两腿困重，尿蛋白（＋＋＋＋），诊为急性肾小球肾炎，医用越婢加术汤 6 剂及西药，浮肿虽退，但尿蛋白（＋＋＋）不消而求治。察其恶寒甚，四肢厥冷，腰膝酸软，倦怠乏力，舌淡胖有齿痕，苔白厚滑，脉沉细，两尺尤甚。证属脾肾阳虚，水气为患。治当温阳化气利水，方用真武汤……5 剂后诸症悉减，尿蛋白减为（＋）。药已中的，守真武汤改为散。1 个月后复查尿蛋白（-），诸症皆除。与金匮肾气丸善后，1年后再查尿蛋白（-）。

［钱光明．经方救误六例．国医论坛，1988（1）：33．］

按：中医辨证当因人制宜，要注重整体的人，考虑性别差异、年龄差异、体质差异、习惯差异、体型差异等多方面。本案中患者年近花甲，本应考虑其阳虚的可能，若细参脉症，则诊断不难。即使一开始阳虚之象不著，治疗时也应处处固护阳气，不用石膏辛寒，以免损伤阳气。

第二节 淋 证

淋证是因肾、膀胱气化失司，水道不利而致的以小便频急、淋沥不尽、尿道涩痛、小腹拘急、痛引腰腹为主要临床表现的一类疾病。根据病理和临床表现不同，其可分为热淋、气淋、石淋、血淋、劳淋、膏淋等。中医的淋证与西医的淋病有本质的区别。

西医学的泌尿系统感染、泌尿系统结石、泌尿系统肿瘤及乳糜尿等在临床表现为淋证特点者，可参考本病辨证论治。

【病因病机】

1. 膀胱湿热 湿热多受自于外，亦可由内而生。感于外者，或因下阴不洁，秽浊之邪侵入膀胱，酿成湿热，发而为淋；或由其他脏腑传入膀胱。如小肠邪热，或心经火热炽盛，传于其腑，移热膀胱；或下肢丹毒，壅遏脉络，波及膀胱。生于内者，多因过食辛热肥甘之品，或嗜酒太过，积湿生热，下注膀胱。湿热蕴结膀胱，气化失司，水道不利，发为淋证。若小便灼热刺痛者为热淋；若湿热蕴积，尿液受其煎熬，日积月累，尿中杂质结为砂石，则为石淋；若湿热蕴结于下，以致气化不利，无以分清泌浊，脂液随小便而去，小便如脂如膏，则为膏淋；若热盛伤络，迫血妄行，小便涩痛有血，则为血淋。

2. 肝郁气滞 郁怒伤肝，肝气失于疏泄，久则血流失畅，脉络瘀阻，或气郁化火，气火郁于下焦，影响膀胱的气化，则少腹作胀，小便艰涩而痛，余沥不尽，而发为气淋，此为气淋的实证。

3. 脾肾亏虚 久淋不愈，湿热耗伤正气，或年老、久病体弱，以及劳累过度，房事不节，均可导致脾肾亏虚。脾虚则中气下陷，肾虚则下元不固，因而小便淋沥不已。如遇劳即发者，则为劳淋；中气不足，气虚下陷，膀胱气化无权，则为气淋，此为气淋的虚证；肾气亏虚，下元不固，不能制约脂液，脂液下泄，尿液混浊，则为膏淋；肾阴亏虚，虚火扰络，尿中夹血，则为血淋。

综上可知，可见淋证病因以湿热、情志失调、禀赋不足为主，病位在膀胱和肾，与肝脾有关，病机主要是湿热蕴结下焦，肾与膀胱气化不利。淋证初起多属湿热蕴结膀胱，若病延日久，热郁伤阴，湿遏阳气，或阴伤及气，则可导致脾肾两虚，膀胱气化无权，因而病证可由实转虚，虚实夹杂。

【诊断】

1. 小便频急，淋沥涩痛，小腹拘急，腰部酸痛为各种淋证的主症，是诊断淋证的主要依据。根据不同临床特征，确定不同类型的淋证。

2. 病久或反复发作后，常伴有低热、腰痛、小腹坠胀、疲劳等症。

3. 多见于已婚女性，每因疲劳、情志变化、感受外邪而诱发。

4. 结合有关检查，如尿常规、尿细菌培养、X 线腹部摄片、肾盂造影、B 超、膀胱镜等，可进一步明确病因。

【常见误诊分析】

1. 混淆中西医概念　西医学中，淋病是由淋病双球菌引起的接触性传染病，主要引起泌尿生殖器的化脓性炎症，为性传播疾病之一，当出现本节临床特点时，可以参考中医淋证进行治疗。但是二者是不同的，不容混淆。由于西医学的淋病属于性病范畴，医者若不向患者解释清楚，容易导致患者误解而使患者出现一些不必要的心理负担，甚至影响其正常生活工作，可能引起医疗纠纷。

2. 拘泥于主诉而漏诊　淋证实证，尿频、尿急、尿痛明显，患者以此为主诉就诊，容易正确诊断。但淋证虚证，由于一般病程长，且尿频、尿急、尿痛不明显，患者一般以其他症状为主诉就诊，尤其是年老患者，男性仅见会阴胀，女性仅见白带多，对小便的变化不甚注意，若医者拘于主诉，不能详察细诊，又无相关检查，则易漏诊。

3. 淋证误诊为癃闭　淋证与癃闭，两者都有排尿困难、小便量少的主要相似症状，容易混淆。癃闭虽有小便量少、排尿困难，但无尿频、尿急、尿痛，且每日排尿总量低于正常，甚至小便闭塞，无尿排出，一般病情重，预后差；淋证虽小便量少，但每日排尿总量多为正常，且多有尿频、尿急、尿痛症状，一般病情轻，预后好。医者若不根据尿的总量及排尿时的症状来区别，很容易将淋证与癃闭混淆。

4. 尿血误诊为血淋　尿血与血淋都以小便出血、尿色红赤，甚至尿出纯血为特征，诊断时必须加以区别。其关键在于尿痛的有无，痛则为血淋，不痛则为尿血。血淋虚证多为阴虚火旺，灼伤血络所致，尿痛不著或不痛，且有小便短涩不爽的症状，多由血淋实证转变而来。不细辨有无尿痛及小便短涩不爽等症，易将尿血误诊为血淋。

5. 尿浊误诊为膏淋　尿浊虽然小便混浊，白如泔浆，与膏淋相似，但排尿时无疼痛滞涩感，与淋证不同。

6. 只重辨病，不详辨证　气淋、血淋、膏淋、石淋皆有虚实不同，临证应详辨，不可只辨病不辨证，将致虚实混杂。如见西医确诊为淋证，概以清热除湿；检查有结石，诊为石淋，一味消石攻伐，皆是临床之忌。石淋初起多属实证，治宜消石攻伐，忌攻伐太过。若病久正虚，出现面色㿠白、少气乏力、舌淡脉弱，或腰膝酸软、手足心热、舌红少苔、脉细数等脾肾受损、气阴两伤、虚实夹杂之证，治宜攻补兼施、健脾补肾、益气养阴，也可推动结石的降下。若一味消石攻伐，则正气受损更甚。

7. 标本不辨，见淋通淋　各种淋证都有不同程度的小便不利，但小便不利为标，淋证治当审因论治为主，佐以利水通淋之法。膀胱湿热者，以清热利湿为主；热伤血络者，以凉血止血为主；砂石结聚者，以通淋排石为主；气滞不利者，以利气疏导为主；虚淋，或健脾补气，或益肾补虚。标本不辨，忽视病因治疗，见淋便用利水通淋之法，难以治本。

8. 诸淋实证辨误 因气血湿热石邪相互影响，诸淋实证容易混淆不分。热淋起病多急，伴发热、小便赤涩、尿时灼痛；血淋尿血而痛；气淋小便短涩，尿后余沥不尽，伴脘腹满闷胀痛；石淋小便窘急，不能卒出，尿道刺痛或少腹绞痛难忍，或尿出砂石而痛止；膏淋尿如脂膏或米泔水。不分辨各自的特殊临床表现，容易将诸淋实证混淆，施治达不到最佳效果。

9. 虚淋辨肾不辨脾 淋证病位主要在肾与膀胱，虚淋多因肾虚，但不能偏执一法，单纯从肾虚立论。淋证日久，不仅可以伤肾，还可以伤脾，且治疗时过用误用通利攻伐，以伤脾为多。两者都有小便清白，余沥不尽，或淋出如脂，反复发作，尿时短涩疼痛症状不著的特点。属脾虚者，遇劳倦则病情加重，多伴神疲倦怠、少气懒言、面色㿠白无华、少腹坠胀、舌淡、脉虚细无力等症；属肾虚者，多见腰膝酸软、头晕耳鸣，或尿有热感、五心烦热、舌红少苔、脉细数，或畏寒怯冷、四肢不温、面色㿠白无华、舌淡脉沉细等症。虚淋不分脾虚、肾虚，难以明确病变实质。

10. 热淋兼有寒热，误为表证 热淋初起，往往伴有恶寒发热之症，为湿热蕴结，邪正相争所致，并非外邪袭表。故治疗忌用发汗，当清利湿热，湿热得清则寒热自退。若见有恶寒发热，便误认为外邪袭表，即予辛温发散，不但不能退热，而且有劫伤营阴之弊。

11. 虚实转归辨证失误 热淋初起以实证为多，湿热蕴结日久，气阴耗伤，常致虚实夹杂，除有小便灼热涩痛症状外，又可见手足心热、腰酸隐痛、舌红少苔、脉细数，或面色少华、少气乏力、舌淡、脉细弱等阴伤气虚之证，治疗时当分清虚实主次，兼顾虚实。若拘泥于清热利水通淋一法，过用苦寒疏利，则苦寒更伤脾胃阳气，疏利太过，重劫阴液，使气阴耗伤更甚，甚则由实淋转为虚淋。反之，如果邪去未尽早用固涩，则有闭门留寇之弊，使余邪留而不解，病情反复发作，迁延难愈。

【案例分析】

案例1：辨证失误——虚实辨误，气（虚）淋误诊为热淋

李某，男，62岁，退休工人，因小便频数热痛1周而就诊。

患者自诉1周来小便频数，灼热，疼痛，伴发热面红，食纳尚可，大便如常，舌质淡红，脉数。尿常规：白细胞（0～2）个/HP，脓细胞（+）。血常规：白细胞计数11×10⁹/L，中性粒细胞0.82，淋巴细胞0.18。根据证候及实验室检查，诊为热淋（急性尿路感染），投以八正散清热利湿通淋，同时服用西药呋喃坦啶。

3剂尽，患者不仅上述症状无变化，反觉食不甘味，恶心欲吐。复查尿常规：黄浊，白细胞（0～3）个/HP，脓细胞（++）。血常规：白细胞计数13.6×10⁹/L，中性粒细胞0.91，淋巴细胞0.09。体温38℃。其示病情加重。细细询之，其小便虽或灼热，然咳则尿出，伴全身乏力，动则气短，始知此为中虚气陷之证。其发热面红，实乃元气不足，阴火上乘；小便灼热频数，为土虚而湿热下注；食不知味，恶心欲吐，乃脾本不足，复以苦寒攻伐，脾胃更虚之故。遂停前用中西药物，投以补中益气汤加味……1剂尽，小便灼热、面红、身热大减。连进 4 剂，诸症悉除，复查血、尿常规，结果正常而出院。

[杨维华. 临床误诊 4 则. 湖南中医学院学报，1987（4）：15.]

按： 本例医师诊查不详，遗漏了患者小便虽或灼热，然咳则尿出，伴全身乏力，动则气短等中气不足的临床资料，故而造成误诊误治。淋证见尿频尿急，膀胱湿热较常见，临证若墨守成规，四诊粗漏，主观用事，易造成误诊误治。本例医师若能细询病史，则患者"咳则尿出"气虚之证可知，参以他症，即可明确本淋证的病机是脾胃虚弱，元气下陷，湿热下注，治疗时谨守病机即可避免误诊误治。

案例 2：气（虚）淋误诊为热淋

李某，女，25 岁，已婚。

患者 1 年前出现小便淋沥、小腹胀，口服呋喃坦啶、吡哌酸，临床症状消失。1988 年 12 月 1 日旧疾复发，服上药无效，改服中药 20 余剂，效果欠佳，转来就诊。刻下：尿频、尿急，小腹坠胀，午后增重，有时不及如厕而尿遗，脉细弱，舌胖大，苔白，全身无水肿，饮食差。拟五苓散加车前子、黄柏、蒲公英、甘草，服 3 剂后症状同前。拟猪苓汤加车前子，服 5 剂症状仍如前，且饮食少、倦怠、乏力。犹豫再三，遂拟补中益气汤加车前草、猪苓。先投 3 剂以做试探性治疗，并嘱患者若服药后症状加重即停药。四诊，患者喜告症状消失。因药对证，再投 3 剂以巩固治疗。随访至今，病未复发。

[栗兵科. 淋证误治谈. 浙江中医杂志，1990（9）：415.]

按： 本例医师执一以概全，初诊见淋即清利湿热，二诊只凭午后症重即养阴利湿，故而造成了二次误诊误治。若医师抓住淋久不愈，湿热伤脾的本质，则中气下陷的诊断即可确立，从而可以避免初诊、二诊时的误诊误治。

案例 3：拘泥于主诉而漏诊，中气不足误为湿热下注

刘某，女，32 岁，农民，1975 年 6 月 15 日初诊。

患者自述小便急痛频数，日达 30 余次，量少、色黄、有灼热感，伴心烦、口渴、头昏、肢倦 40 余日。实习同学诊为"肝经湿热下注"，拟龙胆泻肝汤加减，2 剂。

6 月 17 日复诊，患者尿急胀痛更甚，日尿 60 余次，几乎不能离开厕所。诊其脉，虚数不受指，面色㿠白，舌质淡，苔薄白。追询病史，患者产后月余，妊娠末期已患淋证，多次求医，因尿常规无明显异常，前医均云系妊娠生理现象，产后自愈。产后月余来，其溲次渐增，尿痛日甚，伴头昏倦怠，烦热口渴，食欲佳，每餐可进食 4 两，然总觉胸脘空虚无物。此乃中气素虚，更因临盆耗气血，阳气下陷，阴火异位而烦热现，气不摄津则尿频数，津耗则尿量减少。治宜补中益气，甘温除热，升清降浊。方拟补中益气汤加台乌药 4 克，官桂 4 克，通草 9 克。服药 2 剂，诸症若失，继服原方善后。

[李俊贤. 临证辨误 4 则. 湖南中医学院学报，1985（3）：45.]

按： 本例首诊缘于四诊粗漏，妊前产后病史不详，执一而概全，故而造成了误诊误治。若诊查细致，则病史可详。患者中气素虚，临盆重耗气血，阳气下陷，阴火异位之诊断可确立，应用补中益气汤加减，即可避免造成误诊误治。

案例 4：疏于辨证求因，石淋虚实夹杂证误为实证

沈某，男，27 岁，工人，1987 年 8 月 3 日初诊。

患者二旬前突然右侧腰部绞痛，伴有血尿，且有尿路刺激症。B 超提示：右肾结石，0.9cm×0.6cm。前医叠进清利、通淋排石剂而不效。察其舌红少苔，脉细数。盖肾为水脏，相火煎熬肾水，则聚为砂石。故予滋阴补肾排石治之，方用济生肾气丸加肉苁蓉 12克，胡桃肉 15 克，芒硝 6 克（分冲），生鸡内金 9 克。服至第 5 剂时，尿中排出少许泥沙样结石，连续 3 天排尽，诸症顿除。B 超复查示右肾结石消失。

[黄云. 误案 3 例浅析. 江西中医药，1990，21（4）：32.]

按：石淋一证，虽以湿热邪阻为多，但临证亦当仔细辨证，不可见淋攻淋。本例前医诊查不详，忽略了辨证求因，以常法论治石淋，叠进清利通淋排石剂，故而造成了误诊误治。若详细诊查，患者舌红少苔，脉细数，则阴虚之本质可明。

案例 5：墨守古训，寒热辨误，肾阳亏虚误为下焦湿热

王某，男，34 岁，工人。

患者自诉年前曾经在有关医院做小便及前列腺液检查而确诊为"前列腺炎合并泌尿系统感染"，少腹坠胀，小便频数而不畅，淋沥涩痛而不尽，色黄而时有混浊，迭经多方治疗不效，故于 1987 年 10 月 30 日来我院门诊求治。刻下：症如前述，尿常规示白细胞（+）、红细胞（+），舌体胖大，质淡红，苔薄白而滑腻，脉沉细而兼数。辨证为下焦湿热，膀胱不利。治拟清利下焦，通淋畅脬。方宗八正散加减：炒黄柏、细木通、炒车前子（包煎）、炒萹蓄、建泽泻各 10 克，飞滑石 15 克（包煎），白茅根 25 克，生甘草 5 克。5 剂，每日 1 剂，水煎取汁，早晚分服。

1987 年 11 月 7 日二诊：诸症无明显好转，并觉少腹似有一股凉气时时上冲，舌质淡，两边有齿痕，苔如前，脉不兼数。细思是证似热实寒，乃缘肾阳亏虚，滋生内寒，在下气化无力，在上则时时冲逆，故转以补肾阳，助气化，平冲逆为治。处方：菟丝子、补骨脂、川桂枝各 12 克，山茱萸、女贞子、怀山药、建泽泻各 10 克，云茯苓 18克，佛手片、炙甘草各 6 克。3 剂，如前煎服。

1987 年 11 月 9 日三诊：少腹已无凉气上冲，余症也明显减轻，尿常规结果正常，前列腺液检查也基本正常。宗原方出入，又进 20 余剂，再予金匮肾气丸以善其后。

（张笑平《中医失误百例分析》）

按：本例淋证，并因误治而诱发奔豚气，首诊以其以小便频数涩痛为主要表现，而从《丹溪心法·淋》谓"淋有五，皆属于热"之论断，其治从清利着手，而延误病情，滋生他证。殊不知久病多虚实夹杂，且以虚为主，而所见少腹坠胀、腰膝酸楚及苔脉等表现又均为明显之虚象；至于貌似下焦湿热所致之膀胱刺激症状，实不过膀胱气化无力之反映，这也是本例能否明辨虚实的一大要点。

案例 6：对症不对证，肝脾肾俱虚误用通、涩

冯楚瞻治李参领，年将六旬，患淋两载，有时频利且速，有时点滴难通，急痛如割，肥液如脂如膏，或成条紫血，日夜不堪，时欲自尽。询所服，有一医立通利、止涩

二方，便频则用止涩，秘塞则用通利，乃服通利则频数无度矣，服止涩则结滞难通矣。按其脉两寸甚洪，余皆无力，独肝肾更甚。曰：肝主疏泄，肾主闭藏，今肝肾俱病，各废其职，利则益虚其虚，涩则愈增其滞，惟调补肝肾自愈。用八味加麦冬二钱、升麻八分、红花四分，重用人参煎服，使清者升，浊者降，瘀者化，中气既足，肝肾既调，开阖自然得所矣。后以生脉饮送八味丸，服于空心，以归脾加减，服于午后，全安。

（清·魏之琇《续名医类案》）

按：膏淋两载，肾气已伤。肾气乃元气之本，肾气一虚，元气衰惫，使脾气转输不利，心脉循行不畅，膀胱失其约束而致诸证变生。病之本在于肾，愈服寒凉通利则证愈虚。盛启东曾云：服凉药而脉反洪大无力，法宜温补。本案脉见洪而无力，故选用八味丸以温补肾气，且重用人参以扶助元气，以升麻升其清，以红花促其血行，正中病之要害，故药后全安。凡膏淋虚证久不愈者，若见脉洪大无力，从温补脾肾之法常可收到明显效果。

案例7：问诊漏误，肝郁气滞淋证误诊为热淋

王某，女，21岁，护士，1984年9月21日初诊。

患者曾因尿道炎住院半月而愈，出院7天后又发，八正散和五苓散加减10余剂，亦无寸效。就诊时其小便频数，每日白天10余次，夜间数次，量少，急迫感，色较黄，无尿血史，伴口干倦怠、心烦焦虑、时欲叹气为快等症，每逢心情不畅时上述症状加剧。视其苔薄黄而少津，切脉弦而有力。脉症合参，断为肝失疏泄，气机郁滞。故用清热利水通淋而不效，治当疏肝解郁，佐以清热利水……服药6剂，上述症状基本消失，嘱用逍遥丸善其后。

［舒鸿飞．误治案例分析．江西中医药，1987（4）：31．］

按：四诊合参的前提条件是四诊信息的全面、及时、准确、规范的采集。本例前医问诊粗糙，遗漏了部分重要临床资料，见淋止淋，故而造成了误诊误治。若详细问诊，患者口干倦怠，心烦焦虑，叹气为快，心情不畅时症状加剧等，则肝郁气滞之诊断即可确立。

案例8：未审病因，肝郁络阻误为心火下移

珍，四十五岁。血淋太多，先与导赤不应，继以脉弦，细询由怒郁而起，转方与活肝络。新绛纱三钱，苏子霜一钱，丹皮炭五钱，旋复花三钱，桃仁三钱，红花二钱，片姜黄三钱，香附三钱，归须三钱，郁金二钱，降香末三钱。四帖而安。

（清·吴鞠通《吴鞠通医案》）

按：郁怒伤肝，肝失疏泄，气机不畅，肝络受阻，血循经而下，致血淋太多。治宜疏肝活络，气行血活，淋血自止。本案示人临证要评审病因，不可见淋血即予清热凉血，若寒凉药用之过多，势必血络难开而血溢更甚。

案例9：固化思维，以症代证，劳淋误诊为热淋

刘某，女，53岁。尿频、尿急、心烦多年，以夜间为甚，每晚夜尿达6～7次，时轻时重，影响睡眠，受寒凉加重。查：舌虚胖，苔白，脉滑，余无不适。诊为淋证，证

属下焦湿热，投以八正散加减。3 剂后病情如故。思其原委，八正散乃为治疗下焦湿热之良方，此方用药量亦大，只要药中病机，3 剂下后理应取效。又细审证因，恍然大悟，此尿频而以夜间甚，加之年老，肾气渐衰，此尿频乃为肾虚封藏不固，改用缩泉丸加减。服 3 剂后，小便次数大减，夜间 2～3 次，无尿急、心烦，嘱继服 4 剂，以巩固疗效。2 年后随访，其小便如常，夜间 1～2 次，无不适。

[陈玉华. 临证失误分析. 内蒙古中医药，1993（2）：37.]

按：本例医师表面思维，一见尿急尿频即诊为下焦湿热，不细审证因以推求肾之本质，故而造成误诊误治。医师若细审证因，抓住尿频夜甚，年老肾气渐衰的本质，则肾虚封藏不固之诊断可明，运用缩泉丸加减即可避免误诊误治。

案例 10：病机误诊，血淋误诊为热淋

曾某，女，27 岁，新化县城关镇居民。

患者自 1985 年 1 月开始尿频尿急尿血，溺后气窜小腹，痛甚时肢厥脉伏，必待卧床片刻方可缓解；再次如厕，症状依然。前经县级医院检查诊断为慢性滤过性膀胱炎、膀胱憩室。西药用抗菌消炎止血等办法无效；中医以龙胆泻肝汤清热通淋，前后经治年余，仍然小便淋痛。故于 1986 年 6 月 14 日就诊。刻诊：尿时小便淋沥带血，口唇干燥，舌红，苔黄，脉细带数。认为此证系热结膀胱，拟五淋散清膀胱血热……复诊：上方服 10 剂后病未见转机，溺时淋沥如刀刺，气窜腹中有块，舌质紫暗，尿血黑色，脉仍细带数。细察此证，溺时气窜腹中有块，时聚时散拒按，系癥瘕范畴。尿频而急，尿血带黑色，舌苔黄但舌质紫暗，此膀胱瘀滞化热。拟和血破瘀法：当归 10 克，赤芍 10 克，桃仁 20 克，柴胡 10 克，丹参 10 克，地锦 10 克，牡丹皮 10 克，虎杖 10 克，白英 10 克，甘草 6 克。水煎 3 次，分服。外阴痒配地肤子 20 克，苦参 30 克，蛇床子 10 克，荆芥 15 克，每日 1 剂，水煎 3 次，去渣存液坐浴。服后尿急已缓，尿血已止，腹中癥瘕已散。续以补肾息风药善后。

[曾立崑. 临证辨误 3 则. 湖南中医杂志，1988（1）：50.]

按：本例医师表面思维不求甚解，仅凭尿频尿急尿血、溺后气窜小腹等而认为肝经实火，用龙胆泻肝汤，造成了误诊误治。继诊则仅见其热，不见其瘀，忽略了肝郁病机，故而一误再误。细观患者可辨。

案例 11：粗抓主症，辨病错误，湿热淋误诊为风寒感冒

张某，女，28 岁，已婚，会计员，1986 年 1 月 10 日急诊入院。

患者于 1986 年 1 月 9 日晚突然高热，体温 39℃，伴有恶寒及全身不适，头晕恶心，腰痛无汗。1 月 10 日晨来我院急诊，以"发热待查"入院治疗。入院后检查：急性病容，颜面及口唇绯红，体温 38.2℃，心率每分钟 112 次，呼吸每分钟 20 次，血压 110/76mmHg，颈软，扁桃体不大，双肺叩诊音清，双肺呼吸音清晰，心界不大，律整，各瓣膜未闻及异常杂音，腹平软，肝脾不大，右中腹有深压痛，无肌紧张及反跳痛，腰大肌试验阴性，双下肢不浮肿，舌质红，苔白，脉濡数。因急诊入院，门诊只做胸部透视未见异常，其他理化检查均未做。值班医师依据患者发热恶寒无汗且全身不适又时值冬

日而诊为"风寒感冒"，认为乃风寒束表，卫阳被郁，邪正交争所致恶寒发热而无汗，因素有内热故现口苦，胃失和降则恶心食少。治以解表散寒、清热解毒，投以苏羌达表汤加减……1月12日已进中药2剂，患者仍发热恶寒无汗，体温38℃以上，腰痛明显加重，舌苔腻，提示有湿热见证。血、尿常规检查示：白细胞 $13.2×10^9$/L；尿蛋白（+），白细胞满视野。随即更改诊断为湿热淋，并进行尿培养。治法改为清热利湿解毒……服药2日后，患者热退，腰痛减轻。尿培养回报：培养出产粪碱菌。继服本方10日后，患者腰痛已基本消失。复查尿常规：蛋白（-），白细胞（2～5）个/HP。1个月后，尿培养无细菌生长，停服汤剂。改服壮腰健肾丸，每次1丸，每日3次。每周复查1次尿培养，结果连续3次均无细菌生长。诸症悉平，病愈出院，共住院59日。

[黄永生. 易误诊病例报告. 吉林中医药, 1987（3）: 27.]

按：辨证讲究全面、规范、准确、及时，湿热淋初起见憎寒壮热、腰痛，类似风寒感冒，则易造成误诊误治。如本例首诊医师依据患者发热恶寒无汗、全身不适又值冬日等表面现象而诊为"风寒感冒"，对腰痛这一主症没有引起重视，对憎寒壮热亦没做具体分析，故而表面思维，不求甚解，以致误诊。若值班医师对腰痛这一主要见症引起重视，对憎寒壮热进行个体分析，及时检查血、尿常规，则湿热淋证之诊断即可确立，治以清热利湿解毒，即可避免误诊误治。

案例12：病位辨误，中气不足误为肾虚

韩某，女，44岁，农民，1983年12月20日初诊。

患者3天前突然发现尿频，日夜20余次，夜间较甚，时而尿急，自感尿道灼痛，口干不渴，别无不适。尿常规示：尿蛋白微量，红细胞（++），上皮细胞（+）。舌尖淡红，苔薄白，脉缓而弱。初辨证为肾阴不足，膀胱蕴热，气化不利，投知柏地黄汤加味，连进6剂后，病不减反增脘腹沉闷、纳食不馨，缘由中气不足，复予苦寒滋腻药品所致。后细审脉症，本案病机与"中气不足，溲便为之变"经旨相符，遂投甘草干姜汤加味……3剂药后，病除十之六七；再予3剂，溲如常人，尿常规正常。

[郭维一. 误诊挽治病案2例. 北京中医杂志, 1986（6）: 46.]

按：本例医师着重尿频尿急之表面现象，不深入分析脉象缓而弱、中气不足的本质表现，主观地以为其病是肾阴不足，膀胱蕴热所致之淋证，故而造成了误诊误治。淋证病位主要在肾与膀胱，虚淋多因肾虚，但不能偏执一法，绝对从肾虚立论。淋证日久，不仅可以伤肾，而且可以伤脾，且治疗时过用误用通利攻伐，以伤脾为多。医师若抓住脉缓而弱中气不足的主证，舍症从脉，即可避免误诊误治。

案例13：泥于常规，石淋忽略辨证，一味清利湿热，淡渗排石

王某，男，45岁，据述半月前突然腰部左上缘疼痛，汗出恶心阵作（约10分钟发作一次），先到某医院门诊，经用止痛针剂及针灸未能缓解，至下午腰痛加剧，伴有尿频尿少，少腹坠胀，恶心，水米不入，而到某医院急诊，内科检查无异常，遂转入外科。尿常规检查：白细胞16个/HP，红细胞（10～15）个/HP，蛋白极微量。触诊左侧肾脏未触及，有压痛及叩击痛，经X线拍片示左侧肾盂有块状阴影，因而确诊为肾结

石，给予排石汤。药后患者腹泻数次，腰痛未得缓解，反见胃脘痞满，恶心不欲饮食，头晕，肢倦乏力，而来我院门诊。患者除具有上述见症外，并伴有大便溏薄，形寒怕冷，眼睑有沉重感，舌质淡，苔白而滑，脉来弦滑。四诊会参，显系脾虚气陷，肾阳虚衰所致。治拟建中益气，温阳利水排石，仿仲景黄芪建中汤合真武汤意，药用黄芪、桂枝、白芍、炒白术、茴香、乌药、官桂、川续断、桑寄生、丹参、土茯苓、金钱草。诊毕，一进修同志曰："古人有淋证忌补之说，石淋系湿热蕴蒸而成，而今用建中益气温阳利水排石法，与古人治验岂非背道而驰？"余告之曰："淋证忌补之谈，在医籍中确有之，但其所指系小肠有热，小便痛者忌用补气之剂，亦即对实证而言。盖气得补而愈胀，血得补而愈涩，热得补而愈盛，因而忌之。推而广之，若肾阴不足，阴虚火旺者，同样忌用升阳益气之剂，否则，龙雷不潜，孤阳上越莫制矣。今患者尿虽少而不痛，尿虽混浊而无灼热感，其非实也热也明矣。加之药后脘闷腹胀、少腹下坠、便溏肢倦、形寒怕冷等一派中气下陷，肾阳势微之候，用建中益气尚恐不及，故又以官桂、乌药、茴香、桑寄生等温肾通阳之品继之，以期斡旋中气，温阳救逆，逆流挽舟，补之温之何忌之有？"然辨证是否正确，选方遣药是否得当，要以患者药后证候的增减来评定，亦即通过实践来检验。阅三日，患者来复诊，言进药 3 剂，胃痛止，腹泻除，纳谷有加，但腰痛延及背部如故，脉沉滑，舌质淡苔白。此为脾阳见复，而下元寒湿未蠲之征，予以温中回阳、益肾祛湿法，方用附子汤加减主之。第三诊，患者腰痛已缓而尿量仍少，下肢浮肿，少腹仍有下坠感。总系肾阳不足，不能化气行水，水湿壅遏之候，但迭进温阳利水宜防伤阴，故师金匮肾气丸意，加入丹参、桃仁等以消瘀排石。至 1978 年 10 月 14 日，先后共五诊，腰痛止，腹胀平，体征消失。同月 9 日 X 线摄片，未发现块状阴影，不知何时结石已排出。同月 12 日在某医院查肾图示双侧肾功能正常，继予肾气丸增删，以资巩固。

（中医研究院广安门医院《医话医论荟要》）

按：泌尿系统结石，属中医的"砂淋""石淋""血淋"等范围。其病因病机颇较复杂，但主要是下焦湿热蕴结成石或兼有肾虚。近年来治疗本病多以清利湿热、淡渗之排石汤或八正散治之，此施于湿热蕴结者则收效较好，然施治于年老体弱，脾肾阳虚者，不仅难以排石，甚至变证丛生。因禀赋不足，脾肾阳虚，湿则易从寒化，水为阴，寒则凝，往往亦加重结石。此类病例，若不温通，反以清利，则雪上加霜，每难收功，甚至证变。此案肾结石，服排石汤后腹泻、胃痞、恶心头晕、肢倦乏力即属上述情况。孙一奎《赤水玄珠》云："今之治淋者，动手辄用五苓、八正之类，皆淡渗利窍之剂，于病未尝远也，而底积不树何也？……淡渗过剂，肾气夺矣。"说明肾主"五液"，渗利太过，不仅津液受伤，而肾之气亦遭损矣，正气大伤，排石亦无功也。因此，使用排石汤必须详辨患者体质，不可一见结石，概用苦寒渗利，治疗石淋亦勿可泥于一方一法。

案例 14：泥于"淋不可补"，虚实误辨

形肥苍白，年五十余，病淋，沙石涩痛。医用五苓或琥珀、八正散之类，病益加，邀予往诊，脉皆濡弱而缓，近驶，曰：此气血虚也。经云：膀胱者，津液之府，气化出焉。今病气虚，不惟不能运化蒸溽，而亦气馁，不能使之出也。经又云：血主濡之。血少则茎中枯涩，水道不利，安得不淋？医用通利，血愈燥，气愈伤矣。遂用大补汤加牛膝煎服，月余病减，仍服八味丸，除附子，加黄芪。半月余，遂获安。

（清·汪石山《石山医案》）

按：古有淋者"最不可用补气之药"的说法。这是针对淋之初起实证为多而言。反之，淋证日久，正气渐衰，气血亏虚，窍道因而涩滞不利，此时必须用补法通其涩滞，若单用通利之剂，气血愈虚，其道愈涩滞而病加重。案中脉濡弱而缓，确属气血亏虚之候，故用大补汤双补气血而获愈。该案说明，砂石淋证虽以实证为多，但见虚证亦当用补，不可拘于淋病不宜补之说。

第三节 癃 闭

癃闭是指小便量少，点滴而出，甚则小便闭塞不通的病证。其中以小便不利，点滴而出，病势较缓者为"癃"；小便闭塞，点滴全无，病势较急者为"闭"。癃和闭虽有区别，但都是指排尿困难，只有程度上的不同，因此多合称为癃闭。

癃闭包括西医学中各种原因引起的尿潴留及无尿症，如神经性尿闭、膀胱括约肌痉挛、尿路结石、尿路肿瘤、尿路损伤、尿道狭窄、老年人前列腺增生症、脊髓炎等病所出现的尿潴留及肾功能不全引起的少尿、无尿症。

【病因病机】

1. 湿热蕴结 过食辛辣厚味，酿湿生热，中焦湿热不解，下注膀胱，或肾热下移膀胱。膀胱湿热阻滞，气化不利而为癃闭。诚如《诸病源候论·小便病诸候》指出："小便不通，由膀胱与肾俱有热故也。"

2. 肺热气壅 肺为水之上源，热壅于肺，肺气不能肃降，津液输布失常，水道通调不利，不能下输膀胱；又因热气过盛，下移膀胱，以致上、下焦均为热气闭阻，而成癃闭。

3. 脾气不升 劳倦伤脾，饮食不节，或久病体弱，致脾虚而清气不能上升，则浊阴难以下降，小便因而不利。所以《灵枢·口问》指出"中气不足，溲便为之变"。

4. 肾元亏虚 年老体弱或久病体虚，肾阳不足，命门火衰，气化无力，所谓"无阳则阴无以生"，而致溺不得出；或因下焦积热，日久不愈，耗损津液，以致肾阴亏耗，所谓"无阴则阳无以化"，而致水府枯竭而无尿。

5. 肝郁气滞 七情所伤，引起肝气郁结，疏泄不及，从而影响三焦水液的运行和气化功能，致使水道的通调受阻，形成癃闭。且从经脉的分布来看，肝经绕阴器，抵少腹，这也是肝经有病导致癃闭的原因。

6. 尿路阻塞 瘀血败精，或肿块结石，阻塞尿路，小便难以排出，因而形成癃闭。此即《景岳全书·癃闭》所说："或以败精，或以槁血，阻塞水道而不通也。"

综上所述，本病小便的通畅有赖于肾和膀胱的气化作用，但从脏腑之间的整体关系来看，水液的吸收、运行、排泄还有赖于三焦的气化和肺脾肾的通调、转输、蒸化。综观本病的病位，虽在膀胱，但与三焦、肝、肺、脾、肾密切相关。

【诊断】

1. 小便不利，点滴不畅，或小便闭塞不通，尿道无涩痛，小腹胀满。
2. 多见于老年男性，或产后妇女及手术后患者。

【常见误诊分析】

1. 与淋证混淆 淋证以小便频数短涩、滴沥刺痛、欲出未尽为特征，其小便量少、排尿困难与癃闭相似，但淋证尿频而疼痛，且每天排出的小便总量多正常。癃闭无排尿刺痛，每日小便总量少于正常，甚至无尿排出。早在《医学心悟·小便不通》即已对癃闭和淋证做了明确的鉴别："癃闭与淋证不同，淋则便数而茎痛，癃闭则小便点滴而难通。"

2. 不与关格区别 二者都有小便不通的特点，且癃闭失治或不当，可出现头晕、胸闷、喘促、恶心、呕吐，甚则昏迷，转为关格。关格一般小便不通与呕吐并见，或二便不通与呕吐并见；癃闭初起，一般仅小便不通，没有呕吐与大便不通。癃闭较关格轻，若早期不明其别，将致失治而延误病情。

3. 脏腑病位辨误 小便的生成和排泄与肺脾肾三脏正常生理功能有关。癃闭辨证，常考虑肺脾肾功能失调，而忽视他脏致病。肝主疏泄，条达气机，有助于三焦气化，若肝郁气滞，疏泄失职，气机不畅，则可影响三焦气化，致水道通调受阻而为癃闭；心与小肠相表里，若心火炽盛，下移小肠，下焦蕴热，亦可影响膀胱气化而致癃闭。辨证当以脉症为据，审证求因，分析病变脏腑。若单从肺脾肾立论，则难以全面掌握病理实质。

此外，癃闭虚证，或因中气不足，或因肾阳衰惫，两者可相互影响，治疗时须分清主次，相互兼顾。若专行补脾，则肾阳不复，不能化气行水，开阖不利，水虽能化尿，也难排出；单用温肾，则中气不复，升降失常，运化无权，水无以气化而出。

4. 湿热蕴结，中、下焦辨误 湿热中阻，脾胃升降失常，清气不升，浊阴不降，可致癃闭。湿热蕴结下焦，影响膀胱气化，也可致癃闭。两者都有小便困难及苔黄腻、脉滑数等湿热症状，容易混淆。属湿热中阻者，除上述共同特点外，多伴胸闷烦躁、纳呆、脘腹胀闷、恶心呕吐等症；湿热蕴结下焦，一般伴有小便短赤灼热、小腹胀满、大便不畅等症。若不细审病机、症状，分清湿热在中焦还是下焦，也会导致病位判断错误。

5. 癃闭不辨水蓄与水枯 癃闭排尿困难，多由气机不或阳气虚衰，气不化水导致水蓄不能排出；热病后期，真阴损伤，或膀胱湿热，日久伤及肾阴，也可致真阴败绝，水府枯竭，无尿排出，两者明显不同。水蓄不行，需分析引起排尿困难的原因：有因膀胱湿热者，多伴小腹胀满、口苦口黏、舌红苔黄腻、脉滑数等症；有因肺热变盛者，多伴烦渴咽干、呼吸短促、咳喘等症；有因肝郁气滞者，多伴胁腹胀痛、多烦易怒、脉弦等症；有因尿路阻塞者，多伴尿细如线、小腹胀满疼痛、舌质紫暗等症；有因中气不足者，多见神疲倦怠、气短乏力、食欲不振、舌淡、脉细弱等症；有因肾阳衰惫者，多见面色㿠白、神气怯弱、畏寒肢冷、腰膝冷而酸软等症。水枯而闭，多伴形体消瘦、腰膝酸软、头晕耳鸣、皮肤干枯、舌红少津无苔、脉沉细等真阴败绝之症。若不辨水蓄而闭与水枯而闭，则病理实质不清，导致误治的严重后果。

6. 不辨病机，强行通利　湿热蕴结，或气机郁滞，或阳气虚衰，引起气化失常，气不化水，水蓄不行，形成癃闭，治当求本，以助气化为主，或清利湿热，或疏导气机，或补益中气，或温补肾阳，气化则水行，小便自通。若一见小便不通便强行通利，虽能解一时之标，但病本未除，仍可变化为病。若真阴败绝，水亏而闭，虽表现为小便点滴量少或闭塞不通，法当滋补肾水，使小便生成有源。若一见小便不通即用通利，不但无尿排出，更重伤真阴。

7. 不辨标本缓急　癃闭一病虽有标本缓急之分，但小便闭塞，病情较急，当急则治标，通利小便，除内治外，可配合针灸、探吐、外敷、导尿等法，多法并用，通行小便，以去其急。若忽略这一点，以缓济急，小便难以速通，易使病情急剧加重，甚至出现关格重证，危及生命。

【案例分析】

案例 1：辨证囿于常规，不能知常达变，肺胃热盛误诊为膀胱湿热

患者，男，22 岁，3 天前因劳累汗出着凉，见发热，咳嗽，小便不利，渐至点滴不出，小腹胀痛，烦躁不安。其曾到当地卫生院导尿，虽缓解一时，旋即复始。求诊时症见：发热（38.7℃），胸闷，气喘，呕吐，腹部胀满疼痛，小便点滴不通，舌质红，苔黄厚燥，脉滑大有力。诊为癃闭。辨证：湿热蕴结膀胱，三焦气机阻滞。治以清热利湿，通利小便。方予八正散加减。2 剂后，患者病情非但不减，反见腹痛拒按，烦躁谵语，靠导管排尿，尿量少，已四日未大便。追溯病史，其始因受凉，邪热壅肺，肺气不宣，水道失调，水气不化，正合太阳蓄水之候。肺胃邪热壅盛，燥结腑气不通，予峻下结热、疏通腑气，大承气汤主之……1 剂水煎取液 400mL，先服 200mL，腹内作响，已见转机，再服 200mL，约 1 小时后，排出大便量多，臭秽不可近，小便随之而通，诸症豁然而愈。

［涂华中，李锡涛. 癃闭误辨析. 实用中医内科杂志，1989，3（3）：46.］

按：从发热，胸闷，气喘，舌质红，苔黄厚燥，脉滑大有力，可知为肺热壅盛；腹痛拒按，烦躁谵语，便秘，为阳明热结。然初诊时囿于下焦膀胱湿热，忽视上中二焦病证，单纯通淋、利尿，故而尿反不出，症反加剧，造成了误诊误治。

案例 2：标本不明，主次不分，肾阳虚衰误诊为胃中湿热

程某，男，55 岁，1984 年 7 月 3 日初诊。

患者于 4 天前，以发热、头身痛收入本院。2 天后患者出现面颈潮红，如醉酒状，呕吐，尿闭，咽部及球结膜充血。尿常规：蛋白（+++），红细胞、白细胞、上皮细胞均少许。血压 50/30mmHg。西医诊断为"流行性出血热、休克期与少尿期"，予补液、抗休克、利尿治疗之后，血压升至 126/84mmHg，但尿仍闭，遂邀余诊。症见：食已即吐，面目微肿，腹痛拒按，大便微结，苔黄厚，舌质微淡，脉滑数。此乃胃中湿热也，应清热除湿。

药用：大黄 9 克，甘草 3 克，白茅根 60 克，车前草 30 克。

1 剂后吐停泻止，腹痛大减，苔转微黑有津，尿量极少，脉沉弱。疑为热病后，肺胃津亏之候，药用：玄参、生地黄各 24 克，麦冬 15 克，生石膏、粳米各 30 克，竹叶、知母各 9 克，白茅根 60 克，大枣 12 克，甘草 3 克。1 剂。

药后诸恙如故，守上方去石膏，加沙参 30 克，乌梅 15 克，五味子 9 克。1 剂。

药后尿仍极少，少腹不胀，且见欲寐咽干。认为少阴阴亏，阴气不化，当滋肾通关。药用：知母 12 克，黄柏 9 克，肉桂 3 克，白茅根 30 克，熟地黄 30 克，玄参 15 克，通草 4.5 克。1 剂。

剂尽，上症不但不减，反见下肢水肿。复查病史，询知患者起病 2 日即恶寒喜暖，呃逆声微、断续，苔黑有津，实为肾阳虚衰，膀胱气化无力之证，遂予补肾温阳、化气利水法。药用：熟地黄 24 克，山药、杜仲、茯苓各 15 克，肉桂 9 克，制附片 18 克。2 剂后尿量大增，日达 1040mL，他证亦减。又服 2 剂，呃逆止，咽干除。为巩固疗效，上方加附片 15 克，连服 6 剂而诸症若失，尿常规正常。

[陈国华. 尿闭误治案析. 四川中医，1986（10）：49.]

按： 本例医师问诊不详，漏掉了恶寒喜暖，呃逆声微、断续，苔黑有津等病史，亦就失去了肾阳亏损的有力证据，故而造成了误诊误治。医师圈于热病必伤津之常规，武断地认为少阴阴亏，阴气不化，不明肾虚为本，湿热为标，治疗时本末倒置，治以滋肾通关，故而一误再误。

案例 3：寒热误辨，癃闭阴阳两虚主次辨误

张某，男，76 岁，1986 年 3 月 17 日初诊。

患者不慎触冒风寒，始觉全身发冷，得热稍舒，喜暖畏寒，至夜间突然小便不通，涓滴而下，继则点滴全无，心烦急躁，小腹苦急坠胀，下肢冷上身热，食欲不振，渴喜热饮，小便黄少，大便干结，舌苔白厚加黄，脉沉。西医诊为前列腺肥大、急性前列腺炎。患者因惧怕手术而转治中医。余以宣肺温阳利水之法，予越婢汤加附子、泽泻不效，继投济生肾气汤、胃苓汤、补中益气汤合春泽汤 30 余剂，小便偶有滴沥，仍需留置导尿，寒热除，纳增便调，唯小腹苦急坠胀，小便黄少，渴不喜饮如前，忽悟莫非阴亏热结，遣方六味地黄合猪苓汤，3 剂小水即通，不需留置导尿，6 剂小便通畅，唯夜尿仍艰涩不利，进 30 剂癃闭全除，随访 3 年未发。

[丰广魁. 临证诊治，当审阴阳. 辽宁中医杂志，1994，21（9）：423.]

按： 癃闭见畏寒喜暖、下肢不温、口渴喜热饮、纳呆、脉沉、便燥溲赤等阴阳俱损，寒热错杂之证，若取舍有误，易造成误诊误治。本例医师不辨心烦急躁、发热、小便黄少等肾阴不足的本质，而以畏寒喜暖、下肢不温、口渴喜热饮、纳呆、脉沉等肾阳不足的表现为主症，本末倒置，故而造成了误诊误治。若医师分清肾阴不足主证和肾阳不足次证，抓住主证则阴虚癃闭之诊断即可确立。

案例 4：主次不分，虚实莫辨，肾阳虚衰误诊为湿热癃闭

王某，男，56 岁。1987 年 4 月 6 日初诊。

患者先恶寒发热，继则小便突然不通，点滴全无，少腹拘紧急迫，欲尿不出，少腹如吹，48 小时未见滴沥，导尿 200mL，之后少腹隆满亦无尿意，面色苍白，身体壮实，声音粗亢，喜热饮，纳好，四肢不温，舌苔白黄而腻，脉滑有力尺沉。西医诊断为前列腺肥大伴急性炎症，他医以湿热壅闭下焦论治，施八正散加减。进 20 剂后患者偶有滴沥，仍需留置导尿。笔者视之，以肾阳不足，气化不利立论，予服附子汤。3 剂后患者小便渐通，再未导尿，16 剂后小便如常，癃闭告愈，随访 3 年未复发。

［丰广魁．临证诊治，当审阴阳．辽宁中医杂志，1994，21（9）：423．］

按：本例前医依起病急骤、体壮声亢、纳好、舌苔白黄而腻、脉滑等标证为据，不辨面色苍白、四肢不温、渴喜饮、尺脉沉等阳虚的本质，本末倒置，诊断为下焦湿热，施八正散加减，故而造成了误诊误治。前医若抓住患者阳虚主证，舍弃次证，则阳虚癃闭之诊断即可确立。

案例 5：不明阴阳生化，误用通利

昔长安有大贾王善夫，病小便不通，渐成中满，腹大坚硬如石，壅塞之极，腿脚肿胀，破裂出黄水，双睛凸出，昼夜不得眠，饮食不下，苦痛不可名状，求予治之。因问受病之始，知病不渴，近苦呕哕，众医皆用治中满利小便淡渗之药。急难措手，乃辞归，从夜至旦，耿耿不寝，穷究其理。忽记《素问》有云：无阳则阴无以生，无阴则阳无以化。又云：膀胱者，州都之官，津液藏焉，气化则能出矣。此病小便癃闭，是无阴而阳气不化者也。凡利小便之药，皆淡味渗泄为阳，止是气药，阳中之阴，非北方寒水，阴中之阴所化者，此乃奉养太过，膏粱积热，损北方之阴，肾水不足，故膀胱、肾之室久而干涸，小便不化，火又逆上而为呕哕，非膈上所生也。独为关，非格病也。洁古老人曰：热在下焦，填塞不便，是治关格之法。今病者内关外格之病悉具，死在旦夕，但治下焦可愈。随处以禀北方寒水所化，大苦寒气味俱阴者，黄柏、知母、桂为引用，丸如桐子大，沸汤下二百丸。服药少时，须臾，前阴如刀刺火烧之痛，溺出如瀑泉涌出，卧具皆湿，床下成流，顾盼之间，肿胀消散。予惊喜曰：大哉圣人之言！岂可不遍览而执一者也！真证小便闭塞而不渴，时见躁者是也。凡诸病居下焦，皆不渴也。二者之病，在气在血，最易分别。

（明·楼英《医学纲目》）

按：本案为东垣验案之一，案中所处之方即东垣所制名方"滋肾丸"。此方治热在下焦，小便癃闭，而口不渴者有奇效。下焦邪热，口不渴为其辨证关键。东垣云："凡病在下焦皆不渴，血中有湿，故不渴也。"热邪居下，灼伤肾阴，真阴不足，水不胜火，而相火独亢。肾为水火之脏，今水不足火独治，正合经云：无阴则阳无以化之理。由于肾之阴阳失调，气化失常，开合不利，水湿不泄，聚积体内而发诸证。前医之误在于不细察病机，不辨阴阳生化之理，但见小便不通、腹大坚硬如石、腿脚肿胀即投以通利，墨守成规。

案例 6：不辨病机，强行通利，肺燥阴伤，反用通利

李士材治郡守王镜如，痰火喘嗽正甚时，忽然小便不通，自服车前、木通、茯苓、

泽泻等药，小肠胀满，点滴不通。李曰：右寸数大，是金燥不能生水之故。惟用紫菀五钱，麦门冬三钱，北五味十粒，人参二钱，一剂而小便涌出如泉。若淡渗之药愈多，则反致燥急之苦，不可不察也。

（清·俞震《古今医案按》）

按："肺为水之上源"，化源足则小水自通。今病者久患喘嗽，脉右寸数大，是痰火内结，久咳伤肺，燥热伤阴之候。金燥不能生水，膀胱无津可藏，故此小便不通。法当补肺润燥生金。然患者不明此理，但凭小便不通而自认为膀胱热结，以致病位病性判断错误。

案例7：真阴亏耗，误用通利

都昌舟子，大小便秘，腰屈不伸，少腹胀痛，倩人扶持来寓求救，狼狈之状，势甚可骇。细审之，面色正赤，鼻准微黄，额汗如珠，舌苔中黄。诘之曰：小便秘乎？其倩人曰：二日一夜，并无半沥，大便亦闭。余知鼻黄者多患淋秘，淋秘鼻黄者势必危。仲景云：无尿额汗者死。因谓之曰：事急矣！恐难治也。病者闻言大哭。余为之恻然，姑为诊之，尺寸沉小，幸劲指有力，复慰之曰：此证虽危，吾可从法救之。意仿无阴则阳不化之旨，欲举东垣滋肾之法。病者忽云：服车前草及六一散、大黄药一剂，愈加胀痛难忍。此又寒凉不服。意者，冷结关之乎？然脉象证候，固非无阳，且似有火，乃寒之而反重者，何耶？因思《内经》有云：诸寒之而热者取之阴，所谓求其属也。遂订六味地黄合滋肾作汤，大剂以进，滋阴化气。外用捣葱合盐炒热，布包熨脐，通中以软坚。自午至戌，内外按法不辍，俾得关通，二便顿解。此症生死反掌，读仲景书方知。

（清·谢映庐《谢映庐医案》）

按：症见大小便秘，面赤鼻黄，额汗如珠，实属真阴大虚，阳无以附之危重证。正如经曰"无阴则阳无以化"，今阴大伤，独阳又何以化矣！此时若妄与分利之剂，譬如枯井求泉，必生异端。然独阳似有火邪又非实火，乃阴虚阳盛之候，故用苦寒之剂，诸证反加重。生死反掌之际，医者遵经旨"诸寒之而热者取之阴……所谓求其属也"，寒之不寒，是无水也，遂予大剂六味地黄汤合滋肾汤滋养真阴，坚阴化阳而反死为生。临证之要，四诊合参，详审阴阳，才可不失于治！

案例8：元气大虚，误用通利，以损治虚

王道和，病夹虚伤寒，小便闭塞全无点滴，小腹微胀。前医用发表之药，兼四苓利水，病加沉重，精神愈困，小便仍然不能。余曰：此病正气大虚。夫精神困倦，肺脾虚也；小便闭塞，肾气虚也。经云：膀胱者，州都之官，气化则能出矣。发表之药乃克伐之性，中虚何能堪此，是邪气未攻及而胃气愈遭其困矣。中气伤，则外邪愈进，肾气愈亏，而小水愈不能化矣。治此之法，只宜峻补，待正气已健，邪气不攻自溃；肾阳已壮，水得气化而自通矣！即与大剂六味回阳饮，峻补三焦之元气。服至二日，精神颇畅，大汗出而外邪解矣，小水亦略通。取至五日，小水大利，小腹豁然而精神举动尚未健。取至旬余，始气爽神强而大安。

（清·任贤斗《瞻山医案》）

按：虚人感寒，小便闭塞，此为元气大伤，膀胱气化不利。前医不顾其本，妄用发表利水之剂而伐其正，致小水愈不通矣。从其药后病加沉重，精神愈困，进一步说明了肺脾肾气虚是本例的主要矛盾。可见细审病机，参考患者的体质进行辨证是很重要的。

案例 9：肝郁脾虚，不明病机，误用通利

许福生，春月腹痛泄泻，小水短涩。余门人以五苓散利水止泄，尿愈闭，腹愈痛，痛泄不耐，呼吸将危，急请余诊。门人问曰：分利而尿愈闭者，曷故？答曰：所谓木敛病耳。《内经》有云：生郁于下，病名木敛。盖木者，肝也；敛者，束也。肝喜疏放，春月水气当升，今木气抑郁敛束，再被渗利沉降之药，至令生气愈不得舒，是有秋冬而无春夏，安望其能疏放乎！用六君子汤加防风、升麻、桑叶数剂遂其条达而愈。

（清·谢映庐《谢映庐医案》）

按：春月木气当升，然阳气足者，肝之清阳上升。今病泄泻乃脾气不足，土虚木气失于冲和，致疏泄失常，气机不畅，水道不通而小水短涩。病因在于土虚木郁。前医不明四时五行生克之理，拘于尿闭责之膀胱与肺之常规，因而致误。此外，谢氏以升发之法治尿闭之症，颇得阴阳升降之理。本案虽然简单，但其强调四时阴阳的辨证意义是值得借鉴的。

第四节 遗 精

遗精是指不因性生活而精液遗泄频繁发作的病证。其多因肾虚精关不固，或君相火旺，湿热下注等，扰动精室所致。有梦而遗精，称为梦遗；无梦而遗精，甚至清醒时精液流出，称为滑精。

本病相当于西医学的神经衰弱、前列腺炎等具有遗精症状者。

【病因病机】

1. 肾虚不藏

（1）恣情纵欲：早婚早育，房事过度，或少年无知，频犯手淫，导致肾精亏耗。肾阴虚者，多因阴虚火旺，相火偏盛，扰动精室，使封藏失职；肾气虚者，多因肾气不能固摄，精关失约而出现自遗。《医贯·梦遗并滑精》说："肾之阴虚则精不藏，肝之阳强则火不秘，以不秘之火，加临不藏之精，有不梦，梦即泄矣。"

（2）禀赋不足：先天不足，禀赋素亏，下元虚惫，精关不固，易于滑泄。《景岳全书·遗精》说："有素禀不足，而精易滑者，此先天元气单薄也。"

2. 君相火旺

（1）劳心过度：劳神太过，心阴暗耗，心阳独亢，心火不能下交于肾，肾水不能上济于心，心肾不交，水亏火旺，扰动精室而遗。《证治要诀·遗精》说："有用心过度，心不摄肾，以致失精者。"《折肱漫录·遗精》说："梦遗之证，其因不同……非必尽因色欲过度，以致滑泄。大半起于心肾不交。凡人用心太过则火亢而上，火亢则水不升，而心肾不交；士子读书过劳，功名心急者每有此病。"

（2）妄想不遂：心有妄想，所欲不遂，心神不宁，君火偏亢，相火妄动，亦能促使精液自遗。正如《金匮翼·梦遗滑精》所说："动于心者，神摇于上，则精遗于下也。"

3. 湿热痰火下注　饮食不节，醇酒厚味，损伤脾胃，酿湿生热，或蕴痰化火，湿热痰火，流注于下，扰动精室，亦可发生精液自遗。《杂病源流犀烛·遗泄源流》说："有因饮酒厚味太过，痰火为殃者……有因脾胃湿热，气不化清，而分注膀胱者，亦混浊稠厚，阴火一动，精随而出。"《明医杂著·梦遗滑精》说："梦遗滑精……饮酒厚味，痰火湿热之人多有之。"

综上所述，遗精的发病机制，主要责之于心、肝、肾三脏。《素问·六节藏象论》说："肾者主蛰，封藏之本，精之处也。"就临床所见，本证多由于房事不节、先天不足、用心过度、思欲不遂、饮食不节等原因，影响肾之封藏而致。

【诊断】

已婚男子已有正常性生活，但仍有较多遗精，或未婚男子频繁发生精液遗泄，每周超过2次以上者，伴有头昏、神倦乏力、腰酸膝软等症，持续1个月以上，即可诊断。

【常见误诊分析】

1. 生理性遗精误诊为病理性遗精　年壮气盛，久节房欲，精满自溢，为生理性遗精，一般遗精次数稀少，无其他不适症状。病理性遗精多频繁发作，伴头晕耳鸣、精神萎靡、腰酸腿软等症。由于传统对精的重视和性常识的缺乏，遗精之人心理负担皆较重，临床诊断时不能拘泥于患者诉说，应详细问遗精次数及伴随症状，否则容易导致误诊。

2. 君火、相火混淆不分　君火、相火妄动，皆扰精室，导致遗精，且两者可同时致病，容易混淆不清，临证时必须根据脉症加以区别。前者多因劳神太过，心阴暗耗，心火独亢，神不守舍所致；后者多因肾阴亏虚，虚火妄动所致。君火妄动，多表现为少寐多梦，梦则遗精，心烦口苦，心悸怔忡等症；相火妄动，多见遗精频作，甚则滑精，有梦或无梦，腰膝酸软，眩晕耳鸣，颧红盗汗等症。临证若不分君火、相火致病，则病因不明、病位不清而导致辨证失误。

3. 有梦皆辨心火，无梦专责肾虚　有梦属心火、无梦属肾虚虽有一定的意义，但只能辨其大略。如果将之绝对化，必然导致辨证的失误。心火妄动，梦遗日久，精泄太过，必致伤肾，出现眩晕耳鸣、精神萎靡、腰膝酸软等症。因此，遗精日久，不管有梦无梦，皆属虚损。另外，遗精一证，病变脏腑不限心肾，与肝脾也有关系。肝经湿热，疏泄失常，精关不固，也可遗精，伴见小便热赤混浊、口苦咽干、胸闷胁胀、烦躁易怒、舌苔黄腻、脉象滑数等症。脾虚不能升清固涩也可导致遗精，伴见倦怠神疲、气短乏力、纳少便溏等症。临床辨证，须据具体脉症来推断脏腑归属，单凭有梦无梦，易以偏概全。

4. 心火不辨虚实　心火不宁，当分具体情况，辨其虚实性质，不能概用苦寒清降。实火宜清，但若为心脾气血亏虚，致心神浮越，心火不宁者，表现为心悸怔忡、心烦失眠多梦、面色萎黄、倦怠乏力、劳则遗精等症，治当重在养心血煦脾气以安神明。不辨虚实，概用苦寒清降，不但心火难宁，而且苦寒之品易损伤脾胃，使心脾气血亏虚进一步加重。

5. 久遗不辨脾肾 久遗多虚，或为肾虚不固，或为脾虚不摄，辨证时不能将两者含糊不分，或专从肾虚立论。两者均有神疲乏力、面色无华、遇劳则甚的特点，但前者病位在肾，多伴见阳痿早泄、腰膝酸软、形寒怯冷、尿频色清或尿少而肿、面色㿠白、脉象沉细而弱等症；后者病位在脾，多伴四肢倦怠、纳少便溏、面色萎黄、脉象细弱等症。不分肾虚不固与脾虚不摄，则病变脏腑难明，虚损实质不清。

此外，遗精日久，往往导致脾肾两亏，辨证时不能顾此失彼，治疗须注意健运脾土以滋养肾精。

6. 不分久近虚实 遗精初起，多为实证，治当针对病因，治其根源，或清君相之火，或利湿热之邪，邪去精室安宁，无须固涩，遗精自己。但医者常以为遗精病在于肾，而肾病多虚，故以肾虚立法，或过早投固涩之品，必致邪恋不解而精室不宁，甚或加重病情。

7. 不辨标本缓急 遗精常有标本之分，如心肾不交是遗精的常见证，心火亢为标，肾水亏为本。肾水不足，不能上济心火，则心火独亢，心火久动，下汲肾水，则肾水不足。临床上常因忽略其中的某一方面而致漏诊。辨证治疗时要水火兼顾，交通心肾。若单纯清心，则因肾水不复，不能上济心火而心火独亢难宁；单纯滋补肾水，则心火不清，殃及肾水，而肾水难以恢复，水火不相兼顾，治疗必然顾此失彼。

又如因于湿热者，常表现为遗精频作、心烦口苦、脘腹痞闷、恶心、苔黄腻、脉濡数等症，但湿热与脾虚互为因果，脾虚是本，湿热为标。治须健脾助运，才能化湿泄浊。若误用苦寒清利，则苦寒可损伤脾胃，脾胃一虚，运化失职，湿浊更难清化。

【案例分析】

案例1：证之虚实不辨，遗精误补而致湿热下注

汤某，男，52岁。1981年10月初诊。

近1个月来，患者遗精频作，自服全鹿丸和固精丸，遗精每周三四次，尿时常有黏液流出，阴茎易举，口苦口干，小便黄赤，舌红苔黄腻，脉滑数。证属下焦湿热。处方：知母、细生地黄、泽泻、车前子各15克，黄柏、粉牡丹皮、当归、黑栀子各10克，龙胆草、生甘草各6克，苦参、萆薢各12克，牡蛎30克（先煎）。服药5剂而愈。

［沙子仲．误补2则辨析．江苏中医，1987，10（2）：16.］

按： 遗精有虚实之分，临床以虚证为多。但医者和患者一见遗精，四诊不参，即责之肾亏，盲目进补，势必造成误诊误治。本例患者见阴茎易举，口苦口干，小便黄赤，舌红苔黄腻，脉滑数，本为下焦湿热偏盛，反而自取全鹿、固精二丸补肾助火，致使湿热更盛，相火妄动，精舍受扰，而滑精益甚。遗精肾虚而致，常以年长为多，病证属实的一般是少壮气实者多见。患者年逾半百，不见肾虚的病象，反现下焦湿热偏盛之证，可见临证不可偏执一端，以不变应万变。

**案例2：粗审证机，泥于"遗精""腰痛""乏力"即肾虚，湿热内蕴误诊为肾阴

亏虚

梁某，男，40岁，遗精10余年，近月来遗精频繁，几至每晚均有遗精，甚至一晚遗精2～3次，伴头昏乏力、腰痛神疲。在当地医院服中药滋阴补肾固涩之品20余剂，罔效，又增腹胀。来诊时舌苔黄腻而厚，脉弦滑有力。予萆薢分清饮加减：萆薢20克，黄柏10克，云茯苓15克，车前子10克（包），莲子心10克，丹参10克，菖蒲10克，白术10克，煅龙骨20克，煅牡蛎20克。服药3剂后，患者遗精已止，但有时于小便前或小便后流出少量白色浊液，舌苔变薄。于原方去黄柏、菖蒲，加枸杞子15克，生怀山药15克，5剂。1个月后患者因他病来诊时，诉自服上药后遗精未再出现，头昏、乏力、腰痛亦明显好转。

[廖友星. 临证随笔2则. 湖南中医学院学报，1986（1）：33.]

按：遗精可由多种原因所致，临证当细细辨别，审证求因。若一见遗精就责之肾亏，误用补剂，则误诊误治难免发生。本例医者四诊不参，见患者遗精伴头昏乏力、腰痛神疲即谓肾亏，投滋阴补肾固涩之品，以致罔效，又增腹胀。精属阴，主藏于肾，长期遗精可致肾阴亏虚，但肾阴亏虚乃遗精之果，并非遗精之因。从其滋阴补肾导致"误补益疾"与舌苔黄腻而厚、脉弦滑有力可知，其遗精乃湿热内蕴，流注于下，扰动精室所致，故予萆薢分清饮清利湿热，湿热邪去，不涩精而遗精自止。

案例3：无视寒热虚实，湿热内淫误为虚劳

黄右，年五十许，曾患遗精病，医皆作虚劳，以人参、燕窝、三才封髓丹补之。药进百余日，毫无效果，且见胸膈满滞、大便不畅等症。诊其脉，缓而坚，右关尤甚，遂投震亨渗湿汤四剂消导之，一旬后以香砂六君养胃丸调理之，药后遗精止，饭量见增，精神渐佳，阳事亦壮。震亨渗湿汤即《丹溪心法》渗湿汤：苍术、白术、茯苓、甘草、干姜、橘红、丁香。

（清·王育《醉花窗医案》）

按：遗精之辨证，临证尤须详审，其间或虚或实，或寒或热，在脏在腑，形、气、脉、证，合而参之，则无错谬。此案原系富贵之人，饮食厚味，湿热内淫，迫而精遗，本属实证，反当虚证，虚实不分，寒热不辨，虽药进百余剂，然毫无效也。然细审之，其胸膈满滞，大便不畅，脉缓而坚，右关尤甚，尤其屡补罔效是本案辨证的关键依据。

案例4：青壮之人，心火内盛误为肾气不藏

徐某，男，未婚，24岁，1977年5月6日初诊。

患者遗精已3个月，梦遗，一夜或间夜必发一次，偶有白昼滑精，伴心烦、失眠，因羞于就医，延月余赴某医院就诊。其所用药物不外金锁固精、六味地黄、壮腰健肾之剂，然调治月余，病反而加剧。近10余日，患者每于上午10时连续滑精2～3次，下午5时又发3～5次，滑精之前先有小腹微热感，夜间不遗，但心烦失眠，脉沉数，舌质红，边尖尤甚，无苔。诊为心火下移，热扰精室。处方：生地黄30克，木通15克，甘草6克，竹叶10克，灯心草1克，川黄连4克。4剂。

1977年5月11日二诊：诸症均减，每月滑精1～2次。继进前方4剂。

1977 年 5 月 22 日三诊：前方尽剂后，患者未再滑精，唯觉腰膝酸软、头晕，又以知柏地黄汤以善其后。

[王辅民. 导赤散治验四则. 山东医药, 1979 (5): 48.]

按： 遗精一症，有梦遗与滑精之分。有梦而遗者，名为梦遗；不因梦感或见色而精自滑出者，名曰滑精。其虽有轻重之别，而发病的基本原因则是一致的。大凡肾虚不能固摄，君相火旺，或湿热下注，扰动精室，皆致遗精。此案未婚青年，从其症见滑精之前先有小腹微热感，心烦失眠，脉沉数，舌质红，边尖尤甚，无苔等，可辨为心火内盛，扰动精室而遗泄。奈何前医失察，误认肾气不能蛰藏，妄施补肾壮阳之品，而致心火益炽，而滑泄无度。盖心火愈炽则阴精愈耗，阴精愈耗则心肾之火愈甚，治当以直折心火，滋其肾阴，故王氏以导赤散加味而效，又以知柏地黄汤而收功。

案例 5：病位不明，脾虚不摄误为肾虚不固

男，30 岁，1999 年 10 月 20 日初诊。

近 3 个月来，患者因劳累经常出现夜寐多梦，梦中遗精，每晚 1～3 次，伴头晕心悸，气短乏力，动则汗出，记忆力下降，服六味地黄丸、肾宝等药效果不佳。刻诊：神疲，语声低微，舌淡边有齿痕，苔薄白，脉沉细。此属气虚下陷，固摄无权，治以益气敛精，方用补中益气汤加减：黄芪 45 克，党参 30 克，当归 10 克，柴胡 10 克，升麻 6克，白术 10 克，陈皮 10 克，五味子 10 克，山茱萸 15 克，生龙骨 30 克，生牡蛎各 30克，甘草 6 克。水煎，每日 1 剂，分 2 次服。药进 6 剂后，患者睡眠好转，梦遗次数明显减少，继进 18 剂而症除。

[王学祥. 补中益气汤新用. 山东中医杂志, 2001, 20 (6): 374.]

按： 久遗多虚，或为肾虚不固，或为脾虚不摄，两者均有神疲乏力、面色无华、遇劳则甚的特点，但前者病位在肾，多伴见阳痿早泄、腰膝酸软、形寒怯冷、尿频色清或尿少而肿、面色㿠白、脉象沉细而弱等症；后者病位在脾，多伴四肢倦怠、纳少便溏、面色萎黄、脉象细弱等症。不分肾虚不固与脾虚不摄，则病变脏腑难明，虚损实质不清。本例患者因劳累伤气，气虚因摄无权而遗精，辨证的关键在于临床表现以脾气虚为主，而肾虚症状不明显。辨证时应分清主次，不可专从肾虚立论。

案例 6：不察病机，病在心脾，误专滋肾

陆祖愚治一人，因作文夜深，倚几而卧，卧即梦遗，明早吐血数口，数日后复吐。自此，或间日，或连日，或数日，或吐血，或梦遗。或与六味地黄汤几百帖，即加减也不出滋阴清火而已，数月不愈。口干微咳，恶风恶寒，懒于动作，大便溏，小便短赤，脉之豁大无力，沉按则驶。曰：此症非得之房室，乃思虑太过，损其心血，心血虚则无以养其神而心神飞起。因有梦交之事，神不守舍，则志亦不固，而肾精为之下遗。肾虚则火益无制，逼血妄行而吐，上刑肺金而咳。畏风寒而懒动作者，火为元气之贼，火旺则元气自虚也。其肌肉削而大便溏者，思虑损其心血，即是伤其脾阴也。与归脾汤二十剂，吐遂减半，又二十剂，诸症俱痊，百剂而精神加倍矣。

(清·魏之琇《续名医类案》)

按：本案以梦遗为主，兼吐血、口干微咳、懒于动作、便溏尿赤等症，皆因思太过，损其心脾而成，故只服六味地黄之辈滋补肾阴罔效。陆祖愚氏围绕心血不足这一基本病机，展开辨证思维，选用补益心脾之法，改服归脾汤以补益心脾，正确投方用药，至精至巧，恰到好处，故服40剂能诸症俱瘥，百剂而精神倍增。辨证之重要性，由此可见一斑。

案例7：遗精中气不足，精失固摄，易漏诊瘀阻精室

陈某，31岁，农民，1983年10月13日初诊。

患者遗精每周3～6次已近3年，曾服大量补肾固涩中药及针灸治疗罔效，常感神疲乏力，四肢困倦，大便稀溏，面色萎黄，劳则加重，舌质紫气隐隐，苔薄，脉细涩。辨证属中气不足，瘀阻精室，精失固摄，宜益气化瘀为法，方选《沈氏尊生书》妙香散加减：怀山药15克，云茯苓15克，黄芪30克，白参6克，甘草3克，木香6克（后下），当归10克，川芎6克，赤芍12克，丹参18克，土鳖虫6克，建神曲15克。每日1剂，水煎服。服药20剂，患者遗精次数减少至每周2～4次，精神转佳；易白参为党参15克，续服20剂，遗精告止，诸症悉失；后以上方稍作化裁，改汤为散，每服9克，每日3次，继用半月巩固疗效；随访至今，遗精未再发。

[邹桃生．遗精治瘀验案举隅．江西中医药，1994，25（5）：21．]

按：劳倦太过，或思虑过度，或饮食失调，或久病不愈，损伤脾胃，中气不足，一则气不摄精，精失固摄而遗，二则气不运血，瘀阻精室，阴精失位而泄。本例见神疲乏力，四肢困倦，大便稀溏，面色萎黄，劳则加重，则中气不足已明；而舌质紫气隐隐，脉细涩，则瘀阻精室可辨。

案例8：遗精寒凝阳虚，精关失固，易漏诊瘀血内阻

邹某，28岁，农民，1984年1月7日初诊。

患者近年来从事水下作业，常受寒挨冻，自去年始发遗精，初则每周2～3次，渐致每周4～6次，冬天尤甚，几乎每日1次。累进散寒壮阳、益肾涩精之剂，收效不佳。现症：遗精清稀色白，腰膝酸软，夜尿频多，面色㿠白，四肢不温，舌质淡暗，舌下络脉青筋显露、苔薄白，脉沉细。辨证属寒凝阳虚、瘀血内阻，精关失固。仅散寒温阳而不消其瘀，难安全功，宜温阳化瘀并施。处方：制附片10克，肉桂5克，小茴香12克，台乌药12克，熟地黄24克，丹参18克，泽兰12克，赤芍12克，莪术9克，骨碎补10克，杜仲10克，甘草3克。每日1剂，水煎服。服药14剂，患者遗精减为每周2～3次，四肢转暖，腰酸诸症减轻。上方去莪术，加怀山药12克，山茱萸12克，续服14剂，遗精止，诸症瘥。嘱服金匮肾气丸以善其后。随访1年余，此恙已除。

[邹桃生．遗精治瘀验案举隅．江西中医药，1994，25（5）：21．]

按：经云"寒气入经而稽迟，泣而不行""天寒日阴则人血凝泣"。寒为阴邪，其性收引，寒邪入侵，阳气不运，气血凝滞，痹阻精室，精之温煦约束，发为遗精。本例虽为寒凝阳虚，但其舌质淡暗，舌下络脉青筋显露，则属瘀血内阻。前医之误在于辨证缺乏精当，忽略了夹瘀之证。

案例 9：不辨人、机、证、症，痰湿热盛误用补涩

李某，男，32 岁。1995 年 10 月 2 日初诊。

患者自述遗精半年有余，多因梦而遗，小便热亦混浊，尿痛时见，伴头昏腰酸，倦怠无力，口渴欲饮。曾服金锁固精丸、金匮肾气丸等补肾固涩之品而症见不减。诊见：体态偏胖，舌苔黄根腻，脉滑。证属痰湿内生，流注下焦，蕴而生热，热扰精室。治宜清热利湿，化痰泄浊。处方：枳实、竹茹、陈皮、半夏、黄柏、菖蒲各 10 克，茯苓、萆薢、猪苓各 15 克。服药 10 剂后，症状好转，梦遗仅见一次；守原方加减治疗月余，诸症悉除，遗精已止；随访半年未见其作。

[华乐柏. 温胆汤临床应用举隅. 实用中医药杂志，1999，15（1）：39.]

按：遗精一证，虽以肾虚滑脱、精关不固或相火亢盛者为多，但痰湿内生，热扰精室者并不少见。如明代龚信《古今医鉴·遗精》中说："夫梦遗滑精者，世人多作肾虚治……殊不知，此证多属脾胃，饮食厚味，痰火湿热之人多有之。"本案小便热亦混浊，尿痛时见，口渴欲饮，体态偏胖，舌苔黄根腻，脉滑，其痰火湿内盛，热扰精室可辨。故补肾固涩反助痰热，使症见加重，取温胆汤加味，与病机洽切，故收到立竿见影之效。

案例 10：脉证不全，证机误辨，脾胃湿热误为肾阴亏虚

李某，男，28 岁，工人，1981 年 3 月 6 日初诊。

患者罹梦交遗精 5 年余，迭经多方治疗而效果不著，近日来入眠即梦，所梦多为交媾遗精，五心烦热，头昏健忘，倦怠乏力，腰膂酸楚，然形体肥胖，纳食尚可，舌质红，苔薄腻欠津，脉沉细而数，两尺尤弱。证属肾阴亏虚，相火妄动。治拟滋阴泄火，补肾固精。方守知柏地黄加减，处方：炒川黄柏、肥知母、粉牡丹皮各 10 克，大熟地黄、山茱萸、云茯苓、怀山药各 15 克，金樱子、女贞子、五味子、莲须、芡实各 12 克，粉龙骨、牡蛎各 20 克，生甘草 6 克。10 剂，每日 1 剂，水煎取汁，早晚分服。

1981 年 3 月 18 日二诊：药后患者烦热已除，头昏腰酸减轻，但遗精反趋频繁，且添口黏、纳呆、胸闷等见症，苔转滑腻，脉呈沉弦。重审脉症，辨证并无差错，何以反呈加剧之势？正在百思不解之时，骤然闻得患者讲话时似有一股异样口臭之气，于是记起《丹溪心法·遗精》即有"精滑，专主湿热，黄柏、知母降火，牡蛎粉、蛤粉燥湿"之说，结合患者体形肥胖、素嗜烟酒及其所见脉症，遂断其证为脾湿胃热，痰火内扰，故投温胆汤化裁以试治之。处方：姜竹茹、淡竹叶、川黄柏、肥知母、广陈皮、姜半夏、云茯苓、炒猪苓、薏苡仁、建泽泻、远志肉各 10 克，炒枳实 12 克，生牡蛎 30 克，生甘草 6 克。3 剂，如前煎服。

1981 年 3 月 21 日三诊：药后患者梦遗著减，余症皆轻，苔薄，脉缓。再予原方 10 剂，服药期间仅遗精 1 次。遂守方出入，水泛为丸调治之，追访半年，病情无反复。

（张笑平《中医失误百例分析》）

按：本例遗精病程延久，程度较重，故按通例而归咎于阴虚火动，肾精亏虚，然投之相应方药却不效，可知辨证有误。重审其脉症，则形体肥胖、口黏、纳呆、胸闷、苔转滑腻等一派脾胃湿热之表现。可见对于复杂的证候都应当去伪存真，摘其真谛。在本例辨证过程中，形体和舌苔是关键依据，但"前车之鉴"对于诊断也是有很大帮助的。

第五节 阳 痿

阳痿是指青壮年男子阴茎萎软不举，或临房举而不坚的一种病证。其多由于虚损、惊恐或湿热等原因，致使宗筋弛纵而成。历代医家认为本证每多涉及肝、肾、心、脾。

本病相当于西医学的男子性功能障碍和某些慢性疾病表现以阳痿为主者。

【病因病机】

1. 命门火衰 房劳过度，或少年频犯手淫，或过早婚育，以致精气虚损、命门火衰，引起阳事不举。

2. 心脾受损 思虑忧郁，损伤心脾，以致气血两虚，而成阳痿。正如《景岳全书·阳痿》说："凡思虑焦劳忧郁太过者，多致阳痿，盖阳明总宗筋之会……若以忧思太过，抑损心脾，则病及阳明冲脉……气血亏而阳道斯不振矣。"

3. 恐惧伤肾 恐则伤肾，以致气下，渐至阳痿不振，举而不刚，而导致阳痿。《景岳全书·阳痿》说："忽有惊恐，则阳道立痿，亦甚验也。"

4. 肝郁不舒 肝主筋，阴器为宗筋之汇，若情志不遂，忧思郁怒，肝失疏泄条达，则宗筋所聚无能，如《杂病源流犀烛·前阴后阴源流》说："又有失志之人，抑郁伤肝，肝不能疏达，亦致阴痿不起。"

5. 湿热下注 湿热下注，宗筋弛纵，可导致阳痿，经所谓壮火食气是也。正如《类证治裁·阳痿》说："亦有湿热下注，宗筋弛纵而致阳痿者。"

就临床所见，阳痿以命门火衰较为多见，偏湿热者较为少见，诚如《景岳全书·阳痿》所说："火衰者十居七八，火盛者仅有之耳。"

【诊断】

青壮年男子性交时，由于阴茎不能有效地勃起，无法进行正常的性生活，即可诊断。

【常见误诊分析】

1. 阳痿误为早泄 早泄是指在性交之始，阴茎虽能勃起，但随即过早排精，排精之后因阴茎萎软遂不能进行正常的性交。阳痿是指性交时阴茎不能勃起，其突出特点是无力不坚，但早泄日久可进一步导致阳痿的发生。二者病因、病机有所不同，诊断时应注意区别。

2. 不辨有火无火 阳痿而兼见面色㿠白、畏寒肢冷、舌淡苔白、脉沉细者，为肾阳虚衰，是为无火；阳痿而兼见烦躁易怒、小便黄赤、苔黄腻、脉弦数或濡数者，多属肝郁化火或湿热下注，是为有火。若皆以阳痿为无火，必然导致误诊误治。

3. 不辨脏腑虚实 由于恣情纵欲，思虑忧郁，惊恐所伤者，多为脾肾亏虚，命门火衰，属于虚证；由于肝郁化火，湿热下注，宗筋弛纵者，属于实证。若脏腑虚实辨误，必将导致虚虚实实之误。

4. 泥于常规，盲目壮阳进补　阳痿一证，多因精气虚损、命门火衰引起，故无论患者还是医师都很容易形成思维定势，不加辨证，罔投以补肾壮阳之品。但阳痿还有肝郁不舒、湿热下注等不同证，临床应根据病史和脉症特点仔细辨证。若一味壮阳进补，将致虚火上炎，变生他证。

【案例分析】

案例1：泥于常规，盲目壮阳、进补，湿热内蕴误为肾阳虚衰

李某，男，32岁，工人，1985年9月10日初诊。

患者阳痿已历3年余，几无房事欲望，时有滑精，腰酸膝软，失眠多梦，口微苦，神不振，舌体胖，质淡红，苔薄腻而微黄，脉沉细而缓。辨证为肾阳虚衰，精气亏乏。治拟温补肾阳，填精固摄为法。处方：大熟地黄、菟丝子、全当归、熟附子（先煎）各15克，肉桂（后下）、巴戟天、肉苁蓉、怀山药、女贞子、枸杞子、鹿角胶（烊化，兑服）各12克，粉龙骨、牡蛎各15克。5剂，每日1剂水煎取汁，早晚分服。

1985年9月25日二诊：因药后精神振且无不适之感，故又先后守原方出入连进10剂。刻下：非但无举阳之感，且见滑精频仍，心烦躁急，口苦纳呆，舌苔如前，脉转弦数。可见其证属湿热内蕴，下注肝肾，上扰心神，宗筋弛缓，精窍失固。治以清热利湿，泄肝宁心。方予龙胆泻肝汤加减：龙胆草24克，炒黄芩、薏苡仁、车前子（包煎）各15克，春柴胡、全当归、远志肉、抱茯神、大生地黄各10克，炒栀子、建泽泻、细木通各12克，生甘草6克。3剂，如前煎服。

1985年9月28日三诊：阳事如前，口苦口黏，心烦躁急消失，睡眠好转，食欲大启，苔脉依旧。再宗原方出入10剂，湿热见症悉除，偶能举阳，舌体略胖，舌转薄白，脉呈沉缓，复以六一散冲泡取汁，送服金匮肾气丸10克，每日3次，连治5个月余而获愈。

（张笑平《中医失误百例分析》）

按：本例阳痿旷日持久，肾阳亏虚，不能生土，滋湿化热，动肝火，扰心神，寒热夹杂，本虚标实。然首诊却未能详审脉症，仅从常法而辄投大剂量温阳补肾之剂，并连用半月之久，无疑陡增湿热交炽之势，以致脾胃湿热之象进一步显露，阳痿甚，滑精频。事实上，首诊时口微苦，舌体胖，苔薄腻而微黄等湿热之象已现，医者若能细辨，则误诊误治自可避免。所幸二诊、三诊能及时醒悟，转而重治其标，一旦湿热去除，既治本，又除根，循此再以金匮肾气丸配六一散巩固之，治本顾标两全，则病愈而无反复也。

案例2：不辨脏腑虚实，肝郁犯脾为肾阳虚

江某，男，30岁，干部，1974年2月2日初诊。

患者婚后2年，未能有子，甚为苦闷，同房之时，阴器不用，胁肋胀痛，腰膝酸软，心悸不寐，形寒肢冷，纳谷不馨，便溏溲黄，辗转求医，屡投补肾壮阳之剂，未见效验。诊其脉弦细，舌苔薄白。夫妻失和，忧郁伤肝，肝气郁滞，成足厥阴之筋病，是以阴器不用，阳痿成矣。治当疏理肝气，以兴阳事。方拟逍遥散加减：正柴胡10克，杭白芍 12 克，全当归 10 克，云茯苓 12 克，炒白术 10 克，苏薄荷 5 克，川楝子 10 克，小茴香 8 克，炙甘草 6 克。1978 年 11 月随访，上方四帖，阳痿霍然而愈，药后一年，得一男孩。

［冷方南．误诊挽治医案评析（续）．上海中医药杂志，1984（2）：32.］

按：肾阳虚乃阳痿之常见证，但阳痿并非皆属肾阳虚。本例正值青壮年，虽有腰膝酸软，却又见胁肋胀痛、纳谷不馨、便溏溲黄，因此，肝郁犯脾之证可辨。其机制为足厥阴之脉环绕阴器，肝气横逆，则气血不输于下，遂致宗筋弛缓，发生阳痿。然前医不察，一概以阳虚辨之，屡投补肾壮阳之剂，不见效验。

案例 3：证之寒热不辨，热痿误为阳虚

一少年久患内热，鼻衄龈宣，溺赤便艰，睛红口渴，热象毕露。因阳痿经年，医者但知为阳虚之证，而不知有因热而萎之病，遂进温补，其热愈炽。父母不知，为之毕姻，少年大窘，求治于余。脉滑而数，曰：无伤也。与玄参、丹皮、知、柏、薇、栀、石菖蒲、丝瓜络、沙参、蛤壳、竹茹。服六剂，来报昨夜忽然梦遗，余曰：此郁热泄而阳事通矣。已而果然。

（清·王孟英《归砚录》）

按：少年阳痿，热象毕露，若稍加辨证，诊断并不难。问题出在庸医泥于阳痿多责之肾阳虚的俗套，见痿治痿，脉舌色症不参，而致误诊误治。

案例 4：泥于阳痿即阳虚，阴虚阳亢误为阳虚

潘某，男，35 岁，工人，患阳痿多年，虽已婚 3 年仍无子，多方诊治无效，于 1969 年 5 月 18 日来我院求治。

患者自述患阳痿数年，常感头晕，记忆力减退，头痛头胀，以两太阳穴处最显，不能吃鸡蛋，自云食后当晚头痛失眠更甚，阳具不举，或稍举而不坚，终日觉倦怠，头胀难忍，昼夜均难入睡，长达数年，痛苦异常。前医多给附子、鹿茸等壮阳药，服后头胀愈剧，胀甚转痛，有时干脆不敢服药。检查：脉象弦劲搏指，左三部尤著，舌质红，舌苔黄而厚，血压 145/100mmHg，大便时有秘结，口苦而干，两眼结膜充血，面色潮红。诊断为阴虚阳亢型阳痿，以育阴潜阳为主。方用：生石决 30 克（先煎），生鳖甲 30 克（先煎），生龟甲 30 克（先煎），磁石 30 克（先煎），黄柏 12 克，茯神 15 克，远志 6 克，熟酸枣仁 12 克，灯心草 4 扎，麦冬 15 克，知母 9 克，山药 12 克，桑寄生 30 克，川杜仲 12 克，牛膝 12 克，熟附子 1.5 克，肉桂 1.5 克，砂仁 8 克，甘草 4.5 克。

1969 年 5 月 19 日二诊：服上药 1 剂后，患者睡眠显好，头胀疼痛减轻，诸症好转，脉舌如前，嘱续服 5 剂。

1969 年 5 月 25 日三诊：诸症若失，阳痿症状已见好转。上方去磁石，以上方三倍药量制蜜丸。每丸重 6 克，日服 2～3 次，一次 2 丸，以资巩固。

翌年复随访，服丸药后日见好转，诸症告愈。1977 年 8 月，患者路过此地来访云已有 3 个女孩。

［姚道昌．阳萎治验．新中医，1979（1）：24.］

按：阳痿一病，临床虽以"阳虚者居多"，然湿热下注、阴虚阳亢者亦不少见，是故临证当认真分析，于"同中求异""异中求同"，庶不致误。本案见有脉象弦劲，左三部尤著，舌质红，舌苔黄而厚，大便时有秘结，口苦而干，面色潮红，目赤等症，阴虚阳亢之证已明，前医予壮阳药而反甚，亦当作为辨证参考。

案例5：忽略病证相结合，湿热邪毒蕴结误为肾精不足

王某，男，33岁，已婚，商人，1995年3月24日初诊。

患者诉阳痿2年伴小便淋沥点滴反复发作3个月，曾服用中西药，症状时轻时重，疗效不著，转来我院邀诊。诊得患者结婚7年，已育1女。近3个月来患者排尿无力或淋沥不清，阳痿而不起，面色不华，精神疲惫，腰膝酸软，舌淡红，苔薄白，脉来细弦。尿常规：蛋白（-），白细胞（2～5）个/HP，红细胞（0～3）个/HP，上皮细胞少许。证属恣情多欲，致肾气虚弱，阴精不足。拟补肾壮阳，投以赞育丹加味，叠进21剂。复诊时病症未减轻，细酌"药证亦符，但未奏效"，知其中必有蹊跷，再三询问，得知3年前患者在南方经商时有过不洁性行为，遂行前列腺分泌物检查：白细胞（+）、红细胞（3～6）个/HP，上皮细胞（+），卵磷脂小体（++），淋球菌（+）。诊为淋菌性尿道炎、前列腺炎。证因感染湿热邪毒，遂改用清热通淋为治。处方：蒲公英30克，败酱草30克，苦参15克，知母10克、黄柏10克，虎杖15克，牛膝10克，萆薢15克，车前子15克，土茯苓30克，六一散30克，生地黄15克，生薏苡仁30克，瞿麦15克，7剂。并配合以普鲁卡因青霉素480万U，一次分两侧臀部肌内注射，四环素片0.5克，每日4次口服，共7天。再诊时尿频尿短淋沥消失，前列腺分泌物检查淋球菌（-）。为巩固疗效，再予原方7剂，并予四环素片同上剂量续服7天。四诊时拟知柏地黄汤合二仙汤、五子衍宗丸加减，滋肾起阳，阳物渐起如初而收功。

[周朝进，周慈海．误诊纠正验案举隅．中医杂志，1998，39（1）：18.]

按：本例初诊时仅注意患者主诉阳事不起、小便淋沥无力等表面假象，以及面色不华、神倦腰酸等症，而未做详细询问发病过程和进行全面检查，误辨为肾精不足，误投益精壮阳之药，以致病情不减，后经反复细致询问和西医学检验，辨证辨病结合中西药配合治疗而获效。正如《医门法律》所说，医家临诊时，"问者不觉烦，病者不觉厌，庶可详求本末，而治无误也"。可见四诊合参，配合西医学检查全面分析，中西医结合十分必要。

第十一章　气血津液病证

气血津液病证是指在外感或内伤等病因的影响下，引起气、血、津液的运行失常，输布失度，生成不足，亏损过度，从而导致的一类病证。临床上各种病证均不同程度地与气血津液有关。本章着重讨论病机与气、血、津液密切关联的病证，包括郁病、血证、消渴、汗证、内伤发热、厥证、虚劳。

气与血是人体生命活动的动力源泉，又是脏腑功能活动的产物。脏腑的生理现象、病理变化均以气血为重要的物质基础。津液是人体正常水液的总称，也是维持人体生理活动的重要物质。津液代谢失常多继发于脏腑病变，而它又会反过来加重脏腑病变，使病情进一步发展。气血津液的运行失常或生成不足，是气血津液病证的基本病机。

第一节　郁　病

郁病是由于情志不舒，气机郁滞所致，以心情抑郁，情绪不宁，胸部满闷，胁肋胀痛，或易怒易哭，或咽中如有物梗等症为主要临床表现的一类疾病。

郁病以气机郁滞为基本病变，多由精神因素引起，是内科常见病之一。由于郁病的中医药疗效良好，尤其是结合精神治疗，更能收到显著的疗效。所以属于郁病范围的病证，求治于中医者甚多。

西医学的神经衰弱、癔病、焦虑症、更年期综合征及反应性精神病出现郁病者可参考本节进行辨证论治。

【病因病机】

1. 愤懑郁怒，肝气郁结　肝主疏泄，性喜条达，厌恶憎恨、愤懑恼怒等精神因素均可使肝失条达，气机不畅，以致肝气郁结而成气郁，这是郁病主要的病机。因气为血帅，气行则血行，气滞则血瘀，气郁日久，影响及血，使血液运行不畅而形成血郁。若气郁日久化火，则发生肝火上炎的病变，而形成火郁。津液运行不畅，停聚于脏腑、经络，凝聚成痰，则形成痰郁。郁火耗伤阴血，则可导致肝阴不足。

2. 忧愁思虑，脾失健运　由于忧愁思虑，精神紧张，或长期伏案思索，使脾气郁结，或肝气郁结之后横逆侮脾，均可导致脾失健运，使脾的运化功能受到影响。若脾不能运化水谷，以致食积不消，则形成食郁。若脾不能运化水湿，水湿内停，则形成湿郁。水湿内聚，凝为痰浊，则形成痰郁。气郁伤脾，饮食减少，气血生化乏源，则可导致心脾两虚。

3. 情志过极，心失所养 所愿不遂、精神紧张、家庭不睦、遭遇不幸、忧愁悲哀等精神因素损伤心神，使心失所养，从而发生一系列病变。若损伤心气，以致心气不足，则心悸、短气、自汗；耗伤心阴，以致心阴亏虚，心火亢盛，则心烦、低热、面色潮红、脉细数；心失所养，心神失守，以致精神惑乱，则悲伤哭泣、哭笑无常。心的病变还可进一步影响到其他脏腑。

情志内伤是郁病的致病原因。但情志因素是否造成郁病，除与精神刺激的强度及持续时间的长短有关之外，也与机体本身的状况有极为密切的关系。正如《杂病源流犀烛·诸郁源流》说："诸郁，脏气病也，其原本于思虑过深，更兼脏气弱，故六郁之病生焉。"说明机体的"脏气弱"是郁病发病的内在因素。

综上所述，郁病的病因是情志内伤。其病机主要为肝失疏泄，脾失健运，心失所养及脏腑阴阳气血失调。郁病初起，病变以气滞为主，常兼血瘀、化火、痰结、食积等，多属实证。病久则易由实转虚，随其影响的脏腑及损耗气血阴阳的不同，而形成心、脾、肝、肾亏虚的不同病变。

【诊断】

1. 以忧郁不畅，情绪不宁，胸胁胀满疼痛，或易怒易哭，或咽中如有炙脔为主症。多发于青中年女性。

2. 患者大多有忧愁、焦虑、悲哀、恐惧、愤懑等情志内伤的病史，并且郁病病情的反复常与情志因素密切相关。

3. 各系统检查和实验室检查正常，排除器质性疾病。

【常见误诊分析】

1. 问诊不详是郁病漏诊的主要原因 问诊是临床的基本功，尤其是对于有情志因素者，没有一定的问诊技巧则很难察知患者的情志刺激史，毕竟大部分患者不明白疾病与情志因素有关，他们不会主动将自己的心理变化向医师诉说，大多数患者也不愿意承认自己的痛苦主要是由于心理因素造成的。反过来，对患者病情的诉说不加分析，不做进一步检查，是将其他疾病误诊为郁病的主要原因。

2. 梅核气误为虚火喉痹 梅核气多见于青中年女性，因情志抑郁而起病，自觉咽中有物梗塞，但无咽痛及吞咽困难，咽中梗塞的感觉与情绪波动有关，在心情愉快、工作繁忙时症状可减轻或消失，而当心情抑郁或注意力集中于咽部时则梗塞感觉加重。虚火喉痹则以青中年男性发病较多，多因感冒、长期烟酒及嗜食辛辣食物而引发，咽部除有异物感外，尚觉咽干、灼热、咽痒。咽部症状与情绪无关，但过度辛劳或感受外邪则易于加剧。

3. 梅核气误为噎膈 噎膈多见于中老年人，以男性居多，梗塞的感觉主要在胸骨后的部位，吞咽困难的程度日渐加重，做食管检查常有异常发现。

4. 脏躁误为癫病 脏躁多发于青中年妇女，在精神因素的刺激下呈间歇性发作，在不发作时可如常人。而癫病则多发于青壮年，男女发病率无显著差别，病程迁延，心神失常的症状极少自行缓解。

5. 情志致病皆辨怒郁 郁病多因情志不舒，气机郁滞而致病，但情志致郁不独见于郁怒为病，思虑悲忧过度也可影响脏腑气机而致郁。思则气结，使气留滞而不行，悲则气消，使气闭塞而不运。恼怒、思虑、悲忧等因素均可致郁，但其脏腑、病机不同。若仅以怒辨郁，失于同中求异，难以全面掌握郁病的病因病机。

6. 见郁皆辨气滞 气机郁滞是郁病的基本病理和主要证候特征。医者多知气郁致病，但在气郁的基础上还会继发其他郁滞，其出现的相应症状也常被忽略。如血郁，兼见胸胁胀痛，或呈刺痛，部位固定，舌质有瘀点、瘀斑，或舌质紫暗；火郁，兼见性情急躁易怒，胸闷胁痛，嘈杂吞酸，口干而苦，便秘，舌红苔黄，脉弦数；食郁，兼见胃脘胀满，嗳气酸腐，不思饮食；湿郁，兼见身重，脘腹胀满，嗳气，口腻，便溏腹泻；痰郁，兼见脘腹胀满，咽中如物梗塞，苔腻。脏躁发作时出现的精神恍惚，悲哀哭泣，哭笑无常，以及梅核气所表现的咽中如有炙脔，吞之不下，咯之不出等症，是郁病中具有特异性的证候特征。郁病日久，则常出现心、脾、肝、肾亏损的虚证症状。临床上，若医者不辨六郁，仅局限于肝郁气滞，则以偏概全，易致误诊。

7. 病位辨证错误 一般说来，气郁、血郁、火郁主要关系于肝；食郁、湿郁、痰郁主要关系于脾；而虚证证型则与心的关系最为密切。若医者只知气郁属肝，见郁便从肝治，势必导致误诊。同时，郁病日久，化火伤阴，多见阴虚火旺之证。阴虚火旺，病位有在肝、在心、在肾的不同，也常易发生辨证错误。若肝郁化火，久则耗伤肝阴，表现为急躁易怒、胸胁胀痛、面红目赤、口干口苦、舌红少苔、脉弦细等症；肝肾同源，肝阴亏损，又可伤及肾水，导致肾阴亏虚，出现腰膝酸软、遗精、眩晕耳鸣、颧红、脉细数等症；思虑太过，久郁伤神，导致心阴暗耗，阴虚火旺，出现心烦失眠等症。因此，郁病辨证属阴虚火旺时，要根据脉症，明辨肝阴、心阴、肾阴亏虚的不同。否则，易致病位不明，病机不清的错误。

8. 虚实辨证错误 六郁之中，气郁、血瘀、化火、食积、湿滞、痰结均属实，而心、脾、肝的气血或阴精亏虚所导致的病证则属虚。郁病日久或患者体质素虚，可见消瘦、神疲、懒言等症，医者常误以为虚证，然其中多有因气郁、血瘀、化火、食积、湿滞等实邪所致，或虚实夹杂，临证若不审证求因，必犯虚虚实实之误。

9. 热证不分痰郁、气郁 痰郁、气郁，郁久皆可化热，且症状多有相似之处。但气郁化热，多表现为急躁易怒、胸胁胀满、口干而苦、面红目赤、舌红苔黄、脉弦等症；痰郁化热，除有胸部闷塞外，常有明显的痰多、苔黄腻、脉弦滑等痰热见症。两者虽都有热象，如不区别痰郁、气郁的不同，则易混为一谈，难明病理实质。

【案例分析】

案例1：辨病失误，虚火喉痹误为梅核气

患者，女，26岁，2014年7月3日初诊。患者诉咽痛咳嗽2个月。咽痛，咽部异物感，咽痒时阵发性咳嗽，咳嗽声重，痰黄，质黏稠，量少，不易咳出，口干，白日咳甚，小便黄，大便干。诊为梅核气。半夏厚朴汤加玄参、丹参、山豆根、马勃。服药 5 剂，毫无寸功。详查病情，发现患者咽喉微肿、发红，此属风热袭喉兼阴虚之喉痹，予清热化痰、养阴利咽之法治之，服 5 剂后，自觉症状好转，续治 14 剂，症状基本消失。

　　［蒋诗媛. 慢性咽炎分期辨证验案 2 则. 湖南中医杂志，2017，33（3）：109-110. ］

　　按：本案医者起初忽视了具有鉴别意义的"咽喉微肿"这一特征，属辨病错误，因而收效不佳，从而造成了误诊误治。梅核气与虚火喉痹均有咽中异物感，但梅核气多由情志抑郁起病，故其症状每随情志波动而变化，时轻时重，检视咽喉，多无异常；而虚火喉痹者咽部红肿，常伴有咽痛、干痒等阴虚之证。因此，临床在对喉疾进行诊治前一定要检视咽喉，对有无红肿仔细鉴别。

　　案例 2：证之虚实误辨，气郁误为气虚

　　吴球治一贵宦，年七十，少患虚损，好服补剂。一日事不遂意，头目眩晕，精神短少。遂告医以居常多服人参，其效甚速。乃竟用人参熟地汤药，及固本丸并进，反加气急。吴诊其脉大力薄，兼问病情，因得之曰：先生归休意切，当道苦留，抑郁而致病耳。医者不审同病异名、同脉异经之说，气郁而概行补药，所以病日加也。宦者曰：斯言深中予病。竟用四七汤数剂，宽快而愈。

　　震按：此老原系虚证，后之加剧者，由于郁耳。用补而病转增，自当寻其别因。只缘脉大力薄，仍属虚脉，故须问而知之也。

　　（清·俞震《古今医案按》）

　　按：本案医者听患者说平时自服人参效果神速，不加分析，顺从病家之意，就以参剂补之，属辨证错误，造成误补增重，后用四七场不独治郁，且救误也。因此，临诊详问病史尤为重要，一定要综合四诊信息，辨清虚证、实证，避免按图索骥，草率辨证。

　　案例 3：忽视辨机，肝郁化火病机辨误

　　陈某，女，32 岁，因母病愁思不解，郁而生病，心烦，头晕，失眠，胸胁苦满，午后低热，欲手足贴近砖墙凉而始爽，饮食无味，口苦，时时太息，经期前后不定，量少，色紫，夹有血块，曾服芩连四物汤等寒凉之药无效。其人面容消瘦，面颊色赤，舌红而少苔，脉弦责责。此乃肝郁化火，血虚不柔所致。又屡服苦寒之药，损伤脾阳，清阳不能升发，而阴火反乘土位。治仿东垣之法：粉葛根 3 克，升麻 2 克，羌活 2 克，独活 2 克，生甘草 6 克，防风 3 克，白芍 12 克，红参 3 克，炙甘草 6 克，生姜 3 克，大枣 3 枚。

　　连服 2 剂，发热渐退，心烦少安，余症仍然不解。此乃肝郁血虚，方用：柴胡 12 克，白芍 12 克，当归 12 克，茯苓 9 克，牡蛎 9 克，白术 9 克，牡丹皮 6 克，煨姜 2 克，薄荷 2 克，黑栀子 3 克，香附 5 克，郁金 5 克，鳖甲 9 克，炙甘草 9 克。

　　服药后，一夜酣睡，心胸豁然渐能饮食，但觉神疲乏力，心悸不安，脉来缓而软，改投归脾汤间服逍遥丸，调治数日，午后之热全退，体力渐增，又以参苓白术散 3 剂善后，病愈。

（陈明、刘燕华、李芳《刘渡舟临证验案精选》）

按： 本案前医不察，见热辨热，忽视病机，投以苦寒，则不但闭阻气机，使火郁更甚，而且内伤脾胃，逼抑清阳，属辨机错误。其为气郁化火之证，治当升脾胃之清阳，兼泻心中阴火，选用升阳散火汤，俾脾气升发，则木郁自达。然血虚肝郁，其势未已，故再以丹栀逍遥加鳖甲、牡蛎，以养血柔肝而建功。因此，临床时当综合病因、症状、舌脉等信息，辨清病机，方能拟出准确的方药，避免误诊失治。

第二节　血　证

凡由多种原因引起火热熏灼或气虚不摄，致使血液不循常道，或上溢于口鼻诸窍，或下泄于前后二阴，或渗出于肌肤所形成的疾患，统称为血证。也就是说，非生理性的出血性疾患，称为血证。在古代医籍中，其亦称为血病或失血。

血证的范围相当广泛，凡以出血为主要临床表现的病证，均属本证的范围。本节讨论内科常见的鼻衄、齿衄、咯血、吐血、便血、尿血、紫斑等血证的误诊。

西医学中多种急、慢性疾病所引起的出血，包括某些系统的疾病（如呼吸、消化、泌尿系统疾病）有出血症状者，以及造血系统病变所引起的出血性疾病可参考本节进行治疗。

【病因病机】

1. 感受外邪　外邪侵袭，损伤脉络可引起出血，其中以感受阳热之邪所致者为多。如风、热、燥邪损伤上部脉络，则引起衄血、咯血、吐血；热邪或湿热损伤下部脉络，则引起尿血、便血。

2. 情志过极　忧思恼怒过度，肝气郁结化火，肝火上逆犯肺则引起衄血、咯血；肝火横逆犯胃则引起吐血。

3. 嗜食醇酒厚味　饮酒过多及过食辛辣厚味，或滋生湿热，热伤脉络，引起衄血、吐血、便血；或损伤脾胃，脾胃虚衰，血失统摄，而引起吐血、便血。

4. 劳倦过度　心主神明，神劳耗伤心血；脾主肌肉，体劳耗伤脾气；肾主藏精，房劳耗伤肾精。劳倦过度会导致心、脾、肾气阴的损伤。若损伤于气，则气虚不能摄血，以致血液外溢而形成衄血、吐血、便血、紫斑；若损伤于阴，则阴虚火旺，迫血妄行而致衄血、尿血、紫斑。

5. 久病或热病之后　久病或热病导致血证的机制主要有三方面：①久病或热病使阴津伤耗，以致阴虚火旺，迫血妄行而致出血。②久病或热病使正气亏损，气虚不摄，血溢脉外而致出血。③久病入络，使血脉瘀阻，血不循经而致出血。

当各种原因导致脉络损伤或血液妄行时，就会引起血液溢出脉外而形成血证。其共同的病机可以归结为火热熏灼，迫血妄行，以及气虚不摄，血溢脉外两类。

此外，出血之后，已离经脉而未排出体外的血液留积于体内，蓄结而为瘀血，瘀血又能妨碍新血的生长及气血的正常运行。

【诊断】

1. 凡各种病理原因引起的以出血为主要表现的病证，即可诊断为血证。

2. 外伤性出血及生理性出血不在此列。

【常见误诊分析】

1. 血证皆辨火 医者囿于"诸见血者为热"之说，一见血证概以血热立论，予以清热凉血，导致误诊误治。

2. 不辨寒热虚实，见血止血 出血一证有寒热虚实的不同，因于热者多血色鲜红、黏稠，来势较急，常兼见发热、心烦、口渴、舌红苔黄、脉数；因于阳气虚者多血色淡红、质稀，常兼见神疲乏力、少气、舌淡脉细；因于瘀血阻滞者多血色紫暗，或有血块，常兼见肿块，舌紫暗或有瘀斑、瘀点，脉细涩。但血证发生病势较急者，医者易临证慌乱，不辨寒热虚实，见血止血，概予收涩止血，导致邪留病重。病势较缓，病程较长者，医者又易以虚立论，忽视邪实的存在，导致误诊。

一、鼻衄

【诊断】

凡血自鼻道外溢而非因外伤、倒经所致者，均可诊断为鼻衄。

【常见误诊分析】

1. 鼻衄误为吐血、咯血 鼻衄甚者，特别是鼻腔后段出血，常迅速流入咽部，血可从口溢出，或大量血液被咽下，片刻后呕吐而出。如不详询病史、仔细鉴别，常易误诊为吐血或咯血。

2. 鼻衄误为经行衄血 经行衄血又名倒经、逆经，其发生与月经周期有密切关系，多于经行前期或经期出现。医者若不详细询问女性患者衄血时间及特征，易致误诊。

3. 病因病位判断错误 多种原因可导致鼻腔出血，但病机、症状有别。因碰伤、挖鼻等引起血管破裂而致鼻衄者，出血多在损伤的一侧，且经局部止血治疗不再出血，没有全身不适的症状。鼻槁因鼻腔干燥而易出血，鼻渊可涕中带血，鼻息肉有时也发生鼻衄，在诊断时，若不详细询问病史、四诊合参，常易导致误诊。对于反复发作性的鼻衄，进行五官科相应的检查是必要的。

4. 不辨虚实缓急 一般说来，实证鼻衄，来势较急，出血量多，血色鲜红或深红，患者在出血前或出血中有面鼻焮热、周身烘热、口鼻干燥之感；虚证鼻衄，鼻衄反复发作，时作时止，血色淡红，量可多可少，甚则出血难止。如不依据出血量的多少、血色的深浅，以及全身症状辨其虚实缓急，每多致误。

5. 外感衄血误为血热 临床可见，某些患者因感冒治疗过程中出现鼻衄，为邪外解之出路。若医者未认真询问病史或忽略外感病史，误以鼻衄为血热，便导致误诊误治。

【案例分析】

案例 1：寒热误辨，伤寒失表衄血误为血热衄血

黄姓者，正月间患伤寒，衄血甚多，必发于卯刻，数日不止，面上拂郁，脉浮大而数，按之则芤。意谓衄血既多，则热当自解，此独不能者，必先邪气在经，点滴之血，误服凉血止截药所致，遂与越婢汤一剂，热服得汗而解。但至夜深有微热，更以当归补血汤四剂而愈。

麻黄4克，炙甘草3克，生姜9克，大枣3克，生石膏12克。

（熊寥笙《伤寒名案选新注》）

按：本案实为伤寒衄血，误诊为血热，属辨病错误。伤寒应表失表，邪无出路，阳气重，则易引起吐血衄血，医者不辨，误为血热，投凉血药以截之，以致表邪更加锢闭，致使衄血甚多而数日不止。患者衄血必发于卯刻，且面上拂郁，脉浮大而数，及是邪欲出表之征。张氏从衄血多，而热不解，投越婢一剂，解表清里，效如桴鼓。又因数日衄血不止，六脉虽浮数，但接之则芤，说明失血过多，血脉空虚，故即以当归补血汤调理善后，此实为治疗之有先后缓急也。

案例2：虚实误辨，气随血脱误为血热

西塘伍姓，年二十余岁，体壮力强。初夏，鼻衄如涌，势殊危笃。三日来芩、连、知、柏鲜不备尝。余诊时见其面白息微，脉形虚弱，身冷如冰，鼻中犹涓涓不绝。余以为此气虚不能摄血，定非火证。若不急进温补，恐去生不远，正古人所谓有形之血不能即生，无形之气所当急固者也。用黄芪二两，党参、炙草各五钱，熟附三钱，煎浓汁频服之，衄遂止；继以四君子加归、芍，服数剂而安。

（秦伯未《清代名医医话精华》）

按：此例鼻衄病发初夏，且患者年二十余，体壮力强，血出如涌，病属实证应是无误。然而再次就诊时，虽鼻衄仍未止，但已是面白息微、脉弱身冷，一派虚象，此时并非火热实证，而是气随血脱，急当益气固脱。医者不可因素体强健而强辨其属实。

案例3：病机误辨，血气俱实误为上盛下虚

滑伯仁治一妇，体肥而气盛，自以无子，尝多服暖宫药，积久火盛，迫血上行为衄，衄必数升余，面赤，脉躁疾，神恍恍如痴。医者犹以上盛下虚，丹剂镇坠之。伯仁曰：经云上者下之，今气血俱盛，溢而上行，法当下导，奈何实实耶。即与桃仁承气汤三四下，积瘀去，继服既济汤，二十剂而愈。

（清·俞震《古今医案按》）

按：此案之误，有两方面：一是病家之误，本体实而肥，因久不能孕，自多服暖宫药，积久火盛迫血上溢，此病家自行服药致误；二是医家之误，医者未能从色脉综合症状分析，误为上盛下虚，用丹剂镇之，犯实实之戒。滑伯仁综合色、脉，断为血气俱实，溢而上行，识证精当，以仲景桃核承气汤导血下行，药证相符。因此，临床诊治病证时对病机的把握至关重要，有助于减少失治误治。

二、齿衄

【诊断】

血自齿龈或齿缝外溢，且排除外伤所致者，即可诊断为齿衄。

【常见误诊分析】

1. 舌衄误为齿衄 二者出血均停留于口腔，若不仔细审察，常易误诊。齿衄为血自齿缝、牙龈溢出；舌衄为血出自舌面，舌面上常有如针眼样出血点。医者应认真观察齿缝及舌面变化。

2. 不辨标本虚实 新病齿衄多实证以胃火上炎常见，久病齿衄多虚证以阴虚火旺常见。但凡事都有例外，如医者不察，泥于常规，或从火立论，或从本虚立论，忽略具体问题具体分析，必然导致误诊。

【案例分析】

案例1：辨病失误，舌衄误为齿衄

常熟东门老塔后卢姓太太，晚间至寓就诊。见脉来浮数，满口出血盈碗，彼自谓血出齿缝。余灯下观之，血凝满口，不能清彻，以齿衄治之，投以玉女煎阳明少阴合治，明日出血更甚。邀余就诊其家，诊脉仍浮数，满口血糜模糊，吐血满地。余令其用凉水漱口，将血拭尽，细看其齿龈不胀，并无出血，见其舌上血衣一层，用箸拨开，舌衄如注，舌上小孔无数，皆如针头。余曰：此乃心脾郁热，血热妄行，舌衄也。急用蒲黄、槐花炭研末敷之，进犀角地黄汤加蒲黄炭、中白、青盐咸寒滋降等品，合四生饮，一剂而止。

（清·余听鸿《外证医案汇编》）

按：本案出血，脉数，证虽属热，但无龈肿齿松、口臭等胃热阴虚之证，故非玉女煎所宜，属辨病错误。舌衄，又名舌血，舌本出血之谓也，多因心经蕴热所致，症见舌上血如涌泉，舌体肿大木硬，治宜清热凉血。舌衄、齿衄，二者出血均停留于口腔，若不仔细审察，常易误诊。

案例2：脏腑阴阳不明，肝阳不足误为肝肾阴亏，虚火上炎

金某，男，48岁，多年前患急性黄疸型肝炎，近3个月来腹胀，纳差，头昏，乏力，烦渴，反酸，嗳气，神疲倦怠，视力模糊，便干尿少，肝区隐痛，齿衄，夜寐时血水满口，胸背颈散见蜘蛛痣，舌红苔少质燥，脉细数。检查结果示肝硬化腹水、脾大。辨为肝肾阴亏，虚火上炎，迫血妄行。治以滋肾养阴。方选六味地黄汤加减……进7剂。二诊时，诉腹胀甚，纳更减，齿衄增。证药似无不合，然药后症状有增无减。详审病因，细析病机：患者肝病日久，肝阴不足，然阴阳相须，不可须臾相离；阴血外溢往往责在阳不能外固；且腹胀、纳差、烦渴、便干、尿少、舌红少津等症属阳亏于内，气不化津，津不上承之故。上方玄参、茵陈、泽泻等品更伤阴耗气。乃宗张锡纯治肝经验，以扶肝阳为法……药后溲增多，齿衄止，腹胀消。再以此方略作加减，连服3个月，复查肝功能在正常范围。易党参为西洋参，改为丸剂，日服2次，每次5克，随访8年，健康如常。

［王怀美.肝硬化腹水辨误3则.安徽中医学院学报，1990，9（1）：21.］

按：肝硬化腹水并齿衄多见于肝胃阴虚，医者初诊时盲目从俗，未予详审，见衄投以滋降，故而致误，属辨证错误。患者肝病日久，阴损及阳，故肝硬化腹水患者并齿衄、腹胀、纳差、倦乏等症，不独从阴亏损立论，而应从肝阳虚，脾运无力入手。

三、咯血

【诊断】

1. 血由肺、气道而来，经咳嗽而出，或觉喉痒胸闷，一咯即出，血色鲜红，或夹泡沫，或痰血相兼、痰中带血。

2. 多有慢性咳嗽、痰喘、肺痨等肺系病证。

【常见误诊分析】

1. 咯血误为吐血 咯血与吐血，血液均经口出，易误诊。咯血是血由肺来，经气道随咳嗽而出，血色多为鲜红，常混有痰液，咯血之前多有咳嗽、胸闷、喉痒等症状，大量咯血后可见痰中带血数天，大便一般不呈黑色（但咯血下咽亦可见黑便）；吐血是血由胃而来，经呕吐而出，血色紫暗，常夹有食物残渣，吐血之前多有胃脘不适或胃痛、恶心等症状，吐血之后无痰中带血，但大便多呈黑色。不分咯血、吐血，就不能明确出血的部位。患者难以分清咯血或吐血，医者应详细询问病史，四诊合参，以避免误诊。

2. 咯血误为肺痈 肺痈初期可见风热袭于肺卫之证，咯血有时也可见咯血脓臭，二者易误诊。肺痈咯血多由风温转变而来，常为脓血相兼，气味腥臭，当演变到吐脓血阶段时，多伴壮热、烦渴、胸痛、舌质红、苔黄腻、脉滑数等热毒炽盛的证候，相关检查可资鉴别。

3. 咯血误为口腔出血 二者血液都从口腔外出。但鼻咽部、齿龈及口腔其他部位出血的患者，常为纯血或随唾液而出，血量少，并有口腔、鼻咽部病变的相应症状可寻，可与咯血相区别。尤其是对晨起咯血者应注意辨析其血来源。

4. 咯血辨火不辨虚 咯血多因外邪伤肺、肝火犯肺、虚火灼肺引起，多见火旺迫血妄行，辨证时常常从火立论。但气虚血无所主，血不循经，也可从肺络溢出而致咯血，多伴有神疲乏力、面色少华、舌淡、脉细无力等气虚症状。若咯血纯从火热立论，不辨气虚咯血，就不能完全抓住病证的本质。

5. 湿热咯血误为阴虚火旺 阴虚与湿热，临床上均可表现为午后潮热、潮热盗汗，易致误诊。舌脉是鉴别关键。医者应四诊合参以避免误诊。

6. 外感咯血误为阴虚火旺 虚人外感风寒，寒束于外，肺失宣降，肺气上逆，虚火上攻，所致咯血误为阴虚，而误予滋阴致邪留病愈重。医者若不详询病史、认真诊察，忽略外感之征，易导致误诊误治。

【案例分析】

案例1：咯血误为肺痈

姚氏二四，旧冬起咳嗽，延至二月，复吐红痰而臭，脉来细数异常，自汗。屡次更医，皆谓阴虚，投四物、六味之类。后一医以为肺痈，令往专科诊治。病家有亲，知予能治难病，相邀诊治。观其脉症，若为阴虚必燥，焉得有汗？内痈胁上必痛，脉必洪大，今皆无有。以予观之，属肺受外邪，此脏最娇，久嗽必伤其膜，红痰因此而出，更土生金，子夺母气，臭痰属脾虚，试观世间腥秽浊物，土掩一宿，其气立解。治法必须从标及本，先用疏散肺邪，拟方杏仁、薄荷、防风、橘红、桔梗、桑皮、连翘、甘草。服两剂后咳嗽大减，改用培土生金法，稍佐利肺，以六君子汤加苡仁、扁豆、山药、杏仁、前胡。四服痰少而腥气无矣，嗽全愈。原方去后五品，加麦冬、归、地，调补复元。

（清·黄凯均《友渔斋医话》）

按：肺为娇脏，易受邪侵，久咳伤其血脉，而见血痰，本案证属子盗母气，土不生金。屡次误诊属辨病错误，脉虽细数，症似阴虚，但无五心烦热、颧红、盗汗；虽见红痰而臭，症似肺痈，却无寒热胸痛，临证当仔细鉴别。

案例2：辨证不精，虚热内蕴误为阴虚劳损

李赓飏先生，苦诵读，馆僧寺，冬月衣被单薄，就炉向火，而严寒外束，虚热内蕴，渐致咳嗽吐血。医者见其神形不足，谬称劳损，日与养阴之药，遂至胸紧减食，卧床不起。余诊其脉，六部俱紧，重按无力，略有弦意，并无数大之象，密室中揭帐诊脉，犹云恶风，被褥垫盖，尚背心寒凛。按脉据症，明是风寒两伤营卫之病，若不疏泄腠理，则肺气愈郁，邪无出路，法当夺其汗，则血可止。经曰：夺血者无汗，夺汗者无血。奈体质屡弱，加以劳心过度，不敢峻行麻黄。然肺气久闭，营分之邪，非麻黄何以驱逐？考古治虚人外感法，莫出东垣范围。因思麻黄人参芍药汤原治虚人吐血，内蕴虚热，外感寒邪之方。按方与服，一剂微汗血止，再剂神爽思食，改进异功合生脉调治而安，亦仿古治血证以胃药收功之意也。然余窃为偶中，厥后曾经数人恶寒脉紧咳嗽痰血者，悉遵此法，皆获全效。可见古人制方之妙，医者平时不可不详考也。

麻黄人参芍药汤：麻黄、芍药、黄芪、当归、甘草、人参、麦冬、五味子、桂枝。

异功散：人参、茯苓、白术、甘草、陈皮。

生脉散：人参、麦冬、五味子。

（清·谢映庐《谢映庐医案》）

按：患者咳嗽吐血，医者不辨缘由，见其神形不足，误诊为阴虚劳损，属辨证错误。本例咯血乃因患者清贫，向火御寒，刻苦诵读，劳心过度，虚热内蕴，又伤于寒。肺与皮毛相合，寒束于外，肺失宣降，肺气上逆，虚火上攻，致咳嗽吐血，故其脉六部俱紧、重按无力，乃是虚人外感。治当解表，以平肺逆，然《伤寒论》有"亡血家不可发汗"之训，谢氏师古不泥，巧于化裁，取东垣麻黄人参芍药汤，外以麻黄、桂枝解表，内以麦冬、五味子、芍药滋阴清虚热，又佐以人参、黄芪者，用之以扶正祛邪。由此可见，详细了解疾病发生的原因是减少误诊、避免辨证错误的重要方法。

案例3：辨机错误，肺热伤络，收涩留邪

汪希明，竹山丈长君也。年弱冠，性急躁，素有痰火，旧曾吐血。张医用收涩之剂太早，以致痰与瘀血留滞经络，酿成病根，恬不知觉，且为灸肺俞、膏肓，撼动前痰，止涩无功，滋阴作壅，咳不能睡，又误作风邪而投发散风剂，不思火盛得风，其势愈炽，血从口鼻喷出，势如泉涌，延予为治。六部洪数身热而烦，又时当三伏，内外之火夹攻，纵体质刚劲，岂能堪此销铄哉？予思非釜底抽薪之法难夺其上涌之势，乃以三制

大黄三钱，石膏五钱，黄连、茜根、滑石各二钱，丹皮一钱，急煎饮之。大便微行二次，血来少缓，即用石膏、滑石、冬青子各三钱，旱莲草、茜根各二钱，黄连、山栀子、贝母各一钱，甘草五分，茅草根五钱，煎服，血乃全止。三日后大便结燥，火又上逆，咳嗽连声，左关脉弦劲，右关洪滑，与当归龙荟丸下之，而咳始缓。改以瓜蒌仁、茜根各一钱五分，贝母、旱莲草、麦门冬、知母各一钱，白芍药二钱，黄连、黄芩各七分，青皮、甘草各三分，仍加茅根。后每遇大便燥结，即进龙荟丸，咳嗽则与二冬、二母、栝蒌、白芍、黄芩、茅根、黄连、茜草之类，全瘳。书云：病有六不灸，火盛者不灸，此由误灸，几于不保，特识之以为误灸者龟鉴。

（明·孙一奎《赤水玄珠》）

按：本案属辨机错误，患者素体痰火内蕴而发咯血，前医误用收涩以留邪，发散以伤阴，火灸以助热。三误之后，不仅病根不除，阴分受伤，而且痰火愈盛，邪势愈炽，加之发病在盛夏酷暑，内外之火夹攻而致咯血暴迫，势如涌泉。后医以釜底抽薪清热凉血治之，腑气通则肺气降，气降则火降而血止。见效之后，又服当归龙荟丸以泻肝清热通便，使热邪有下趋之路。

四、吐血

【诊断】

1. 有胃痛、胁痛、黄疸、癥积等宿疾。

2. 发病急骤，吐血前多有恶心、胃脘不适、头晕等症。

3. 血随呕吐而出，常夹有食物残渣等胃内容物，血色多为咖啡色或紫暗色，也可为鲜红色，大便色黑如漆，或呈暗红色。

【常见误诊分析】

1. 吐血误为咯血　患者对咯血、吐血往往分辨不清，医者应详细询问病史，四诊合参，以避免误诊。

2. 吐血误为鼻腔、口腔及咽喉出血　这些出血均从口腔流出。但鼻腔、口腔及咽喉出血，血色鲜红，不夹食物残渣，在五官科做相关检查即可明确具体部位。

3. 吐血不辨实火虚火　火热灼伤胃络出血，多从实火辨证，或为胃热壅盛，或为肝火犯胃。热病之后或肝郁化火，阴津耗伤，虚火内炽，也可灼伤胃络而致吐血，并伴见口渴引饮、潮热盗汗、颧红、便秘、舌红少苔、脉细数等症。因此，吐血辨火，纯从实火立论，不明虚火致病，就导致虚实性质辨误。

4. 不明湿热中阻吐血　湿热中阻气机，使气血运行不畅，气滞血瘀，血不循经，离经外溢，可致吐血，伴有恶心、脘腹胀满、苔黄腻、脉弦滑或濡滑等症。因此，吐血见有热象，不能仅仅从火邪立论，要根据脉症，分析有无湿热中阻之证。

【案例分析】

案例 1：不识辨病，火热吐血误诊为胃寒

李某，男，32 岁，1978 年 4 月 12 日晚，突然患吐血盈碗之病。邀余往诊：见面色㿠白，齿龈见血迹黏糊，舌质红，苔白，脉六部见沉紧，小便黄赤，大便 3 日未行，原患胃脘痛 4 年，近日常吐清涎，证属中寒，治当温中止血……次日复诊，血频吐并见心烦，身热汗出，面色潮红，舌红苔黄，脉洪大。脉症细参，证为火热，治以泻热止血……4 月 14 日三诊，大便已行，血止烦平，热退汗收，舌淡红，苔薄黄，脉细数。续原方加芦根 15 克，生津护胃，1 剂。4 月 16 日四诊，病祛脉和，精爽步健，以养复正气善后，随访 5 年末发。

[鼓元成．误治后遵仲景法补救案 5 例．吉林中医药，1984 (5)：20]

按：患者吐血，医者但见其面色㿠白、常吐清涎、脉沉紧而辨胃寒，忽视舌质红、小便黄赤、大便 3 日未行等火热之征，未能四诊合参，造成辨病错误，进而误诊误治。

案例 2：虚实寒热不辨，脾胃阳虚误为血热

倪孝廉者，年逾四旬，素以灯窗思虑之劳，伤及脾胃，时有呕吐之症，过劳即发，余常以理阴煎、温胃饮之属，随饮即愈。一次于暑末时，因连日交际，致劳心脾，遂上为吐血，下为泄血，俱大如手片，或紫或红，其多可畏，急以延治，而余适他往，复延一时名者云：此因劳而火起心脾，兼之暑令正旺，正二火相济，所以致此。乃以犀角、地黄、童便、知母之属。药及两剂，其吐愈甚，脉益紧数，困惫垂危。彼医云：此其脉证俱逆，原无生理，不可为也。其子惶惧，复至恳余，因往视之，则形势俱剧，乃用人参、熟地、干姜、甘草四味大剂予之。初服毫不为动。次服觉呕恶稍止，而脉中微有生意。乃复加附子、炮姜各二钱，人参、熟地各一两，白术四钱，炙甘草一钱，茯苓二钱。黄昏与服，竟得大睡，直至四鼓，复进之，而呕止，血亦止。遂大加温补调理，旬日而复健如故。余初用此药，适一同道者在，见之惊骇，莫测其妙，及其既愈，乃始心服曰：向始如无公在，必为童便、犀角、黄连、知母之所毙，人莫及也。嗟呼！夫童便最能动呕，犀角、知、连，最能败脾，当时二火，而证非二火，此人此证，以劳倦伤脾，而脾胃阳虚，气有不摄，所以动血，再用寒凉，脾必败而死矣。此后有史姓等数人，皆同此证，余悉用六味四阳饮治之。此实至理，而人以为异，故并记焉。

（明·张景岳《景岳全书》）

按：血证的辨证，首当分清虚实，区别实热、阴虚、气虚及瘀血留积，并定其脏腑病位予以治之。此案脾胃素虚，时发呕吐，又因劳损心脾，气不摄血，以致血不循经而外溢，而见吐血。前医不辨虚实，不体脉情，以犀角、知母苦寒之剂投之，重伤脾胃，是以血愈不归经，反而吐愈甚，脉益紧数，困惫垂危矣，属辨证错误。张氏以温补益气之剂救误，用附子理中进出，使中焦健运，统摄有权，血有所附，不再离经妄行，故出血自止。

五、便血

【诊断】

1. 凡是大便下血，无论在大便前、大便后下血，或血便夹杂，或单纯下血，均可诊为便血。

2. 实验室检查大便隐血试验阳性。

【常见误诊分析】

1. 便血误为痢疾　二者都是血随大便而出。但痢疾出血，色鲜红或暗红呈果酱色，一般脓血兼夹，伴腹痛、里急后重等症；便血一般呈暗红或果酱色，出血量较多，无里急后重的特点，腹痛一般较轻或不痛。

2. 痔疮误为便血　痔疮属外科疾病，其大便下血特点为便时或便后出血，血色鲜红，常伴有肛门异物感或疼痛，做肛门及直肠检查时可发现内痔或外痔。医者见大便下血，若不予鉴别诊断，一概诊为便血，易导致误诊。

3. 拘泥于痔疮史　对有痔疮史者，不可一见便血便仅从痔疮考虑，如果拘泥于病史，不做相关检查，易使直肠器质性病变引起的出血漏诊。

4. 久病便血皆辨虚寒　便血日久，患者会呈现一派虚弱之征，但有气虚、阳虚、血虚之别，若医者若不参合脉症、认真辨证，概以虚寒立论，也可导致误诊误治。

5. 远血不分虚实　远血一般因胃中积热、湿热中阻、气滞血瘀、脾不统血引起，即使是实证出血，因大量出血，气随血伤，气血亏虚之家也较明显，病情往往虚实夹杂为多。治疗时必须根据虚实主次，攻补兼施。专执补气养血止血，而忽视出血的虚实原因，不配合清热、化湿、理气、活血等法祛其实邪，则出血病因不治而出血反复难愈，纯用祛邪攻伐，又可损伤脾胃，使气血生化无源。

【案例分析】

案例1：疏于鉴别，直肠癌便血误为痢疾

唐某，男，35岁，于1988年8月下旬因腹痛，里急后重，便下赤白脓血，日8～10次，粪检红细胞（+++），脓细胞（++），吞噬细胞（0～1）个/HP，在某院门诊诊为"急性菌痢"，予庆大霉素、吡哌酸等治疗近半月，症状无明显改善，转至我院门诊诊治。先拟诊湿热痢，投以芍药汤、白头翁汤等化裁治疗月余，腹泻时轻时重，时作时止，仍间断便下脓血或鲜血，脐下胀痛，里急后重，便后不爽。又诊为阴虚痢，长期服用黄连阿胶汤、驻车丸等方治疗近半年，症情不减，而患者日渐消瘦，精神减退，又见尿频、尿痛，于1989年3月7日行乙状结肠镜检查，发现距肛门6cm处呈半球形肿块，表面呈菜花样改变，并附有脓血性分泌物，后赴某医学院确定为直肠鳞状上皮细胞癌，前列腺已有转移，虽经放、化疗以及中药治疗，仍于2年后死亡。

［盛京. 便脓血者未必就是痢疾. 四川中医，1995，13（5）：20.］

按：本案为典型的辨病错误，直肠癌因常可表现为便次增加、腹泻脓血黏液便、腹痛、里急后重等而酷似痢疾极易漏诊。如本案发病正值痢疾流行季节，而临床表现乃至粪检又一如痢疾，诊为痢疾似无可非议。但按痢疾治疗半年以上不效，直至消瘦方做乙状结肠镜检查实属过晚。一般急性菌痢无论中、西药治疗，1周即应痊愈或见效，极少超过半月而不愈者。本案在长达半年以上，经多位医师诊治，竟无一人对痢疾的诊断表示异议，亦无人做肛门指检。其直肠癌距肛门仅6cm，本来肛门指检即可明确诊断，终因误诊失去了早期手术治疗时机而致不治，其教训可谓深刻。故凡便下脓血经治疗效果不佳，病程较长，而年龄在30岁以上者，尤当警惕直肠癌之可能。

案例2：人、机、证失察，脾胃寒湿误为血热

罗谦甫治真定总管史侯，男，四十余，肢体本瘦弱，于至元辛巳，因秋收租，佃人致酒味酸，不欲饮，勉饮数杯，少时腹痛，次传泄泻无度，日十余行。越旬，便后见血红紫，肠鸣腹痛。医曰诸见血者为热，用芍药柏皮丸治之。不愈，仍不欲食，食则呕酸，形体愈瘦，面色青黄不泽，心下痞，恶冷物，口干，时有烦躁，不得安卧。罗诊之，脉弦细而微迟，手足稍冷。《内经》曰：结阴者，便血一升，再结二升，三结三升。又云：邪在五脏，则阴脉不和，而血留之。结阴之病，阴气内结，不得外行，无所禀，渗肠间，故便血也。以苍术、升麻、熟附子各一钱，地榆七分，陈皮、厚朴、白术、干姜、白茯苓、干葛各五分，甘草、益智仁、人参、当归、神曲、炒白芍药各三分。上十六味作一服，加姜、枣煎，温服食前，名曰平胃地榆汤。此药温中散寒，除湿和胃。数服，病减大半。仍灸中脘三七壮，乃胃募穴，引胃上升，滋荣百脉。次灸气海百余壮，生发元气。灸则强食羊角，又以还少丹服之，则喜欢食，添肌肉。至春再灸三里二七壮，壮脾温胃，生发元气，此穴乃胃之合穴也。改服芳香之剂良愈。

（清·俞震《古今医案按》）

按：本案患者素体单薄，肢体瘦弱，稍饮不适即泄泻无度，而后便血，且面色青黄、肠鸣、腹痛、恶冷物、脉微迟，脾胃寒湿诊断已可明确。医者不加辨析，见血则为热，投以寒凉，使病情恶化，属辨证错误。另外本例病见烦躁，提示病重，临床上必须根据全身症状详辨，不可误为血热，稍有差错，则险象立至，慎之、慎之。

六、尿血

【诊断】

1. 小便中混有血液或夹有血丝，排尿时无疼痛。
2. 实验室检查，尿常规可见红细胞。

【常见误诊分析】

1. 尿血误为血淋　尿血与血淋都为血随尿出。痛者为血淋，不痛者为尿血，为二者的鉴别要点。另外，血淋还伴有小便短涩频数、滴沥不畅、小腹拘急或痛引腰背的特点。不根据伴随症状区分尿血与血淋，将致二者混淆、误诊。

2. 尿血误为石淋　两者均有血随尿出。但石淋尿中时有砂石夹杂，小便涩滞不畅，时有小便中断，或伴腰腹绞痛等症，若砂石从小便而出则痛止。此与尿血不同。

3. 忽视尿常规检查　尿常规检查可视为中医望诊的延伸，可以补充视觉的局限，察觉肉眼不能见到的微细变化，参考实验室检查有助于中医早期诊断、早期治疗。

4. 混淆中西医概念　实验检查有助于诊断，但医者若囿于实验室检查，混淆中西医概念，又会导致辨证失误。如将西医尿常规之脓细胞等同于中医之湿热，概予清热利

湿，将尿常规之红细胞阳性概等于血热，势必导致误诊误治。

【案例分析】

案例1：石淋误为尿血

杨某，男，36岁，农民，1998年7月15日初诊。

患者自诉1天前突然腰腹部疼痛难忍，疼痛渐剧，小便色赤，在当地诊所急诊治疗，诊断为"肾绞痛"，因治疗后仍疼痛不止，当日转入我院治疗。症见：面色苍白，汗出，欲呕，发热，呻吟不息，尿时涩滞不畅，右腰腹部叩压痛明显，舌质红，苔黄腻，脉弦数。尿常规：蛋白（±），红细胞（++），脓细胞（+）。B超：右输尿管中段结石，直径0.6cm，合并右肾积水。证属肾虚，湿热瘀结膀胱之石淋。方药取基础方加黄芪15克，丹参15克，玄胡15克，金钱草30克，重用牛膝24克，配合双侧三阴交山莨菪碱穴位注射治疗。当日即痛止。次日，经治疗后4小时，排出黄豆大小结石一粒，诸症明显消失，B超证实双肾未见结石影尿常规示红细胞（+），随诊半年无复发。

> [万川，胡节惠．石苇散加味配合穴位注射治疗石淋82例．
> 泸州医学院学报，2001，24（2）：120-121.]

按：本案属辨病错误，患者虽小便色赤，但症状以腰腹部疼痛难忍为要，是石淋的典型表现，容易被误诊为尿血。尿血与石淋两者均有血随尿出。但石淋尿中时有砂石夹杂，小便涩滞不畅，时有小便中断或伴腰腹绞痛等症，若砂石从小便而出，则痛止。因此，若仔细辨别，则可避免误诊的发生。

案例2：阴虚火旺误为膀胱湿热

芦某，男，53岁，工人。1980年7月11日初诊。

患者间断尿血已月余，近1周加重。刻下：小便频急淋沥，其色形如洗肉水，无尿道灼热刺痛感，口干舌燥，五心烦热，大便稍干，尿常规示红细胞（++++）、脓球（++），舌质红，苔薄白，脉弦而略数。证系湿热内蕴膀胱，阻滞气机，损伤脉络。治拟清热利湿，凉血止血。方选八正散加味：车前子（包煎）、飞滑石（包煎）、白茅根各30克，瞿麦12克，炒地榆、仙鹤草各15克，血余炭、细木通、炒萹蓄、炒栀子、生大黄（后下）各10克，生甘草6克。5剂，每日1剂，水煎取汁，2次分服，并嘱忌食辛热燥烈及荤腥滋腻食品。

1980年7月16日二诊：诸症依然如故，舌质红而少津，无苔，脉沉细而数。详察脉证，当属肾阴亏虚，虚火妄动。治宜滋阴补肾，凉血止血。药用：北沙参、麦冬、大生地黄、墨旱莲、仙鹤草、炒白芍、全当归、甘枸杞子各15克，菟丝子、地榆炭、牡丹皮各12克，炒黄柏9克，4剂。煎服法同前。

1980年7月20日三诊：尿血已止，唯感五心烦热，神倦乏力，余症悉减，尿常规已正常。原方去地榆炭、仙鹤草，继服4剂而告愈。

> （张笑平《中医失误百例分析》）

按：实验室检查有助于诊断，但医者若囿于实验室检查，混淆中西医概念，又会导致辨证失误。本例系尿血而非淋病，其区别就在于前者尿无痛感，后者尿时刺痛。诚如

《丹溪心法·溺血》所说："大抵小便出血……痛者谓之淋，不痛者谓之溺血。"实际上，首诊虽见小便频急淋沥之症，但同时又见殊多阴虚火旺之象，然却囿于尿常规结果，将西医尿常规之脓细胞等同于中医之湿热，误投清热利湿之剂，实犯"虚虚"之戒，以致尿血依然，阴虚之象更著。因此，二诊才得以改用滋阴补肾之法而收功。此即《医学入门》所云："溺血纯血全不痛，暴热实热利之宜，虚损房劳兼日久，滋阴补肾更无疑。"

七、紫斑

【诊断】

紫斑肌肤出现大小不等的青紫斑块，或呈点状或片状，形状不一，压之不褪色等临床表现为特征。其好发于四肢，尤以下肢为甚，常反复发作。重者可伴有鼻衄、齿衄、尿血、便血及崩漏。

【常见误诊分析】

1. 紫斑误为出疹　二者均有局部肤色的改变，紫斑呈点状者尤易误诊为出疹的疹点。紫斑隐于皮内，压之不褪色，触之不碍手；疹高出于皮肤，压之褪色，摸之碍手。且二者成因、病位均有不同，临床应注意区别以避免误诊。

2. 紫斑误为温病发斑　紫斑与温病发斑在皮肤表现的斑块方面，区别不大，但两者病情、病势、预后迥然有别。血证紫斑，或为热迫血行，或为阴虚火旺，或为气不摄血，表现为皮肤出现瘀斑瘀点，同时可见鼻衄、齿衄、便血、尿血等其他部位出血，一般全身症状不明显，有时有持续出现或反复发作紫斑的病史；温病发斑，发斑之前有卫气营血的传变过程，伴有高热、烦躁、神昏等明显的全身症状，同时可伴其他部位的广泛出血。温病发病急，变化快，如不区分血证紫斑及温病发斑，误诊温病发斑为紫斑，导致失治而延误病情。

3. 紫斑误为丹毒　二者均可见皮肤红斑。但丹毒属外科皮肤病，以皮肤色红如红丹得名，轻者压之褪色，重者压之不褪色，但其局部皮肤灼热肿痛与紫斑有别。

4. 虚证不辨气虚阳虚　脾统血，脾主肌肉。脾气亏虚，脾不统血，可见肌衄。因此，临床上肌衄属虚证者常以脾气虚立论，然气虚日久，阳气亦虚，若医者不辨气虚、阳虚，概予补气，亦属误诊误治。

【案例分析】

案例：寒湿凝滞误为血热夹湿

贺某，女，38岁，1991年8月6日就诊。患者全身散在稍隆起皮肤的结节性红斑，色若葡萄，大小不等，对称发生，四肢多于躯干，发痒，舌质淡，苔白，脉沉细。其病程已2个月余，经某医院诊断为结节性红斑，曾服用肾上腺皮质激素、氯苯那敏等西药近3周及清热凉血利湿之中药20余剂，均罔效。经人举荐而求治于高师，辨证为寒湿凝滞肌肤之候，治宜辛温宣通、祛寒开凝，用麻黄汤加味主之。药用：麻黄5克，杏仁10克，桂枝6克，炙甘草5克，忍冬藤10克，连翘10克，赤芍10克，山栀皮10克，白鲜皮10克，滑石15克，蒲黄炭10克。服药3剂后，红斑见暗，痒止；7剂后大部分红斑消退；连投 18 剂，病获痊愈；随访 1 个月，未见复发。

（高辉远《高辉远临证验案精选》）

按：本病属于中医学"肌衄"范畴，用清热凉血利湿罔效在于误为血热夹湿，属辨证错误。分析其症状，出血颜色紫暗，且舌质淡，苔白，脉沉细，并无血热之征，实乃寒湿郁于肌表，不得宣发。因此，临床在对此类病证进行辨证时，要着重分析皮色、舌质，避免辨证错误，造成误诊误治。

第三节　消　渴

消渴是指以口渴引饮、消谷善饥、尿频量多、形体逐渐消瘦为主要表现的疾病，因肺、胃、肾三脏阴虚燥热，水谷输布失常所致，临床上消渴病类似于西医学的糖尿病。

消渴是一种发病率高，严重危害人类健康的疾病，近年来发病率更有增高的趋势，中医药在改善症状、防治并发症等方面均有较好的疗效。

【病因病机】

1. 先天禀赋不足　先天禀赋不足，尤其是素体阴虚，是引起消渴病重要的内在因素。《灵枢·五变》说："五脏皆柔弱者，善病消瘅。"《医贯·消渴论》谓："人之水火得其平，气血得其养，何消之有？"说明体质强弱与消渴的发病有一定的关系。

2. 饮食失节，积热伤津　长期过食肥甘、醇酒厚味、辛辣香燥，损伤脾胃，致脾胃运化失职，积热内蕴，化燥伤津，发为消渴。早在《素问·奇病论》中即说："此肥美之所发也，此人必数食甘美而多肥也，肥者令人内热，甘者令人中满，故其气上溢，转为消渴。"

3. 情志失调，郁火伤阴　长期过度的精神刺激，如郁怒伤肝、肝气郁结，或劳心竭虑、营谋强思等，以致郁久化火，火热内燔，不仅上灼胃津，下耗肾液，而且肝之疏泄太过，肾之闭藏失职，则火炎于上，津液泄于下，"三多"之症随之而起，发为消渴。另外，心气郁结，郁而化火，心火亢盛，致心脾精血暗耗，肾阴亏损，水火不济，亦可发为消渴。正如《临证指南医案·三消》说："心境愁郁，内火自燃，乃消症大病。"

4. 劳欲过度，肾精亏损　房事不节，劳欲过度，肾精亏损，虚火内生，则"火因水竭而益烈，水因火烈而益干"，终至肾虚肺燥胃热俱现，发为消渴。《备急千金要方》云，消渴由于"盛壮之时，不自慎惜，快情纵欲，极意房中，稍至年长，肾气虚竭……此皆由房事不节之所致也"。

5. 过服温燥药物，耗伤阴津　前人认为嗜食壮阳之石类药物，致燥热伤阴可发为消渴。今服石药之风表面上已不复存在，但实际上那些为了长寿，或为了快情纵欲，长期服用温燥壮阳之剂者，正是服石药之遗风，这些人由于久服温燥之品，致使燥热内生，阴津亏损，发为消渴。

消渴的病机主要在于阴津亏损，燥热偏胜，而以阴虚为本，燥热为标，两者互为因果，阴愈虚则燥热愈盛，燥热愈盛则阴愈虚。消渴病变的脏腑主要在肺、胃、肾，尤以肾为关键。三脏腑之中，虽可有所偏重，但往往又互相影响。如肺燥津伤，津液失于敷布，则脾胃不得濡养，肾精不得滋助；脾胃燥热偏盛，上可灼伤肺津，下可耗伤肾阴；肾阴不足则阳虚火旺，亦可上灼肺胃，终至肺燥胃热肾虚。故"三多"之症常可相互并见。

消渴虽以阴虚为本，燥热为标，但由于阴阳互根，若病程日久，阴损及阳，则致阴阳俱虚，其中以肾阳虚及脾阳虚较为多见。另外，病久入络，血脉瘀滞，且阴虚内热，耗津灼液，亦使血行不畅而致血脉瘀滞。

【诊断】

1. 凡具有口渴多饮，消谷易饥，尿多而甜，形体渐见消瘦等证候者即可确诊。

2. 查空腹、餐后 2 小时血糖和尿糖、尿比重，做葡萄糖耐量试验等检查对本病诊断有较大的参考价值。

【常见误诊分析】

1. 对临床症状没有综合分析　多饮、多食、多尿和消瘦为消渴病本证的基本临床表现，而易发生诸多并发症为本病的另一特点。本证与并发症的关系，一般以本证为主，并发症为次。多数患者，先见本证，随病情的发展而出现并发症。但亦有部分患者与此相反，如少数中老年患者，"三多"及消瘦的本证不明显，而以并发症为突出表现，常因痈疽、眼疾、心脑病症等为线索，最后确诊为本病。故若医者临证不详细询问病史，不仔细诊查，则易只对并发症做出诊断，而对消渴本证漏诊。

2. 消渴误为瘿病　瘿病中气郁化火、阴虚火旺的类型，以情绪激动，多食易饥，形体日渐消瘦，心悸、眼突，颈部一侧或两侧肿大为特征。其中的多食易饥、消瘦类似于消渴病的中消，但眼球突出、颈前生长肿物则与消渴有别，且无消渴病的多饮、多尿、尿甜等症。

3. 忽视个体体质差异　受典型糖尿病体征的影响，对平素清淡饮食、形体肥胖、无典型"三多一少"症状者不从消渴考虑，由于个体差异，单纯问诊难以分辨出患者是否口渴、多饮、多食，临床必须结合空腹、餐后 2 小时血糖和尿糖、尿比重，做葡萄糖耐量试验等检查以减少误诊。

4. 忽略年龄因素　老年人病程迁延较长者，多无明显的多饮、多食、多尿症状，难以明确划分三消。老人消渴以虚为主，尤以下消肾虚为多，临床虽无明显的"三多一少"症状，但一般伴有头晕、耳鸣、腰膝酸软、乏力等肾虚症状。在主症不典型时，若不将脉症与年龄结合，难以明确诊断。

5. 拘泥于理化检验结果　有些患者已有口渴或多食易饥症状，但由于血糖、尿糖未见异常，故不从消渴辨证施治。有些则相反，一见化验单血糖升高，不加辨证而概从阴虚燥热辨证论治。须知消渴有上消、中消、下消之分，血糖高仅是诊断依据之一，并非确诊消渴的必要条件。消渴类似于西医的糖尿病，但毕竟不等于糖尿病。

6. 消渴概辨为阴虚燥热　消渴的基本病机是阴虚为本，燥热为标，病变脏腑重点在肺胃肾，可有所偏重，而且相互影响。但由于个体差异，病程迁延，病情也常常发生变化。阴虚日久，阴损及阳，可导致气阴两虚或阴阳两虚，脾肾同病。临床若不参脉证，仅从一般规律出发，忽视矛盾的特殊性，对确诊为糖尿病者概辨为阴虚燥热，一味用滋阴清热之法，则凉腻易耗损阳气，苦寒易伤脾胃，不但无益，反使病情加重。在病变过程中，血瘀致病也比较多见，应适当活血化瘀，使气血正常运行，津液正常输布。临床上对确诊为糖尿病者仍需进行辨证，方不致误。

7. 不从脾辨证　消渴与肺、胃、肾密切相关，但津液的生成、输布与脾的运化功能亦紧密相连。胃与脾为表里之脏腑，肾与脾有先、后天关系，胃肾病变常常影响到脾，尤其是下消，随着病程迁延，多见脾肾气阴两虚之证，表现为尿频、纳呆、便溏、体倦乏力、口渴少饮、手足心烦热、腰膝酸软、眩晕、耳鸣，或口腔糜烂，日久不愈等症。若医者拘泥于糖尿病患者多尿、多食易饥的特点，忽视脾阴亏虚对消渴的影响，仅从肺、胃、肾立论，易造成误诊误治。

8. 三消不分主次及兼夹　三消病变脏腑重点在肺胃肾，可有所偏重，而且相互影响，终至肺燥、胃热、肾虚同时并存，多饮、多食、多尿相互并见。辨证时虽不能将三消截然划分开来，但要根据脉症分清肺燥、胃热、肾虚的偏重。故治疗上虽然上消润肺、中消清胃、下消滋肾为三消治疗大法，但不能概用上法而专执本病治疗，应注意：治上消宜润肺，兼清其胃，使胃火不得上灼肺津；治中消宜清胃，兼以滋肾，使相火不能攻胃；治下消宜滋肾，兼以补肺，滋上源以生肾水。若医者不分三消主次，概予滋阴清热，或不辨病机变化，治疗专执本经，均易导致误诊误治。

9. 上、中消不辨阴虚　上、中消主要为肺燥、胃热，但不单见于肺燥胃热之证，要注意肺胃阴虚的可能。医者一见烦渴多饮、口干舌燥或多食易饥、口渴、大便干燥等症，便常以燥热论治，而未予注意有无燥热伤阴的表现，不能掌握病变过程中的病机转变，造成误诊误治。辨证时可结合病程、舌脉来分析，初起一般多属燥热，病程较长者，燥热伤阴，致阴虚燥热互见。两者都可见多饮、多食、口干舌燥、便秘症状，肺胃燥热者，一般苔黄燥，脉滑数或滑实有力；肺胃阴虚者，则苔少或无苔，脉多细数。

10. 不辨标实　本病以阴虚为本，燥热为标，同时也可兼夹痰湿、瘀血等，病程较长者阴损及阳，导致阴阳俱虚之证。因此部分病久或素体虚弱患者，表现阴虚或阴阳两虚的症状且见日渐消瘦，但又夹杂燥热、痰湿、瘀血等实邪，医者常误认为虚，而忽视标实的病机，导致误诊误治。

11. 不辨瘀血兼夹　三消日久，常常有瘀血兼证，出现舌质紫暗，或有瘀斑、瘀点，脉细涩等症。瘀血内停，气为血阻，不得上升，水津不能随气上布，导致消渴加重，故也与血瘀有关。若医者因循常理，只从阴虚、燥热辨证，不辨瘀血兼夹，便难以全面掌握病因病理，也易导致误诊误治。

【案例分析】

案例1：消渴手足麻木漏诊

张某，男，65岁，干部。患者宿恙咳喘，近因外出淋雨而发病，咳嗽较剧，动则气喘，四肢麻木不仁。迭经治疗后，咳除喘平，唯手足麻木依然，遂于1988年4月21日延余诊治。

刻下：见症除上述之外，并兼手足酸重无力，肌肤犹如蚁行感，得热不减，大便干结，小便清长，舌质红，苔薄白，脉弦濡。辨证为寒湿阻络，筋脉失养。治拟温经散寒，祛湿通络。处方：川桂枝、淡干姜各 10 克，羌独活、嫩桑枝、海桐皮、豨莶草、汉防己、云茯苓、薏苡仁、天仙藤、紫丹参、土红花各 12 克。5 剂，每日 1 剂，水煎取汁，2 次分服。

1988 年 4 月 26 日二诊：手足麻木更剧，全然不知痛痒，口干思饮，大便秘结，三日未行，夜尿频频，甚或多达五六次，由此而查尿糖（+++），空腹血糖 10.2mol/L，糖化血红蛋白 9.1%，舌转光红，脉呈细数。复审脉症，乃肾阴亏损，肝血不足，络脉失充，筋脉失养。治以滋肾养肝，补血柔筋。处方：大生地黄、怀山药、山茱萸、杭白芍各 15 克，黑玄参、干石斛、天花粉、嫩桑枝、宣木瓜、鸡血藤、川牛膝、全当归各 10 克，紫丹参、生黄芪、炙黄芪各 30 克，生大黄 2 克（后下）。5 剂，如前煎服，并于晨起冲服消渴丸 10 粒，另嘱少进糖及高淀粉类食品。

1988 年 5 月 2 日三诊：手足麻木明显好转，夜尿著减，大便通畅，余症悉减，苔转薄白，脉呈弦细。效不更方，先后又进原方 20 余剂，药毕手足麻木消除，余症俱减，故转而治其原发病，尽管其后病情时有反复，但始终未再出现手足麻木之表现。

（张笑平《中医失误百例分析》）

按：麻木一症，可虚可实。本例麻木实为消渴病之兼症，即以消渴为本，麻木为标。但在首诊之时，寒湿之象明显而阴虚之兆隐晦，结果误为实证，过用殊多燥热之品，以致寒湿化热，阴液耗伤，促发消渴，加剧麻木，属辨病错误。二诊查血糖、尿糖，方确诊为消渴，转而治本为主，治标为辅，标本兼顾，麻木得除，消渴趋缓。中老年患者，"三多"及消瘦的本证不明显，而以并发症为突出表现，常因痈疽、眼疾、心脑病症等为线索就诊。医者临证应详细询问病史，仔细诊查，否则容易只对并发症做出诊断，而对消渴本证漏诊，导致久治不愈。

案例 2：肾阳虚误为胃热阴虚

余族兄双柏，五旬后病此，时师以滋阴降火之剂投之，小便愈多，色清而长，味益甘，则渴益甚。屡更医，率认为热，尽用苦寒，轻剂如天花粉、黄连、麦冬、石膏、知母之类，重剂如汞丹之类，不唯不效，反致遍身如癞，精神癯削，脉皆细数。余后至，曰：此东垣所云，消渴末传也。能食者，必发脑疽背疮；不能食者，必传中满臌胀。今脉细数，而肤皆瘾疹，宁免其无疽疡乎？急宜更药，毋用寒凉坏胃也。乃以肾气丸，加桂心、五味子、鹿角胶、益智仁，服之半月，精神需长，消渴痊除，小便不甜，肤疹俱脱，十年无恙。

（明·孙一奎《医旨绪余》）

按：此案属辨证错误，屡投滋阴降火之剂，尽用苦寒，小便量愈多而清长，此为肾消，温补为正治。阴虚燥热是消渴的基本病机，但由于个体体质的差异，病程迁延，病情也常常发生变化。阴虚日久，阴损可以及阳，导致气阴两虚或阴阳两虚，脾肾同病。

临床若不参脉证，仅从一般规律出发，忽视矛盾的特殊性，对消渴概辨为阴虚燥热，一味用滋阴清热之法，则凉腻易耗损阳气，苦寒易败伤脾胃，不但无益，反使病情加重。

案例3：痰湿夹火误为阴虚火旺

太学赵雪访，消中善食，日进膏粱数次，不能敌其饥势，中夜必进一饮，食过即昏昏嗜卧，或时作酸作甜，或时梦交精泄，或时经日不饮，或时引饮不彻。自言省试劳心所致，询其先前所服之药，屡用安神补心、滋阴清火，俱不应。延至夏秋，其证愈剧，始求治于石顽。察其声音浊而多滞，其形虽肥盛色苍，而肥肉绵软，其脉六部皆洪滑而数，惟右关特甚，其两尺亦洪滑，而按之少神。此肾气不充，痰湿夹阴火泛溢于中之象。遂与加味导痰加兰香，数服其势大减；次以六君子合左金、枳实汤泛丸服；后以六味丸去地黄，加鳔胶、蒺藜，平调两月而康。

（清·张璐《张氏医通》）

按：本案属辨证错误，患者消中善食，食后昏昏嗜卧，且时梦交精泄，又常劳心，考虑肾阴虚心火旺，然药后症不减反日渐加重。仔细分析其声浊、形肥、色苍、肉软，显系有痰湿之象；尺部按之少神，乃肾虚之象；痰湿夹火泛于中焦，故而脉洪滑数，右关特甚，消中善食。综合辨之，本证当属痰湿夹火，肾气不充。临证当结合体征，详辨脉象，方可减少误诊。

第四节 汗 证

汗证是指由于阴阳失调，营卫不和，腠理开阖不利，而致汗液外泄失常的病证。其中，不因外界环境因素的影响，而白昼时时汗出，动辄益甚者，称为自汗；寐中汗出，醒来即止者，称为盗汗，亦称为寝汗。

自汗、盗汗是临床杂病中较为常见的一个病证，既可单独出现，也常伴见于其他疾病过程中。本节主要讨论单独出现的自汗、盗汗的误诊。本病相当于西医学中的甲状腺功能亢进、自主神经功能紊乱、风湿热、结核病等所致的自汗、盗汗。中医对其有比较系统、完整的认识，若辨证用药恰当，一般均有较好的疗效。

【病因病机】

汗为心之液，由精气所化，不可过泄。除了伴见于其他疾病过程中的出汗过多外，引起自汗、盗汗的病因病机主要有如下几种。

1. 肺气不足 素体不足，病后体虚，或久患咳喘，耗伤肺气，肺与皮毛相表里，肺气不足，肌表疏松，表虚不固，腠理开泄而致自汗。

2. 营卫不和 表虚之人微受风邪，导致营卫不和，卫外失司，而致汗出。

3. 心血不足 思虑太过，损伤心脾，或血证之后，血虚失养，均可导致心血不足。因汗为心之液，血不养心，汗液外泄太过，引起自汗或盗汗。

4. 阴虚火旺 烦劳过度，亡血失精，或邪热耗阴，以致阴精亏虚，虚火内生，阴津被扰，不能自藏而外泄，导致盗汗或自汗。

5. 邪热郁蒸　情志不舒，肝气郁结，肝火偏旺，或嗜食辛辣厚味，或素体湿热偏盛，以致肝火或湿热内盛，邪热郁蒸，津液外泄而致汗出增多。

【诊断】

1. 不因外界环境影响，在头面、颈胸，或四肢、全身出汗者。昼日汗出溱溱，动则益甚为自汗；睡眠中汗出津津，醒后汗止为盗汗。

2. 除外其他疾病引起的自汗、盗汗。作为其他疾病过程中出现的自汗、盗汗，因疾病的不同，各具有该疾病的症状及体征，且出汗大多不居于突出地位。

【常见误诊分析】

1. 自汗、盗汗误为脱汗　自汗、盗汗重症与脱汗均可表现为大汗淋漓，但脱汗则汗出如珠，常同时出现声低息微，精神疲惫，四肢厥冷，脉微欲绝或散大无力，多在疾病危重时出现，为病势危急的征象，故脱汗又称为绝汗。

2. 自汗、盗汗误为战汗　三者均表现出汗。但战汗主要出现于急性热病过程中，表现为突然恶寒战栗，全身汗出，发热，口渴，烦躁不安，为邪正交争的征象。若汗出之后，热退脉静，气息调畅，为正气拒邪，病趋好转。

3. 虚实辨证错误　一般来说，汗证以属虚者多。自汗多属气虚不固，盗汗多属阴虚内热，但不可一概而论。肝火、湿热等邪热郁蒸而致汗出者，则属实证。医者若囿于常理，一见自汗，即予补气，一见盗汗，即予补阴，势必引起误诊误治。临床上气虚自汗，表现为汗出恶风，稍劳尤甚，伴见体倦乏力、面色少华、易感冒、舌淡苔薄、脉细弱等症；阴虚盗汗，表现为夜寐盗汗，伴五心烦热、口燥咽干、颧红、舌红少苔、脉细数等症；肝火郁蒸，汗出特点为蒸蒸汗出，兼有面赤、烦躁、口苦、舌红、苔黄、脉弦数等症；湿热内蕴，汗出特点为汗出不畅，伴有胸闷、脘腹胀满、苔腻、脉滑等症。王清任还指出血瘀亦令人自汗、盗汗。瘀血者，兼见心胸不适，舌质紫暗或有瘀点、瘀斑，脉弦或涩等症。同时，病程久者，或病变重者，则会出现阴阳虚实错杂的情况。因此，治疗汗证，当先辨虚实，若只以虚损立论，不辨实邪致病，就会导致实实之误。

4. 阴阳辨证错误　医者拘于自汗多见气虚、阳虚，盗汗多见阴虚，而不辨阴阳致误。临床上，自汗亦可见于阴虚，盗汗亦可见于阳虚。正如《景岳全书·汗证》所说："自汗盗汗亦各有阴阳之证，不得谓自汗必属阳虚，盗汗必属阴虚也。"

5. 不分析病情的转化　气虚自汗久则可以伤阴，阴虚盗汗久则可以伤阳，出现气阴两虚或阴阳两虚之证。肝火郁久，灼伤阴液，湿热蕴久，或热重伤阴，或湿重伤阳，则见虚实兼夹之证。辨证时若只着眼于本证，不分析病机转化，则难以掌握疾病的本质。

6. 气虚自汗，不辨表里兼夹　气虚自汗，因气虚卫外不固，汗出腠理开泄，容易受外邪侵袭而致表里同病，表现为汗出恶风、神疲乏力、周身酸痛、脉细弱或浮而无力。因此，对于气虚自汗，若不辨是否兼有表证，一味以气虚立论，势必导致误诊。而对于气虚自汗兼有表证者，治疗时就必须根据本虚、标实轻重，扶正解表并用。若单纯扶正而不解表，则表邪不解，易入里为患；解表而不扶正，则表邪虽去，而汗出正虚不复。解表时用药宜缓和，若用药性猛峻烈，辛散太过，将致汗泄太多，气虚更甚。

7. 阴虚不辨脏腑　阴虚盗汗有心阴、肺阴、肾阴亏虚的不同，三者均可见盗汗、潮热、颧红等阴虚火旺症状。但肺阴亏虚者，多伴干咳无痰、咯血等症；心阴亏虚者，多伴心悸、心烦失眠等症；肾阴亏虚者，多见腰膝酸软、眩晕耳鸣、遗精等症。医者若只辨阴虚，不分脏腑，势必导致发病脏腑及病位辨证错误。

8. 暑热伤气，不辨病因　暑热伤气，汗出过多，阳随汗泄出现自汗、畏风寒、脉虚误为阳虚。二者鉴别要点在于舌象：若舌淡嫩而苔白滑者，为阳虚；若舌红苔黄，则为暑热伤气。医者若一见脉虚、畏风寒，即为阳虚，而未四诊合参，势必导致误诊。

9. 营卫不和误为气虚自汗　二者均见汗出、恶风等症。但营卫不和者兼见周身酸楚，脉浮缓等症；气虚者兼见时时汗出，动则益甚，神疲乏力，倦怠，舌淡，脉细弱等症。若营卫不和兼有气虚之证，治疗时，可于调和营卫方中加入益气固表之品。

【案例分析】

案例1：暑热伤气误为阳虚

滑伯仁治一人，病自汗如雨，面赤身热，口燥心烦，盛暑中且帷幕周密，自以至虚亡阳，服术、附数剂，脉虚而洪数，舌上苔黄。伯仁曰：前药误矣。轻病重治，医者死之。《素问》云：必先岁气，毋伐天和。术、附岂可轻用？以犯时令。又云：脉虚身热，得之伤暑。暑家本多汗，加之刚剂，脉洪数而汗甚。乃令撤幔开窗，少顷渐觉清爽。以黄连、人参、白虎，三进而汗止大半，诸证亦减。兼以既济汤，渴用冰水调天水散，七日而愈。

原按：脉虚、身热、苔黄、自汗、心烦，亦难别阴阳，但汗如雨而不畏寒，暑可知。若阴有汗则死。

（明·江瓘《名医类案》）

按：本案原医之误，仅凭脉虚畏风寒而断为阴证，妄施附、术刚剂，属辨证错误，岂不知暑热伤气，汗出过多，阳随汗泄，亦可是脉虚而畏风寒。误暑为寒，相别天壤，皆因未探本源，几为医者所害。四诊合参，尤其舌脉，在鉴别诊断中具有举足轻重的作用。本例身热、自汗、口渴、心烦，症似阳热，然脉虚，当作分析。此等脉症，阴竭阳越者有之，暑热伤气者有之，阴盛格阳者有之，气虚贼火炽盛者有之，何以别之？当进而查舌。若舌光绛干敛，当为阴竭阳越，治宜滋阴敛阳。若舌淡嫩而苔滑者，必为阴盛格阳，当引火归原。若舌淡红苔白，伴气短倦怠等，则为气虚发热，当以甘温除热。若舌红苔黄，则为暑热伤气，当清暑益气生津。诸端脉症皆可相似，则进而鉴别之要点在舌，而不在于有汗畏寒与否。

案例2：肺热盗汗误为阴虚

陈载陶令郎，夏间患嗽泻，愈后时发寒热，寝汗如蒸，医治两月，迄今不能退，时犹作嗽，咸以为劳。其父喆堂逆孟英视之，热甚于头面，形瘦口干，脉则右大，曰：肺热不清也，养阴之药久服，势必弄假成真，热锢深入而为损怯之证，亟宜澹泊滋味，屏绝补物。以芩、栀、地骨、桑叶、苡仁、枇杷叶、冬瓜皮、梨皮、苇茎为剂，服后热汗递减。至九帖解酱矢赤溲，皆极热而臭，自此热尽退，而汗不出矣。惟嗌犹不畅，时欲太息，饮则胸下不舒。乃滋腻药所酿之痰未去也，改用沙参、枳实、旋覆、冬瓜子、竹茹、白前、栝蒌、海蜇、橘皮，数帖而胸舒嗽断，体健餐加。

（清·王孟英《王氏医案》）

按：本按盗汗热甚于头面，右脉大，本属肺热，一清可愈。而医者不详辨，一见盗汗就从阴虚论治，久服养阴滋腻，反将热邪胶锢难出，故热汗不止，属辨证错误。王氏治以清泄郁热，佐以宣展气机，气机宣畅，则郁热自泄。其嘱误滋味，绝补物，尤为要言，舍此配合，纵有灵丹妙药，亦无益也。

案例 3：标实峻补，阳郁汗泄

裴兆期曰：一士人，大病久虚，后已大受餐，且日服大补气血之药，兼旬越月，宜其起矣。不谓饮食顿减，遍体畏寒，自汗盗汗，昼夜不止。已延二三名家，进以桂、附、参、芪，汗愈多而寒益甚，参、芪加至两许，亦不验。余以羌活、防风为君，苍术、半夏为臣，黄连、陈皮、砂仁、厚朴、茯苓、桂枝、浮麦为使，一剂而汗收，并不畏寒矣。随制人参大补脾丸与之，调理不逾月而康。盖大病久虚之后，胃虽强而脾尚弱，易于加餐，难于运化。且汤药之补无虚日，湿热郁于中宫，故饮食顿减，而多汗多寒也。人身捍卫之气出于胃，胃既为痰涎所闭，则捍卫之气不能布皮毛、充腠理。先哲谓中脘有痰，令人多寒；脾湿不流，令人多汗。此之谓也。其多汗而反用羌、防者，以其腠理开疏，风气乘虚来客，必先去其风，而汗始易收也。其畏寒而反用黄连者，以寒非虚寒，乃湿热生痰所致之寒，湿清而寒自止也。凡人当大病之后，切不可恣投以药，无论药谬，即对病者，亦不可不慎。盖人之元气，以胃气为本，胃气又以谷气为本。大病之人，与谷气久疏，则所喜者食物，所恶者药物，理之常也。此际正当以食投其所好，以养胃气，胃气旺则元气亦旺，不补之中有至补者在，安用此拂意之物，妨碍胃气耶？今之医者不明此理，每遇病久乍痊，必谓气血两虚，尚须大补，其药不外当归、地黄、枸杞、故纸、山药、苁蓉、参、芪、苓、术等类，不煎则丸，恣投无忌。有服之而欲食反减者，有服之而作泻作呕与肿满者，甚至有膈胀不能食，而反生他症者。名为补人，而实害人矣，可不戒哉。

（清·魏之琇《续名医类案》）

按：本案属辨机错误。久病之人，正虚胃弱，虽宜补之，亦易缓图。骤进厚味，兼以峻补，非但不化，反致壅遏，阳郁不布，卫外不固，畏寒汗出，势在必然。不顾标实，更进补益，壅遏有加，畏寒益甚，汗出愈多。主以平胃，健胃化积，疏达胃气；佐以黄连，苦以降泄，清其积热。君以羌、防，固可祛乘虚而入之风，但主要作用并非在此。肝苦急，以辛补之，羌、防皆辛味风药，风能入通于肝，令肝木条达疏泄，春生之气升，脾之清阳亦升，清升浊降，壅遏自解。故曰，风能鼓舞胃气。观东垣升阳益胃等方，虽无风邪袭入，然皆用风药，令其鼓舞胃气，升发清阳，非为祛风者设。此案用羌、防，义盖于此。

第五节　内 伤 发 热

内伤发热是指以内伤为病因，脏腑功能失调、气血阴阳亏虚为基本病机，以发热为主的病证。一般起病较缓，病程较长。临床上多表现为低热，但有时可以是高热。

内伤发热是与外感发热相对应的一类发热，可见于多种疾病中。临床上凡是不因感受外邪所导致的发热，均属内伤发热的范畴。根据调整阴阳的理论，中医对内伤发热的治疗有其特色和优势。

西医学所称的功能性低热，肿瘤、血液病、结缔组织疾病、内分泌疾病，以及部分慢性感染性疾病所引起的发热、某些原因不明的发热，可参考本节辨证论治。

【病因病机】

1. 肝经郁热　情志抑郁，肝郁化火而发热；或因恼怒过度，肝火内盛，以致发热。其发病机制正如《丹溪心法·火》所概括的，"凡气有余便是火"。因此种发热与情志密切相关，故亦称"五志之火"。

2. 阴虚发热　由于素体阴虚，或热病日久，耗伤阴液，或误用、过用温燥药物等，导致阴液亏虚，阴衰则阳盛，水不制火，阳气偏盛而引起发热。

3. 瘀血阻滞　由于情志、劳倦、外伤等原因导致瘀血，瘀血阻滞经络，血行不畅，郁而发热。此外，瘀血发热也与血虚失养有关，如《医门法律·虚劳论》说："血痹则新血不生，并素有之血，亦瘀积不行，血瘀则荣虚，荣虚则发热。"

4. 湿郁化热　由于饮食失调、忧思气结等使脾胃受损，运化失职，以致湿邪内生，郁而化热，进而引起内伤发热。

5. 中气不足　由于劳倦过度、饮食失调，或久病失于调理，以致中气不足，阴火内生而引起发热，亦即现今通称的气虚发热。

6. 血虚失养　由于久病心肝血虚，或脾虚不能生血，或长期慢性失血，以致血虚失于精养。血本属阴，阴血不足，无以敛阳而引起发热。如《证治汇补·发热》说："血虚发热，一切吐衄便血，产后崩漏，血虚不能配阳，阳亢发热者，治宜养血。"

7. 阳气虚衰　由于寒证日久，或久病气虚，气损及阳，或脾肾阳气亏虚，以致火不归原，虚阳外浮而引起发热。如《证治汇补·发热》说："阳虚发热，有肾虚水冷，火不归经，游行于外而发热。"

总之，内伤发热不外乎虚、实两类。由肝经郁热、瘀血阻滞及内湿停聚所致者属实，其基本病机为气、血、水等郁结壅遏化热。由中气不足、血虚失养、阴精亏虚及阳气虚衰所致者属虚，此类发热均由阴阳失衡所导致。或因阴血不足，阴不配阳，水不济火，阳气亢盛而发热；或因阳气虚衰，阴火内生，阳气外浮而发热。

本病病机比较复杂，从机制分析可由一种也可由多种病因同时引起发热，如气郁血瘀、气阴两虚、气血两虚等。病机转化则久病往往由实转虚，由轻转重，其中以瘀血病久，损及气、血、阴、阳，分别兼见气虚、血虚、阴虚或阳虚，而成为虚实兼夹之证的情况较为多见。其他如气郁发热，日久伤阴，则转化为气郁阴虚之发热；气虚发热日久，病损及阳，阳气虚衰，则发展为阳虚发热。

【诊断】

1. 内伤发热起病缓慢，病程较长，多为低热或自觉发热，表现为高热者较少。本病多但寒不热，部分患者或有畏寒，但得衣被则减。常兼见头晕、神疲、自汗、盗汗、脉弱等症。

2. 常有反复发热的病史，并有气、血、水壅遏或气血阴阳亏虚的病史。

3. 必要时可做有关的实验室检查，以进一步协助诊断。

【常见误诊分析】

1. 内伤发热误为外感发热 内伤发热与外感发热都以发热为主症。外感发热，一般发病较急，病程较短，发热初期大多恶寒发热同时并见，其恶寒得衣被而不减，常兼有头身疼痛、鼻塞、咽红、流涕、咳嗽、脉浮等症，由感受外邪，正邪相争所致，属实证者较多。内伤发热，一般发病缓慢，病程较长，反复发作，以低热为主，多伴神疲、倦怠、头晕、乏力、自汗、盗汗等症，无恶寒身痛等外感表证症状。然外感余邪未尽者亦常表现为低热，内伤发热亦可表现为高热，若不辨发热的特点、伴随症状、气血阴阳虚损及脏腑功能失调的机制，易将两者混淆。

2. 对发热含义理解偏差 医者受西医学发热概念的影响，误认为发热必须是体温升高。中医学之发热除指患者体温高于正常者外，还包括患者虽体温正常，但自觉全身或某一局部发热。外感发热，因邪正交争，故体温一般升高；内伤发热则表现为持续低热，或见高热，也可以是患者自觉发热或五心烦热，而体温并不升高。因此，凡气血阴阳虚损、脏腑功能失调，出现以发热或自觉发热为主症者，便可诊断为内伤发热。若单凭体温的高低作为诊断标准，则容易漏诊。

3. 瘀血发热误为血热 二者虽然均为血分发热，但瘀血发热表现为午后或夜间发热，或身体某些局部发热，舌紫脉涩等症，治宜活血化瘀。血热证表现为出血色深红，或斑疹显露，或为疮痈，有发热、口渴等症，舌绛，脉滑数或弦数等。故瘀血发热不等于血热，活血化瘀时可选用部分凉血活血之品，但不宜太过。凉血之品多属苦寒，若过用或久用，则易损伤阳气，阳气一伤，无力推动血行，使瘀血更甚而发热不解。

4. 发热有时误为疟疾 血瘀、湿郁、阴虚发热常表现为午后或夜间发热或热甚，发热较有规律。医者若不详细询问病情及发热症状，有时易误诊为疟疾。但疟疾常见有寒热往来，病史和血涂片检查可资鉴别。

5. 虚实辨证错误 医者误认为内伤发热皆因虚所致。内伤发热之内伤，是从病因而言，不单纯指正气损伤、气血阴阳虚损。七情内伤，五志化火，亦可见发热，如情志抑郁，肝郁化火，可以出现身热心烦、烦躁易怒、口干口苦、舌红苔黄、脉弦数等症；瘀血阻滞，气血壅遏化热，常表现为午后或夜间发热，或身体某些局部发热，躯体或四肢有固定痛处或肿块，口干咽燥不欲饮，舌紫脉涩等症；湿邪内生，可郁而化热，出现低热，午后热甚，胸闷身重，纳少呕恶，苔腻脉濡数等症。

内伤发热有虚有实，若皆辨气血阴阳虚损，只见其虚，不见其实，则以偏概全。此外，内伤常出现虚实夹杂，如气虚发热证常兼湿热而见有苔黄腻，往往容易误诊为湿热证，而忽略了气虚的一面。

6. 虚证不辨气血阴阳 五脏相关，气血同源，阴阳互根，气血阴阳亏虚常而有之。医者如果不能详细询问病情，认真审查，易造成气血阴阳亏虚的辨证错误。如气虚发热若兼身热夜甚，高热，手足喜凉或牙龈肿痛，咽痛唇红，口干不欲饮水等症，不加仔细辨析，容易误诊为单纯的阴虚发热证。阴虚发热若兼见头晕头重，心悸气短，乏力恶心，低热等中气虚弱之症，又容易误诊为单纯的气虚发热。血虚发热和阴虚发热皆可见全身烘热、口干、舌红少苔等症；气虚发热日久，病损及阳，阳气虚衰，则发展为阳虚发热。因此，临床应注意四诊合参，抓住主症及辨证要点，才不会造成漏诊。

7. 阴虚不辨脏腑 阴虚发热，以午后或夜间低热、五心烦热为特点，伴见骨蒸潮热、颧红盗汗、口干咽燥、大便干结、尿少色黄、舌红少苔、脉细数等症。阴虚一般指脏腑阴液亏损，辨证时还必须注意不同脏腑病变。心阴偏虚者，多兼见心悸怔忡、手足心热、舌尖红、心烦少寐等症；肺阴偏虚者，多兼干咳痰少或无痰、咯血、声嘶、鼻咽干燥之症；肝阴偏虚者，多兼见眩晕、易惊、肌肉瞤动、胁肋隐痛、脉弦细数等症；脾胃阴虚者，多兼见口干欲饮、不思饮食、大便燥结或口疮等症；肾阴亏虚者，多兼见腰膝酸软、耳鸣、遗精等症。不结合脏腑辨证，则不能明确病变部位所在。

8. 不辨标本，见热治热 治疗内伤发热，重在调补气血阴阳的偏损，调理脏腑功能的失调，使气血阴阳不虚，脏腑功能调顺，热亦自止。若医者一见发热，便使用发散、苦寒之剂退热，而不辨发热之因，容易导致误诊误治，甚至使病情加重。如实证发热，当辨气郁、血瘀、湿郁，相应予以理气、活血、利湿。实证发热，因邪不在表，发表无效。若误用苦寒，则苦寒损伤脾胃阳气，或苦燥伤阴，反使病情加重。又如阴虚发热，须根据阴虚与虚热的轻重主次，有所侧重地配合应用清退虚热及滋阴治本之法。虚热为主者，在清退虚热之时，勿忘滋阴治本，使阴液不虚，阴能制阳，则虚热难生；阴虚为主者，要以滋阴为主，补水以配火，壮水之主以制阳光。若一味清退虚热，用苦寒之品灭火，有失治病求本之大旨，难以取效。此外，若误用发汗还将耗伤阴液或使阳随汗泄，气血阴阳更伤。

9. 误以发热为热证 气虚发热，表现为热势或高或低，常在劳累后发作加重，伴倦怠乏力、少气懒言、纳少便溏、舌淡脉弱等症；阳虚发热，表现为低热而欲近衣、形寒肢冷、四肢不温、头晕嗜卧、腰膝酸软、舌淡、脉沉细等症。治疗宜益火温阳，甘温除热。若仅因发热而贸造火温补之法，或误用苦寒之品，不但不能抓住疾病的本质，而且苦寒损伤阳气，使病情进一步加重。

【案例分析】
案例1：内伤发热误为外感发热
裴兆期曰：凡人偶得潮热往来之候，未可遽执为外感风寒，辄服发表之药，盖其间亦或有元气内损而热者，一或少瘥，则阴证立至，多死少生矣。吾乡一高年绅，只一子，年三十余，素恃形气强伟，不知节慎，六月间，因母寿，连日宴客，应酬劳倦，遂发往来寒热。渠宿与一医相善，即邀治之，值医他往，其徒代为之视，辄投以羌活、紫苏、防风等药，一剂后，汗大出不止，乃求医治于余，六脉已细数无伦矣。举方用人参、黄芪各五钱，桂、附各二钱，当归三钱，浮小麦一撮，令急煎服。药剂甫煎成，而所善之医适至，亦认为外感，倾弃余药，仍以前药表之，汗更大出，深夜而毙。须知膏粱子弟，外强中干，不可见其气强形伟，而遂视之大椿也。

（清·魏之琇《续名医类案》）

按：内伤发热与外感发热都以发热为主症。外感发热，一般发病较急，病程较短；内伤发热，一般发病缓慢，病程较长，反复发作，以低热为主。但这只是一般规律，本例发热，虽起病急，但病起于劳倦，元气内损，并非外感发热，而是内伤发热。医者不辨体质、脉症，仅从病之长短缓急区别内伤外感，属辨病错误，故而造成误诊。

案例 2：内伤发热误为疟疾

孙东宿治徐三泉令郎，每下午后热，直至天明，夜热更甚，右胁胀痛，咳嗽吊疼，以疟治罔效。延及二十余日，热不退，后医谓为虚热，投以参、术，痛益增。孙诊之，左弦大，右滑大搏指。乃曰：《内经》云，左右者，阴阳之道路。据脉肝胆之火为痰所凝，必勉强作文，过思不决，木火之性不得通达，郁而致疼，夜甚者，肝邪实也。初治当通调肝气，一剂可瘥。误以为疟，燥动其火，补以参、术，闭塞其气，致汗不出而舌苔如沉香色，热之极矣。乃以小陷胸汤，用大栝蒌一两，黄连三钱，半夏二钱，加前胡、青皮各一钱，煎服，夜以当归龙荟丸微下之，遂痛止热退，两帖全安。

（清·俞震《古今医案按》）

按：本案患者午后发热，夜热更甚，右胁胀痛，左弦大，右滑大搏指，实为肝胆火郁痰凝。医者不辨脉象，据右胁胀痛，以疟治之，属辨病错误。后因热久辨为虚热，故一误再误。

案例 3：瘀血发热误为气阴两虚证

刘某，男，51 岁，干部，1994 年 5 月初诊。低热（37.2～38.5℃）1 年余，以夜间为甚，手足心热，心烦渴不欲饮，神疲乏力，面色潮红，二便正常，舌苔薄，脉细微数。胸片、红细胞沉降率、血常规、尿常规均正常。按气阴两虚证，给予益气滋阴之剂，服药 5 剂后，低热如故。予再三推敲，考虑久病多瘀，查舌边有瘀点，脉细数涩，必属瘀血兼有气虚，遂与血府逐瘀汤加减……服药 4 剂后，热减证轻；再进 6 剂，热退证消而愈。随访 2 个月未见复发。

[朱兴彩，崔显玉，徐其良. 血瘀发热辨误 2 则. 河南中医，1996，16（1）：46.]

按：本案患者初诊时即见舌边也有瘀点，脉细数涩，表明已有瘀血内阻之象，由于医者对舌脉资料未予重视，只顾及气阴两虚，未考虑瘀血一面，故将瘀血发热误诊为气阴两虚证，属诊断不全，辨证错误。

第六节　厥　证

厥证是指由于阴阳失调，气机逆乱，气血运行失常所致的以突然发生一时性昏倒，不知人事，或伴有四肢逆冷为主要临床表现的一种急性病证。

对于本证患者，应采取综合应急措施，运用多渠道、多途径的救治手段，以满足临床治疗上的需要。

古代医家提出了气、血、痰、食、暑、尸、酒、蛔等厥之称。本节讨论内伤杂病中具有突然发生一时性昏倒，不知人事为主症，或伴有四肢逆冷表现的厥证的误诊。暑厥亦列入本节讨论范围。至于外感病中的以手足逆冷为主，不一定伴有神志改变之发厥，以及后世列为中风范畴之"厥"，均不属本节之讨论范围。

本病相当于西医学中各种原因所致之晕厥、虚脱、中暑等。

【病因病机】

1. 七情内伤　主要是指恼怒、惊骇、恐吓的情志变动，精神刺激是厥证的主要病因。若所愿不遂，肝气郁结，郁久化火，肝气上逆，或因大怒而气血并走于上等，以致阴阳不相顺接而发为厥证。此外，若其人平素精神衰弱，平素气血运行不畅，或素体阳旺阴亏，或脾虚有痰等，陡遇巨大精神刺激，或闻巨响，或见鲜血喷涌等，遂致气血逆乱，发为厥证。

2. 暴感外邪　感受六淫或秽恶之邪，使气机逆乱，阴阳之气不相顺接，而发为厥证。中暑之厥，多发于酷热季节或高温环境；中寒之厥，多发于严寒之时或高寒地区；秽恶之厥，多发于森林野外或矿井深洞。

3. 饮食劳倦　元气素虚者，如因过度饥饿，以致中气不足，脑海失养；或因暴饮暴食，饮食停于胸膈，上下不通，阴阳升降受阻而发昏厥。过度疲劳，或睡眠不足，阴阳气血暗耗，也可致厥。

4. 亡血失津　如因大汗吐下，气随液耗，或因创伤出血、产后大出血等，以致气随血脱，而发为厥。另外，创伤疼痛亦可导致气机逆乱，猝然昏仆。

厥证的病机主要是气机突然逆乱，升降乖戾，气血运行失常，由于体质和病机转化的不同，又有虚实的区别。大凡气盛有余者，情志突变，气逆上冲，血随气逆，或夹痰夹食，变滞于上，以致清窍闭塞，不知人事，成为厥之实证；气虚不足，或大量出血者，清阳不升，气陷于下，血不上达，气随血脱，气血一时不相顺接，以致神明失养，不知人事，四肢不温，发为厥之虚证。

【诊断】

凡突然发生昏仆，不知人事，呈一时性，移时苏醒，醒后感头晕、疲乏、口干，但无失语、口眼歪斜、瘫痪等后遗症，缓解时和常人一样，或以四肢逆冷为主症者，均可诊断为厥证。

【常见误诊分析】

1. 厥证误为痫病   痫之重者亦为突然昏仆，不知人事，发作时间短暂，但发作时常伴有号叫、抽搐、口吐涎沫、两目上视、小便失禁，且常反复发作，每次症状均相类似，苏醒缓解后如常人。痫病常有先天因素，以青少年为多见，可做脑电图检查，以资鉴别。

2. 厥证误为中风病之中脏腑   二者均可见突然昏仆，不省人事的症状。但中风病以中老年人为多见。素体有肝阳亢盛，其中脏腑者，突然昏仆，并伴有口舌歪斜、瘫痪失语等症，神昏时间较长，苏醒后有瘫痪、失语等后遗症。厥证神昏常伴有四肢逆冷，一般移时苏醒，醒后无半身不遂、口舌歪斜、言语不利等症。

3. 昏厥误为昏迷   二者均表现为昏倒，不省人事。昏厥者，患者突然昏倒，不省人事，发病时间短，发病前一如常人。昏迷为多种疾病发展到一定阶段所出现的危重证候，一般来说发生较为缓慢，有一个昏迷前的临床过程，先轻后重，由烦躁、嗜睡、谵语渐次发展，一旦昏迷后，持续时间一般较长，恢复较难，苏醒后原发病仍然存在。若不了解昏迷、昏厥的发作特点，若误将昏厥诊断为昏迷，常导致严重后果。

4. 厥证误为眩晕   眩晕发作严重者也有欲仆或晕眩仆倒表现，与厥证相似，但一般无四肢厥冷、昏迷不省人事的表现，可资鉴别。

5. 厥证误为脱证   厥证虚证与脱证临床特点相似，均可表现为手足厥冷、汗多肢凉、气息微弱、脉微欲绝、神志淡漠或昏昧。但厥证突然发病失去知觉，不省人事，或自行渐渐苏醒，或由轻转重而致脱。脱证是多种疾病病情突变时的危重衰竭病证，发病前有较重的原发病存在。虚厥因气血亏虚，阴阳气血不相接续所致；虚脱因气血外脱，亡阴亡阳引起。脱证早期多与厥证合并出现，两者病情轻重预后不同，不根据发病时的特点及发病前的疾病加以区分，将致厥脱混淆，病情轻重预后不明。

6. 疏于四诊，病因不明   厥证的发生常有明显的诱因可寻。如气厥虚证，多平素体质虚弱，发病前可有过度疲劳、睡眠不足、饥饿受寒诱因；血厥虚证，常继发于各种大出血之后；气厥、血厥实证，多形体壮实，发病与情志关系密切；痰厥好发于恣食肥甘厚味，体丰湿盛之人；食厥多因暴饮暴食后发作。不详细了解发病的诱因，又未能认真诊查发现异常、及时询问，将错辨证候。

7. 不辨虚实缓急   厥证发作多为急症，经验不足之医者易临证慌乱，不分析气血痰食实邪及气血虚衰正虚的不同，或一见四肢逆冷便认为阳虚，而乱投救急，实证予以固脱救逆，虚证予以开窍醒神，必致虚虚实实，影响疾病的转归预后。临床实证表现为突然昏仆，面红气粗，声高息促，口噤握拳，或夹痰涎涌盛，或身热谵妄，舌红苔黄腻，脉洪大有力；虚证表现为眩晕昏厥，面色苍白，声低息微，口开手撒，或汗出肢冷，舌胖或淡，脉细弱无力。

8. 不辨气血   厥证以气厥、血厥较多见，二者临床症状相似，常易误诊。气厥、血厥虚证常常同时互见，两者均可见眩晕昏厥、面色苍白、呼吸微弱、舌淡等症，不同之处在于：气厥虚证，因阳气虚衰所致，可伴见汗出肢冷，脉沉微等失于温养、温通之证；血厥虚证，因失血过多，伴有唇面爪甲无华、肌肉眴动、脉芤或细数无力等血虚失荣、脉道失充之症。气厥、血厥实证均可见突然昏仆、牙关紧闭等症，不同之处在于：气厥实证，因肝气升发太过所致，体质壮实之人，肝气上逆，或由惊恐而发，表现为突然昏仆，呼吸气粗，口噤握拳，头晕头痛，舌红苔黄，脉沉而弦；血厥实证，因肝阳上亢，阳气暴张，血随气升，气血并走于上，表现为突然昏仆，牙关紧闭，四肢厥冷，面赤唇紫，或鼻衄，舌质暗红，脉弦有力。临床若气厥、血厥不分，易致治气治血偏重失误。

9. 不辨痰厥、食厥　痰厥与食厥均可见突然昏厥、苔白厚腻、脉滑等症不同之处在于：痰厥一般见于恣食肥甘厚腻、体丰湿盛患者，伴有喉有痰声、呕吐痰涎、呼吸气粗症状；食厥多见于暴饮暴食之后，脘腹胀满明显。不辨痰、食病因不同，导致错误分型，不能审因论治。

【案例分析】

案例 1：气虚食厥误为中风

太史杨方壶夫人，忽然晕倒，医以中风之药治之，不效。迎李士材诊之，左关弦急，右关滑大而软。本因元气不足，又因怒后食停。乃进理气消食药，得解黑屎数枚，急改用六君子加姜汁，服四剂而后晕止，更以人参五钱，芪、术、半夏各三钱，茯苓、归身各二钱，加减调理，两月即愈。此名虚中亦兼食中。

（清·俞震《古今医案按》）

按：本案属辨病错误，患者忽然晕倒，颇类卒中，以其无口舌歪斜、瘫痪失语等症，知非中风。左关弦急，胃气极虚而肝气亢逆，右关滑大而软，土虚而食阻，证属气虚食厥。猝然昏倒原因很多，诸厥痧瘴、痫痉痰气、暑寒湿食、正陷虚脱等，皆可突发昏厥，临证当细心审辨，不可稍疏。

案例 2：血虚致厥误为痫病

严妇张氏，年四十许，体素不健，生育多，不时发病。月前猝倒，移时姑苏。今晨餐后，正操作中，又晕仆，无何亦醒，其夫始为之治。先有同屋医者诊为痫病，方书竹茹温胆汤。夫业药，疑而未决，延吾会诊。切脉问证，乃曰：此非痫证，系血厥也。痫证当口吐涎沫，脉多弦滑；今病则否，不吐涎而脉微肢厥，面色㿠白。以此为别。本病属心气虚，营血弱，经脉敷荣失调，阴阳不本顺接，故而为厥。一俟气过血还，阴阳复通，乃即平复。《内经》云：上虚则脑鸣眩仆。此亦阐明血虚而厥之理。关于血厥，许叔微《本事方》早目有论述，且具方治。患者体弱血虚，凭脉论证，属于血厥无疑。竟书给成方白薇汤：白薇三钱，当归八钱，党参五钱，甘草三钱。并曰：依服十帖，当不复发。后果如所言。

（赵守真《治验回忆录》）

按：本案厥证，不吐涎而脉微肢厥，面色㿠白，且素体不健，生育多，昏厥发作于劳累后，病证属虚。医者不察其体质，不辨脉之虚实，对昏厥症状不加分析故而致误，属辨病错误。痫病之重者表现为突然昏仆，不知人事，但发作时常伴有号叫、抽搐、口吐涎沫、两目上视、小便失禁，且常反复发作，每次症状均相类似，苏醒缓解后如常人，病因主要在痰，病证属实。

案例3：胃中实积气闭误为脾胃虚寒，肝气上逆

秋水嫂，58岁。一日晚饭后，突感胸膈痞闷，手足冰冷，人事不知。急请某医诊治，断为脾胃虚寒，肝气上逆，用旋覆代赭汤加吴茱萸未见效。患者神志昏沉，口噤不语，手足厥冷，两脉沉伏，腹部紧张，按之皱眉，似有痛感。

互参脉证，断为胃中实积，气闭成厥。气闭不通，故脉伏肢冷而神昏。疗法宜攻实通闭，拟小承气汤加麦芽、山楂与之。服后不久，突然吐出饭菜很多，胸次顿舒，神志清醒，肢暖脉复。诉腹部尚感胀闷，嘱再按原方续服一剂。服后大便通畅，诸症皆愈。

（福建省中医药研究所《福建中医医案医话选编》）

按：食积于中，气机阻塞，升降悖逆，故胸膈痞闷，神志昏昧；阳气不达于四末，致手足冰冷；阳明经脉失养而口噤不语。食后昏厥，不可概谓食阻气机而攻之，亦有食后而脱者。西医学之冠心病，常因食后而突发，易误诊为胃痛，不可不警惕。本案之误在于不细询病史，鉴别之法重在脉，同时还应再参按诊及其他症状，避免片面武断导致辨证错误。

案例4：阴虚阳亢误为痰热壅盛

冯治谭掌科，年六十余，卒然晕仆，痰涎涌盛，不省人事，顷之吐痰碗许，少苏。长班用力拥之舆中，挟其两腿而归。医与疏风清热豁痰，旬余痰涎不减，烦躁倍常，头痛腿疼更甚。脉之，两寸甚洪大，两尺右关甚沉微。此孤阳独亢于上，弱阴不能敛纳，且中宫脾土亦虚，阳无退藏之舍，上浮颠顶，为胀为疼。宜壮水以制之，培土以藏之，补火以导之，佐以滋肺清金，以成秋降之令，则收敛蛰藏。熟地八钱为君，乳炒白术五钱为臣，米炒麦冬三钱为佐，制附子一钱五分为使。煎成，另用人参五钱，熬汁冲服。头疼顿减，诸症渐痊，但腿痛如故，盖长班用力挟之而伤也。视之，五指之痕在焉。此外因当外治，用猪肘生精肉捣烂，入肉桂细末、葱白、食盐和匀，浓罨患处而安。后原素患晨泻，饮食不甘，令早晨空心参汤送八味丸；午间，食前以炒黄白术三十两、制附子三两共熬成膏，人参细末六两收成细丸，白汤吞下三钱。半月后，脾胃顿强，精神倍长。

（清·魏之琇《续名医类案》）

按：此证初起，猝然晕仆，痰涎涌盛，顷之吐痰碗许，确为痰厥，然久以疏风清热豁痰治疗，痰涎不减，烦躁倍常。或时证情已变，脉之两寸甚洪大，两尺右关甚沉微。此孤阳独亢于上，弱阴不能敛纳，阴虚阳亢而非痰热壅盛。医者不察，守一方以应变，属辨证错误，焉能不误。

第七节　虚　劳

虚劳是以脏腑元气亏损，精血不足为主要病理过程的一类慢性虚衰性证候的总称。

虚劳涉及的内容很广，可以说是中医内科中范围最广的一个病证。凡禀赋不足、后天失调、病久体虚、积劳内伤、久虚不复等所致的多种以脏腑气血阴阳亏损为主要表现的病证，均属于本病证的范围。

本病证相当于西医学中多个系统的多种慢性、消耗性疾病，出现类似虚劳的临床表现者。

【病因病机】

多种原因均可导致虚劳。结合临床所见，引起虚劳的病因病机主要有以下三方面。

1. 体质因素 多种虚劳证候的形成都与禀赋不足、体质虚弱密切相关。或因父母体弱多病、年老体衰，或胎中失养，孕育不足，或生后喂养失当，水谷精气不充，均可导致禀赋薄弱。先天不足、禀赋薄弱之体，易于罹患疾病，而且常病久病不复，使脏腑气血阴阳亏虚日甚，而成为虚劳。

2. 生活因素 指不适当的生活方式，包括饮食、起居、情志、劳倦、嗜欲等。适当的劳作为人们正常生活及保持健康所必需，但烦劳过度则有损健康，因劳致虚，日久而成虚劳。在烦劳过度中，以劳神过度及恣情纵欲较为多见。忧郁思虑、积思不解、所欲未遂等劳神过度，易使心失所养，脾失健运，心脾损伤，气血亏虚，久则形成虚劳。而早婚多育、房事不节、频犯手淫等，易使肾精亏虚，肾气不足，久则形成虚劳。饮食为人所需，然暴饮暴食、饥饱不调、嗜食偏食、营养不良、饮酒过度等原因均会导致脾胃损伤，不能化生水谷精微，气血来源不充，脏腑经络失于濡养，日久形成虚劳。

3. 疾病因素 大病之后，邪气过盛，脏气损伤，正气短时难以恢复，日久而成虚劳。久病而成虚劳者，随疾病性质的不同，损耗人体的气血阴阳各有侧重。如热病日久，则耗伤阴血；寒病日久，则伤气损阳；瘀结日久，则新血不生；或病后失于调理，正气难复，均可演变为虚劳。

此外，由于辨证诊断有误，或选用药物不当，以致精气损伤。若多次失误，既延误疾病的治疗，又使阴精或阳气受损难复，从而导致虚劳。在现今的临床实践中，也有过用某些化学药物或接触有害物质（如放射线）过多，使阴精及气血受损，而形成虚劳者。

以上各种病因，或是因虚致病，因病成劳，或是因病致虚，久虚成劳，而其病性主要为气、血、阴、阳的亏耗。病损部位主要在五脏，尤以脾肾两脏更为重要。引起虚损的病因往往首先导致某一脏气、血、阴、阳的亏损，而由于五脏相关，气血同源，阴阳互根，所以在虚劳的病变过程中常互相影响：一脏受病，累及他脏；气虚不能生血，血虚无以生气；气虚者，日久阳也渐衰；血虚者，日久阴也不足；阳损日久，累及于阴；阴虚日久，累及于阳……以致病势日渐发展，而病情趋于复杂。

【诊断】

1. 证候特征多见神疲体倦，心悸气短，面容憔悴，自汗盗汗，或五心烦热，或畏寒肢冷、脉虚无力等症。若病程较长，久虚不复，症状可逐渐加重。

2. 具有引起虚劳的致病因素及较长的病史。

3. 应着重排除肺痨及其他病证中的虚证类型。

【常见误诊分析】

1. 将西医"贫血病"误为血虚证 贫血一病可以见到血虚现象,但并不完全等同于血虚,除血虚之外,尚可见气虚、阳虚、气血两虚甚或湿热阻滞或肝郁气滞。医者若不审证,把贫血等同于血虚证,采用补气生血之剂,往往容易造成误诊误治。

2. 肺痨误为虚劳 由于在古代有时未将这两种病证加以明确区分,将肺痨都统括在虚劳之内,若医者囿于成见,未做相应检查,尤其在近年,肺结核的发病率有增高趋势,但大多症状不典型,容易将肺痨误为虚劳诊治。两者病因病机、治则治法、转归皆不相同。临床上对虚劳久治不愈者,应做相应的胸片、肺部 CT、痰培养等检查,以排除肺结核,这应引起临床工作者的重视。

3. 亡阳、亡阴、气脱、血脱误为虚劳 亡阴、亡阳、气脱、血脱为气血阴阳的严重损伤,医者易一概以虚劳立论,导致误诊。若其为虚劳过程中,由气血阴阳虚损逐渐发展所致,应按虚劳论治;若为急性病证过程中出现的一时性的气血阴阳亡失,仍以相应病证的主症为突出表现,则不能诊为虚劳。前者来势缓,恢复慢;后者来势虽急,恢复亦快。不分具体情况,一概按虚劳诊治,易贻误病情。

4. 对虚劳认识不足 虚劳与内科其他病证中的虚证在临床表现、治疗方面有类似之处,但两者是有区别的。对虚劳认识不足,容易将虚劳误诊为一般虚证,其主要的区别有二:①虚劳的各种证候均以出现一系列气血阴阳不足的症状为特征,而其他病证的虚证则各以其病证的主要症状为突出表现。例如,眩晕的气血亏虚证,虽有气血亏虚的症状,但以眩晕为最突出、最基本的表现;水肿的脾阳不振证,虽有脾阳亏虚的症状,但以水肿为最突出、最基本的表现。②虚劳一般病程较长,病势缠绵。其他病证中的虚证类型虽然也以久病属虚者居多,但亦有病程较短而呈现虚证者。例如,泄泻的脾胃虚弱证以泄泻伴有脾胃亏虚的症状为主要表现,临床病例中有病程长者,但亦有病程短者。医者若不加以区别,将虚证误诊为虚劳,则以偏概全。

5. 不辨五脏气血阴阳亏虚的不同 虚劳以脏腑亏损,气血阴阳不足为特点,临床辨证时应以气、血、阴、阳为纲,五脏虚候为目。但若不辨清其气、血、阴、阳亏虚的属性和病及脏腑的所在,易导致气血阴阳及病位辨证错误。由于气血同源、阴阳互根、五脏相关,所以各种原因所致的虚损往往互相影响,由一虚渐致两虚,由一脏而累及他脏,使病情趋于复杂和严重。若不根据症状及病机演变规律分析病变的脏腑及气血阴阳不足以及主次,而单从一脏一方虚损辨证,便不能全面地掌握病机特点,导致误诊。

6. 不辨虚实兼夹 医者误将虚劳等同于纯虚证,纯从虚损立论,易致误诊。虚劳虽以脏腑元气亏损,精气血阴阳不足为主要病理特点,但在虚劳病程中,因气血阴阳亏虚,正虚气血推无力,易导致相应的实邪留滞,而成虚实夹杂之证。纯虚无实者比较少见,甚则有时可以邪实为主。如气虚失于推动,导致瘀血内阻,出现舌紫、脉涩及相应脏腑经络的瘀血阻滞症状;血虚可以生燥生风,出现便秘、口渴、肌肉瞤动、肌肤瘙痒等症;阴虚可以生内热,出现虚烦、潮热、盗汗等症;阳虚失于温化,津液聚而成痰、成饮、成水，出现喘咳、腹胀等症；虚劳之人由于卫外不固，还易感外邪为患；因病致虚、久虚不复者，还可兼夹原有疾病。故虚劳病证，应根据脉症及病机变化规律，分清有无虚实夹杂，不可纯从虚损立论。

【案例分析】

案例1：气脱误为虚劳

吴门金宪郭履台，春秋已高，少妾入房，昏倦不食。医者咸知其虚，投补中汤加姜、桂，不效，遣使迎余。兼夜而往视之，目不能瞬，口不能言，肌体如烙。或谓此人参、桂、姜之毒也。余捧腹曰：脉大而鼓，按之如无，真气欲绝，正嫌病重而药轻耳。遂以人参三两，熟附三钱，煎液，半日饮尽，目乃大开。再作剂如前，至旦日饮尽，口能言矣。数日而神气渐复，更以大剂补中兼服八味丸，计五十日而起。

（明·李延昰《脉诀汇辨》）

按：本案患者年事已高，竟不节房，盗伐元气，虚阳浮越，故而目不能瞬，口不能言，肌体如烙，此乃气脱重证，医者误为虚劳，属辨病错误，病重药轻，故不见效。李中梓从脉大而鼓、按之则无分析其真气欲绝，重用人参十倍于附子，大补元气，益气回阳，药专力宏，效果显著。

案例2："贫血病"误为血虚证

赵某，女，40岁，农民，1991年10月8日初诊。

患者诉某日因汗后淋雨，次日感头身困重，心胸烦闷，恶心欲呕，肢倦纳呆，大便不畅，头昏心慌，少气懒言。诊见形体瘦弱，面色少华，舌红苔腻，微黄，脉濡细而数。经血常规检查，提示为"贫血"，即处以补益气血之归脾汤。4剂后，患者心胸烦闷不宁，痞满难受，神若无主，辗转床笫，彻夜难眠，舌红，苔黄微腻，脉数有力。余思之后，认为此证误诊误治也。后改用清热化湿、除烦消痞之枳实栀豉汤，3剂后诸症稍减，再加以辨证治疗，处以薛氏五叶芦根汤加竹叶石膏汤化裁，5剂而获效，贫血乃愈。

［王永柏.临证失误3则.四川中医，1996，14（8）：34.］

按：本案头身困重，心胸烦闷，恶心欲呕，肢倦纳呆，大便不畅，舌红苔腻，微黄，脉濡细而数，一派湿热之象已很明显，虽有头昏心慌、少气懒言、面色少华、血虚不荣之象，但毕竟以湿热为主。医者误将西医"贫血"等同于中医血虚证，主次不分，造成辨病错误，反予补益气血，致病加重。

案例3：阳气不足误为阴虚内热

颜汝玉女，病虚羸寒热，腹痛里急，自汗喘嗽者三月余。屡更医药不愈，忽然吐血数口，前医转邀石顽同往诊。候其气口虚涩不调，左皆弦微，而尺微尤甚，令与黄芪建中加当归、细辛。前医曰：虚劳失血，曷不用滋阴降火，反行辛燥乎？余曰：不然。虚劳之成，未必皆本虚也，大抵多由误药所致。今病欲成劳，乘其根蒂未固，急以辛温之药，提出阳分，庶几挽回前失，若仍用阴药，则阴愈亢而血愈逆上矣。从古治劳，莫若《金匮》诸法。如虚劳里急诸不足，用黄芪建中，原有所祖。即腹痛悸衄，亦不出此。

更兼内补建中之制，加当归以和营血，细辛以利肺气，毋虑辛燥伤血也。遂与数帖，血止。次以桂枝人参汤数服，腹痛寒热顿除。后用六味丸，以枣仁易萸肉，或时间进保元、异功、当归补血之类，随证调理而安。余治虚劳，尝屏绝一切虚劳之药，使病气不致陷入阴分，深得《金匮》之力也。

（清·张璐《张氏医通》）

按：虚劳有阴阳气血之虚，治之有别。本案脉虚涩尺微，主阳气不足，故可以辛甘温治之。若不参合脉象，见虚劳吐血则谓阴虚火旺，则易造成辨证错误。

案例 4：阴血亏虚误为气虚

无锡某女，三十九岁。秋七月，经停几两月，继下血块，疑是小产，遂经漏不止。入冬血净，加五心脊椎骨热，天明微汗热缓。凡经漏胎走，下元真阴先损，任脉阴海少液，督脉阳海气升，所谓阴虚生热矣。以肝肾藏阴，精血损伤，医投芪、术呆守中土，是不究阴阳气血，不亦左乎？人参、阿胶、建莲肉、茯神、女贞子、萸肉、生白芍、炙草、糯稻根。

（清·叶桂《叶氏医案存真》）

按：经漏日久，阴血必损，阴虚则阳浮，故见五心烦热、骨蒸盗汗。前医既未考虑经漏日久的特点，又不细辨其证，误为气虚而治，属辨证错误。

第十二章　经络肢体病证

经络肢体病证系指由于外感或内伤因素，导致经络肢体功能失调，出现有关病理变化，而形著于外的一类疾病。此类疾病涉及面广，本章仅就痹病、痿病、腰痛等展开讨论。

经络是人体的气血、营卫、阴阳循行之路径，又是联络机体内外、纵横交错的网络系统。其与肌肉、骨骼、血管、脏器、神机等以浑然一体的姿态维持着生命。因此有学者提出：它是综合这一切生理活动、维持生命的综合发生系统。它参与生理、病理及治疗的全过程，能反映证候，感应传导，调整阴阳、寒热、虚实、表里的平衡。肢体即四肢和外在躯体之谓，具有防御外邪、保护内在脏器组织的作用，在生理上以通为顺，在病理上瘀滞而为病。所以，经络肢体疾病的证候学特征以郁痹与亏虚为主。常见证有邪犯经络与经络空虚两大类，而郁痹为实，空虚属虚。但其在虚的基础上又可形成标实，如络塞血瘀、筋脉刚而不柔等。

第一节　痹　病

痹病泛指机体正气不足，卫外不固，邪气乘虚而入，致使气血凝滞，经络痹阻，引起相关系统疾病的总称。痹病有广义和狭义之不同，又分外痹与内痹。

所谓肢节痹病，系以肢体经络为风寒湿热之邪所闭塞，导致气血不通，经络痹阻，引起肌肉、关节、筋骨发生疼痛、酸楚、麻木、重着、灼热、屈伸不利，甚或关节肿大变形为主要临床表现的病证。其以潮湿、高寒之地，或气候变化之时，罹患者为多。古往今来，痹病患者求治于中医者多，疗效亦佳。

本病相当于西医学的风湿病、风湿性关节炎、类风湿关节炎、强直性脊柱炎、骨性关节炎等疾病以肢节痹病为临床特征者。

【病因病机】

1. 风、寒、湿、热之邪侵袭　《素问·痹论》说："风寒湿三气杂至，合而为痹也。"风为阳邪，开发腠理，寒借此力内犯，风又借寒凝之积，使邪附病位，而成伤人致病之基。湿邪借风邪的疏泄之力、寒邪的收引之能，风寒又借湿邪黏着、胶固之性，造成经络壅塞，气血不畅，不通则痛。也有以湿邪为主者。湿又有内外之别，外者多为雾露之气、雨湿之邪；内者多因脾胃虚损，水湿内停。内湿招引外湿，两湿相合，愈伤人之阳气，湿又为阴邪，邪气流注关节，脉络失养，绌急而痛。素体阳盛或阴虚内热，感受外邪易从热化，或因风寒湿痹郁久从阳化热，热邪与人体气血相搏而见关节红肿疼痛、发热等，发为热痹。

2. 先天不足或久病体虚 先天禀赋不足，外卫不固，则外无御邪之能，内乏抗病之力，风、寒、湿、热之邪得以内侵于肌肉、筋骨、关节之间，致使邪气留恋，脉络痹阻而成痹病。痹痛日久，损伤肝肾，筋骨失养；更有误治或久治不愈，致使血虚津亏，内风遂起，而成顽痹。

3. 药物所伤 治疗不当，或久服祛风燥湿、散寒清热之剂，既伤于中，又伤津耗血，在病理上便形成痰瘀相结不散，经络痹阻，筋骨失荣，经络失养，疼痛不已而成痼疾。或久病入络，瘀血痰浊，阻痹经络，亦成痛痹、虚痹顽疾。

若复感于邪，邪气内舍而成内痹之象，即脏腑痹，治疗更难，预后更差。因此，正气不足和风寒湿邪乘虚伤人是致病的内外因素。而经络闭塞，气血不通，脉络绌急是肢节痹病的病机所在。

【诊断】

1. 本病以突然或缓慢地自觉肢体关节肌肉疼痛、屈伸不利为基本症状学特征。发病及病情的轻重与寒冷、潮湿、劳累以及天气变化、节气等有关。

2. 由于证的差异，临床可表现为疼痛游走不定，恶风寒；或痛剧，遇寒则甚，得热则缓；或重着而痛，手足笨重，活动不灵，肌肤麻木不仁；或肢体关节疼痛，痛处焮红灼热，筋脉拘急；或关节剧痛，肿大变形，也有绵绵而痛，麻木尤甚伴心悸、乏力者。

【常见误诊分析】

1. 痹病误为痿病 二者的症状都在肢体、关节，且痹病久治不愈，因肢体疼痛，活动困难，渐见痿瘦，易与痿病混淆不分。其鉴别的关键在于痿病表现为肢体痿弱，羸瘦无力，行动艰难，甚至瘫软于床榻，但肢体关节多无疼痛；而痹病却以疼痛突出。临床上也有既有肢体肌肉萎缩无力，又伴有肌肉关节疼痛者，是为痿痹并病，可按其病因病机特点，辨其孰轻孰重进行论治。

2. 病邪性质和证的判断错误 痹病性质有寒热虚实之分，一般而言，风邪胜者为行痹，其痛游走不定，恶风寒；寒邪胜者为痛痹，其痛剧，遇寒则甚，得热则缓；湿邪胜者为着痹，表现重着而痛，麻木不仁；热邪胜者为热痹，表现肢体关节疼痛，或痛处焮红灼热，肿胀剧烈，筋脉拘急；痹病久治不愈，肝肾亏虚，痰瘀阻络，疼痛剧烈伴关节肿大变形者为尫痹。如不能根据主症把握病邪性质，则极易造成证的判断错误。

3. 不辨病证虚实 行痹、痛痹、着痹、热痹等，病程短者多为实证；而痰瘀相结，肝肾亏虚证病程较长，多为虚实夹杂证。如一见关节酸楚疼痛，或随天气变化而变化，不问病程之长短，简单地将之与"风湿"等同起来，忽略了虚实辨证；或泥于《素问·痹论》"风寒湿三气杂至，合而为痹也"之说，恣投祛风散寒燥湿之剂，不顾患者素体情况，若患者津血本亏，又久服辛温香燥，伤津耗血之品，犹如抱薪救火，则使病情加剧。

4. 痹病日久，不辨痰瘀致病　痹病迁延日久，表现为疼痛时轻时重、关节肿大、屈伸不利、甚则强直畸形、舌紫苔腻、脉细涩等症，以关节活动不利、变形为主要特征者，是瘀阻脉络，津凝为痰，或湿聚为痰，导致痰瘀痹阻为病，此时多病重而顽固。若一味从风、寒、湿热诊治，不掌握病机演变规律，则病理难明，延误病情。

5. 标本缓急不明　疾病的各种临床表现有标本之分，关节筋骨肌肉疼痛是本病的主要标症，但还必须辨清疾病寒热虚实的本质。若本末倒置，势必造成临床误诊误治。如痛痹不顾根本，妄投辛温燥烈之品强攻其痹，遂使燥邪耗伤肺津，津液伤而寒湿未除，反致郁而为热，湿热燥邪合而伤及筋脉，弛纵不用而成痿病。

6. 混淆中西医概念　中医学中风湿是指风邪、湿邪与风邪、湿邪所产生的病证，民间常把以关节痛为主要表现的病证称为风湿，而西医学中风湿是指溶血性链球菌感染后产生的变态反应，三者的含义是不同的。如果医者不分，张冠李戴或先入为主，往往会造成误诊。

7. 意欲速验，忽略药物的不良反应　根据某些临床报道或药理研究结果，盲目追求乌头、雷公藤等有毒药物的"最佳"药效。当药物使用后疗效不理想时，不能及时总结经验，从病证诊断加以斟酌，审慎辨证，而是片面认为药量不足，使药量升幅较大，药力偏于集中，从而害命于旦夕。

【案例分析】

1. 痹病寒热辨误

案例1：寒湿痹误诊为湿热痹

石某，男，28岁，汽车司机，1986年9月13日入院。患者2天前搬家负重且被雨淋，当夜右腿沿坐骨神经走向出现疼痛，逐渐加剧，在当地注射哌替啶及安定，无效。现症：右下肢拘挛疼痛难以忍受，大腿后外侧肌肤麻木，时如火燎，烦躁，口苦，便秘，溲赤，彻夜难眠，辗转反侧于床，舌尖红，苔薄黄略腻，脉滑数有力。直腿抬高试验阳性，环跳、腘窝等处有压痛。腰椎拍片无异常发现。遂按坐骨神经痛湿热痹阻经络型治疗……患者服2剂，痛如前；加乳香、没药再服2剂，痛仍不减。因其疗效与辨证所料不符，故认为其"真"中必有误。细析病因病机，乃悟其下肢拘挛疼痛为病本，系劳累后汗出淋雨受凉后寒湿痹阻脉络所致，其口苦烦躁、便秘溲赤、舌尖红、苔黄、脉滑数等乃因痛剧而烦，因烦而不眠，引动心火且饮食过少所致，属病之标。初诊辨证未抓住疾病本质，故施治罔效，此似真而实误，治应散寒通络为主，佐以清热……患者服2剂痛即大减，随其痛减，其口苦、烦躁不眠、便秘溲赤等亦渐除；稍事加减又服3剂，疼痛基本消除；后用补肾通络药物调理而痊。

［侯恒太. 临证求真琐谈. 江西中医药，1988（2）：54.］

按：疾病的各种临床表现有标本之分，本是疾病的本质，标依附于本。本质不明，本末倒置，势必造成临床误诊误治。此例医师若抓住患者劳累汗出淋雨受凉后寒湿痹阻经络致下肢拘挛疼痛的主症，参以口苦烦躁、便秘溲赤、舌尖红、苔黄、脉滑数等因痛剧而烦，因烦而不眠，引动心火且饮食过少所致之次症，治以散寒通络为主，佐以清热，即可避免临床误诊误治。若仅仅根据临床表现，不仔细推求病因病机，按湿热痹治疗，则痹病不解。

案例2：寒湿痹阻误为热痹

郭某，男，61岁，干部。

患者1个月前出现双下肢小腿部酸胀疼痛，夜间尤甚，站立行走时疼痛加剧，活动受限，伴低热，小腿部皮肤见瘀斑、瘀点。其曾用吲哚美辛、抗生素及凉血活血、清热通络等中药治疗，不瘥，症状日渐增剧。后经某医院外科诊断为"血栓性静脉炎"，用扩血管药及抗感染治疗，病情未减，双下肢活动完全障碍，遂于1978年3月4日来本院诊治。患者体型肥胖，扶持行走，双下肢无红肿，小腿部浅小静脉曲张青紫，未扪及明显条索状物，腓肠肌挤压试验（+），足背屈时疼痛加剧，各关节活动尚可，舌苔白腻，质紫暗。证属寒湿痹阻经络，不通则痛。遂投黄芪桂枝五物汤合三妙丸加减……服上药2剂后双下肢疼痛略减。改投舒筋活血通络之藤类药为主……服上药1剂后，双下肢疼痛减轻大半，夜能熟睡。遂连进3剂，疼痛基本消失。又以原方加丝瓜络连服10余剂，诸症若失，活动如常人。随访至今，未见复发。

[杨志彬．辨证用药得失案2则．上海中医药杂志，1989（1）：30.]

按：寒湿痹或见热象，或不见热象，临证时须辨证求因，或从因论治，否则易造成误诊误治。本例医师没能抓住舌苔白腻、质紫暗等寒湿阻滞经络，不通则痛的本质表现，故而造成了误诊误治。若抓住寒湿痹阻经络，不通则痛的主症，祛寒胜湿，温经通络，即可避免误诊误治。

案例3：热痹误为风寒湿痹

韩某，女，29岁。患者关节疼痛反复发作2~3年，时轻时重。今年入春因感冒而疼痛加剧，经中西药治疗无缓解，1个月前到某医院求治，半个月后症状反加剧，手指关节疼痛难忍，入夜尤甚，医者告之此乃邪气外出之象，嘱其再服并加大活络丸服之。患者服后疼痛更剧，指关节肿大，遂停药，又改服草药仍痛不解，前来诊治。患者形体消瘦，面色淡白，手指关节痛遍，不能入被中，欲入冷水中则痛减，心烦不安，失眠，汗出发热，小便黄赤灼热，便秘，时值经期，量多色红，自述经后疼痛更剧，伴腰膝酸软，头昏目眩，舌红，苔薄黄，脉细数。查前医处方数张，多为羌活、独活、桂枝、秦艽、川乌、细辛、苍术、威灵仙、乌梢蛇等。辨证：此乃热痹误用风药成历节。治以清热解毒，宣通经络，兼滋阴降火。处方：犀角白虎宣痹汤加味……2剂后疼痛缓解，经量减少，神倦恶风。于前方加黄芪、当归、川芎再服。服6剂后，诸症悉减，手指关节红肿疼痛明显减轻，夜能安睡，手能握物。其后去水牛角、石膏，加牛膝、鸡矢藤、野菊花藤，经治疗月余，手指关节肿胀完全消除，疼痛止，能自行料理生活和工作。

[刁本恕，张光中，刁灿阳．痹证救误录．中医杂志，1998（10）：592-593.]

按：本案例前期，医者泥于常规，以行痹治之，投以辛温燥烈之品，致邪热不解，损伤气阴，痰、湿、瘀、热互结，聚而成毒，积于关节，肿胀变形而成历节之证，其主要依据是因感冒而疼痛加剧。但是，如果详参脉症，从喜冷、心烦不安、失眠、汗出发热、小便黄赤灼热、便秘、月经量多色红、舌红、苔薄黄、脉细数等症，则热痹可辨。因此，本例之误在于忽略四诊资料的综合分析。

案例4：寒凝经脉误诊为肝经湿热

王某，女，50岁，某竹器厂工人，1984年9月10日初诊。

患者右中指关节疼痛、活动不利半载，病程中无寒热，二便调。现症见患指屈而不得伸，外观无异，舌质淡，舌苔黄腻，脉弦细微数。初辨为湿热，又肝主筋，患指屈而不得伸，虑为肝经湿热，治以清热利湿，方用龙胆泻肝汤加味治疗。进药3剂，病证依然如故。复诊时，病无任何好转，察看舌苔有增厚之势，考虑湿热太甚，又湿为阴邪，不易速除，原方加重利湿之品，再进5剂。5日后复诊，仍无效。再细察之，追问病史，患者诉手指疼痛甚时不得屈伸，需取暖后疼痛缓解，且手指屈伸自如。从中得以启示，病系寒凝经脉，治以温经通络，方用当归四逆汤加味……服药4剂，疼痛十去八九，手指已能屈伸自如；原方再进4剂，病痊愈，至今病再未复发。

［杨友春．舌苔黄腻并非全属湿热．湖南中医学院学报，1990，10（4）：244.］

按： 舌苔黄腻属于湿热，但也有持不同意见者。本例误在医者泥于常规，仅凭舌苔黄腻便从湿热论治痹病，不测变化，没能知常达变。全面采集四诊信息是决定诊断完整性与正确性的关键，如详询病史，则知患者手中指疼痛甚时不得屈伸，取暖后疼痛缓解，手指屈伸自如。病系寒凝经脉，舍舌从症，改用温经通络治疗，药后症状缓解。若一见苔黄腻，而不四诊合参，从湿热论治，可能像本例医者一样造成误诊误治。

2. 痹病虚实辨误

案例1：阴血亏虚误诊为寒湿痹病

廖某，男，62岁。患者因左臀部、左下肢疼痛3个月而入院。入院病情：左臀部左大腿后侧肌肉疼痛，神疲乏力，纳差，口淡乏味，口微干，大便干燥，面色晦滞，舌质淡紫，苔薄黄，脉弦。先予散寒燥湿，益气活血之剂……服药30余剂，疼痛不减，反增双小腿肌肉胀痛，麻木，时脚挛急，口微干，小便黄，大便干燥，舌质淡紫，苔薄黄，脉弦。改予滋阴养血活血之剂……服药15剂后，双下肢肌肉胀痛、麻木等症若失。

［谬以星．临证随笔2则．湖南中医学院学报，1986（1）：33.］

按： 本例没有明显寒象，医师泥于《素问·痹论》"风寒湿三气杂至，合而为痹也"之说，而辨为寒湿痹病，予散寒燥湿之剂。然患者年高，素体血虚津亏，不能下润大肠、上滋口腔，故大便干燥、口微干；肢体筋脉失于津血濡润，故疼痛麻木。津血本亏，又久服辛温香燥伤津耗血之品，犹如抱薪救火，故使病情加剧。

案例2：气血亏虚、肝肾不足误为风寒湿痹

徐某，女，59岁。患者因工作长期接触水湿，多年来骨关节酸软疼痛，时轻时重，退休后逐年加重，曾到多家医院求治，仍反复不愈。由人介绍一验方（川草乌50克，附片 50 克，桂枝 30 克，羌活 30 克，川芎 30 克，麻黄 15 克，细辛 15 克，甘松 30 克，桃仁 15 克，红花 15 克，赤芍 15 克，乳香 15 克，没药 15 克，千年健 30 克等），服 1 剂，疼痛未减反大汗不止，心慌心悸，入夜手足交替伸缩、震颤，甚则抽动，转筋疼痛难忍，虽经西药急诊解痉止痛，仍不缓解，转求中医。观其面色㿠白，印堂、鼻准及唇口皆现青色，手足抽动时肌肉僵硬，但抽动止时按之肌肉松软异常、喜揉按，呻吟不止，舌质暗绛而红，苔薄少津，舌心有裂痕，脉细弱微数。患者自述服上药后气短乏力，汗出不止，恶风畏寒，遍身强痛加剧。辨证：此虚痹误用大剂发散攻痹之剂，气血津液被伤，筋脉失养发为瘛疭。治法：益气养血、补益肝肾以治其本，祛风除湿、止痹痛兼治其标。处方：八珍蠲痹汤加味……服药 2 剂后，瘛疭顿减，疼痛明显缓解，后依扶正祛邪之法调治而愈。

[刁本恕，张光中，刁灿阳. 痹证救误录. 中医杂志，1998（10）：592-593.]

按：此为虚痹之证。患者年近花甲，痹病日久，气血阴阳皆虚，正虚为本，邪恋为标，治法理当扶正以祛邪。然前医却误作实痹，一味祛风除湿，更用大剂乌、附、麻、辛、桂、羌等发散攻痹耗伤气血津液，以致经脉失养而成瘛疭。从二诊患者见心慌心悸，入夜手足交替伸缩、震颤，面色㿠白，气短乏力，舌质暗绛而红裂痕，苔薄少津，脉弱微数等气血亏虚、肝肾不足之症，可为明鉴。

3. 泥于常规，辨不精当

案例：痰阻经络误诊为寒湿痹病

王某，女，30 岁，农民，1976 年 10 月 2 日初诊。

1 年前患者因两下肢疲劳、酸麻、疼痛剧烈在驻马店某医院诊为"风湿"，经用保泰松、抗生素中医院治疗月余，因汗出当风而疼痛加剧。现症：半年来两下肢疼痛时轻时重，严重时须扶杖及人扶而行，两下肢麻木，以膝关节为甚，触及发凉，得寒加重，得热则舒，伴胸闷纳呆，时而恶心，经来色如黄水，白带量多、黏腻、有腥味，面色少华，夜寐不安，精神忧郁，两膝关节漫肿不红，脉弦细滑，舌质淡，苔白腻。诊为痹病（寒湿型），治以温经散寒利湿……10 月 6 日复诊：服药后前症未减，反而烦躁，舌脉同前；考虑患者寒湿缠绵难愈，故不变方仍守方 3 剂，服后说腿凉更甚，入夜痛剧，呼号不止；考虑可能散寒药量小，温之不动，于是在原方加入制川乌 10 克，附子加至 15 克，又取 3 剂，服后仍未减轻，反而又出现咳嗽痰多，前症的胸闷纳差、恶心呕吐及舌脉仍未消失。细审其证，两下肢虽疼麻，服温经散寒利湿无效，可能胸闷纳差、恶心呕吐、白带量多、经来色如黄水，以及新出现的咳嗽痰多等症，当与腿痛有关？且前贤有从痰治痹之先例，遂试投祛痰剂治疗，予加味二陈汤化裁……10 天后来诊，患者诉服药后甚佳，疼痛大减，还时有阵麻，咳嗽痰少。效不更方，继进 5 剂，药后腿始温，膝肿已消，不痛，阵麻、胸闷消失，食欲增加。上方加地龙 15 克，防己 10 克，白芥子增至 20 克，连续又服 10 余剂，诸症全消，经随访 2 年未见复发。

[朱光宗. 临证失误救治 2 则. 中医研究，1991，4（1）：34.]

按：本例据疼痛性质、冷热喜恶及临床症状初诊为寒湿所致是有道理的，但治之无效，症情渐重，因此应当机立断，重新全面分析，考虑患者虽无典型痰证，但带下、纳差、胸闷、咳嗽多痰又提示治痰之路。《医学正传》载："痰证古今未详，方书虽有悬饮、留饮、支饮、痰饮之异，而莫知为病之源……或四肢游风肿硬，似痛非痛……或足腕酸软，腰背卒痛，或四肢骨节烦痛，并无常所，乃至手麻臂痛……皆痰之所致也……四肢顽痛之症，各方无效，应从痰论治也。"因此散寒利湿多剂无效，即当改弦更张，不可拘泥寒湿而守方不动。至于病腿凉痛，夜加重，寒邪固难可为，但非唯一因素，痰阻经络亦当多虑。《景岳全书》曾又云："余尝闻之俗传云：痰在周身，为病莫测，凡瘫痪、癥瘕、半身不遂等证，皆伏痰留滞而然。若此，痰饮岂非邪类？不去痰邪，病何由愈？"因此，该例是气血已损，营运不佳，痰阻经络，阻邪凝滞，肢失所养、凉痛夜重是有据可查的。《医部全录》加味二陈汤就是治痰痹麻木的先例。所以该例用温散寒湿无效，而从治痰取得了治愈的效果，应从中吸取教训，不可被寒湿二邪所迷惑。

4. 拘于寒证，过用辛温

案例：寒痹过服发散风寒之品致误

赵某，男，46 岁。工人，1978 年 12 月初诊。

患者自诉于 3 个月前患风湿性关节炎，活动不便，于某医院检查化验，诊断为风湿性关节炎，与抗风湿药、阿司匹林、水杨酸钠、保太松等，初服效果显著，继则递减，停药后痛如故。复至某中医院诊治，用大量祛风湿药，服数剂后旧疾虽减，但觉易汗，动则尤甚，常欲厚衣。近又腹痛腹泻，有增无已，遂来求治。刻诊：面色淡白，精神疲倦，肢体乏力，怵手卷足，肌肤溱溱有润，皮温较低，腹胀且痛，痛势绵绵，喜温喜按，口中和，纳谷不馨，大便日三四行，便色清稀，尿少色淡，脉来沉涩，舌苔白润。现其所服之方，非麻、桂，即羌、防，更有用附子者。揆诸脉证，熟思之，乃恣用辛热升散之品，使卫阳不固，中阳受损之咎。《黄帝内经》所谓"服热而反寒"，其斯之谓欤。为今之治，当以温中固表为急务。拟以理中汤与芪附汤合而裁之。药用：党参 20克，白术 15 克，干姜 7.5 克，黄芪 7.5 克，附子 10 克，炙甘草 10 克。水煎服。三日后复诊：汗敛，表虚已固，卫阳得护，中寒犹未全温，于原方去黄芪，加重干姜，用量为10 克，另增山药 10 克，芡实 15 克，连服 6 剂而愈。

[王警五．服热反寒案．辽宁中医杂志，1981（2）：38.]

按：此案为寒痹过热致误。寒痹服热药反致卫阳不固，中阳受损，何也？此由不循五味所属，过投药饵之害也。盖辛温之剂，性多升浮，升浮最易耗散阳气，卫阳被耗则表卫不固，脾阳受损则运化失司，于是"服热反寒"之象作矣。然此阳虚致寒，非寒实为患。《素问·至真要大论》云"热之而寒者取之阳"。辛温散寒，当所犹忌，扶阳抑阴，当为救误，故王氏予以温中固表之剂，投之辄效。至于苦寒伤阴，服寒反热，辛热耗阳，服热反寒，仅此一端，然过寒又何尝不伤阳，过服辛热又岂不助火灼阴，此又不可不审。

第二节　痿　病

痿病是指肢体筋脉弛缓，软弱无力，日久不用，引起肌肉萎缩或瘫痪的一种疾病。凡手足或其他部位的肌肉痿软无力，弛缓不收者均属痿病范畴。因其多发生在下肢，故又有"痿躄"之称。

本病以肢体痿软，不能随意运动为主，但病有急缓与虚实不同。起病急者，发展快，肢体不用，或拘急麻木，肌肉萎缩不显，多属实证；发病缓，病程长，肢体弛缓，肌肉萎缩明显不用者，多属虚证。

西医学的感染性多发性神经根神经炎、运动神经元病、重症肌无力、肌营养不良，符合本病证候特征者，可参考本节辨证论治。

【病因病机】

1. 肺热津伤，津液不布　感受温热毒邪，高热不退，或病后余热燔灼，伤津耗气，皆令"肺热叶焦"，不能布送津液以润泽五脏，遂致四肢筋脉失养，痿弱不用。此即《素问·痿论》"五脏因肺热叶焦，发为痿躄"之谓。

2. 湿热浸淫，气血不运　久处湿地，或冒雨露，浸淫经脉，使营卫运行受阻，郁遏生热，久则气血运行不利，筋脉肌肉失却濡养而弛纵不收，成为痿病。此即《素问·痿论》所述："有渐于湿，以水为事，若有所留，居处相湿，肌肉濡渍，痹而不仁，发为肉痿。"也有因饮食不节，如过食肥甘，或嗜酒，或多食辛辣，损伤脾胃，内生湿热，阻碍运化，导致脾不输运，筋脉肌肉失养，而发生痿病者。同时阳明湿热不清，易灼肺金，加重痿病。

3. 脾胃亏虚，精微不输　脾胃为后天之本，素体脾胃虚弱，或久病成虚，中气受损，则受纳、运化、输布的功能失常，气血津液生化之源不足，无以濡养五脏、运行血气，以致筋骨失养，关节不利，肌肉瘦削，肢体瘦弱不用。

4. 肝肾亏损，髓枯筋痿　素来肾虚，或因房色太过，乘醉入房，精损难复，或因劳役太过，罢极本伤，阴精亏损，导致肾中水亏火旺，筋脉失其营养，而成痿病。

或因五志失调，火起于内，肾水虚不能制，以致火烁肺金，肺失治节，不能通调津液以溉五脏，脏气伤则肢体失养，发生痿躄。此外，脾虚湿热不化，流注于下，久则亦能损伤肝肾，导致筋骨失养。

痿病的主要病理机转虽有以上几种区分，但常常互相传变。如肺热叶焦，津失敷布，久则五脏失衡，内热互起；肾水下亏，水不制火，则火烁肺金，导致肺热津伤；脾虚与湿热更是互为因果，湿热亦能下注于肾，伤及肾阴。所以本病病证常常涉及诸脏，而不局限于一经一脏。总的说来，肝藏血主筋，肾藏精生髓，津生于胃，散布于肺，本病与肝、肾、肺、胃关系最为密切。

在临床上应注意：①痿病多属五脏内伤，精血受损，一般是热证、虚证居多，虚实夹杂者亦不鲜见。②痿病虽以内热为本，而此热又多与肺热有关。又由于以上病因均能伤及五脏而致五痿，所以对本病兼夹之证也不可等闲视之，常见的如痰湿、死血、湿热、温邪、积滞等都要兼顾之。③内伤成痿，渐至于百节缓纵不收，脏气损伤已可概见，故本病多数沉痼难治。若感外邪伤筋成痿，或可骤发，但亦非轻易，务要及时救治，免成痼疾。

【诊断】

凡以下肢或上肢、一侧或双侧筋脉弛缓，痿软无力，甚至瘫痪日久，肌肉萎缩为主要表现者，均可诊断为痿病。

【常见误诊分析】

1. 痹、痿不分 痹病有关节活动障碍，日久关节疼痛，不能运动，肢体长期废用，出现类似痿病的瘦削枯萎。若不加以细辨，容易导致痹、痿不分。另外，如果痿病日久肢体失用，临床出现瘫痪，还应与中风相鉴别，否则易造成疾病诊断错误。

2. 不辨缓急与虚实 本病病程较长，表现为慢性过程，故容易被误为凡痿均属虚证，临床辨证应区分虚实和标本缓急。凡起病急，发展较快，肢体力弱，或拘急麻木，肌肉萎缩尚不明显，属肺热津伤或湿热浸淫之实证；而病程长，病情渐进发展，肢体弛缓，肌肉萎缩明显者，多属脾胃肝肾亏损之证，临证应当细辨。

3. 不辨肺热及湿热的不同 肺热津伤，津液不布，或湿热浸淫，经脉气血阻滞，皆可导致筋脉失养而发为痿病。内热成痿，虽以肺热为多，但不能将之简单化、绝对化。肺热成痿多表现为心烦口渴，呛咳咽干，小便黄少，大便干，舌红苔黄，脉细数；湿热成痿则表现为肢体困重或兼微肿麻木，或有发热，胸脘痞闷，小便短赤涩痛，苔黄腻，脉濡数等。其中舌脉是辨证的关键。因此，如不根据脉症区别肺热津伤与湿热浸淫，偏执肺热津伤立论，则可导致病理因素辨误。

4. 肝肾亏虚，不辨有热无热 肝肾亏损证型在痿病的发病中比较常见，且以阴精亏损多见。阴虚可以生热，临床应详细区分阴虚与内热的轻重和主次，其辨证的关键是热证的表现和舌脉。有热当滋补清降，无热应专从填精，两者治法迥异，如不明辨，治之则误。

5. 不明痰瘀致病 痿病病理虽以热、虚居多，但痰、瘀也可与热、虚兼夹为病或单独致病，阻于经络而发为痿病。临床辨证时，如执于"治痿独取阳明"的经验，忽于达变，不辨有无痰瘀阻络之实，则不能全面地认识病理机制。

6. 惑于表象，不辨本质 本病病程较长，常兼见其他症状，如下肢麻木、疼痛等现象；而某些慢性病病变过程中也可见有肢体萎缩不用。在错综复杂的症状中，如果真伪不辨，或不注意区别原发病和并发症，很可能造成误诊漏诊。此外，临证如不能因人、因时、因地制宜，也可能出现误诊误治。

【案例分析】

案例1：痿病误诊为痹病

李某，男，6岁，1980年2月17日初诊。患儿近10天来自觉右下肢麻木疼痛，行走困难，余无其他感觉。查右下肢不红不肿。笔者考虑时在冬寒，小儿穿衣单薄，证属

"风寒湿痹",以祛风散寒止痛之法治之。处方：附子、川牛膝、川芎、当归、独活、威灵仙、地龙各 6 克，鸡血藤、木瓜、黄芪、党参各 10 克，水煎服。当晚服头煎药后约30 分钟，患儿双侧鼻孔出血量多，家人惊恐万状，急来院治疗，血止后改投他医，他医以痿病治而愈。

[孙伯琴，张继荣，古光林.误治举隅.实用中医内科杂志，1994，8（3）：48.]

按：本案教训有二：一是辨证草率，仅据其右下肢麻木疼痛、行走困难而辨为"风寒湿痹病"，与痿病混淆，虚实不辨；二是临床辨治应因人而异，本案用药上忽略小儿"阴常不足，阳常有余"的生理特点，益气温阳燥烈之药味多且量大，使原本阴虚内热之体如火上加油。

案例 2：脾肾亏虚误为脾虚肝郁

张某，男，68 岁，干部。患者两下肢肌肉萎缩，行走不便，上肢抬举无力，已历 3 年余，曾经某医院检查而诊断为"肌营养不良症"，迭经治疗罔效，近日又因劳累而发，诸症加重，遂于 1987 年 10 月 8 日延来诊治。

刻下：除上述见症外，并诉筋惕肉瞤，动则汗出，心烦失眠，脘腹胀满，纳食欠馨，大便溏薄，每日 2～3 次，神疲乏力，四肢不温，舌质淡，边有齿痕，苔薄白，脉弦缓，右脉尤著。证属脾虚失运，生化无力，血虚肝郁。治拟健脾柔肝，养血濡筋。处方：炙黄芪 20 克，潞党参、生白术、炙甘草、建神曲、薏苡仁、怀山药、甘枸杞子、生地黄、熟地黄、炒赤芍、粉牡丹皮、全当归、丝瓜络各 10 克，升麻 3 克。10 剂，每日 1 剂，水煎取汁，早晚分服。

1987 年 10 月 28 日二诊：患者自诉药后睡眠安，精神振，自汗减，又自取原方 10 剂；现大便减为每日 1 次，腹胀除，食已知味，余症依然，苔脉如前，遂守原方去建曲、升麻，加云茯苓 10 克，10 剂，煎服如前。

1987 年 11 月 18 日三诊：前后共进上方 20 剂，诸症仍无进退，且觉腰脊酸冷，苔如前，脉沉缓。自思辨证无误，何以疗效欠佳呢？反复思之，其年已过八八，肾气大衰，火不生土，仅补其脾而难以奏效，唯有火旺土自实，于是方宗右归丸加减：上官桂（后下）、熟附片（先煎）各 6 克，鹿角胶（烊化，兑服）、龟甲胶（烊化，兑服）、肉苁蓉、山茱萸、川杜仲各 9 克，怀山药、云茯苓、焦白术、太子参、炙黄芪、全当归、炙甘草各 12 克。10 剂，仍如前法煎服。

1987 年 12 月 8 日四诊：腰膝酸冷消除，上肢抬举力增，下肢活动稍有改善，大便已成形，余症及苔脉如前。效不更方，原方去甘草，加桑寄生 15 克，10 剂，再如前法煎服。

1988 年 1 月 15 日五诊：病情稳定，诸症继续好转，上肢抬举渐趋自如，继服原方 30 余剂；后又以原方去茯苓，加川续断 15 克，以 50 倍之剂量制丸冲服，每次 9 克，每日 3 次，计治年余，下肢肌肉萎缩明显恢复，步履自如。

（张笑平《中医失误百例分析》）

按：本例痿病系由肌营养不良症发展而成，前两诊因见有诸多脾虚之表现，故宗

《素问·痿论》"治痿独取阳明"之经旨，先后共投补脾为主之方药达40余剂，但却收效甚微，反增腰膂酸冷、脉沉缓等表现。三诊也正是基此而思及年事已高，肾气衰弱，进而据其临床表现而归其病机为脾肾阳虚，精气俱损，筋失气煦，肌失精濡，正如《景岳全书》称是证可因"元气败伤，则精虚不能灌溉，血虚不能营养者亦不少矣"，于是改投脾肾双补之剂而获良效。可见辨证不虑年龄等因素，治疗不遵因人制宜之原则，常常是临床误诊的原因。

案例3：肝肾亏损误为湿热浸淫

周某，男，42岁，因发热、头痛10天，二便不畅，双下肢瘫痪2天，于1982年7月28日入院。患者自述开始时恶心呕吐、全身不适，体温38～39℃，用解热镇痛西药治疗2天，出现尿少、尿黄、淋漓不爽，便秘，双下肢麻痹瘫痪。入院体温38℃，血压130/70mmHg。诊见双下肢不能行走，胸腹部有紧缩感，腹壁、提睾反射消失，舌质暗红，脉细数。尿常规：蛋白微量，脓细胞（＋）。脑脊液：黄色、清晰、无凝块，潘氏试验（＋＋＋），葡萄糖2.8mmol/L以上，白细胞计数150×10^6/L，未发现癌细胞，氯化物197.4mmol/L，革兰抗酸染色阴性。椎管造影：第10胸椎水平呈油滴状改变。西医诊断为结核性脑膜炎并脊髓蛛网膜粘连。据证分析：发热、尿黄、便秘、胸中烦热、舌红，为湿热内蕴……遂予三妙散加减……3剂后，患者大便非但未下，反而出现尿潴留，胸腹紧束感加重，胸闷憋气，急插导尿管导尿。余窃思药之不效，乃辨证不准，断不能以痼疾难疗相释。细加推敲，忽有所悟：患者虽便秘、腹胀、舌红脉细数，而无口臭、苔黄燥，脉不滑实有力，并非阳明腑实；燥屎内结，而是大便努挣难下，责之肾虚津亏无力排出；小便虽淋漓不爽，但非尿痛、排尿中断的砂石阻塞，也非外邪内侵，循经下传的太阳蓄水，而是肾阳不能气化，州都开合失司的虚证；双足痿废、胸腹紧束，是精虚髓空，血虚不荣，腰脊失养的明证。顿悟前人有"至虚有盛候"之云，如此虚荣之疾，妄投寒凉，恰犯"虚虚"之忌。急易以补肾养肝、填精益髓、温肾壮阳之剂……6剂后，患者胸部紧束感减轻，除掉导尿管，2个月后能扶床下地活动，3个月后能持杖蹒跚步行。上方略出入，共服200余剂，1年后，患者生活可自理，且每日晨起散步5里路不感疲劳。

［赵法文．辨误案4则．山东中医杂志，1987（1）：25.］

按：此例初诊，囿于患者发热、尿黄、便秘、胸闷烦热等湿热假象，没有看透虚在肝肾的本质。在错综复杂的症状中，真伪不辨，良莠不分，理不明，法错立，施治焉能得效！遣用辛燥苦寒之味，耗气伤血，内劫真阴，病情安能不加重？案中有关虚实真假的分析可作为参考。

案例4：痰瘀阻络误诊为肝肾虚损

陈某，男，59岁，教师，1987年3月27日初诊。

患者诉5个月前始觉双下肢麻木感，渐次加重，入某医院治疗1个月，用复方氨基酸、冻干血浆、人参蜂王浆、脉通等治疗，病情仍加重，转赴武汉某医院，怀疑小脑疾患（诊断未明确），即行高压氧舱治疗1个月，病情有所好转，出院后就诊于某老中医，索方回家服用：红参 5 克，鹿胶 10 克，龟甲胶 10 克，熟地黄 12 克，山茱萸 12 克，山药 12 克，枸杞子 12 克，茯苓 12 克，白芍 12 克，当归 12 克，天麻 12 克，怀牛膝 12 克，鹿筋 12 克。首服 10 剂，证候似有减轻，索方继服 30 余剂，病情加重，双下肢痿软，不能行走，纳食日减，每日进食不及 100 克，恶心欲吐，口角流涎，不能自制，转诊于余。其神清，精神欠佳，形体稍胖，苔白滑厚腻，张口则涎水成涌，脉弦滑。辨为痰瘀交结，窍络闭阻。治宜豁痰化瘀，通络宣窍。服方 10 剂，患者痰涎锐减，纳食增至每日 4 两，精神稍振；守方增损续服 30 剂，痰涎流止，饮食倍增，双下肢行走较前进步；仍守方增损，继续服药 3 个月，患者基本康复。

[孟继民．误补益疾案浅析．江西中医药，1990，21（6）：44.]

按：本案患者双下肢痿软，不能行走，前医未能四诊合参，综合舌苔、脉象，泥于常规，便诊为肝肾亏虚，误用补益肝肾，故服药 40 余剂不效而病情加重。后医总结前医误治教训，抓住了患者体胖、纳差、恶心欲吐、苔白滑厚腻、脉弦等痰浊证，从痰论治而取效。"痿在四末，而病发中州"，痰浊阻于中州则病痿，痰浊祛则痿病自愈。

案例 5：湿热浸淫误诊为外感风寒兼暑湿

许某，男，40 岁，1979 年 9 月，患者发热 3 天，微恶风寒，体倦乏力。时值夏秋之交，诊为外感风寒兼夹暑湿，治用四味香薷饮加藿香、枳壳、茯苓等药，连服 5 剂不效，后又易方藿香正气散合小柴胡汤，症状不仅不减，且两下肢出现痿软无力，不能行走而成痿病。病属湿热浸淫筋脉，壅塞经络，气血瘀滞所致，非为外感证，改用清热燥湿、祛风活血通络治之，用四妙散合大秦艽汤加减治疗月余，热退力增，已能步履。

[吕修业．不忘误诊之痛，鞭我临证慎察不怠．河北中医，1987（4）：6.]

按：本案开始按季节多发病辨证施治，结果未能取效。然肢体沉重，舌苔黄白而腻，脉浮濡稍数，则湿热之象明矣。首诊拘于经验，过多考虑季节外感因素，忽于知常达变，而成失误。

案例 6：湿热浸淫误诊为脾虚

方某，女，25 岁，产后 3 个月，两下肢痿软无力，初尚能扶持而行，后则痿而不用，寸步难移，家属以为产后体亏，甘醇炙煿并进，并邀医以参术甘温之物大补气血，渐至胸闷纳差，身重肢楚，卧床不起，去京、沪等地医院检查，无阳性体征发现，后辗转回乡，来院就诊。观其形体尚壮，两下肢匀称，无萎缩征象。其诉胸闷腹胀，饮食不馨，身重不欲转侧，懒以言笑。舌苔薄腻，脉濡带数。余以为属于妇人产后气血虚弱，筋脉失于濡养所致，乃宗《素问·痿论》"治痿独取阳明"之旨，用归脾汤大补气血，不应。第四诊时适值天阴将雨，见患者居处地面泛潮，四周低矮潮湿，忆及临产期适值长夏湿土当令……投之以甘温，反增病耳。遂以加味二妙散去当归、龟甲，加车前子、泽泻、生薏苡仁以清热渗湿，迅速见效。

[赵国仁．临证误治案记实．浙江中医杂志，1984（5）：222.]

按：本案虽为产后，然胸闷纳差，身重肢楚，舌苔薄腻，脉濡带数，则其湿热之象已明。医者不察，一再泥于产后之说，妄补气血，后又只见其湿，不见其热，因而一误再误。实际上，本案若一开始便仔细辨证，诊断是没有问题的。

第三节 腰 痛

腰痛是指以腰部一侧或两侧疼痛为主要症状的一类病证。其主要由于腰部感受外邪，或因外伤，或由肾虚而引起气血运行失调，脉络绌急，腰府失养所致。腰痛在中医内科门诊较为常见，一年四季均可发生。

西医学的腰肌劳损引发的腰痛可参照本节辨证论治，但肾与膀胱疾病，以及妇科有关疾病引起腰痛症状者均不属此范围。

【病因病机】

1. 外邪侵袭 多由居处潮湿，或劳作汗出当风，衣着单薄，或冒雨着凉，或暑夏贪凉，腰府失护，而致湿热、寒湿、暑热等六淫邪毒乘虚侵入。寒邪为病，经脉壅遏，络脉绌急；或湿邪侵袭，气血不畅，肌肉筋脉拘急；或感受热邪，常与湿合，或湿蕴生热而滞于腰府，均可造成经脉郁阻而生腰痛。

2. 气滞血瘀 跌仆外伤，损伤经脉气血，或因久病，气血运行不畅，或体位不正，腰部用力不当，屏气闪挫，导致经络气血阻滞不通，均可使瘀血留着腰部而发生疼痛。

3. 肾亏体虚 先天禀赋不足，加之劳累太过，或久病体虚，或年老体衰，或房事不节，以致肾精亏损，腰府失充，筋脉无以濡养而发生腰痛。

腰为肾之府，乃肾之精气所溉之域。肾与膀胱相表里，足太阳经过之。此外，任、督、冲、带诸脉亦有其间，故内伤则不外乎肾虚。而外感风寒湿热诸邪，以湿性黏滞，最易痹着腰部，所以外感总离不开湿邪为患。内外二因，相互影响，如《杂病源流犀烛·腰脐病源流》指出："腰痛，精气虚而邪客病也……肾虚其本也，风寒湿热痰饮、气滞血瘀闪挫其标也。或从标，或从本，贵无失其宜而已。"说明肾虚是发病关键所在，风寒湿热的痹阻不行，常因肾虚而客，否则虽感外邪，亦不致出现腰痛。至于劳力扭伤，则和瘀血有关，临床上亦不少见。

【诊断】

1. 一侧或两侧腰痛，或痛势绵绵，时作时止，遇劳则剧，得逸则缓，按之则减；或起病较急，痛势较剧，俯仰困难；或痛处固定，胀痛不适；或如锥刺，按之痛甚。

2. 常有腰部感受外邪，外伤、劳损等病史。

【常见误诊分析】

1. 腰痛误为淋证 腰痛因于肾虚者，可见有小便不利或夜间尿频；因于湿热者，可见有小便短黄或尿频，但腰痛是主要症状。而淋证虽可伴有腰痛，但以尿频、尿急、尿痛为主；血淋有时可见有剧烈腰痛，但腰痛多见于运动之后，且伴有尿血。临床上应注意了解病史和腰痛的主次、特点、伴随症状，才不致误诊。

2. 不审证求因 腰痛有外伤、内伤之分，通过详细了解病史有助于二者的鉴别。一般说来，外邪侵袭，跌仆损伤，腰部过度劳累，常表现为瘀血阻滞经脉，多属外伤腰痛；年老体虚，或后天烦劳过度，七情内伤，气血亏乏，使腰府失养，常表现为肾虚的证候，多属内伤腰痛。如果不注意详询病史，外伤、内伤不分，往往导致病因诊断错误。

3. 腰痛性质不辨　腰痛的特点往往与病性有关，如寒湿腰痛，其痛多冷，重着不适，甚则转侧不利，每遇阴雨寒冷季节或腰部感受寒湿后加剧，遇温痛减；湿热腰痛，其痛剧烈，弛痛烦扰，痛处多热而喜冷拒按，每遇暑热及腰部着热而加剧；肾虚腰痛，其痛绵绵，酸楚如折，时作时止，遇劳加剧，得逸则缓，揉按则痛减；瘀血腰痛，痛处固定，或胀痛不适，或痛如锥刺，按之痛甚，常伴颜面色晦唇暗、舌质隐青等。如不明辨疼痛性质，往往不能抓住疾病的本质而导致辨证失误。

4. 泥于常理，不辨病情的虚实标本　慢性腰痛多虚实夹杂，一般以肾精不足、气血亏虚为本，邪气内阻、经络壅滞为标，治当标本兼顾。临床上，医者常因泥于"腰者肾之府""肾病多虚"，而凡腰痛皆从肾虚立论，用补肾强腰为法；或在辨证、用药时常易偏执一端，从肾而辨，忽视他脏致病，或用药一味从肾论治，不重视调补肝脾；或困于前贤"久病入络"之说，动辄就以行气活血、通络止痛为法。

【案例分析】

案例1：脾肾两虚腰痛误为外邪侵袭

王某，男，45岁，干部。患者腰痛10余年，每逢阴雨天变或劳累过度即加剧，十分苦恼，曾多次就医而效果不佳，遂于1976年8月5日来我处救治。

刻下：腰膂偏左坠胀疼痛，难以转侧，既往红细胞沉降率、抗链"O"、黏蛋白及X线腰部平片检查均无异常，小便清长，大便溏薄，舌质红，苔薄白，脉沉细。查前医处方，或从风湿，或从寒湿，或从活血化瘀，或从温补肾阳。复审脉症，再从脾肾两虚、瘀血内着证治，方仿右归丸合苓桂术甘汤加减：熟附片5克（先煎），太子参、焦白术、抱茯神、怀山药、山茱萸、肉苁蓉、巴戟天、桑寄生、怀牛膝、土红花各10克，广三七3克（冲服）。7剂，每日1剂，水煎取汁，早晚分服。

1976年8月20日二诊：患者诉药后大便成形，腰痛减轻，后因连续参加两晚演出，以致腰痛再度加剧，坠感尤甚。经详细询问获悉，其为唢呐吹奏演员，自患腰痛以后，每逢吹奏高音即觉十分吃力，循此查B超示两肾下垂，左肾为著，遂改断其证为脾肾阳虚、中气下陷，乃从补气升陷、温肾和络为治，方宗补中益气汤出入：熟附片5克（先煎），太子参30克，炙黄芪50克，炙甘草、炒枳壳各15克，春柴胡、秋桔梗、巴戟天、广陈皮、怀山药、土红花、正川芎、益智仁各10克。7剂，如前煎服。

1976年8月27日三诊：腰痛著减，原方再进10剂。

后又按原方出入，水泛为丸，每次10克，每日3次，并嘱每日艾灸足三里、气海等穴，连治3个月余，腰痛基本痊愈，B超复查示下垂之两肾已明显回升。

（张笑平《中医失误百例分析》）

按：本例腰痛系肾下垂症，恰如《灵枢·本脏》所谓"肾下则腰尻痛，不可以俯仰"。结合脉症而辨属为脾肾阳虚，中气下陷，以致腰膂坠胀、疼痛。吹奏唢呐每逢高音即觉十分吃力，是具有重要辨证意义的见症之一，然前医及首诊施治所考虑的主要是局部症状，未从整体加以分析，这就难免有欠全面，顾此失彼，难能中的。及至二诊，始才跳出局部，立足于整体，改从补气升陷、温肾和络为治，药证合拍，遂收著效。《丹溪心法·腰痛》谓"诸痛（指各种腰痛）不可用参，补气则疼愈甚"，而本例治方又何以同时重用参、芪补气呢？殊不知腰痛若因于"劳伤虚损而阳不足者，多有气虚之证，何为参不可用"（《景岳全书·腰痛辨治》）。由此可见，有是证即当用是药。

案例 2：寒湿腰痛误诊为肾虚腰痛

刘某，女，40 岁，教师，1986 年 5 月 27 日初诊。

患者 2 个月前突然腰痛，伴下肢酸胀疼痛，活动不自如，先西药治疗，后中药用独活寄生汤加减，治疗乏效，渐至卧床不起而转某医院中西结合病房住院治疗，各项检查、摄片无异常，经治 2 个月余，其效甚微而转诊于余。询知其前服中药均有杜仲、熟地黄、枸杞子、鹿角胶之类，入院后又复感冒。刻下：腰肌沉胀疼痛，下肢胀痛拘急，卧床不起，翻身需人帮助，形寒，面色㿠白少华，纳差，多食则腹胀，大便溏薄，小便清长，舌质淡，苔白滑，脉浮取则濡，重按迟而无力。追问得知：病前 1 周劳作于井边，洗刷家具衣物。重审其证：此腰痛非肾虚也，乃外感寒湿，初失于表，寒、食、气、血、痰（湿）积于里，著于肾府，投五积散加减以解表、温里、消积……2 剂，水煎服。1 剂后，汗出甚多，家属以为体虚，不敢再服。余曰：此积邪已有出路，药中肯綮也，续服之汗可自已。2 剂尽而汗自止，感冒咳嗽霍然而去，竟然下床蹒跚步履。守方连服用 10 剂，并拟下药（苍术 100 克，肉桂 50 克，附片 50 克，细辛 50 克，徐长卿 100 克共为粗末）为枕，卧时垫腰。三诊时患者诸症患除，调治旬日后上班。

[严肃. 治误 2 则. 江西中医药，1991，22（4）：41.]

按：此腰痛始于外感寒湿，患者原有明显的病史，但医者未能明察，予独活寄生汤加减未效，后医竟以肾虚立法，坐失表解之机，致寒气痰湿内积，著于肾府，故腰肌沉胀疼痛，从其形寒、面色㿠白、纳差、腹胀、便溏、小便清长、舌质淡、苔白滑、脉迟而无力等则寒湿之证可辨。因此，临证仔细了解病因、病史往往可以为辨证提供重要依据。

案例 3：血热瘀滞腰痛辨误

汪石山治一妇怀妊八月，常病腰痛，不能转侧，大便燥结。医用人参等补剂，痛益加，用硝、黄通利之药，燥结虽行，而痛如故。汪诊之，脉稍洪近驶，曰：血热血滞也，宜用四物加木香、乳、没、黄柏、火麻仁。煎服四五帖，痛稍减，燥结润，复加发热面赤，或时恶寒，仍用前方去乳香、没药，加柴胡、黄芩，服二帖而寒热除。又背心觉寒，腹痛复作。汪曰：血已利矣，可于前方加人参一钱。服之而安。

（明·武之望《济阴纲目》）

按：妊娠腰痛，多因肾虚，或风冷乘袭，或仆跌闪挫，瘀血阻滞经络所致，甚则可致胎堕。此案妊娠腰痛，不能转侧，大便燥结，脉稍洪近驶，血热瘀滞使然。血热当清，血滞当化，前医用人参等温补之剂，故热愈甚，气愈滞，痛益甚；后用硝、黄，虽燥结行，但瘀滞未去，所以病如故。汪氏以养血行血之四物汤加祛瘀止痛之木香、乳香、没药，又以黄柏清热，火麻仁润肠通便，故热清瘀行，痛减而燥结下。后见发热面赤，时有恶寒者，邪在少阳也，故去乳香、没药，加柴胡、黄芩和解少阳，而寒热除。背心觉寒，腰痛复作者，此气血不足之虚寒之证也，故又于四物汤中加人参，气血双补而愈。

案例 4：脾胃虚弱误为寒湿或瘀血腰痛

魏某，女，23 岁。周身疼痛酸重，腰部尤甚，头晕气短，神疲乏力，纳差，面色无华。曾服西药及中药 20 余剂不效。诊其脉沉细弱无力，舌淡苔白。以肝肾亏虚，风寒湿邪侵袭，经脉闭塞不通论治。独活寄生汤方出入，连服 3 剂少效。因忆"病来已久，除之以渐"之训，宗前方又进 3 剂，仍收效甚微。前贤云"久痛入络"，又改用行气活血、通络止痛为法，身痛逐瘀汤加减 2 剂药尽，身痛较前加重。诊治 3 次，两易方药，仍难收功，颇感棘手，实有技穷之感。然病者求治心切，权衡再三，仍勉为疏方。据其面白少华头晕、气短乏力、纳差、舌淡、脉细无力等症，以脾胃虚弱，气血匮乏，筋脉失养论治，方用十全大补汤出入。连服 2 剂，身痛、腰痛明显好转，余症亦随之而轻。药已中病，前方随证增损，又进 6 剂，诸恙悉除。

[王兆奎. 临证误 3 则. 辽宁中医杂志，1986（11）：34.]

按：本例见周身疼痛酸重，腰部尤甚，颇似寒湿痹阻之象。然头晕气短、神疲乏力、纳差、面色无华、脉沉细弱无力、舌淡苔白，则脾胃虚弱，气血不足之证可辨。前医不察，先辨为肝肾亏虚，风寒湿邪侵袭，后辨为瘀血阻滞，其所误泥于常规，忽略了综合分析。殊不知脾为后天之本、气血生化之源，主肌肉与四肢。脾胃气虚，则气血生化不足，经脉失养，"不荣则痛"是本例腰痛的主要机制。

案例 5：寒湿腰痛误为肾虚瘀血

患者，男，54 岁，1981 年诊。宿患腰痛，每次发作时卧床不起，疼痛难忍，需家人用拳击腰，其痛稍减。昨日腰痛又发，服吲哚美辛无效，求诊于余。见其双手撑腰，疼痛不能转侧，腰部重着冷痛，畏寒，舌苔白腻，脉沉而涩。治以补肾强腰，活血止血。处方：枸杞子、熟地黄、当归、川续断、赤芍、土鳖虫、刘寄奴、海桐皮。进服 4 剂不应，诸恙依然。余细思为何乏效，必是辨证不明，用药不当，当以散寒和湿为法。处方：干姜 15 克，白术 30 克，茯苓 20 克，甘草 5 克。2 剂痛减，再进 3 剂，诸证悉除，嘱服金匮肾气丸半斤以资巩固。

[李笔怡. 杂病误治医案 3 则. 黑龙江中医药，1985（2）：45.]

按：此例之误，误于拘泥常法。凡患腰痛，又年过五十，肾气渐衰，"腰者肾之府"，故应用补肾强腰、活血止痛之法，忽略了寒湿之邪留着腰府，经脉阻滞，而致腰痛，故投之无效。事实上，从本案所见的腰部重着冷痛、畏寒、舌苔白腻、脉沉而涩等诊断为寒湿腰痛并不困难。

第十三章 妇科病证

妇女具有其特殊的生理病理特点，临床诊治妇科疾病若不注意从其生理病理特点分析，同样容易造成误诊。本章就妇科常见的闭经、崩漏、恶阻、产后发热病证的误诊案例进行分析。

第一节 闭 经

女子年逾 18 周岁，月经尚未来潮，或月经来潮后又中断 6 个月以上者，称为闭经。前者称原发性闭经，后者称继发性闭经。妊娠期、哺乳期或更年期的月经停闭属于生理现象，不作闭经论，有的少女初潮 2 年内偶尔出现月经停闭现象，可不予治疗。

因先天性生殖器官缺如，或后天器质性损伤致无月经者，因药物治疗难以奏效，不属本节讨论范围。

【病因病机】

发病机制主要是冲任气血失调，有虚、实两方面。虚者精血不足，血海空虚，无血可下；实者邪气阻隔，脉道不通，精血不得下行。虚者多因肝肾不足，气血虚弱，阴虚血燥而成经闭；实者多由气滞血瘀，痰湿阻滞导致经闭。

【诊断】

1. 闭经 6 个月以上，可伴有体格发育不良、畸形；绝经前后诸证；肥胖、多毛、不孕、溢乳等；或结核病症状。

2. 妇科检查注意内、外生殖器官的发育，先天发育不良者可见子宫体细小、畸形等。同时注意第二性征发育情况及营养状态。

【常见误诊分析】

1. 早孕误为本病 以往月经正常而突然停经者，应首先考虑妊娠的可能。早孕表现除突然停经外，常伴有厌食择食、恶心呕吐、喜食酸味、体倦嗜睡、乳胀等早孕反应，其脉多滑利有力、尺脉按之不绝，查体可见乳晕扩大、色素加深，妇检可见宫颈着色、宫体增大变软，妊娠试验阳性等。而闭经则不伴这些情况。故对突然停经者，如不详询病史及做有关检查，则易将早孕误诊为闭经。

2. 未排除其他生理性闭经 有的少女初潮后一段时间内有停经现象，以及更年期的停经及绝经，妊娠期或哺乳期暂时性的停经现象，或因生活环境的改变而偶见一两次月经不潮，又无其他不适者，皆属生理范围，不作闭经论。

3. 忽略虚实辨证 由于本病病因病机复杂，故应在明确虚实的基础上，详辨何虚致闭或何邪致实。譬如有虚证的闭经特点，兼体质虚弱、腰酸腿软、头晕耳鸣、舌淡红苔少、脉沉弱或细涩者，为肝肾不足；兼头昏眼花、心悸气短、神疲肢软、毛发不泽易脱落、羸瘦萎黄、舌淡苔少、脉沉缓或虚数者，为气血虚弱；兼五心烦热、颧红盗汗、骨蒸潮热、咳嗽唾血，舌红苔少、脉细数者，为阴虚血燥。又如经闭实证，兼精神抑郁、烦躁易怒、胸胁胀满、少腹胀痛或拒按、舌边紫暗瘀点、脉沉弦或沉涩者，为气滞血瘀；兼形体肥胖、胸胁满闷、呕恶多痰，或面浮足肿，或带下量多，苔腻脉滑者，为痰湿阻滞。

4. 未细查闭经的原因 原发性闭经的原因一般较难查询，但对继发性闭经，如不了解患者的发育、营养、精神状况、生活习惯、第二性征发育情况和生殖器官是否正常以及疾病史等，就找不出引起闭经的原因。一般超过通常初潮年龄尚未行经者，多属先天不足，月经逐渐稀少以至经闭，腹无胀痛，或伴有其他虚象者，多属虚损。如突发停经，小腹胀满者，多属实证。临证应当仔细分析，否则不仅影响预后的判断，并且治之亦属无的放矢。

5. 困于闭经多瘀之说 导致闭经的原因很多，常见的分型有肾虚、脾虚、血虚、气滞血瘀、寒凝血瘀和痰湿阻滞。临证应认真辨证，方能正确指导治疗。对虚证闭经，或补肾养肝，或补气养血，或养阴清热，使阴精充足、气血旺盛、冲任血海满盈，在此基础上加用调理气血通经之剂，方能应时而下。即使实证闭经，亦应根据不同病机，结合散寒、行气、祛痰、化瘀诸法配以调气活血，使邪气去、冲任通。如果困于闭经多瘀之经验，滥用通破或过用攻破通利之剂，不仅伤及血分，而且加重病情。

【案例分析】

案例1：痰滞经闭误为妊娠、血瘀经闭

裴兆期治一妇，头眩耳鸣，肉𥆧筋惕，恍惚不得寐，乍作乍止半载矣。后乃阻经四月，小腹如怀孕状，医疑其妊而安之，忽一日下紫黑血少许，始知为经闭。改用通药数剂，腹不减反增恶心呕哕，粥饮下咽，旋即越出，咽喉焦痛，舌黑无津，医不知何故。裴诊之，六脉弦细而滑，两关尤甚。曰：此顽痰闭滞，血海壅瘀，月事乃阻耳……经谓治病必求其本，今病本于痰，必以治痰为首务。遂投滚痰丸八十粒，不动，再投七十粒，小腹微痛，次日又服如数，小腹痛不可忍，将夜半下如猪肝者四五块，每块几盈尺，更下如破絮脂膜者无数，又累累若石榴子，红白攒缀，连络而下者不啻二三斗，小腹顿平，痛亦如失。最异者，吐痰碗许，俱如绿草汁色，口角流涎不断，如琴弦之坚。丹溪谓怪病是痰，十居八九，良然。时胸次未平，饮食少进，用橘红、茯苓各九钱，枳实、黄连、半夏曲各八分，煎水入姜汁二匙，竹沥半酒杯。二剂。后以六君子汤加减，更取加减润下丸，调理百余日而愈，逾年生一子。

（清·魏之琇《续名医类案》）

按：此为痰滞经闭误治案。盖经闭一病，虽脾虚、血虚、气滞、血瘀、寒湿所致者常见，然痰湿为患亦不少见。俗云："怪病多由痰作祟。"观此案，脉细而弦滑者，此痰之脉也；头眩耳鸣、恍惚不寐、肉瞤筋惕、恶心呕哕，此痰之症也；舌黑无津、咽喉焦痛，此痰郁化热，耗津熏喉之变也；顽痰为患，阻滞脉筋道，血海壅滞，经闭之候作矣。脉症合参，顽痰作祟无疑。本案之误，先是辨病错误，后是辨证错误。前医疑其怀孕，错以保胎，助邪为患；后虽辨为经闭，但不求本，药不对证，套用通瘀成法，其何济乎！裴氏从痰立论，断证既明，故放胆投以滚痰丸攻逐顽痰，继以清热祛痰，先重后轻，终以健脾调理而愈。至于古时闭经，既是一病名，亦是一症状，故辨识自有难处。当今则应注意结合妇科检查，辨病辨证施治，方可有的放矢。

案例 2：气滞血瘀阳虚辨漏

患者，女，36 岁。1997 年 12 月 30 日初诊。平素月经常延期，量少色暗，经前胸腹胀、腰酸，平素喜食冷饮。此次月经 3 个月未行，现略感乳胀，余无明显不适。人绒毛膜促性腺激素（HCG）阴性。舌红，边暗，苔薄白，脉弦。予活血化瘀桃红四物汤治疗 1 周，月经仍不潮。至笔者处就诊，改投理气活血佐温胞之剂治疗。方药：当归 15 克，狗脊 24 克，川芎 10 克，制香附 12 克，柴胡 10 克，桃仁 10 克，红花 10 克，苏木 15 克，川续断 15 克，广木香 10 克，炒枳壳 10 克，肉桂 4 克，仙茅 10 克，淫羊藿 12 克，甘草 6 克。5 剂后月经来潮。

[汪霞. 几例妇科病辨证失误浅析. 时珍国医国药，1998，9（5）：395.]

按：任何个人的实践都是有局限性的，如果不能灵活运用学来的知识、经验，而是按照固定的思想去认识疾病，那么医师既不能发现新的情况，也不能检验和深化已有的知识，临床极易造成误辨。本案的失误在于辨证不完全：本病患者平素月经常延期，量少色暗，舌暗，为瘀血阻滞；经前胸腹胀、乳胀、脉弦，为气滞之象；从患者舌脉证分析，是无明显寒象，但患者平素喜食冷饮，每遇经期，寒易入胞，并有腰酸故肾阳不足，胞宫失暖可知。初诊医师仅注意其血瘀，忽略了气滞和肾虚，导致漏诊。

案例 3：痰阻肺气误为虚证

朱绀云令正去年娩后，自乳而月事仍行，至仲冬乳少汛愆，咸以为妊也。既而右胁筋绊作痛，渐及肩背。医投平肝药，痛益甚，改用补剂，遂嗽痰带血，人皆以为损矣。广服温补，其病日增，延至仲春，卧榻已匝月，群医束手，始求诊于孟英。面赤足冷，时时出汗，食减无眠，脉来右寸溢，关尺滑而微数，左手弦而带滑，舌赤而润，微有白苔，气逆口渴，所吐之血淡红而夹痰涎，大解溏，小溲短且热。曰：冲为血海而隶于阳明，自乳而姅不爽期者，血本有余也。因阳明经气为痰所阻，而不能流通输布，致经断乳少，痰血缪辎，而为络痹窜痛，医者不为分导下行，病无出路，以致逆而上溢，再投补剂，气愈窒塞，在山过颡，夫岂水之性哉？予苇茎汤加茜根、海螵蛸、旋覆、滑石、竹茹、海蜇为剂，和藕汁、童溺服，以肃肺通胃，导气化痰，而领血下行，覆杯即愈，旬愈汛至，不劳培补，寻即受孕。此证不遇孟英，必至补死，而人亦但知其死于虚劳也，药可不慎耶！

（清·王孟英《王氏医案》）

按：妇人自乳而月事仍行者，其人必血气有余，形盛血盛之体，岂可轻易言虚！其人乳少之时，经候反闭。素盛之躯，岂能一时转为虚损？此必为邪气所阻闭。诊脉右寸滑溢，必为痰阻而肺气不降，况且患者面赤足冷，时时出汗，脉滑而微数，舌赤而润，白苔，气逆口渴，所吐之血淡红而夹痰涎，小溲短且热，实证可鉴。故投肃肺降气化痰之剂，使气宣行，痰浊清，则经血自通。

案例4：气郁痰热误为虚证

盛泽王西泉丈仲郎巽斋刑部夫人，年未四旬，而十八年前诞子之后，汛即不行，医以为虚，频年温补，略无小效，董味青茂才嘱就余诊。脉弦滑而体甚丰，乃气郁生热，热燥津液以成痰，痰复阻其气道，不能化血以流行，以致行度愆期，腹形胀痛，肢背不舒，骨疼寐惕，渴不欲饮，间或吐酸，二便不宣，苔黄口苦，皆风阳浮动，治节横斜之故也。与沙参、蛤粉各四钱，丝瓜络、石菖蒲各一钱，紫菀、仙夏、旋覆、蒺藜各一钱五分，茯苓三钱，丹参二钱，黄连四分，海蜇二两，凫茈一两。服十余剂，来转方云：胀痛蠲而腹背皆舒，夜寐安而二便亦畅，酸水不吐，痰出已松，是肝已渐柔，惟食少无味，骨节酸疼，右甚，乃阳明虚，无以束骨利机关也。拟通养法：参须、石菖蒲各一钱，茯神、络石各三钱，薏苡四钱，仙夏、竹茹各一钱五分，木瓜八分，姜汁炒黄连三分，十大功劳一两。仲冬招余往游复视，则诸恙皆安，惟右腿尚疼耳，即于通养方内加黄柏、仙灵脾，服之遂愈。

（清·王孟英《归砚录》）

按：妇人体丰而脉弦滑，是气郁而痰热之象，故虽见症繁多，但仍以腹形胀痛、渴不欲饮、吐酸、二便不宣、苔黄口苦等实证为主。然医者不察，但见闭经便以为虚，投患者之好，频年温补，一误再误，值得深思。

第二节 崩 漏

妇女不在行经期间，阴道突然大量出血，或淋漓下血不断者，称为"崩漏"。前者称为"崩中"，后者称为"漏下"。若经期延长达2周以上者，应属崩漏范畴，称为"经崩"或"经漏"。一般突然出血，来势急，血量多者称为"崩"；淋漓下血，来势缓，血量少者称为"漏"。崩与漏的出血情况虽不相同，但其发病机制是一致的，而且在疾病的发展过程中常相互转化，如血崩日久，气血耗伤，可变成漏；久漏不止，病势日进，也能成崩。所以临床上常常崩漏并称。

西医学功能失调性子宫出血病、生殖器炎症和某些生殖器肿瘤引起的不规则阴道出血可参考本证进行辨证论治。

【病因病机】

崩漏的主要病机是冲任不固，不能制约经血。引起冲任不固的常见原因有肾虚、脾虚、血热和血瘀。

1. 肾虚　先天肾气不足，少女肾气稚弱，更年期肾气渐衰；或早婚多产，房事不节，损伤肾气。若耗伤精血，则肾阴虚损，阴虚内热，热伏冲任，迫血妄行，以致经血非时而下；或命门火衰，肾阳虚损，封藏失职，冲任不固，不能制约经血，亦致经血非时而下，遂成崩漏。

2. 脾虚　忧思过度，饮食劳倦，损伤脾气，中气下陷，冲任不固，血失统摄，非时而下，遂致崩漏。

3. 血热　素体阳盛，或情志不遂，肝郁化火，或感受热邪，或过食辛辣助阳之品，火热内盛，热伤冲任，迫血妄行，非时而下，遂致崩漏。

4. 血瘀　七情内伤，气滞血瘀；或感受寒、热之邪，寒凝或热灼致瘀。瘀阻冲任，血不循经，非时而下，发为崩漏。

【诊断】

1. 月经周期之外阴道大量出血，或月经周期紊乱出血过多，即可诊断崩漏。其出血时间可长可短，有时持续数日至数十日不等，血量时多时少，出血常发生在短期停经之后。

2. 妇科检查及相关的实验室检查有助于本病的诊断。

【常见误诊分析】

1. 未能鉴别妇科出血类证　本病属月经病范畴，应排除其他病证所致的似崩似漏的下血证。如胎漏、产后出血可从病史与发病时间上与本病相区别，特别要注意与异位妊娠的阴道出血相鉴别，以免贻误病情。又如癥瘕出血一般能查出癥瘕的存在；生殖道外伤出血有外伤史；赤带多混有黏液而月经期、量正常；而全身出血性疾病的阴道下血只是一个局部表现。如果不详细询问病史、不做必需的有关检查，则易将他病所致的阴道出血误为本病。

2. 与其他月经病混淆　如月经过多的出血不似崩中涌猛，一般周期、经期正常；月经先期主要为周期提前，经期、经量正常；月经先后无定期为周期时前时后，而无经量和经期的异常；经期延长一般不超过半月。而本病则是月经的期、量发生严重紊乱，不按周期、无规律地阴道大量出血，或持续下血，淋漓不断，不能自止。如果概念不清、特点不明，则易混淆。

3. 不辨寒热虚实　病之久暂、经色经质与疾病的寒热虚实有关。一般说来，量多势急，继而淋漓不止，色淡质清多属虚；非时暴下，色红质稠多属热；淋漓漏下，色紫质稠多虚热；若色紫黑味臭或有块多属湿热；时下时止，或闭经数月而又忽然大下，或久漏不止，多属瘀滞；若血色暗褐、质清稀多属虚寒。又如久崩多虚，久漏多瘀等。如不问崩漏久暂，不详辨经色经质，则寒热虚实难分。

4. 忽略年龄特点与辨证关系　妇女一生不同时期具有特殊的生理病理特点，这些规律与本病的发生具有相关性。如青春期患者多属先天肾气不足，冲任未充；育龄期多见肝郁血热，冲任受伤；更年期多因肝肾亏损或脾气虚弱。尤其在临床症状不典型时，如果忽略了这些特点，往往会使辨证更加困难。

5. 不细辨病因病机　本病病机可归纳为热、瘀、虚，但因其病因复杂，还应详辨。例如血热证有虚实之分，其虚热又有阴虚偏重和虚热偏重的不同，其实热也有肝郁化热和湿热阻滞的区别。血瘀证有气滞、寒凝、热壅等差异，虚则有在脾在肾以及肾阴偏虚和肾阳偏虚之别。故辨证需详，方不致误。

6. 不辨标本缓急　出血是本病的主要临床表现，属标症，但大量出血将危及生命，因此，如果忽略了病情的轻重缓急，则可能失去进一步治疗的机会。根据"急则治标，缓则治本"的原则，崩漏的治疗大法概括为塞流、澄源、复旧。塞流即止血。暴崩之际，急当止血防脱。澄源即求因治本，是治疗崩漏的重要阶段。复旧即固本善后，或补肾或调肝或扶脾。通过三法的灵活运用，达到冲任固、经血调的目的。三法的应用以辨证为基础，诊断失误必然导致误治。

【案例分析】

案例1：辨脾不辨肾

黄某，女，25岁，已婚，工人。患者5个月前曾早产一胎，旋即夭折，恶露迁延20余日方净。此后经汛紊乱，白带增多，这次经来已历20余日，依然淋漓不尽，色紫有块，少腹隐隐作痛，遂于1988年4月27日延余诊治。

刻下：除前述症状外，尚有口干口苦、头昏乏力、大便溏薄等表现，舌质红，苔薄白，脉沉迟。归其证为脾虚失统，气血两亏。取其治法为健脾益气、养血止血。处方：潞党参、生白术、云茯苓、东阿胶（烊化、兑服）、地榆炭、荆芥炭、全当归、炒白芍各10克，炙黄芪20克，仙鹤草30克。4剂，每日1剂，水煎取汁，2次分服。

1988年5月2日二诊：阴道流血反而增多，少腹疼痛加剧，口干依然，并觉腰脊酸痛，唯大便已转正常，苔白而微腻，脉沉涩。故断其证为瘀血所致，改拟治法为活血化瘀、止痛止血。处方：益母草30克，制乳香（后下）、制没药（后下）、炒赤芍、炒白芍、五灵脂、炒蒲黄、制香附、全当归、炒川续断、炒黄芩各10克，炙甘草6克。4剂，煎服如前。

1988年5月7日三诊：腹痛略轻而出血未减，余症依旧，舌质淡、苔如前，脉转沉细。再次改从健脾补中、益气摄血为治，方用补中益气汤加味：炙黄芪12克，太子参、焦白术、全当归、东阿胶（烊化、兑服）、粉牡丹皮、血余炭各10克，春柴胡、绿升麻、陈棕炭、炙甘草、广陈皮各6克，桑寄生15克，广三七4克（研末，冲服）。4剂，仍如前法煎服。

1988年5月21日四诊：除食欲稍增外，出血仍多，色鲜红，内夹少量瘀块，并兼见少腹坠胀，形寒怕冷，动则心慌，气急汗出，余症如前，舌质淡白，多齿痕，苔如故，脉呈芤缓。可见是证业已由脾及肾，阴阳气血俱亏，治当温补脾肾、益气摄血，处方：炙黄芪30克，潞党参、大熟地黄、制香附、荆芥炭、怀牛膝、地榆炭各10克，川杜仲15克，炒黄柏、台乌药、熟附片各6克，上官桂3克（后下）。6剂，再如前法煎服。

药尽血止，少腹疼痛消失，形寒怕冷减轻，心慌气急好转，唯腰脊酸胀依然。宗上方去荆芥炭、地榆炭、台乌药、黄柏，加川续断、菟丝子、桑寄生各 10 克，复进 6 剂后，月事如常。

（张笑平《中医失误百例分析》）

按：本例崩漏之诊治，按《景岳全书·妇人规》所强调的首先当"宜审脏气、察阴阳。无火者，求其胜而培之"，然而前三诊既未能详审脏气虚实，又未能细辨阴阳盛衰，以致一误再误。首诊所获早产之病史及白带多、经期紊乱、大便溏、脉沉迟等见症，已基本上说明其证当属脾肾亏虚之候，可是付诸于诊治，又只重脾而未顾肾，并因经血淋漓不净而于益气养血之剂中过多地使用收涩之品，导致离经之血愈塞愈滞，越止越瘀；及至二诊则唯祛其瘀而不顾及其虚，所遣一派活血化瘀之品，使已受损的冲任之脉再遭克伐，流清源耗，肾亏益甚；迨至三诊，重蹈前辙，非但只治中不治下，只治脾不治肾，而且升中无降，提中无纳，结果气虚未复，阳虚之症迭出；唯至四诊始从脾肾阳虚投治，药选右归丸并佐调气止血之品，遂获全效。

案例 2：辨肾不辨脾

陈某，女，47 岁，已婚，干部，壮族，1981 年 1 月 6 日初诊。

患者自去岁 12 月 12 日末次经汛至今阴道流血不净，一经期最初四天乃如正常月经，继则虽减少，但仍淋漓不断，且无任何不适之感，故未求治。近 3 天来血量渐趋增多，日用卫生纸约 0.25 千克，色泽及质地均无异常，唯感头晕体倦，腰酸腿软。询其经产史为 14 岁初潮，此后月经基本正常，然近年来月经或先或后，或多或少。22 岁结婚，曾孕 4 胎，顺产 2 胎，人工流产 2 胎。刻下：舌质淡，苔薄白，脉沉弱。辨病为崩漏。辨证为肾气虚衰，冲任不固。治宜补肾气，固冲任。方宗左归丸化裁：熟地黄、怀山药各 12 克，山茱萸、枸杞子各 10 克，鹿角霜、菟丝子各 20 克，益母草 15 克，田七粉（冲服）、炙甘草各 3 克。3 剂，每日 1 剂，水煎取汁，2 次分服。

1981 年 1 月 9 日二诊：阴道流血骤增，日用卫生纸竟达 1.5 千克，头晕体倦加重，腰酸腿软渐著，苔脉同前。嘱其住院治疗，只因家中无人看门而要求继续门诊服药，遂于温阳补肾方中伍以收涩止血之品。处方：熟地黄、怀山药各 12 克，煅牡蛎、鹿角霜各 25 克，菟丝子 20 克，山茱萸、枸杞子、荆芥炭各 10 克，炒川续断 15 克，海螵蛸 18 克，炙甘草 3 克。3 剂，如前煎服。

1981 年 1 月 12 日三诊：阴道流血仍未减少，色质一般，偶有小腹隐痛，头晕体倦、腰酸等症加重，舌苔依旧，脉兼细缓。改从健脾益气、补肾固冲为治，方仿举元煎合左归丸化裁：炙黄芪、潞党参各 25 克，炒白术、熟地黄各 12 克，枸杞子、绿升麻、山茱萸各 10 克，菟丝子、鹿角霜各 20 克，川续断 15 克，炙甘草 3 克。3 剂，仍如前法煎服。

1981 年 1 月 15 日四诊：阴道流血减半，头晕腰酸、体倦乏力好转。予上方如法再进 4 剂。

1981 年 1 月 19 日五诊：阴道流血已止，继用龟鹿补肾丸、归脾丸调治，每日各服 1

丸，服药 1 个月，计观察 3 个月经周期，均属正常。

（张笑平《中医失误百例分析》）

按：本例崩漏与案例 1 相比，同中有异，异中有同。相同者，均缘由脾肾两虚；不同者，彼为青年，此为中年，彼误于治脾不治肾，此误于治下未涉中。究其原因，乃在于其年已近七七，且孕产 4 胎，又兼腰酸腿软，肾虚之证昭然若揭，以致首诊专事补肾而不及其余，二诊也只是在补肾中佐以固涩之品，唯独未涉健脾补气之法，并由此而铸成大错。本案之误，在于但见其证而未细辨病机，崩漏虚证多责之脾肾，但脾不统血往往是导致出血的主要机制，正如《医学入门》称"脾胃能统气血"，"治血病每以胃药收功，胃气一复，其血自止"。三诊正是结合其时具体见症和脾虚机制而治用脾肾双补、气血并顾，从而使其病情日见好转，迅趋痊愈。

案例 3：水亏火旺误为气不摄血

唐某，女，30 岁，未婚，月经淋漓不止已半年许，妇科检查未见异常，血红蛋白 7.2g/dL，伴心烦不得卧，惊惕不安，自汗沾衣。索其前方，多是参、芪温补与涩血固经之药，患者言服药效果不佳，切其脉萦萦如丝，数而薄疾（一息六至有余），视其舌光红无苔，舌尖红艳如杨梅。细绎其证，脉细为阴虚，数为火旺，此乃水火不济，心肾不交，阴阳悖逆之过。治应泻南补北，清火育阴，安谧冲任为法。处方：黄连 10 克，阿胶 12 克，黄芩 5 克，白芍 12 克，鸡子黄 2 枚（自加）。此方服至 5 剂，患者夜间心不烦乱，能安然入睡，惊惕不发；再进 5 剂，则漏血已止，血红蛋白上升至 12g/dL。

（彭建中《中医古今医案精粹选评》）

按：本案主诉月经淋漓不止，心烦不得卧，惊惕不安，自汗，脉萦萦如丝，数而薄疾，舌光红起芒刺、无苔，诚乃水亏火旺，心肾不交之证，肾水亏于下不能上济心火，心火反下移入胞中，逼迫经血淋漓不止。然前医囿于"气能摄血"之规，不参四诊，率用参、芪之品，反增火热之势，何异抱薪救火，焉能取效？

案例 4：虚阳上浮误为火热

患者，女，24 岁，已婚，诉暴崩下血已 3 天，血色鲜红，量多，伴少腹隐痛，腰膝酸软，头晕眼花，神疲倦怠，咽干，面色潮红，脸面烘热感，时觉畏寒，舌质淡红，脉沉细数。西医诊断为功能性子宫出血。根据血色鲜红、面色烘热、咽干、脉数，中医辨为火热迫血之崩，治以清热凉血、止血固崩之方法，2 剂后流血反见增多，头晕眼花、神疲畏寒较前愈甚……追询之，乃知患者虽咽干而不欲饮，近半年来自觉神疲畏寒，月经淋漓不尽，辨证当属阳气虚衰，面赤烘热乃虚阳上浮之假热现象，用益气温中、固涩冲任之方药……服药 5 剂，流血止，面赤烘热、咽干、畏寒消失，继以补肝肾、益气血调理其后。

［王振华. 少妇血崩误治案. 江西中医药，1985（5）：63.］

按：本例患者虽有面色潮红、烘热感、咽干、脉数等"虚热"之征，但咽干不欲饮，伴神疲畏寒，可知热乃虚阳上浮之假象，实乃阳气虚衰之候。而医师偏执血证多为火热所致的经验之谈，误以血热辨治，反致流血增多，变法换方才达血止症平之效。可见临床辨治，当详察而慎思。

案例5：暴怒伤肝误为脾虚失统

患者，女，40岁，1980年4月2日初诊。

患者性格内向，秉性刚强。1年前曾患血崩，经中西医结合治愈。2个月前行经期间与同事发生争执，郁怒不已，突然经血暴下，急诊住院治疗2个月未愈，经量时多时少，病情时轻时重，邀余会诊。症见面色㿠白、头晕目眩、心悸气短等一派虚弱之象。查阅前方，均取"八珍""归脾"之属，似属对证，但久施罔效。详询病史，检查体征，诊得郁怒发病诱因和胸胁胀闷、少腹疼痛拒按、脉细而弦数等症，悟及此证乃郁怒伤肝致不能藏血而影响冲任两脉所致。改用固摄冲任、疏肝理气之法，采用张氏"安冲汤"。3剂阴道出血量大减，余症均减轻。原方出入5剂而愈。

　　[吴云英，金国健.崩漏误诊3则分析.浙江中医学院学报，1993，17（5）：55.]

按：本例医师仅根据面色㿠白、头晕目眩、心悸气短等一派虚弱之象而按脾虚失统治疗，没有考虑郁怒发病的诱因，以及查体少腹疼痛、拒按，脉细而弦数等症，以致误诊误治。幸后医详询病史，仔细检体，方挽误救失。特别应当指出的是，出血较多之人必兼血虚之象，但此时血虚是果不是因，临证仍当重视"辨证求因"。

案例6：瘀阻冲任误为肾虚漏下

患者，女，18岁，1984年9月12日初诊。

患者身形羸弱，发育不良，因父亡，上无兄长，长年从事田间劳动。17岁初潮，平素月经错后半个月至1个月。此次延迟2个月而至，延绵3个月不绝，量少，色暗，有块，伴腰酸如坠，少腹胀痛。前医从患者年少、发育差和腰酸如坠考虑，诊为肾虚漏下，以右归丸加味治之，出血未减，反见腹胀腹痛加剧。余诊认为经量少，色暗，有块，得补加剧，乃瘀阻冲任之证，以少腹逐瘀汤加减治疗，3剂见效，5剂病除。

　　[吴云英，金国健.崩漏误诊3则分析.浙江中医学院学报，1993，17（5）：55.]

按：尽管临床经验对于辨证用药具有很大的指导作用，但是单凭经验，主观臆断，亦可造成误诊误治。本例患者经量少，色暗，有块，得补加剧，瘀血象较为明显，但医师却凭经验认为青春期多先天不足，加之患者年少体弱终致误诊为肾虚漏下，误补益疾。我们强调"因人制宜"，但更重要的是要"四诊合参"。

案例7：真虚假实辨误

患者，女，23岁，1988年12月6日初诊。

1年前，患者因打伤背部，终日疼痛不休，医者给全身丹等伤药治疗，疼痛渐消，又出现闭经7个月余，曾服当归尾、赤芍、川芎、桃仁、红花、甲珠、土鳖虫、田七、莪术等活血通经药，10余剂月经来潮，但淋漓不尽2个月余。按血瘀崩漏，又以桃红四物汤加丹参、田七、川牛膝、土鳖虫3剂后血出如注，色鲜红，发热不已，汗出如水，脉洪大而芤，舌嫩红，头昏眼花，气促乏力，语声低微，烦躁不安，口渴欲饮。此乃阴竭阳浮，真虚假实证，急以益气固脱方热退血止。后以归脾汤调理数月，病渐痊愈。

　　[甘锡民.治误补误攻案2则.江西中医药，1993，24（5）：43.]

按：本例患者因伤致瘀而屡进破血之剂，气血亏耗，辨证虽无大误，但药之太过，乃致变证丛生。无奈医者，再投破血化瘀之剂，导致血出如注，发热不已，汗出如水，脉洪大而芤，舌嫩红，头昏眼花，气促乏力，语声低微，烦躁不安，口渴欲饮等阴竭阳浮之危象，幸在四诊能细审病机，逆流挽舟。

案例 8：病重药轻

患者，女，52 岁，1986 年 8 月 5 日初诊。

患者断经 4 年，3 个月前突然阴道出血，始则淋漓而下，量少色淡，继而出血量多，色红或伴有烂肉样血块，西医检查诊断为更年期功能性子宫出血，止血药治疗月余罔效。邀余诊时症见出血如注，面色苍白，声音低微，舌淡苔少，六脉沉细。其当属崩漏日久，营血虚极，冲任失固之候，但前医曾用八珍去当归、川芎、加炮姜、海螵蛸服 10 余剂效微，细审之伴气虚之候，猛悟本乃病重药轻，仍守前法，易党参为别直参 10 克，连服 2 剂，血立止，精神好转，诸症减轻，后改丸药巩固疗效。

[吴云英，金国健．崩漏误诊 3 则分析．浙江中医学院学报，1993，17（5）：55.]

按：本例患者辨证准确，用方亦对证，但由于"有形之血不能即生，无形之气所当急固"，患者年老出血，元气大亏，病重药轻，血自不止。中医临证要求三因制宜，临床所见患者，因禀赋差异、病程长短、外界因素等影响，病情程度有轻重之别，治疗也不尽相同。本例虽为脾虚之证，然病情有轻重缓急之别，补脾益气亦当有平补、温补、缓补、峻补之分。病轻药重，造成浪费，还会产生不良反应；病重药轻，达不到治疗效果。患者的表现有时只在细微差别中，对于病情轻重判断错误也属误诊之列。

案例 9：脾虚不辨升降

患者，女，45 岁。1993 年 8 月 31 日初诊。

患者阴道出血 3 个月余，经期出血增多，色红，期中量始减少，色淡红。西医给予消炎、止血、激素药治疗 2 次，无效。后改服中药 1 个月，出血仍不止。至笔者处就诊，诉出血量少，色淡红，无血块，小腹坠胀感，头昏乏力，诊见面色少华，舌红边齿印，苔白，脉弦细。B 超示双侧附件及子宫正常。妇科检查正常。详查病史，患者崩漏日久，气虚下陷，不能升提固摄，故有小腹下坠感。辨证气虚下陷无误，然前医单纯补气效差，当因未用升举阳气之升柴之故。遂投以补中益气汤加减治疗，1 剂崩漏止，再投以益气养血、调理冲任之剂近 1 个月，后常服归脾汤调补 1 年未复发。2 年后患者又因崩漏就诊，诉经净 1 周后又出血，量偏多，色红，偶有血块，小腹隐痛，舌偏淡胖，边有齿印及瘀斑，苔薄白，脉细。投以理气活血剂 3 天见效，后改补气升阳加止血药 2 剂收功。

（蔡永敏、郭雷、李燕梅《常见病中西医误诊误治分析与对策》）

按：本例患者据舌脉症辨为脾虚气弱无疑，但患者小腹有下坠感，可知已有中气下陷，此时仅辨脾虚不辨升降，故疗效甚微。此外，"方从法出，法随证立"，辨证准确后，还要有正确的治法和选方用药。选药不当，自然无效，甚则变证百出。

第三节　妊娠恶阻

妊娠早期，出现严重的恶心呕吐，头晕厌食，甚则食入即吐者，称为"妊娠恶阻"，又称"妊娠呕吐""子病""病儿""阻病"等。本病相当于西医学的妊娠剧吐。妊娠恶阻是妊娠早期常见的病证之一，若治疗及时，护理得法，多数患者可迅速康复，预后大多良好。

【病因病机】

1. 胃虚　孕后经血停闭，血聚冲任养胎，冲脉气盛，冲脉隶于阳明，若胃气素虚，胃失和降，冲气上逆，胃气上逆，而致恶心呕吐。

2. 肝热　素性急躁多怒，肝郁化热，孕后血聚养胎，肝血更虚，肝火愈旺，且冲脉气盛，冲脉通于肝，肝脉夹胃气贯冲肝火上逆犯胃，胃失和降，遂致恶心呕吐。

3. 痰滞　脾阳素虚，痰饮内生，孕后经血停闭，冲脉气盛，冲气夹痰饮上逆，以致恶心呕吐。

因此，本病的主要机制是冲气上逆，胃失和降。

【诊断】

1. 病史有停经史、早期妊娠反应，多发生在怀孕 3 个月内。

2. 症状呕吐发作频繁，厌食，甚则可导致全身乏力，精神萎靡，明显消瘦，眼眶凹陷，体重下降；严重者可出现血压降低，体温升高，黄疸，嗜睡和昏迷。

【常见误诊分析】

1. 恶阻漏诊　晨起恶心、呕吐是妊娠早期常见的生理反应，其严重影响正常生活、工作者方为恶阻。本病若能明确得知已有身孕，一般不易漏诊。可见恶阻漏诊的主要原因在于没有及时察知有孕，故而诊察妇女疾病一定要问清月经情况，对于素有月经不调者，出现恶心、厌食、呕吐频繁，应做进一步检查以免漏诊。此外，部分患者哺乳期妊娠，由于经水不至，故也容易漏诊，应引起注意。

2. 不分证情轻重　若在怀孕早期虽有食欲不佳、胃纳减退或仅有轻微恶心、择食，或晨间偶有呕吐，而一般不影响孕妇的营养和工作，经过一段时间可自行恢复如常者，为妊娠早期常有的反应，不属恶阻病证。而久吐不止，出现精神萎靡、形体消瘦、眼眶下陷、双目无神、四肢乏力，或呕吐剧烈、呕吐带血样物，或兼发热口渴、尿少便秘、唇舌干燥、舌红苔黄而干或光剥、脉细数无力等，则为气阴两亏的严重证。若不分证情轻重，将会出现轻证滥用药物、重证延误病机的错误。

3. 未了解呕吐物性状　本病以恶心呕吐为主症，故首先应了解呕吐物的性状以辨寒热虚实。如呕吐酸水或苦水或黄稠痰涎者，多属热证、实证；呕吐清水清涎者属虚证、寒证；吐出物呈咖啡色黏涎或带血样物，则属气阴两亏之重证。不了解呕吐物的性状，则辨证无据。

4. 辨证不结合舌脉兼症　本病在辨呕吐物性状的同时，还要结合舌脉兼症综合分析。同是呕吐清水或清涎，伴肢软神疲、纳差便溏者为脾胃气虚，伴面色苍白、肢冷畏寒、舌淡苔白而滑者属脾胃虚寒。又如呕吐酸水苦水，伴胸胁胀痛、嗳气叹息、头胀而晕、苔薄黄、脉弦滑者为肝郁犯胃，伴胸胁胀痛、头晕眼花、口干心烦、舌红少苔、脉细数或细弦者为血虚肝旺、肝胃失和之虚实兼夹之证，伴面红身热、口干喜饮、尿黄便结者为胃热之证。若不辨舌脉兼症，则病因难明。

【案例分析】

案例1：恶阻误为阴虚痰阻

病者：江西省议员吴尧耕之女公子，年十九岁，住省城。

病名：伤风兼恶阻。

原因：体弱多痰，腊月行经后感冒风寒，咳嗽发热，因食贝母蒸梨，以致寒痰凝结胸中。延医调治，投以滋阴降痰之品。复患呕吐，饮食下咽，顷刻倾出。更换多方，暂止复吐。群医束手无策，而病者辗转床褥已越三月，骨瘦皮黄，奄奄一息。其友人萧孟伯力荐余治，吴君乃延余往。

证候：呕吐不止，饮食罕进，咯痰稀白，大便干燥。

诊断：细按脉象滑数有力，此孕脉也。何以有此久病？盖因受孕不知，旋因伤风咳嗽，以为贝母蒸梨可以治咳，不知适以凝痰。而医者不查脉情，泛用治痰通用之轻剂以治之，痰不下而气反上逆，遂成呕吐。所幸腹中有孕，虽呕吐数月，尚无大碍，否则殆矣。

疗法：用大半夏汤，先治其标以止呕。盖非半夏不能降胃气之逆，非人参不能补中气之虚，非白蜜不能润大肠之燥。开方后，吴曰："孕有征乎？"余曰："安得无征！征之于脉，脉象显然；征之于病，若非有孕，君见有呕吐数月，少纳饮食而不毙者乎？"吴固知医，见余执方不疑，欣然曰："若可谓得此中三昧，余亦爱岐黄，略识一二，曩亦曾拟用半夏汤，群医非之而止。"乃急以药进，至夜呕止酣睡。次日吴见余曰："非君独见，吾女几殆。"乃立保胎和气之方，以善其后。

处方：仙半夏三两，白蜜三两，人参两半，河水扬二百四十遍煎服。

又方：安胎。净归身三钱，抚川芎八分，高丽参三钱，漂于术二钱，酒条芩钱半，真阿胶三钱，大熟地二钱，法半夏钱半，蜜甘草钱半，墨鱼一两（熬水，去鱼为引），水煎服。

效果：初方服一剂，呕吐即止，便亦略润，并无痰嗽，乃服次方四剂而胎安。嘱用饮食调养，而体健生子。

（何廉臣《重印全国名医验案类编》）

按：本例先有感寒咳嗽，病者自以贝母蒸梨服之，以致寒痰凝结，此程国彭《医学心悟》"病家误，在服药"之谓也。延医调治，医不察脉情，又以清补滋阴，更致痰不得下，阻滞气机，气反逆上，故见呕吐。此呕吐原因有二，一为痰阻，二为妊娠恶阻，医者诊脉不精，问诊不详，不知有孕，故二诊仅从痰阻论治，故而误诊。其实，患者呕吐长达3个月，若能详问经期，此误诊是可以避免的。

案例2：恶阻误为风病

汪石山治一妇，形质瘦小，面色近紫，产后年余，经水不通。首夏忽病呕吐，手指麻痹挛拳不能伸展，声音哑小，哕不出声。医皆视为风病，危之。汪诊脉，皆细微近滑，曰：此妊娠恶阻病也。众谓经水不通，安有妊理？汪曰：天下之事，有常有变，此乃事之变也。脉虽细微，近似于滑，又见脉不绝，乃妊娠也。遂以四君子加二陈治之。诸症俱减，尚畏粥汤，惟食干糕香燥之物而有生意。

（明·江瓘《名医类案》）

按： 妊娠恶阻诊断并不困难，但此例妇人产后年余，正值哺乳期，故经水不通，但医者常规思维没有考虑到有孕而误。可见天下事有常有变，临床误诊的发生不可避免就在于此。此外，有些妇女虽已有孕，然而照常有月经来潮，故临床医师对一些特殊的生理不可不知。中年妇女，偶然受孕，极易疏漏，亦应引起注意。

案例3：恶阻漏诊

给事游让溪夫人，病新愈，月余经事不行，呕哕眩晕，饮食难进。医以为二阳之病发心脾，女子不月。法在不治。江篁南诊之，尺脉虽小，按之滑而不绝。此妊而恶阻，非凶候也。六君子加砂仁，数服而安，后产一女。

（清·俞震《古今医案按》）

按： 此例病后体虚，久未行经，医者疏漏，而将恶阻诊为他病。其实妇女有孕，心理生理总是有所变化，医者若能精于脉理，详察病家各种反应，或者结合实验室检查，误诊是可以避免的。

案例4：肝逆恶阻误为胃虚恶阻

丹溪治一妇，孕两月，呕吐头眩，医以参、术、川芎、陈皮、茯苓服之，愈重。脉弦，左为甚，而且弱。此恶阻病，必怒气所激。问之果然。肝气既逆，又挟胎气，参、术之补，大非所宜。以茯苓汤下抑青丸二十四粒，五服稍安，脉略数，口干苦，食则口酸。意其膈间滞气未尽行，以川芎、陈皮、山栀、生姜、茯苓煎汤，下抑青丸十五粒而愈。但口酸易饥，此肝热未平。以热汤下抑青丸二十粒，至二十日而愈。后两手脉平和，而右甚弱，其胎必堕。此时肝气既平，可用参、术。遂以初方参、术等补之，预防堕胎以后之虚，且一月而胎自堕，却得平安矣。

震按： 右脉弱而胎必堕，虽投参、术无功。此必丹溪试验数次，故确信无疑。

（清·俞震《古今医案按》）

按： 恶阻常见原因在于"冲气上逆，胃失和降"，但尚有肝逆、痰浊、胃虚之分，然若拘于常规，单从胃辨之，常常治之无功。此例左脉弦且弱，口干苦，食则口酸。详问病由，为怒气所激，故肝逆可辨。可见只有四诊合参，方能辨证无误。

第四节 产后发热

产褥期内，高热寒战或发热持续不退，并伴有其他症状者，称为"产后发热"。本病常因感染邪毒后发热，相当于西医学的产褥感染。其重者，可危及产妇的生命，应予重视。

【病因病机】

1. 感染邪毒 产后气血耗伤，血室正开，产时接生不慎，或护理不洁，或不禁房事，致使邪毒乘虚而入，稽留于冲任、胞脉，正邪交争，因而发热。

2. 外感 产后百脉空虚，腠理不密，卫阳不固，以致六淫之邪，袭表犯肺，营卫不和，因而发热。

3. 血虚 产后血去过多，阴血暴虚，阳无所附，以致虚阳越浮于外，引起发热。

4. 伤食 产后体虚，脾胃功能不足，过食进补或肥甘厚味，饮食停滞，郁而化热。

5. 血瘀 产后情志不遂，或为寒邪所客，瘀阻冲任，恶露不下，败血停滞，阻碍气机，营卫不通，故致发热。

引起产后发热的原因很多。然本病的主要病因病机为产后正气不足，复感邪气；或营血骤虚，血虚阳越；或败血停滞，郁而化热。

【诊断】

凡产后出现发热不退或寒战高热者皆可诊为产后发热。

【常见误诊分析】

1. 血虚发热与生理性发热不清 二者病机相同，皆为产后阴血骤虚，阳气外浮所致，但其轻重预后不同。如产后一二日，轻微发热而无其他症状者多为产后应激性生理现象，一二日后自能营卫调和，不需治疗；而血虚发热则多因产时、产后失血过多所致，表现为午后低热，持续不退，恶露量少，色淡质稀，或腹痛绵绵，兼头晕目眩、心悸少寐、手足麻木、舌淡红、苔薄、脉虚数等阴血不足见症，不予治疗则其热久不退或变生他证。

2. 外感发热不分风寒暑热 产后失血伤气，百脉空虚，腠理不密，卫外不固，六淫之邪皆可乘虚而入。但由于感受邪气不同，而有风寒、风热、暑热、暑湿等证的不同，其治各异，应根据患者的体质、季节、气候、居住环境等及临床表现的特点仔细分辨，否则容易导致辨证错误。

3. 感染邪毒发热与血瘀发热辨误 二者均以发热、小腹疼痛拒按、恶露异常为主症，但其证各有特点，且舌脉兼症亦不同。感染邪毒者，多高热寒战，恶露色紫暗如败酱有臭气，舌红，苔黄，脉数有力，兼烦躁渴饮、尿黄便燥等；血瘀者，寒热时作，恶露不下或下亦甚少，色紫暗有块，舌紫暗有瘀点，脉弦涩，兼口干不欲饮等。如不根据其热型和恶露异常的特点以及舌脉兼症细辨，则易诊误。

4. 忽视产后伤食发热与蒸乳发热 伤食、蒸乳亦是引起产后发热的常见原因，故不可忽视。伤食发热多兼不思饮食、吞酸嗳腐、脘腹胀满、苔厚腻、脉濡或滑等；蒸乳发热多兼乳房胀痛，乳汁涩滞不畅，甚或见乳房红、肿、焮热、硬结及高热寒战。如忽视此二证，不仔细问诊及检查，每多致误。

5. 未排除产后痢、淋等病 产后痢疾、淋证、疟疾、肠痈等病亦常有发热症状，但各有其证候特点，如痢疾的脓血黏液便，淋证的尿频、尿急、尿痛，疟疾的定时寒热往来，肠痈的转移性右下腹痛等。如未加以排除而按本病论治，则易导致误诊。

6. 肝郁化火与瘀血发热辨误 气血亏虚和瘀血阻滞是产后发热常见的两大证型，然遇郁热者往往从血瘀辨证，殊不知亦有因情志不畅，肝郁气滞之病机，临床凡此病者，常有情志不遂的病史，临证要辨证求因，以治其本。若套用常规，问诊不详，不加辨证则容易误诊。

【案例分析】

案例1：产后阳虚发热误为外感发热

李某，女，30岁。患者素体虚弱，畏寒肢冷，1978年8月初因胎儿死于腹中而引产，畏寒肢冷加重，自汗多，低热不退，体温37.4℃左右，已40余日，全身无力，语音低微，大便不成形，舌质淡，脉沉弱。余先用桂枝汤加附子、党参治之，病渐见好转，服10剂体温降到37.1℃左右，饮食增加，精神较振。而患者治病心切，自服民间治产后病的发汗药，以致大汗不止，畏寒肢冷更甚，体温升高至37.8℃左右，心悸、头眩，难以起床转侧，手颤身瞤动，气短懒言，面色㿠白，口不渴，心电图示窦性心动过速，白细胞计数$8.2×10^9$/L，脉沉弱而数，舌质淡。此乃产后体虚，误汗亡阳，出现阳虚标热之证。拟真武汤合附子汤加味：制附片6克，白术6克，白芍9克，茯苓9克，生姜3片，生晒参（打）6克，黄芪12克，龙骨18克，生牡蛎18克。药后患者汗出渐止，服5剂而能起床，手颤身瞤动消失，体温亦渐降至正常，纳食增加，精神日振，守方加减治疗半月而愈。

（中医研究院广安门医院《医话医论荟要·薛伯寿医话医论》）

按：此案患者素为阳虚之体，产后正气受损，畏寒肢冷加重，自汗多，低热不退，全身无力，语音低微，大便不成形，舌质淡，脉沉弱，阳虚之证显现。薛氏以温阳益气、调和营卫之剂，诸症渐次好转，体温亦降，本是正确的治疗措施。然病家性急，自服产后发汗药，以致大汗不止，阳虚更甚，变症多起。大汗则阴液愈伤，且精血同源，心失血养，则心悸头眩；筋失濡润，则手颤瞤动；阳随汗泄，肢体失温，则难以起床转侧，气短懒言，畏寒肢冷更甚；阳虚发热，则体温升高而脉沉弱微数。此误乃病家治病不专，随便更医，自行服药所致。

案例2：瘀血内阻误为外感热毒

患者，女，24岁。患者于1986年2月7日足月顺产一男婴，产后小便不通，即行导尿，于2月9日午后开始寒战，继之高热、头痛，下午5时许突然神志失常，狂乱躁动，惊呼骂詈，喧扰不宁。求诊症见：神昏躁狂，壮热面赤，恶露极少，大便3日未行，腹部胀满，按之不柔，脉虚大而数。辨证以产后正气未复，又染邪毒，毒热上扰神明而发狂证。投以大剂清热泻火之白虎汤加减，每3时1服。第2天再诊，病势未减，神志时清时昧，时狂时静，以为热毒炽烈又加用凉血解毒之品，1剂仍未效。三诊据其恶露极少辨证……按瘀血内阻予桃核承气汤加减。药进2剂后恶露骤多，恶臭有块，大便畅泻2次，腹胀满大减，神清脉静身凉，唯小便不利，前方去大黄加滑石，3剂后小便自利，后据证调理而愈。

[阎松禄.产后病误治一得.山西中医，1990，6（4）：50.]

按：产后正气亏虚，护理不当，极易引起热毒感染，故发高热，甚至神昏躁狂。本例高热神昏，治以清热解毒而无效者，在于辨证不精，未能抓住关键症状。从其恶露极少、腹部胀满分析，其病机关键在于瘀血阻滞，秽浊之血停留体内，其发热的根本原因在于瘀血阻滞，治疗首先在于祛除恶血，恶血去，邪毒自然随之而退。另外本例高热，兼大便3日未行，腹部胀满，按之不柔，胞宫检查当有胞宫触痛，显系实邪在于下焦，用白虎汤药不对证。

案例 3：血虚发热误为外感发热

王某，女，27岁，工人。患者难产后半月忽作发热，微恶风，体温38.7℃，心烦口渴，全身酸楚，食纳不佳。前医曾以外感风寒郁而化热入气分，给予白虎加人参汤2剂，热不解，食欲更差。舌质淡红，苔白少津，脉浮数无力。高师析为产后血虚阳浮发热，治拟益气养血，应用八珍汤加味：炙黄芪15克，太子参15克，熟地黄15克，当归10克，白芍10克，白术10克，茯苓10克，川芎6克，炙甘草5克，生姜3片，大枣5枚。服药3剂，热退，诸症尽消，体温正常，病即旋愈。

（高辉远《高辉远临证验案精选》）

按：产后气血亏虚，将息失宜，极易外感。此例患者产后发热，微恶风，心烦口渴，前医未考虑产后气血亏虚特点，从外感发热论治，症未减反加剧，可见辨证有误。《沈氏女科辑要笺正》云，产后"感冒者，必有表证可辨，然亦不当妄事疏散"。傅青主亦云："然产后之妇，风易入而亦易出。凡有外邪之感，俱不必祛风。"高师从其病史分析，结合舌淡红、脉浮数无力，辨为血虚阳浮，补气血顾本而获效。

案例 4：产后感受暑热屡误

向某内室，女，28岁，已婚。夏月产后，适逢盛暑，十月后恶露刚尽，感暑而病。阅数医，均以产后发热，头痛汗出，用生化汤与补血汤加丹参、地黄之类为治。病不解，反而增剧，壮热大渴，汗大出，午后尤甚，头痛面赤，心烦舌红，渴思凉饮，小便短赤，大便干燥，脉洪而滑。延师往诊，师曰：此白虎汤证也，但产后气血新伤，宜于白虎汤中加人参主之，扶正祛邪并行。病家粗知医，曰：白虎辛凉重剂，为产后所当禁。师曰：白虎诚宜慎用，今病暑热极，热灼阳明，肺津被劫，若不急清阳明以救化源，恐津液枯竭，变证蜂起，产后难任，有病则病受之，沃燋救焚，何惧之有？可小制其方，病家热之。乃用西洋参9克，生石膏18克，知母6克，甘草3克，粳米15克，每日2服。是夜诸证渐减，能安睡。次日再诊，见其热减渴止，汗息烦平，思粥食，病家甚为感谢。师候其脉，仍洪而滑，曰：证虽减退，脉尚未平，热犹未尽彻也，宜原方再进，否则热将复炽。病家见患者已不壮热烦渴，坚请去石膏，师曰不可，只宜再小其制，而病家仍惧石膏大寒，议用他药代之，师见坚决惧药，未便强怫其意，遂勉为用鲜苇根、石斛、荷叶、竹叶等，并告之曰：午后恐诸证再起。果于日晡壮热头痛，大烦大渴，汗出心烦，前证复作，一如师言。

病家急延师至，乃再疏白虎加人参汤 1 剂，药用西洋参 6 克，生石膏 12 克，知母 4.5 克，粳米 12 克。一服知，二服已。再次日诊之，脉平热退，师曰：至此内热已解，只复胃津可也。用益胃汤加味，并继以养荣善其后而愈。

（高辉远《高辉远临证验案精选》）

按：此系产后恶露刚尽，感受暑热病邪之案。初医不明病因，遵产后常法生化汤与补血汤加丹参、地黄之类为治，置暑邪于不顾，故投剂病不解，症势反增。今乃感暑而病，症见壮热大渴，汗大出，头痛面赤，喜凉饮，脉洪而滑，白虎汤证也。倘若常人，用白虎汤则无所顾忌，唯产后气血新伤，用此辛凉重剂，固宜慎重，急以白虎汤加人参主之。病退脉未退，宜再进剂，病家虑疑不从，致使热邪复炽，再投始安。可见医者当有胆有识，当用清法则运用之，不必为"产后宜温"的禁例所束缚，当用之药不可受病家的干扰而更替。此案示人，医之临证，贵在辨证，证无定型，医无定法，法随证变，有是证则用是药，万勿迟疑，以免贻误病机，证变难挽。

案例 5：产后阴虚发热误为阳虚发热

梁某，女，22 岁，农民。患者于 1972 年 4 月顺产第一胎，产后见低热不退，未曾介意，10 天左右突然体温升高，头痛不适，经当地治疗后症状减轻，但仍低热不退，后又误为产后血虚，服大剂人参、北黄芪、当归、生姜之类的补阳药物，热不但不减，反而口渴不止，烦躁不安，精神萎靡，面色苍白，每天饮水 5～10 磅，勉强进食稀粥，延续 2 个月余，于 6 月间抬至门诊治疗。初见体温 37.5℃，头痛不适，喉中有痰，脘闷不舒，口渴引饮，饮不止渴，大便干结，舌红，苔黄腻，脉细数无力，拟生熟地黄丸合甘露饮加减治疗，处方：熟地黄 30 克，生地黄 15 克，玄参 15 克，知母 9 克，黄芩 9 克，茵陈 15 克，牡丹皮 9 克，法半夏 9 克。服药 1 剂后，患者自觉症状减轻；再服 2 剂，低热退清，口不渴，能进少量软饭，诸症大减；连续服药 10 剂左右，上述症状基本消失，能下地活动，后再以养阴补气法调养两月余，已能参加生产劳动。

［杨文辉. 产后发热治验. 新中医，1974（3）：32.］

按：此因产后阴血亏虚，低热不退，而辨证不当，误用参、芪等补阳之品，以致肾水枯竭，阴虚胃燥，症见低热，口渴，大便干结，脉细数无力，阴虚之象明显；兼之湿热中阻，运化无权，喉中有痰，脘闷不舒，苔黄腻。本病之误在于不考虑产后生理特点，不结合舌脉进行辨证，故而误诊。

案例 6：真寒假热误为实证发热

王金宪公宜人，产后因沐浴，发热呕恶，渴欲饮冷水瓜果，谵语若狂，饮食不进。体素丰厚不受补，医用清凉，热增剧。石山诊之，六脉浮大洪数，曰：产后暴损气血，孤阳外浮，内真寒而外假热。宜大补气血。与八珍汤加炮姜八分，热减大半。病人自知素不宜参、芪，不肯再服。过一日，复大热如火，复与前剂，潜加参、芪、炮姜，连进二三服，热退身凉而愈。

（清·俞震《古今医案按》）

按：本例病由产后淋浴而发热呕恶，渴欲饮冷，谵语若狂，饮食不进，体素丰厚，医者当然从实热论治，医用清凉，热反增剧，以药测证，说明此热非实热。石氏从六脉浮大洪数，结合产后暴损气血的特点，分析此乃是内真寒而外假热。发热、脉洪数而用参、芪，若非考虑产后特点，诚难也。

案例7：产后发热虚实辨误

大尹俞君之内，产后发热晡热，吐血便血，兼盗汗，小便频数，胸胁胀痛，肚腹痞闷。余曰：此诸脏虚损也，治当固本为善。自恃知医，用降火之剂，更加泻利肠鸣，呕吐不食，腹痛足冷，始信余言。诊其脉，或浮洪，或沉细，或如无；其面或青黄，或赤白，此虚寒假热之状。时虽仲夏，当舍时从证。先用六君子汤加炮姜、肉桂数剂，胃气渐复，诸证渐退，更佐以十全大补汤，半载全愈。

（明·王肯堂《女科证治准绳》）

按：此案产后发热，乃诸脏虚损所致。盖脾为气血生化之源，脾气虚弱，血失所摄，上溢则吐血，下溢则便血；气血不足，阴阳失衡，阳气浮散则发热；阴不内守，则盗汗；肾气不足，膀胱失约，则小便频数；肝血亏虚，木旺克土，则胁肋胀痛、痞闷不食等。无奈病家自恃知医，见热治热，误以苦寒清降为治，中气更伤，而见不食、泄泻、呕吐、腹痛、足冷。其脉或浮洪，或沉细，或如无，其面或黄青，或赤白，此皆虚寒假热之候。陈氏舍时令而从证候，从培补后天入手，气血生化有源，阴阳自调。

案例8：肝郁化火误为气虚、瘀血

患者，女，30岁，产后20天，近10日来身热心烦，热势时高时低，间或汗出怕风，饮食乏味，神疲懒言，曾服索米痛片未效，又服甘温除热之补中益气汤4剂仍无效，于1985年11月21日求余诊治。余疑为气虚血涩，瘀血内阻化热。于前方加桂枝、赤芍、白芍、香附以增活血之功。服3剂药后，痛无分毫转机，症见身热（体温38.6℃）心烦，口苦口干，胸闷不舒，神乏懒言，善叹息，不思饮食，恶露已净，舌苔薄而微黄，脉弦数。详询病由，始知孕产4胎，皆为女孩，举家不悦，是以情怀不畅，肝郁化火，投以丹栀逍遥散加减，并嘱亲友多予开导。药3剂而热退，诸症消失，仍以逍遥丸以巩固疗效。

[汪国圣．产后误补医案三则．安徽中医学院学报，1988，7（1）：22.]

按：本例产后10天始发热，恶露已净，又无明显瘀血之象，故知并非瘀血阻滞，恶血停留。二诊通过详细问诊，始得肝气抑郁之病因，且见有心烦，口苦口干，胸闷不舒，脉弦数，肝郁化火之证明矣。而其神乏懒言，不思饮食，间或汗出怕风，系木不疏土，气血乏源所致。本例误诊对临床产后发热治疗很有借鉴意义。

第十四章　儿科病证

生长和发育是小儿时期特有的生理现象，也是不同于成人的基本特点。小儿在生长发育的整个过程，形态和功能不断成熟、完善，反映了小儿的生理特点，可以归纳为"生机蓬勃，发育迅速""脏腑娇嫩，形气未充"两方面，理论上有纯阳学说与稚阴稚阳学说。小儿疾病的发生，其病因虽与成人基本相同，但由于小儿的体质特点，故还有其特殊性。小儿疾病的发生，一是机体正气不足，御邪能力低下，其寒热虚实的变化比成人更为迅速而错综复杂，故对小儿疾病的诊治尤须辨证清楚，诊断准确，治疗及时；二是由于对某些病邪的易感性所致，即小儿肺脏娇嫩，对疾病的抵抗力较差，加之幼儿寒暖不能自调，乳食不会自节，故在外易为六淫所侵，在内易为饮食所伤，以及胎产禀赋因素，所以小儿易于感触，容易发病，且年龄越小，发病率越高。小儿形气未充，抗病力差，不耐外邪侵袭，容易发生外感疾病，尤其是外感时行疾病。小儿又"脾常不足"，调护失当，则容易引起脾胃病证。此外，小儿亦有因先天禀赋不足，以及母体遗传、胎中受病、分娩不顺等因素所产生的一些特殊疾患。

另外，由于小儿脏腑柔弱，不仅发病容易，而且变化迅速，邪正之间、寒热虚实之间易于消长转化，反映出易寒易热、易虚易实的病理特点。但小儿体禀纯阳，生机蓬勃，活力充沛，组织再生和修补的过程较快，且病因比较单纯，疾病过程中情志因素的干扰和影响相对较少，所以轻病容易治愈，重病若及时诊治，护理得宜，大多数也能获得痊愈。如小儿肺系、脾胃及时行疾病虽为多见，但大多数病程短，恢复快。即使病程较长的一些疾病，如疳病中的干疳证候，经补其气血，调其饮食，适其寒温，也能早日恢复健康。所以《景岳全书·小儿则》指出："其脏气清灵，随拨随应，但能确得其本而撮取之，则一药可愈。"

第一节　小儿感冒

小儿感冒是感受外邪引起的肺系疾病，以发热、恶寒、鼻塞流涕、咳嗽为特征。本病的发病率高，四时皆有，而以冬春两季为多，发病年龄以婴幼儿最高。本病有轻重之不同，轻者称为伤风；重者称为重伤风或时行感冒，有流行趋势。感冒症状较轻，预后良好，病程中可出现夹惊、夹滞、夹痰的兼证。其禀赋不足、体质娇弱的小儿容易反复感冒，甚至引起心悸、怔忡等病证。

【常见误诊分析】

1. 小儿时期一些常见的急性传染病早期误为感冒　急性传染病的早期可表现为类似感冒的症状，临床须注意鉴别，以免误诊。

2. 不辨寒热转化　小儿为纯阳之体，故小儿感冒热多于寒，即使感受风寒之邪，也易从阳化热。辨证时对咽喉红肿者，即使舌苔薄白而润，也首要考虑为风热证；纵有寒象，亦以寒包热郁居多。若不注意小儿的体质特点，不辨寒热转化，易导致误诊误治。

3. 不辨小儿感冒之兼夹　年幼体弱患儿临床表现多较重，证情复杂，常见夹痰、夹滞、夹惊等兼证。若遗漏兼夹之证，势必导致误诊误治。

4. 问诊困难　小儿不言，古称哑科，由于表达能力的限制，问诊有一定困难。所以医者诊病时，须望形色，审苗窍，从细微处察寻病情，不能仅凭经验，否则极易失误。此外，小儿感冒易变生他证，如四诊不全、不深入，极易忽视关键症状而致误诊。

【案例分析】

案例1：表邪闭肺误为邪热壅肺

王某，男，6岁，1990年5月19初诊。

患儿于5月17日全身不适，轻咳，服蛇胆川贝液，5月18日咳嗽渐重，又增咽痛，发热体温37.6℃，加服六神丸，5月19日诸症不减，急赴医院求治，予青霉素、利巴韦林、阿尼利定，午后更增恶心呕吐，延余诊治。刻诊：咳嗽频作，声重痰少，咳甚则呕，发热不甚，汗出不显，便干溲黄，舌尖红，苔薄黄，脉弦数。辨为肺热咳嗽，胃失和降。拟清肺化痰，止嗽和胃法……5月20日，患儿喘促哮鸣，坐卧难宁，面色晦暗，唇甲发绀，频咳不止，痰少不爽，呼吸浅频，身热（体温38.5℃），无汗，口不渴，大便5次，溲黄量少，脉浮滑而数。证属表邪被遏，郁闭肺卫，急遣辛凉宣泄、清肺平喘之剂……尽剂，喘平咳止，面色转润，精神渐复，热退身凉，脉象平缓。

[乔连厚. 外感误治变险. 江西中医药，1995，26（3）：45.]

按：本案初系风寒束肺，肺失宣肃，病家取用蛇胆川贝液、六神丸，使寒邪冰伏，郁而化热，加重病情；求诊西医，虽青霉素、利巴韦林应用及时，然表邪未去，又投清降，扰动胃肠，转增吐泻，致邪气内陷；易诊中医，只重痰、嗽，忽视发热不甚、汗出不显，以清肺化痰、止嗽和胃之剂，闭郁肺卫。辗转三误，变生咳逆喘急之证。二诊选用麻杏石甘汤加味，宣散被伏之邪气，药证和契，因而药到病除。凡幼科外感，洵乃难辨。其恶寒轻重、汗出有无，孩童分辨不清。因此，辨治之时应充分考虑儿科这一特点。

案例2：邪仍在表误为邪已入里

张某，男，5岁，某中学教员之子，1988年1月27日初诊。

患儿发热伴咽痛咳嗽1天。症见：身热无汗，口微渴，时恶风寒，鼻流清涕如水，鼻内出气烘热，唇红口干，舌边尖红，苔薄白，脉浮数。查：体温39.2℃，两侧扁桃体红肿，心肺听诊无异常。血常规：白细胞 $7.2 \times 10^9/L$，中性粒细胞 0.68，淋巴细胞 0.32。余据发热、微恶风寒、咳嗽咽痛之症，辨证为风温外袭、邪袭肺卫，遵叶天士"在表初用辛凉"之旨，予银翘散，为汤剂服用，窃以为药证契合，取效必然。孰知翌日证无稍减，体温 39.6℃，身灼热无汗，仍咳嗽流涕，唇红口干。虑其温邪有传里入气之势，复投银翘散合柴、葛、知、膏，服药 2 天，体温仍在 $39.0 \sim 39.6℃$，又自服安乃近，热退一时，继而复起，诸症依旧。余告不敏，遂持方并携患儿请教我院中医老前辈杨慎斋医师（杨老，年八旬，垂五十年临床经验，擅温病）。杨老诊后曰："风温犯卫，药投辛凉，对则对矣，奈何患儿病起于大寒之后（1 月 21 日大寒），时值阴气司令，寒遇肌表，热郁于里，前方透表势单，后方清里有余，燔热不去实因未能汗解耳！建议用银翘散合葱豉汤（《肘后备急方》），通阳发汗、辛凉清解并投。"当即商定银翘散加黄芩 8 克，淡豆豉 10 克，葱白 3 枚（前银翘散方中未用淡豆豉）。药进 1 剂，患儿体温降至 37.1℃，竟自行外出、嬉戏如常，仍咳嗽，后以沙参麦冬汤佐马兜铃、蜜枇杷叶，2 剂收功。

[胡学刚. 治误病案剖析. 湖南中医杂志，1988（3）：47，50.]

按：本案初诊辨证无误，然而处方未遵从中医整体观念、三因制宜，银翘散原为对证之方，然冬月感受风温，寒遏肌腠太甚，辛凉轻剂难济于事。章虚谷言："始初解表用辛凉，须避寒凝之品，恐遏其邪，反不易解也。"考虑患儿病起于大寒之后，寒遏更甚，故应酌加通阳解表之品。二诊未注意到患儿仍未汗解，囿于经验考虑邪入气分，终致成误，须知大凡看法，卫之后方可言气。本极轻极易之证，因四诊不深入，则两诊不效，医道之难，固如是矣。

第二节　小儿哮喘

小儿哮喘是小儿时期的常见病。哮指声响，喘指气息。哮喘以发作性喉间哮鸣气促，呼气延长为特征，严重者不能平卧。本病四季都有，好发于春秋两季，素有遗传宿根或为过敏体质，遇上气候骤变，寒温失常而引发。鱼腥发物、花粉、绒毛及特殊气味也是诱发因素。本病各个年龄都可发生，婴幼儿及学龄前期最为多见。重视预防，治疗及时，年长后能够痊愈；发作频繁，长期反复不愈者，则可成为终身痼疾。

【常见误诊分析】

1. 误将西医关于疾病的诊疗常规与中医辨证等同起来，或生搬硬套，弄巧成拙而导致误诊　如困于扁桃体几度肿大或肺部听诊闻及干湿性啰音等炎症指征，而忽视了脉症互参，简单地辨为热证，投以寒凉之药，造成误诊误治。

2. 不明病理过程　详细询问病史，研究患者治疗史，才能将患者症状出现的先后顺序区分开来，有层次、有系统地描绘出疾病的发展过程，才能发现它们之间的内部关系，找出明确诊断线索，切中要点；反之，靠主观臆断，就会惑于眼前表象，引起误诊。

3. 不辨寒热 咳嗽气喘，咳出白稀痰或泡沫痰，形寒，肢冷，舌淡，苔薄或白腻，属寒喘；咳嗽气喘，咳出黄黏痰，身热面赤，口渴引饮，舌红，苔黄，属热喘。寒热误辨，不减病反增病。

4. 不辨标本 哮喘一证，本虚标实，发作时哮吼痰鸣，喘急倚息，以邪实为主；缓解期哮喘已平，出现肺、脾、肾三脏不足，则以正虚为主。标本不明，必然导致辨证立法错误。

【案例分析】

案例 1：寒饮犯肺误为痰热郁肺

李某，男，4 岁，1989 年 11 月 25 日初诊。

其母代诉：患儿有"支气管哮喘"已 3 年余，每因天气骤变而发作，近 3 个月来先后发作 2 次，昨日再次发作。刻下：喘促气急，入夜难寐，时欲呕恶，呕吐物为白色泡沫状，体温 38℃，体态较胖，面色苍白，呼吸急促，喉中痰鸣，四肢欠温，咽部充血，扁桃体Ⅱ度肿大，两肺可闻及哮鸣音及散在性湿啰音，舌体胖大，质红，苔白润，脉细滑，指纹紫赤。辨证为痰热郁肺，肺失宣降。治宜清热宣肺，化痰平喘。方选麻杏石甘汤加味：炙麻黄 4 克，广陈皮、云茯苓、光杏仁、炒黄芩各 9 克，生石膏 20g（先煎），肥知母、生甘草各 6 克。2 剂，每日 1 剂，水煎取汁，早晚分服。

1989 年 11 月 27 日二诊：体温正常，喘咳反趋加重，痰白稠而量多，舌、脉、指纹如前。反复推敲其证，实属寒饮犯肺所致，拟从温肺蠲饮、止咳平喘为治，方用小青龙汤化裁：炙麻黄、桂枝、炒白芍、五味子、北细辛、姜半夏、秋桔梗、生甘草、净蝉蜕、干地龙各 6 克，云茯苓、广陈皮各 9 克，紫菀、厚朴各 4 克。3 剂，如前煎服。

1989 年 11 月 30 日三诊：喘咳止，咳痰除，舌、脉、指纹基本正常，原方改炙麻黄为 3 克，继予 3 剂。药后病情趋于稳定，即使喘咳也程度很轻，此后多从此方出入调治，整个冬季未再大发作。

（张笑平《中医失误百例分析》）

按： 本例咳喘病程延久，寒饮内伏，每因外感引动内饮而发病，发时咳、喘、呕并见，并咳吐白色泡沫之痰，恰与《伤寒论》第 40 条"伤寒表不解，心下有水气，干呕，发热而咳……或喘者，小青龙汤主之"一证相吻。而首诊囿于扁桃体Ⅱ度肿大及肺部听诊闻及湿啰音等炎症指征，而辨为痰热郁肺，试图借麻杏石甘汤以消炎平喘，辨证失误，只能助邪增病；二诊正是基此事实而改投以小青龙汤，使之邪去喘平。

案例 2：外感风热标本辨误

王某，男，6 个月。

其母代诉：1 周前患儿因受凉发病，恶寒无汗，时有低热，咳嗽微喘，喉中痰鸣，食欲差，二便正常，虽经西药治疗而不瘥，昨因天气变化而使咳喘渐剧，遂于 1988 年 5 月 21 日来我院门诊而收住儿科治疗。刻下：体温 37.6℃，前述诸症俱在，神志清，精神萎靡，大便 2 日未解，全身皮肤无红疹及瘀斑，咽部轻度充血，扁桃体Ⅰ度肿大，心

（一），两肺可闻及湿啰音及哮鸣音，肝脾不大，腹部无异常。血常规：白细胞计数 18×10⁹/L，中性粒细胞 0.73，淋巴细胞 0.18，单核细胞 0.09。尿（－）。X 线胸部摄片示：两肺中外带纹理增粗，有片状阴影。舌质淡红，苔偏黄，指纹色暗红。辨病为急性支气管肺炎。辨证为外感风热，内夹食滞，升降逆乱，肺失宣降。治宜辛凉解表，宣肺导滞。方予桑菊饮加减：霜桑叶 9 克，杭菊花、苏薄荷、炒牛蒡子、玉桔梗、光杏仁各 6 克，生石膏 15 克（先煎），生大黄（后下）、焦三仙、生甘草各 3 克。3 剂，每日 1 剂，水煎取汁，早晚分服，并配用有关抗生素肌内注射。

1988 年 5 月 24 日二诊：喘止，咳未停，大便每日 5～6 次，质稀色黄而量少，两肺仍可闻及湿啰音，体温不降反升，波动在 38℃ 左右，苔脉如前。在继续使用抗生素的基础上，守上方去大黄，加黄芩 5 克，3 剂，如前煎服。

1988 年 5 月 27 日三诊：咳喘仍作，余症同前。血培养报告有金黄色葡萄球菌生长。药敏试验示高敏抗生素为阿莫西林 20，阿米卡星 17。按药敏试验结果调整使用抗生素，再予原方加葶苈子 6 克（打碎，包煎），鲜竹沥 10mL（兑服），3 剂，仍如前法煎服。

1988 年 5 月 30 日四诊：咳喘不止，不欲饮食，神情疲惫，睡卧露睛，面色萎黄，颈软，大便稀而色青，每日 4～5 次，体温渐升至 38～39℃，下午热重，两肺啰音较前增多，腹部肠鸣音亢进，肝脾未触及，血常规白细胞计数仍偏高，舌质淡红，苔白，指纹色淡而滞。细思前后已进寒凉之品 9 剂，病反复加重，咳喘未止，复增泄泻，实属邪气未去，正气先伤，故停用抗生素，并改从益脾补肾、理气泻肺为治：紫苏子、葶苈子（包煎）、广陈皮、制香附各 6 克，炒车前子 10 克（包煎），炙甘草 3 克，补中益气丸、六味地黄丸（均研末，化服）各 15 克，3 剂，再如前法煎服。

1988 年 6 月 2 日五诊：喘咳大减，精神好转，余症均趋缓解，体温降至正常，X 线胸部透视示肺部阴影已吸收，续予原方 3 剂，诸症悉除，于 6 月 5 日带四君子汤 10 剂出院，以做善后调理。

（张笑平《中医失误百例分析》）

按：本例咳喘为由实转虚之证，即其初起外感风热，郁闭肺气，本当治从疏解风热，宣降肺气，首诊辨证虽无大误，然却囿于西医学的检查结果，错将"炎症"与"里实热证"等同起来，除配用抗生素之外，并一再投以寒凉泄降之剂，稚阴稚阳之体怎能承受如此克伐，其结果势必郁气未尽，正气先伤。幸在四诊得以明悟，极力从逆流中力挽其舟，一方面借理气泻肺之品以祛余邪，另一方面又遣益脾补肾之剂力扶其正。其中，既以补中益气丸防其抑阴，又用六味地黄丸防其阳亢，从而使其阴平阳秘，热退身凉，喘咳自平。

第三节 肺 炎 喘 嗽

肺炎喘嗽是小儿时期常见的肺系疾病之一，为感受外邪，郁闭肺络所致。其以发热、咳嗽、气急、鼻煽为主要症状，重者涕泪俱闭，面色苍白发绀。本病全年皆有，冬春两季为多，好发于婴幼儿。本病一般发病较急，有的来势凶猛，迅速出现心阳虚衰，内陷厥阴的变证。若年龄幼小，平时体质较差，患病之后，病情容易反复，迁延难愈。若能早期及时治疗，预后良好。

【常见误诊分析】

1. 不辨风寒、风热　本病初期常见有寒热表证，其证有风寒、风热、寒热兼夹的不同。临床上恶寒发热孰轻孰重，以及舌脉特点是辨证的关键，如果不细加分析，常致辨证失误。

2. 不审痰重、热重　痰热壅肺是本病的常见证，偏于痰重者表现为喉间痰鸣，呼吸喘急，甚则胸高闷满，呼吸困难，苔多厚腻；偏于热重者表现高热稽留，呼吸气粗，烦躁口渴，舌红，苔黄而糙，或干糙无津，属热重。不辨痰重、热重，致病机不明，容易导致误治。

3. 不辨常证、变证　常证指病位在肺，证有轻重之别。轻证为风寒闭肺、风热闭肺。若高热炽盛，喘憋严重，呼吸困难者，为毒热闭肺，痰热闭肺的重证。若正虚邪盛，出现心阳虚衰，或热陷厥阴，为病邪猖獗，正气不支的重危变证。不辨常证、变证，不明病情轻重，势必导致误诊误治。

4. 生搬硬套西医诊疗　现代中医具备一定的西医知识是非常必要的，但不应将西医的诊疗常规与中医辨证等同起来，或生搬硬套，见"炎"为热，往往导致误诊。当前，临床分科越来越细，疾病谱的变化，以及人类生存环境的改变，都使疾病更加复杂化。这就要求医者要有扎实而广博的基础，同时还要明确中西医的区别与联系，否则极易失误。

【案例分析】

案例：肺脾气虚误为痰热闭肺

杨某，男，8岁，1981年4月18日初诊。

其母代述：咳嗽、发热已历月余。患儿于3月上旬患支气管炎，经中西医结合治疗，病情好转，仍遗低热咳嗽。今症见咳嗽气短，发热，体温38.9℃，右肺可闻及散在性湿啰音，白细胞$1.3×10^9$/L，中性粒细胞0.78，大便未见虫卵，舌淡，脉细数无力，伴有形体消瘦，厌食纳呆，懒怠自汗，时见腹痛。辨证为痰热壅肺，治以葶苈大枣泻肺汤加桔梗、黄芩、栀子、瓜蒌皮、黄芩、知母2剂。药后患儿咳嗽减轻，俨若微效，虑为药不胜病，宗上续进3剂。不料诸症未减，且体温上升（39.4℃），查血常规依然，肺部啰音增多，虚烦不宁，动则气喘，胃脘胀痛，精神更差，大便溏泄。遂细诊之，脉细数无力，舌质淡，苔薄黄，更诉发热自汗，咳嗽气短，虚烦不宁，动则气喘，胃脘胀满，大便溏泄，继参以往病历，尝屡用银翘散等重凉之辈……故断为中阳虚弱，肺气失宣，药用：黄芪15克，桂枝、白芍、法半夏、焦白术、五味子、炙甘草、干姜、熟附片各6克。服3剂，诸症见减，效不更方，续进5剂，药后病已七八，但见咳嗽，遂处方：黄芪10克，桂枝3克，白芍、法半夏、五味子各6克，杏仁、白芥子、前胡各10克，黄芩、炙甘草各3克。5剂药已，诸恙咸除，查体温、血常规正常，肺部啰音消失，已告痊愈。

［潘涓民．1 例肺炎辨治失误录．上海中医药杂志，1985（5）：28.］

按：本案之误，一是询问病情不详（如忽略前医的用药），二是受西医诊断的影响，三是拘泥常法，不知达变，后经仔细审辨，方悟本案实属《黄帝内经》"阳气者，烦劳则张"之范畴，其病机是久服寒凉之剂，致中阳受伤，故用黄芪建中汤，其中生姜易干姜，加附片、焦白术益气助阳，甘温建中，冀中阳振兴，土旺生金，肺气得振，宣降自调，咳嗽当止。观黄芪建中汤治愈了肺炎，前人称甘温除大热，询不诬也。

第四节　小儿咳嗽

小儿咳嗽是常见、多发的肺系病证。有声无痰为咳，有痰无声为嗽，有痰有声为咳嗽。本病证一年四季皆可发生，以冬春季为多，婴幼儿发病率较高，预后一般较好。

【常见误诊分析】

1. 外感、内伤不分　一般外感咳嗽大多咳嗽气粗声高，咳声发自喉头以上，咽喉发痒，痰液稠厚，常起病急，病程较短并伴有表证，属实证。内伤咳嗽大多咳声低沉，咳声发自喉头以下，痰稀色白，发病多缓，病程较长，往往兼有不同程度的里证表现，多属虚证或虚中夹实。若外感、内伤不分，则病位不明。

2. 不辨寒热　咳嗽，痰白清稀，舌淡红，苔白腻或薄白，多属寒证；痰黄黏稠，舌红，苔黄腻，或舌红，苔少，多属热证。医者应注意四诊合参，辨明寒热。

3. 未能详审病机　小儿咳嗽，"五脏六腑皆令人咳，非独肺也"，若外感咳嗽，首当分辨其病因病理，属寒属热，使邪去正安。内伤咳嗽，则应辨明累及何脏，机制如何，方能药投病愈。若医者主观臆断，生搬硬套，则易出现误诊。

【案例分析】

案例：痰湿咳嗽误为痰热咳嗽

杨某，男，16 个月。

患儿于 1 个月前患咳嗽发热，经服退热片、抗生素、清开灵口服液等，热退咳减，其母虑其体素虚，未再继续服药，致咳嗽缠绵未尽。近见咳嗽加重，遂到某院行 X 线胸透检查，结果示支气管肺炎，予以青霉素、链霉素肌内注射 4 天未效，求诊中医……投麻杏石甘汤加鱼腥草、黄芩、桑白皮、川贝母等，服 2 剂，咳嗽加剧而来诊。症见：便溏，舌淡，苔薄白，两肺可闻及痰鸣音。证属脾阳不足，运化失司，痰液泛肺。治以温阳健脾，温肺化痰。拟苓桂术甘汤加减。服 6 剂，咳止而愈，后以香砂六君子汤加黄芪、五味子善后。

［曹是褒，曹静．儿科误治 3 则．新中医，1997，29（12）：45.］

按：本例患儿体素虚，以脾阳虚为主，致咳嗽缠绵。前医见支气管肺炎，不审证求因，以炎套热，不知"炎"症寒热皆能致之之理，便以"肺炎"为"肺热"，径投辛凉宣泄、清热化炎之麻杏石甘汤加味，乃致脾阳更伤，痰泛更甚，气道闭塞，咳嗽加重。

后析病机，从脾阳不足，肺失宣降论治，拟苓桂术甘汤温阳健脾以治其本，燥湿温肺化痰以治其标，标本兼顾，药证相符，故病能愈。可见中医治病，贵在辨证。

第五节 小儿泄泻

小儿泄泻是以大便次数增多，粪质稀薄或如水样为主症的一类病证。其多由外感六淫、内伤乳食、脾胃虚弱导致运化失常所致。泄泻常年都可发生，以夏秋两季较为多见，秋冬两季发生的泄泻易酿成流行。婴幼儿发病率较高。泄泻轻者预后良好，若起病急骤，泄下过度，易见气阴两伤，甚则阴竭阳脱。久泻迁延不愈者，则易转为疳病或慢惊风。

【常见误诊分析】

1. 不辨病性 临证见大便稀烂夹乳片或食物残渣，气味酸臭，多由伤乳伤食引起；大便清稀多泡沫，色淡黄臭气不重，多由风寒引起；水样或蛋花汤样便，色黄褐，气秽，多属湿热；大便稀薄或溏烂，色淡气味不臭，多属脾虚；大便清稀，完谷不化，色淡无臭，多属脾肾阳虚。不辨病性，势必导致治疗错误。

2. 不辨虚实 泻下来势急骤，量多腹胀或腹痛者多为实证；泄泻日久，泻下缓慢，腹胀喜按者多为虚证；迁延日久难愈，或急或缓，腹胀拒按者多为虚中夹实。若虚实辨误，则犯虚虚实实之戒。

3. 不辨病情轻重 泄泻病程短暂，大便次数不多，精神尚好为轻证；泻下急暴，次多量多，神萎思睡，面色苍白或灰白为重证。小儿稚阴稚阳之体，稍有不慎则容易造成津亏液脱，而生坏病。如不注意轻重缓急，则可能造成严重后果。

4. 不识疾病的发生、发展规律 小儿有肝强脾弱、变化迅速等特点，因此不能简单地将之与成人泄泻等同看待。如本病初期，重在邪实，应以化湿祛邪为治，同时还要兼顾脾胃，防止其内陷厥阴，药宜轻灵，若轻投收涩止泻之剂，则难免变生坏证。

【案例分析】

案例：小儿秋泻标本缓急辨误

张某，男，20个月，1994年11月15日初诊。

患儿昨晚开始呕恶，继则腹泻，先为糊状，后泻米泔样便，病势急骤，泄泻每小时1次，量多。症见：患儿神清，营养发育中等，轻度脱水，无发热，口渴，腹微胀，小便少，苔薄白。证属湿邪侵及胃肠，治宜利湿收涩止泻，处方：茯苓12克，苍术6克，泽泻、白术、赤石脂、诃子各10克，石榴皮5克，罂粟壳5克，水煎服。维生素 K_3 8毫克，加山莨菪碱8毫克，分两侧足三里穴位注射，并给口服补液。药后下午泻止，但发热39℃，烦躁，哭闹，腹胀，呕吐，时以手捶腹。细辨证审方，乃收涩止泻药过早且量大，致闭门留寇，邪无出路，使病加重。处方：藿香、柴胡、大腹皮、枳实各10克，紫苏叶、厚朴各6克，槟榔8克。1剂，水煎服。

1994年11月17日复诊：药后泻出淡黄色稀水样便极多，热退，腹胀减，呕吐止，精神转佳，索食。处方：青蒿、藿香、茯苓各 10 克，紫苏叶 6 克，苍术 8 克，陈皮、厚朴各 5 克，车前子 15 克，甘草 3 克。服 3 剂而病愈。

［曹是褒，曹静．儿科误治 3 例．新中医，1997，29（1）：45．］

按：小儿秋季腹泻，病始来急骤，泻下量多，脱液快，易伤阴伤阳，变生恶候，须掌握病机，辨证论治。本例初起，实为湿邪所伤，然医者因频泻量多，恐其脱水，急投固涩止泻之品，泻虽暂止，却致闭门留寇，邪无出路，变生发热、腹胀腹痛诸症。所幸复诊能辨清标本，以行气化湿导下，开闭祛邪，以救前误，后以运脾分利、治湿祛邪以收全功。从本例失误切记，该病初期，重在邪实，应以化湿祛邪为治，切莫轻投收涩止泻之剂，免生坏证。

第六节 小儿水肿

小儿水肿是指体内水液潴留，泛溢肌肤，引起面目、四肢，甚则全身浮肿的一种病证。本病好发于 2～7 岁小儿，其病变主要在肺、脾、肾，病机可概括为"其标在肺，其制在脾，其本在肾"。据其临床表现又可分为阳水与阴水两大类。小儿水肿多以阳水为主，若治疗及时，调护得当，易于康复，预后一般良好，若为阴水者则病程较长。

【常见误诊分析】

1. 不辨阳水、阴水 凡起病急，病程短，水肿部位以头面为主，皮肤光亮，按之即起者多为阳水，属实；起病缓慢，病程长，水肿部位以腰以下为主，皮肤色暗，按之凹陷难起者多为阴水，属虚或虚中夹实。

2. 不辨常证、变证 若仅见水肿、尿少，精神食欲尚可者，为常证。水肿见有尿少、腹大、胸满、咳喘、心悸等为水气凌心射肺的变证；见有神昏谵语、抽风惊厥、呼吸急促为邪陷心包，内闭厥阴的险证；见有尿闭、恶心呕吐、口有秽气、便溏、衄血为脾肾败绝的变证。不辨常证、变证，则不明病情轻重。

【案例分析】

案例：水湿浸渍误为脾阳不运

舒某，女，10 岁，1983 年 3 月 10 日初诊。

患儿口唇周围生脓疱疮后数天，面目浮肿，渐及全身……已用实脾饮 5 剂，肿不见退。现全身浮肿，头面为甚，诉头身困重、倦怠，时有恶风感，小便短少，舌苔白腻，脉沉缓。四诊合参，此属水湿浸渍为患，法当通阳利水，拟五苓散合五皮饮为治。3 剂后，水肿消退大半，后宗原方加减 5 剂，水肿全消，继以温运脾阳之剂收功。

［舒鸿飞，舒志明．误补致害及分析 4 则．新疆中医药，1986（2）：50．］

按：患儿病属初起，虽既往体质怯弱，面白神疲，纳少，然观目前之证，乃属阳水，水湿浸渍为患，故治当先祛其邪。而医者不分缓急，不辨阴阳，即按阴水论治，投以温阳之剂，故水肿不减。阳水之水湿浸渍型与阴水之脾阳不运型虽均有肢体浮肿、按之凹陷和舌淡苔白、脉沉等见症，但两者在病变阶段、症状上乃有区别：前者病在初期，有头身困重和苔腻等湿重见症，乃湿邪困脾；后者多在后期，且有脘闷腹胀、纳减便溏等脾虚见症，属脾不运湿。前者治当通图利水，后者法宜温阳健脾。如阴阳不辨，缓急不分，一见水肿就投温补之剂，势必会加重病情。董建华教授说："例如肾阳虚损及脾阳虚的病者，伴有局部或全身浮肿的，不能一开始就用补药。若误投补药，则会越补病情越重。"此诚为经验之谈。

第七节 小儿痫证

小儿痫证是小儿常见的一种发作性神志异常的疾病，以突然仆倒，昏不知人，口吐涎沫，两目上视，四肢抽搐，发过即苏，复如常人为特点。该病任何年龄均可发生，但以4～5岁以上年长儿较多见。其平时可无异常，易反复发作。部分患儿可有智能落后，呈持续状态者预后不良。

【常见误诊分析】

1. 痫证误为惊风 二者都以抽搐、昏迷为主要临床表现。但痫证具有反复发作，醒后如常，发作时口吐涎沫，口中发出异样声音的特点。而惊风则无口吐涎沫及发声，抽搐过后多伴有原发病的症状。

2. 阳痫、阴痫辨误 凡发时神昏抽搐，症状较重，痰鸣气粗，两目上视，弄舌摇头，脉实有力者多为阳痫；经久不愈，抽搐较轻，发作频繁，四肢逆冷，形体瘦弱，脉沉细者多为阴痫。

3. 不辨病邪性质 如发作时点头眨眼，意识丧失，身体颤动，为风痰鼓动；发时倒地，口角流涎，喉间痰涌，苔腻，脉滑，为痰蒙清窍；发时头晕眩仆，皮肤枯燥色紫，舌见瘀斑，为血瘀成痫。

4. 不辨病情轻重 发作持续时间较短，抽搐轻微，或仅有眨眼、点头、咬牙者病情较轻；意识丧失，抽搐持续时间长，或反复频繁发作难以控制，抽搐剧烈者病情较重。

5. 不辨标本 小儿痫证，首先应辨清标本缓急，发作时宜先治其标，发作控制后治其本，发作时视其证的轻重缓急，也可标本同治。痫证发作初期，无论是风、惊、痰、瘀何种证型皆由邪实所致。若其久发不止，病程迁延，则可损伤正气，形成以正虚为主或虚实相兼的病理状态。

6. 忽视早期小发作而漏诊 痫证早期发作较轻者，可仅兼轻微的意识丧失，瞬间即逝，或伴有眨眼、点头、咀嚼动作，无抽搐及口吐白沫等典型症状。如果不仔细观察，容易漏诊。

【案例分析】

案例1：肝肾亏虚误为风痰夹食

王某，男，2岁。1993年夏患痫病2个月，服中西药不效……刻诊：患儿面红润，饮食正常，喜食水果，发病时目直视，手握固，口流涎，微作响声，2～3分钟苏醒，稍有倦意，旋则活动如常。日发作数次至10余次，无寒热，脉浮滑微弦，苔白夹黄，指纹稍青，二便调。投祛风消食，豁痰止痉之剂……嘱服 5 剂，病不减，且益发益频。旬日后，又求诊于余，视患儿清瘦，神态亦较呆滞，舌色淡，食欲减退，脉虚弦，目睛动……宗钱氏六味丸加味……服 3 剂病减半，守方加黄芪、当归先后服 10 余剂而愈，迄今未复发。

[郎革成．误治反思 2 例．江西中医药，1997，28（4）：27．]

按：小儿痫证，多风痰夹食滞为患，投以祛风痰、消食滞之剂多能应手取效。此例无发热，故不用苦寒之品，非惊而致，故不入镇坠之药，似无差误，然不收寸效。复诊未顾及体虚之一面，仍守原方加味，致病加剧，犯虚虚之戒。及至三诊，参之患儿清瘦，神态亦较呆滞，舌色淡，食欲减退，脉虚弦，目睛动，虚象已明，遂以补肝肾为主，定痉之品为佐，卒获良效。

案例 2：因虫致痫误为风痰痫证

王某，男，7 岁，1986 年 9 月 3 日初诊。

其父代诉：患儿近年来常于夜间发病，始龂齿惊啼，继转目睛上吊，手足抽搐，呼之不应，终见口角流涎，移时方苏，醒即索饮。平素时言腹痛，间或便下蛔虫两三条，曾在本地区医院及某市医院诊断为"癫痫小发作"，予抗癫痫药物，治未见效。是夜患儿恙情发作，翌日至我院门诊。症见：神情呆滞，头昏乏力，纳差食少，舌质淡红，苔薄白腻，脉弦滑。按西医"癫痫"属中医"痫证"范畴，辨属风痰上逆，闭阻窍络。治以豁痰开窍，息风定痫之法。方用定痫丸加减：钩藤 10 克，制半夏 10 克，制胆星 6 克，川贝母 10 克，石菖蒲 6 克，茯神 6 克，陈皮 10 克，炙远志 6 克，全蝎 3 克，甘草 3 克。予 5 剂，嘱水煎分 2 次服。药服未终，症情又作，虑其口渴多饮，目赤明显，疑为痰水内遏之征，遂于前方增入黄芩 10 克，礞石 10 克，以加强清热涤痰之功。3 剂尽服，症情未见转机，且夜夜频发，再诊邀请王玉玲老中医会诊。检视患儿形体消瘦，肚大筋青，轻按脐周即显痛楚，面颊可见钱币样白斑，舌红，苔薄腻微黄，脉沉弦滑数，指纹紫滞。修正诊断为虫证。改拟杀虫驱蛔，消食导滞之法。处方：使君子 10 克，槟榔 10 克，熟大黄 6 克，木香 6 克，煎汤送服宝塔糖 7 粒。药进 1 剂，患儿开始便下蛔虫，连续 3 次，竟达 30 余条，是夜未见复发，唯出汗较多，腹软神疲，食少饮多，乃虫邪久积，气血耗损之故，续予健脾养胃、补益气血法调理月余。年后随访，身体健康，神志如常。

[姜润林．小儿虫证诊误．湖南中医杂志，1991（3）：56-57．]

按：本例之失误在于初诊及二诊套用西医病名，而后辨证即落于痫证"风、火、痰、气"病因说之窠臼，因而致误，故投豁痰开窍、息风定痫之剂未效。患儿虽有痫证表现，然而实因蛔虫久积耗伤气血、心神失养，初诊之神情呆滞、头昏乏力、纳差食少，即为气血虚少之明证，加之虫乃实邪，阻碍气血共致痫证表现。正误后改予杀虫驱蛔先其剂，调理脾胃善其后，果服而安。可见治病因审证求因，切忌按图索骥，更不应中西医病名互相套用。

第八节 疳 病

疳病是由喂养不当，或各种疾病影响，导致脾胃功能受损，气液耗伤而形成的慢性病证，以形体消瘦，面黄发枯，精神萎靡或烦躁，饮食异常为特征。"疳"有两种含义：其一"疳者甘也"，是指小儿恣食肥甘厚腻，损伤脾胃，形成疳病；其二"疳者干也"，是指气液干涸，形体羸瘦。前者言其病因，后者述其病机和症状。疳病发病无明显季节性，5岁以下小儿多见。其起病缓慢，病程缠绵，迁延难愈，影响小儿生长发育，严重者还可导致阴竭阳脱，猝然变险。古人视疳为恶候，将其列为儿科四大证之一。疳病的病因有饮食喂养不当、多种疾病影响及先天禀赋不足等，临床上多种原因互相掺杂，应首先辨别其主要病因，掌握重点。

【常见误诊分析】

1. 不辨疳病三个阶段 疳病之初期，症见面黄发稀，易发脾气，多见厌食，形体消瘦，症情较轻，为疳气阶段，病机为脾胃不和；疳病发展，出现形体明显消瘦，并有肚腹膨胀、烦躁激动、嗜食异物等，为本虚标实，证情较重，为疳积阶段，病机为脾虚夹积；若极度消瘦，皮肤干瘪，大肉已脱，甚则突然虚脱，证情危重，为干疳阶段，病机为气血两虚。疳病的兼证主要发生在干疳阶段，临床出现眼疳、心疳、疳肿胀等。皮肤出现紫癜为疳病恶候，提示气血皆干，络脉不固。疳病后期干疳阶段，若出现神萎面脱，杳不思纳，是阴竭阳脱的危候，将有阴阳离决之变，须特别引起重视。若不辨疳病发展的不同阶段，则病机、病情轻重不明，势必导致误诊误治。

2. 忽视疳病以脾胃为本 饮食不当，呕吐泻痢，或过用苦寒攻伐等，日久均可损伤脾胃而引起疳病。脾胃虚弱，受纳、运化失职，生化乏源是本病基本的病理环节。虽然疳病日久不愈所致之气血精极度虚损也可引起其他脏腑的病理变化，但主要由脾胃虚弱发展而来，故在辨证基础上应时刻不忘调补脾胃。

【案例分析】

案例1：胃肾阴虚误为脾虚虫积

黄某，女，4岁，因疳积发热4个多月不退而前来就诊。据述，1年前患儿发生高热吐泻，住院治疗后身体未能复原，遗留食少、神疲、唇红口干，形体干瘦，手足心热。后因食滞腹满求医，某医不审体质，妄用燥湿健脾、杀虫消疳诸品，病情加剧，出现大便干结，肚腹膨大，晚间盗汗，低热不退诸症。经X线胸透未见结核病灶。刻诊：患儿脸形瘦削，面黄颧红，舌红少苔，唇干燥裂，腹部菲薄，脉细无力……治宜滋肾养胃，气阴双补，重用甘寒之品，以退疳热。处方：北沙参10克，细生地黄10克，麦冬6克，杭白芍6克，金石斛6克，天花粉10克，怀山药10克，生鳖甲6克，银柴胡3克，地骨皮3克，薏苡仁10克，香谷芽5克。另每日佐食猪肝60克，以增加营养。服药10剂后，患儿低热退，盗汗止，口渴减，眠食佳，大便畅……疳积获愈。

[邵继棠.危重疳证救治浅识.辽宁中医杂志，1984（7）：27.]

按：疳之为病，皆由虚致。积由虚起，疳由虚生。然虚证之中有气虚与阴伤之别，病位有在脾与在肾的不同。本例患儿病起高热吐泻，后饮食不节，症见唇红口干、形体干瘦、手足心热，可知其为邪热伤津，气阴又伤，加之积久生热，虚火妄动，遂致疳热不退。疳热长期不退，耗气伤阴，初则损伤脾气，久则耗损肾气。倘若一线垂危之阴消亡，阴阳离决，便成死证，而医者又用苦寒香燥之品，终致失误。

案例2：疳证重证误为积滞实证

余某，男，3岁，因疳泻久治不止前来就诊。

患儿为7个月早产儿，母乳缺乏，生后一直人工喂养，大便经常溏薄，发育迟缓，语迟行迟。2个月前因饮食不慎，消化不良就诊于某医，医见其腹部虚膨，误为积滞实证，遂用山楂、枳实、槟榔、三棱、莪术、大黄等攻积消胀治疳之品，遂致大便洞泄不止，神疲乏力，四肢不温，后改用四君子加山楂、神曲、枳实、厚朴之类，消补兼施，病情不减，每日便溏3～4次，完谷不化，四肢厥冷，体倦嗜睡。刻诊：患儿面色㿠白，唇舌俱淡，精神疲惫，目睛少华，腹部虚膨，脉沉细无力……投制附子5克，炮姜炭1.5克，炒白术6克，炒党参6克，怀山药10克，补骨脂6克，煨肉豆蔻5克，炙甘草3克，五味子3克，广木香5克，胡黄连3克，五谷虫6克，青花桂1.5克（分冲）。5剂药尽，泄泻渐止，四肢转温。补火救逆已见显效，改拟标本同治，以末药缓图之……半月后，饮食增，腹膨消，肌肉渐丰，脸转红润，疳积基本治愈。

［邵继棠．危重疳证救治浅识．辽宁中医杂志，1984（7）：27．］

按：疳泻一症，系指疳积患儿长期腹泻不止。疳积本由虚起，或由先天不足，或由后天失调，总为虚中之积。若过用消疳攻积之品，损伤胃气，败坏脾阳，常致腹泻不止。疳既未除，泻又未止，二者互为因果，恶性循环，造成全身虚衰，命火将熄。治宜急温脾阳，大补命火以救垂危下脱之元阳。例中患儿先天不足，后天失调，却没有引起医者的重视，终致误诊。

第十五章　其他病证

第一节　五官病证

中医学认为，耳鼻、咽喉、口齿和目并不是孤立的器官，而是与五脏有着密切的关系，即耳、鼻、口、舌、目为苗窍，受五脏所主宰。因此，五官的病证不能简单地理解为局部的病变，其还反映内在的脏腑功能失调。

由于脏腑的生理功能不同、经络循行的途径不同，五官与不同脏腑有着不同程度的联系。

1. 耳司听觉，主平衡。耳位于头面部，是清阳之气上通之处，属"清窍"之一。全身各大脉络聚会于耳，使耳与全身各部及脏腑发生密切的联系。

2. 鼻为气体出入之门户，司嗅觉、助发音，为肺系之所属。头面为诸阳所聚，鼻居面中，为清阳交会之处，有"明堂"之称，清阳之气从鼻窍出入，故又属"清窍"。

3. 咽喉是司饮食、行呼吸、发声音的器官，上连口腔，下通肺胃，又是经脉循行之要冲。喉在前，连于气管，通于肺脏，为肺之系；咽在后，接于食管，直贯胃腑，为胃之系。

4. 口齿唇舌具有进水谷、辨五味、泌津液、磨谷食、助消化及出语音等功能，为胃系之所属。

5. 目司视觉，为肝系之所属，然"五脏六腑之精气皆上注于目而为之精"。眼之能够明视万物，辨别颜色，是赖五脏六腑精气的滋养。眼睛的病变与肝最密切，但与五脏六腑都有关系。

因此，五官病证虽然各有特点，但在辨证治疗时应注意把局部和全身证候结合起来。

一、耳鸣、耳聋

耳鸣，即耳中鸣响，是以自觉耳内或颅内鸣响为主要表现的病证；耳聋，是以听力障碍、减退甚至消失为主要表现的病证。耳鸣耳聋是耳病中最常见的症状之一，同时也是许多疾病的并发症，也有耳鸣或耳聋单独发作者。

　　耳部疾病及其他全身疾病皆可导致耳鸣、耳聋。耳鸣、耳聋常同时存在，可因内热、肝火、痰火、肾亏、脾虚等原因引起。临床若对导致耳鸣、耳聋的病种尚不能确定时，可暂以耳鸣、耳聋待查作为初步诊断，并进行辨证论治。

【常见误诊分析】

　　1. 病因辨误　耳鸣、耳聋有的由耳病引起，有的由脏腑疾病引起，因此应注意询问耳鸣、耳聋发生的时间新久、轻重变化、鸣声粗定或尖细。凡耳病所致的耳鸣、耳聋，往往有明确的耳病史，并可见到相应的耳病体征。若不属耳病所致者，则应进一步询问患者全身病史等情况，辨明其病变的脏腑及寒热虚实。病因不明，则治疗难以取效。

　　2. 虚证不辨肾亏或脾虚　耳为肾之窍，肾精亏虚，耳失荣养，耳内常闻蝉鸣之声（高音调），昼夜不息，夜间较甚，听力逐渐下降，并可见虚烦失眠、头晕目眩、腰膝酸软、男子遗精、女子带下等肾亏表现。然而脾主运化，为气血生化之源，脾主升清，上输水谷精微达头面五官，如脾胃虚弱，清气不升，耳部经脉空虚，亦必导致耳鸣耳聋。其特点是遇劳加重，或在蹲下站起时较甚，耳内有突然空虚或发凉的感觉，兼见倦怠乏力、纳少、腹胀便溏等脾虚不运之象。故虚证鸣聋，若只知肾精亏损，不知脾胃虚弱，则每多失误。

　　3. 实证不分风热、肝火或痰火　本病辨证有虚实之分，其实证由肝胆之火循经上扰清窍所致者，耳鸣耳聋发病常较突然，但也有暂行缓解者，耳鸣音较响而低沉，如闻潮声、风雷声，每于郁怒之后耳鸣耳聋突然发生或加重，全身兼有肝胆火盛的表现，如头痛、眩晕、面红目赤、口苦咽干，或夜寐不安、急躁易怒、胁肋胀痛、便结尿黄、舌苔红黄，脉弦数等；风热外袭或风寒化热侵及耳窍，清窍受蒙而发本病，则耳鸣耳聋起病较急，但症状较轻，常表现为自感耳中憋气作胀，有阻塞感，耳鸣，听力下降而自听增强，局部检查可见耳膜轻度潮红及内陷，或兼其他风热表证的全身表现，如发热恶寒、头痛、口干、脉浮数等。另外，痰火上扰，蒙蔽清窍，亦可发生本病，其耳鸣特点是音调较为低沉，如闻"呼呼"声，耳内憋气感明显，听音不清，可见头昏沉重、胸脘痞闷、痰多、口苦或口淡无味、苔黄腻、脉弦滑等痰浊之象。如果不据耳鸣耳聋的特点及全身舌脉兼症等全面分析，详辨其属风热、肝火或痰火，而是一见耳鸣耳聋有实证表现者，即谓肝胆之火上扰，则每多致误。

　　4. 局部与全身疾病辨误　耳鸣耳聋为主症是本病的特征，但是耳鸣耳聋亦是多种耳科疾病的症候群之一。耵耳、异物入耳、脓耳等局部因素也可致耳鸣耳聋。耵耳、异物的特征是取出后症状立即消失；脓耳的特征是耳内常有脓液流出。所以，如果不细加辨析，排除局部因素，常导致病证辨误。

【案例分析】

案例1：水饮内停误为湿浊内阻

　　周汉清治某患者，女，26岁，20天前下稻田劳动，气候炎热，汗出较多，乃饮山泉之水，回家后自觉头晕头重，耳鸣鼻塞，逐渐加重，至当晚二更许，双侧耳聋如塞，与家人议事亦靠打手势。次日到当地卫生院求治，经西医打针服药3日，乏效，乃改服中药三仁汤加苍术、藿香、石菖蒲之类，连服 7 剂，亦无好转，遂到县人民医院检查，诊断为"神经性耳聋"。症见：面色暗，四肢困倦，耳聋如塞，鼻流清涕，头晕恶心，口淡食少，尿少便溏，舌淡，苔白滑，脉沉稍有力。辨为脾胃阳虚，水饮内停之证。宜健脾利湿，温阳化水之法。方予苓桂术甘汤加生姜：茯苓、白术、生姜各 20 克，桂枝、炙甘草各 10 克，每日 1 剂。服至 3 剂，患者忽觉耳中作响，顿时双耳听力复常，余症渐平，经随访未再复发。

[周汉清．苓桂术甘汤治耳聋．新中医，1986（6）：48.]

按：本例耳聋突发于气候炎热，劳作汗出后，且头晕头重，故医者误为湿浊内阻，然药后无效，在于没有注意发病前有劳累后饮山泉之水的细节。其乃天气炎热，突饮寒泉之水，伤及脾胃阳气，水饮内停，致使清阳不升而发耳聋，综合四肢困倦、头晕恶心、口淡食少、便溏、舌淡、苔白滑，正是寒饮郁遏阳气的表现。因此，临诊详问发病前的缘由是正确诊治的要求。

案例 2：寒湿内阻误为肾虚

言庚孚治某患者，男，33 岁。外感风寒 1 周，恶寒发热，周身酸痛，服解表药后，症虽好转而表未尽，反见头晕目眩，耳鸣耳聋，咽中似有痰阻，咳之不爽，曾投补肾填精之品无效，舌质淡红，苔薄白而中间微黄。此外感余邪未净，寒与湿交阻于少阳经脉，清窍闭塞而致耳鸣耳聋。治当散寒除湿，化痰通窍：软柴胡 3 克，香白芷 3 克，苏薄荷 6 克，川芎 5 克，苍耳子 5 克，北细辛 3 克，紫苏叶 12 克，石菖蒲 5 克，淡姜皮 10 克，粉甘草 5 克。二诊：服上方 4 剂后，患者自觉精神清爽，耳鸣耳聋好转，脉舌同前。上方继续服用，共服 30 剂，诸症痊愈。

（言庚孚《言庚孚医疗经验集》）

按：肾开窍于耳，耳鸣耳聋与肾关系最密切，但引起耳鸣耳聋的原因是多方面的。本例耳鸣耳聋发生于外感后，起病急、病程短，且有头晕目眩、咽中痰阻之象，苔薄白而中间微黄，并无肾虚征象，然前医拘于肾开窍于肾，不加辨证，故投补肾填精之品无效。综合病史，全面分析症状，方能得出正确诊断。

案例 3：不辨标本先后

李某，女，64 岁，市民，1981 年 5 月 18 日初诊。

主诉：耳鸣，头昏月余。

现病史：患者素有咳喘之疾，月前又因操劳过度而发耳鸣，其声若蝉，无休无止，夜间尤甚，头昏不清，咳嗽，吐黄黏痰，腰膝无力。曾在某院诊治，历服补肺润肺，止咳化痰类中药数十剂，诸症不减。近日耳鸣头昏益甚，心烦失眠，口干而渴，午后微觉身热，因其苦于耳鸣嘈杂，故来应诊。检查：双侧耳膜正常，听力检查基本正常，舌红，少苔，脉细数。诊断：耳鸣。辨证：肾精亏虚，虚火上炎，扰乱清窍。治则：滋肾益精，降火息鸣。方药：耳聋左慈丸加减。熟地黄 20 克，山药 10 克，山茱萸 10 克，泽泻 12 克，茯苓 12 克，牡丹皮 10 克，五味子 10 克，磁石 20 克，知母 12 克，黄柏 10 克，生龙骨 15 克，生牡蛎 15 克，酸枣仁 15 克，栀子 10 克。水煎服，每日 1 剂。

二诊：服药 3 剂，患者喜而告曰，服首剂药后约一时许，顿觉身轻神慧，头清鸣减，烦躁转安。药尽，病愈大半，唯咳嗽吐痰不减。上方去栀子、生牡蛎，加桑白皮 10 克，杏仁 10 克，麦冬 10 克，贝母 10 克。

三诊：药服 6 剂，诸症皆瘥，咳喘休作。为善其后，嘱服六味地黄丸 1 个月，以杜病源。

（蔡福养《蔡福养临床经验辑要》）

按：李灿东教授在运用"五辨"思维进行诊断时，在"辨人"时重视个体化，鉴于个体的性别、年龄、体质、生活习惯、体型等可能存在差异，因人制宜。本例患者年逾花甲，肾精已亏，又因操劳过度，耗伤肾阴，致使虚火妄动而促发耳鸣之疾。患者素有咳喘，因劳累而发耳鸣。二者当有缓急之分，然前医见咳治肺，对耳鸣症状不予治疗，由于缓急主次辨误，故疗效甚差。此时耳鸣已影响患者睡眠，成为患者的主要痛苦，故应先从耳鸣辨治。除耳鸣头昏外，患者尚有心烦失眠，口干而渴，午后微觉身热，舌红，少苔，脉细数，故肾精亏虚，虚火上炎之证明矣。

二、失音

失音是指神清而声音嘶哑，甚至不能发出声音为主要表现的病证。失音多由风寒或风热火毒等邪犯喉，或因肾阴虚、肺虚气弱、情志失调、气机郁滞等所致，常见于喉喑、喉癣、气厥、喉痹、白喉、子喑等病。临床若对导致失音的病种尚不能确定时，可暂以失音待查作为初步诊断，并进行辨证论治。

【常见误诊原因分析】

1. 病因辨误　从病位上分，失音可由咽喉局部病变引起，有时也是脏腑病变的局部表现。因颈项部手术也可引起失音，进一步的五官科检查有助于诊断。从内外伤分，外感邪气、脏腑功能失调均可致失音。因此，不仅要辨清局部或全身的病变，还应辨清邪气的性质和证的寒热虚实，否则将导致诊断错误。

2. 虚实辨误　失音有金实不鸣和金破不鸣之分。一般说来，起病急，感受外邪致使肺气不宣者，病属实证，为金实不鸣；起病缓慢，病程长，因肺阴亏虚所致者，病属虚证，为金破不鸣。临诊应结合病史、病程长短，综合全身症状分析，方能辨清虚实。

3. 外感寒热辨误　外邪袭肺，肺气闭郁，咽喉不利，常可见失音。但外邪之中有风寒、风热的不同。突然失音，咽微红肿、微痛、声带色淡、闭合不全，兼有恶寒重发热轻、无汗、头身痛、脉浮紧者，多属风寒所致；声嘶不利，咽喉红肿、干痒而痛，兼发热微恶寒、汗出、脉浮数者，多为风热所致。若不细辨，但见"炎症"即从热辨，必然导致辨证错误。

4. 虚证肺肾辨误　慢性失音常因阴虚所致，然病位上尚有肺虚、肾虚之别。因于肺虚者，常兼有干咳少痰，或痰中带血；因于肾虚者，则常兼有腰酸膝软或遗精早泄等。若以肺主声音，而但从肺辨证，则可能导致病位判断错误。

【案例分析】

案例1：虚实辨误，湿阻气滞，痰瘀互结误诊为肺阴虚

路志正治某患者，男，54岁，语音嘶哑，以"咽部慢性充血、声带息肉"予以手术摘除，术后以息肉未净而症状依旧，相继又做了3次手术，又以"右声带前1/3处隆起，色淡，余部充血"，予养阴清肺汤加减治疗近月，证情不减。其人身高体胖，声微音哑，面色晦暗，性情烦躁，头晕而重，腰腿疼痛，纳谷一般，时感胃脘胀满，咽喉紧而不爽，神疲乏力，口干烦渴喜饮，晚间睡前饮水甚多，舌淡苔白滑，脉虚弦而数，按之无力。此系湿邪阻滞，气机不畅，痰瘀互结，咽喉不利。治以启膈宣肺，佐以活血化瘀。方用启膈散化裁。处方：郁金10克，丹参15克，浙贝母10克，荷叶6克，羌活10克，独活10克，柴胡6克，防风10克，白芷10克，半夏15克，茜草10克，鸡血藤15克。药进3剂，语声虽仍嘶哑，但声域较前扩大。后以益气健脾、补血活血、化瘀散结、疏畅气机为治，调理近月，声音恢复正常。追访3年，声带息肉未再复发。

［路志正．临床治验琐谈．中医杂志，1984，(8)：27.］

按：本例患者初从声音嘶哑单一症状论治，后有泥于常法，以肺阴虚为据，未综合全身症状进行辨证，故而效差。失音有"金实不鸣"和"金破不鸣"之分，该患者体胖，面色晦暗，性情烦躁，头晕而重，时感胃脘胀满，咽喉不爽，舌淡苔白滑，脉虚弦而数，证属湿阻气滞，痰瘀互结。因此，临诊需从病史，四诊合参，方可辨清虚实。

案例2：辨肺阴虚未察肾阴虚

戴某，女，36岁。

初诊：失音反复10余年，每因劳累、情志不乐或用声过度则发作。此次失音因说话较多而复作，已延半载。声音嘶哑，勉强发音则气短，且头昏心悸，胸闷腰酸，入夜时而心烦，小溲色黄，脉细，舌苔薄腻。前医曾进滋阴润肺之剂，疗效不显。盖肺为声音之户，肾为声音之根，金碎则不鸣，肾虚亦无声。今肺肾之阴亏，尚有痰浊壅滞，还当佐以开宣肺气。大麦冬9克，大生地黄9克，乌衣参9克，川贝母5克，炙麻黄1.5克，白杏仁9克，法半夏6克，玉蝴蝶1克，郁金9克，南沙参9克，北沙参9克，炒枳壳6克，桑椹12克，黛蛤散15克（包）。2剂。

二诊：药后患者言语稍响，入夜烦热少寐，小溲仍黄，舌质红，苔黄腻，脉细。肺气虽开，内火尚盛，仍从原方出入，原方加木通3克，5剂。

三诊：前日晨起，患者声音响亮。半载痼疾，顿时若失。再以滋养肺肾之剂巩固。

（张泽生《张泽生医案医话集》）

按：肺主声，失音多从肺辨治，但肺为声音之户，肾为声音之根，肺阴与肾阴之间存在着相互滋生的关系，即"金能生水，水能润金"，若只从肺辨证，病位判断不准，则效不显。本例音哑日久，反复10余年，综合症状有腰酸，入夜时而心烦，小便色黄，说明内不仅有肾阴亏虚之证，且有内火。

案例3：失音寒热虚实辨误

金某，女，18岁。

患者病始起于外感后，咽喉干燥，疼痛，声音嘶哑，以后遂致失音不能讲话，已半年余。曾用复方安息香酊喷喉，治疗半月未见好转。之后，某中医投以麻黄附子细辛汤治疗，咽喉疼痛，失音程度更为严重，即改用桔梗、天花粉、枳壳、黄连、薄荷等药，但自述药后病情亦未见改善，又增食欲不振、胸膈饱满等症，而且咽喉干燥，疼痛较前愈剧，乃去某医院五官科做喉镜检查，诊断为"左侧喉返神经麻痹、声带闭合不良"，之后继用中药治疗，食欲等有所好转，唯失音之症苦不能解，遂来我处就诊。诊见：患者精神疲惫，形体消瘦，两颧绯红，并有手足心热，心中烦闷，夜寐不安，头晕耳鸣，脘腹胀满等症。脉弦细而数，舌质红，少苔。脉症合参，病属肺肾两亏，虚火上炎，津不上潮所致。治宜滋阴、清热、降火。取手太阴列缺、鱼际，足少阴太溪、照海为主，并配以三阴交、肺俞、风池、天柱、天突、中脘、足三里、内关等。每次 3～5 穴，留针 20 分钟，采用弱刺激手法，间日 1 次，7 次为 1 个疗程。施行针刺治疗后，病情渐有起色，共治疗 2 个多月，发音完全恢复，语声亦如常人，其他临床症状也随之明显好转。

原按：本症《黄帝内经》名曰"喑"，以声音嘶哑，不能出声为其特征。其发病与肺、肾二脏尤为密切。盖肺为声音之门，肾为声音之根。如感受风热、风寒之邪，痰热壅闭于肺，致肺气不利，或肺肾阴亏，津不上承，声道燥涩，均可引起发音不利。大凡暴喑者，发病多急，猝然而起，多因邪气壅遏而致窍闭，其病属实；久喑者，发病较缓，逐渐而成，多因肾精耗伤，内夺而喑，其病属虚。故张景岳说："喑哑之病，当知虚实。实者其病在标，因窍闭而喑也；虚者其病在本，内夺而喑也。"本例患者病之初起为风热壅肺之实证，乃因热邪内遏于肺，肺失清肃，开阖不利，音不能出，故猝然声音不扬而致嘶哑。病后治法失宜，方药欠当，竟投以辛温热燥之麻黄、附子、细辛和苦寒凉清之黄连、薄荷等药物，致使劫阴伤津，化燥助热，不仅与病情无益，反遭阳热亢盛、苦寒败胃之弊，终使病情发展，迁延不愈，酿成肺肾阴亏，津液内夺之虚证。取太溪、照海、三阴交为滋肾养阴，清降虚火；列缺、鱼际、肺俞、风池为疏风散热，宣肺通气；天柱、天突功专清利咽喉，消肿止痛；中脘、内关、足三里为和胃健脾理气。诸穴和用，共奏化生津液、清降虚热、利咽止痛、鼓动声道之功。

［章逢润. 针灸医案二则. 中医杂志，1980（10）：57.］

按：根据李灿东教授五辨理论，本病案为辨病欠缺、病因辨误。本例患者喉镜检查示"左侧喉返神经麻痹、声带闭合不良"，本病应为咽喉局部病变为主，已不属于传统喉喑、喉癣、气厥、喉痹、白喉、子喑等疾病范畴，并且并非病种未明确的单纯失音，按照当前耳鼻咽喉科诊疗常规，应该进一步排查引起声带麻痹的原发疾病，如食管、颈部、肺部肿瘤所致喉返神经损伤或环杓关节脱位等，以免延误病情。本病仍以"喑"作为诊断，从脏腑病变进行辨证论治，有本末倒置之不妥。另外，单侧声带麻痹在不治疗的情况下，经过 2 个多月健侧声带运动代偿，一般也可达到"发音完全恢复，语声亦如常人"的效果。本患者治疗后需要明确声带恢复效果，是声带麻痹恢复还是声音恢复，才能更加突出治疗的意义。对于专科疾病，中医师知识体系需要中西医知识兼备，在中医思维指导下，重视微观参数及现代检查手段在传统四诊延伸、补充中的意义。

三、喉痹

喉痹是指以咽部红肿痛，或微红咽痒不适等为主要症状的咽部急性或慢性疾病。根据病因病理的不同，本病常分为外感和内伤两大类：因于外感者又分为风热喉痹、伤寒喉痹、酒毒喉痹；由脏腑功能失调而致者，分为虚火喉痹和阳虚喉痹。西医学的急、慢性咽喉炎等可参照本病辨证治疗。

【常见误诊分析】

1. 不分虚实缓急　喉痹有虚实之分，以咽部红肿疼痛为特征的风热喉痹，呈急性发病，属实证，相当于急性咽炎；以咽干微红、咽痒微痛，或咽底颗粒增多如帘珠状，或咽部干燥、光亮、有污物附着为特征的虚火喉痹，易于反复发作，病程迁延，一时难以治愈，多属虚证，相当于慢性咽炎。如不根据其咽部特征、病程长短及病因等方面综合分析，区分急慢虚实，分别对待，每多致误。

2. 新病不辨寒热　急性喉痹，多因风热邪毒侵袭咽部所致，但有表现为咽部淡红不肿、微痛、吞咽不顺，甚至咳嗽、音嘶，兼恶寒发热、头痛无汗、鼻流清涕、咳痰清稀、苔白润、脉浮紧者，为风寒喉痹，虽相对少见，但亦不可见"炎"即从热辨，否则容易致误。

3. 实热不辨表里　急性喉痹多属热证，然其热有表热和里热之分。邪热在表者，治宜疏风清热、解毒利咽；邪毒在里，肺胃热盛者，治宜泻热解毒、利咽消肿。不辨表里，见热则投以苦寒，不但治不对证，而且加重病情。

4. 虚证不辨阴阳　虚证喉痹以阴虚火旺为多，但肾阳虚衰，虚阳上浮也可导致喉痹，其症见咽喉红肿不甚，面色苍白，四肢欠温，小便清长等。若忽略阴阳辨证，将铸成大错。

5. 病位不辨咽喉　咽前连口腔，下经食管通胃腑，是气息出入及饮食水谷的共同通道，有司饮食吞咽、御外邪的功能。喉上通口鼻，下接气管至肺，为肺之系，有行呼吸、发声音的功能。既往由于局部望诊技术的局限，临床普遍缺乏对于咽、喉病位的明确区分，中医喉科所述冠以"喉"字的疾病如"喉痈""喉痹"等，病位主要在咽。咽喉病位不辨，诊断欠清，影响疾病病势及传变判断，可致失治误治。急喉风病位在喉，是指以吸气性呼吸困难为主要特征的急性咽喉疾病，严重者瞬息间可引起窒息死亡。若病位不辨咽喉，急喉风误诊为喉痹，将铸成大错。

【案例分析】

案例 1：咽痛寒热辨误

王某，女，成年。始因受寒起病，恶寒，咽痛不适，误服苦寒清热养阴之剂后转为危证。余诊视之，患者头痛如劈，恶寒发热，体痛，咽痛，水浆不能下咽，痰涎涌甚，咽部红肿起白疱而破烂，舌苔白滑，脉沉细而兼紧象。不渴饮，此系寒入少阴，误服苦寒清热，致使阴邪夹寒水上逼，虚火上浮而成是状。取扶阳祛寒，引火归舍之法，以加味麻黄细辛附子汤治之。附片 40 克，干姜 6 克，北细辛 6 克，麻黄 5 克，上肉桂 6 克（研末，泡水兑入），甘草 6 克。一剂后寒热始退，咽部肿痛减去其半，再剂则痛去七八，三剂尽则诸症霍然而愈。

（吴佩衡《吴佩衡医案》）

按：喉痹有寒热虚实之分，感邪亦有寒热之异。本例咽痛因风寒闭束少阴经络不通，虚火上浮冲于咽喉而致。案中患者咽痛，水浆不能下咽，咽部红肿，容易误为热证，此时若医者不察，泥于常规，一见咽痛即从火辨，误用苦寒清热养阴之剂，无异于雪上加霜。殊不知恶寒发热，头痛如劈，体痛为外感寒邪的特征；咽虽红肿且痛，但不渴饮，且起白疱而破烂，舌苔白滑，脉沉细而兼紧象正说明此非热证，而是寒入少阴，虚火上浮。辨证论治是临床的灵魂和精华，一见炎证便谓火，焉能无误！

案例 2：阴虚咽痛辨误

张路玉治徐君育，素禀阴虚多火，且有脾约便血证。十月间患冬温，发热咽痛，里医用麻黄、杏仁、半夏、枳、橘之属，遂喘逆，倚息不得卧，声飒加哑，头面赤热，手足逆冷，右手寸关虚大微数，此热伤于手太阴气分也。与葳蕤、甘草等药不应。为制猪肤汤一瓯，分隔汤顿热，不时挑服。三日声清，终剂而痛如失。

（清·俞震《古今医案按》）

按：本例患者素阴虚多火，然里医辨证不细，虽见发热咽痛，却辨为寒，误用麻黄、半夏辛散燥热之剂，使阴虚更甚。此外，单纯从肺治疗，乃辨证不全，没有考虑其阴虚体质的结果。

案例 3：病位辨误、标本辨误

余在燕都，尝见一女子，年已及笄，忽一日于仲秋时，无病而喉窍紧涩，息难出入，不半日而紧涩愈甚。及延余视，诊其脉，无火也。问其喉，则无肿无痛也。观其貌，则面青瞪目不能语也。听其声，则喉窍之细如针，抽息之窘如线，伸颈挣命求救，不堪之状，甚可怜也。余见而疑之，不得其解，然意谓风邪闭塞喉窍，非用辛温不能解散。遂以二陈汤加生姜煎而与之，毫忽无效。意复用独参汤以救其肺，然见其势危若此，恐滋怨谤，终亦未敢下手。他医见之，亦但束手而已。如此者，一日夜而殁。后又一人亦如此而殁。若此二人者，余至今莫识其所以病，此终身之疑窦，殊自愧也。然意必肺气竭绝而然，倘再有值此者，恐非独参汤决不能救。故笔诸此，以俟后之君子虚心详酌焉。

（明·张景岳《景岳全书》）

按：锁喉风证即急喉风，是指以吸气性呼吸困难为主要特征的急性咽喉疾病，临床上常可出现咽喉红肿疼痛、痰涎壅盛、语言难出、声如拽锯、汤水难下等症状。本病病情危急，变化迅速，严重者瞬息间可引起窒息死亡。若抢救及时，掌握好气管切开的时机，并进行恰当的辨证治疗，亦可转危为安。在本医案中，由于历史局限性，喉部望诊欠缺，局部体征信息缺失，病位无法判断，缺失气管切开或环间膜穿刺等治疗手段致"莫识其所以病，此终身之疑窦"。对于当下，医者必须通过详细采集症状、体征信息，必要时需借助内镜检查以辨别疾病病位在"咽"在"喉"，指导疾病病势及传变判断，否则延误治疗。目前，大剂量激素及气管切开术是快速解除窒息症状的首选治疗手段，根据"急者救其标，缓者救其本"的原则，对于急喉风影响呼吸者，应首选激素及手术，而非"用独参汤以救其肺……恐非独参汤决不能救"，窒息缓解后，再针对风邪闭塞喉窍，可予以二陈汤加生姜辛温解散。

四、牙痛

牙痛是口齿科疾病常见的症状之一，无论是牙齿还是牙周的疾病都可发生牙痛。就脏腑而言，实证牙痛多责之风热或胃火，虚证牙痛多责之肾阴虚或阳虚虚阳上浮。原因不同，其表现则有所不同，因此对牙痛的患者必须仔细询问病史。根据牙痛的病因病理不同，其临床辨证大致分为风热牙痛、胃火牙痛及虚火牙痛等类型。

【常见误诊分析】

1. 忽略口齿原发病　口齿原发病在牙痛中占有较高比例，无论是牙齿还是牙周的病变均可引起牙痛，如龋齿、牙痈、牙宣、骨槽风等。如不查明引起牙痛的原发疾病，则不能据之以根除病因。

2. 不辨风、火、虫、虚　牙痛虽然只是一个症状，但亦要根据其疼痛的性质、部位、持续时间、病程、与外界刺激的关系等详加辨证。如牙痛阵发，遇风发作，得冷痛减，受热痛增，牙龈红肿，兼寒热头痛、脉浮等表证者，属风火牙痛；齿痛剧烈，牙龈红肿较甚，或出脓渗血，肿连腮颊，兼口渴、口臭、便秘、苔黄、脉洪数者，为胃火牙痛；牙痛隐隐，牙齿浮动，咬物无力，午后疼痛加重，牙龈微红微肿，久则萎缩，兼腰酸痛、头晕眼花、舌嫩红、无浊苔、脉细数者，为虚火牙痛；受冷热酸甜等刺激时牙齿疼痛难忍，刺激排除后疼痛减轻或消失，检查见牙面粗糙，有墨浸状褐色龋斑，或深浅不同的龋洞，甚则崩溃缺损，形成残冠、残根，此为龋齿牙痛。如不详问病史，仔细检查，辨其风、火、虫、虚何属，则治必不对证。

3. 热证仅辨胃火　牙痛多火证，口齿属胃系，故临床多见胃火牙痛，治以清胃泻火、凉血止痛。但口为身之门户，齿为骨之余，风火外袭及肾虚虚火上炎皆可引起牙痛，治应疏风清热、解毒消肿，或滋阴益肾、降火止痛。又有肝郁化火上炎或痰湿阻滞浊阴不降而致牙痛者，当疏肝解郁泻火或化痰辟浊以止痛。如果不据证立法，一见牙痛即从胃火论治，每多致误。

4. 面风痛误为本病　面风痛相当于三叉神经痛，常在某一动作，如洗脸、进食或说话时，在面部某一区域出现突然发作的电击样或针刺样的短暂的剧烈疼痛，并沿神经支向其他部位放射，常被误诊为牙痛。

【案例分析】

案例1：郁火牙痛误为胃火牙痛

陈某，女，48岁，1981年3月3日初诊。

患者素有牙痛宿疾，本次发病已有7日，自服六神丸数支不愈。诊时见其上下牙俱痛，牵引头痛难忍，口渴欲冷饮，口气微臭，大便秘结，舌红无苔，脉滑数。此为足阳明胃中有积热，治宗东垣清胃散加减：当归、黄连、生地黄（酒制）各12克，牡丹皮6克，大黄6克，栀子12克，牛膝12克。1剂后，痛未止，反增颊腮肿痛。余以为此系病重药轻，无力直折上腾之火，遂在原方中加石膏30克，黄芩12克，板蓝根12克，蒲公英6克。服1剂后，患者肿痛仍未减，乃请家父会诊，处以：柴胡12克，升麻10克，羌活6克，防风12克，荆芥12克，葛根12克，白芍15克，甘草5克，蝉蜕3克，僵蚕6克，半夏6克。服药1剂，患者疼痛顿减，再进1剂，肿痛俱消，病告痊愈。

[史伟. 牙痛误诒. 四川中医, 1984, 2 (3): 14.]

按：病情的发展变化可受多种因素的影响和制约，而出现不同的转归和变化。李灿东教授"五辨"辨证中，重视辨病机，病机是动态的。本例首诊，医者虽知患者服六神丸，但未引起足够重视，在辨证中亦未分析其是否引起病机变化，而是单纯依其口渴欲冷饮、口气微臭、大便秘结、舌红无苔、脉滑数而诊为胃中积热。由于屡投寒凉，热被寒郁，已成郁火之证，医者未加详析，致病情加重。因此，临证应注重分析药物对病情转化的影响和既往用药、疗效的辨证参考意义，方能做出正确诊断。

案例2：阴火牙痛误为胃火

蒋洁尘治某患者，男，52岁，素有肝胆疾患，1年前出现白细胞计数减少，常在$3×10^9$/L左右，血小板减少，常在$8×10^9$/L以内。其因牙龈肿痛1周来门诊求治。其牙龈肿胀疼痛，刷牙时少量出血，并感头晕、目糊、口干喜饮，脉弦细，舌红苔薄白。治宜清胃益肾，佐以疏风平肝，用玉女煎加减。

二诊：牙龈肿痛未见减轻，反增烧灼感，头昏目眩如前，脉舌无变化。原曾虑及患者病多气虚，故石膏小其量仅用30克，今既无效，愈示寒凉太过，可能导致火热郁伏，乃除去清胃诸品，改用《证治准绳》加减地黄丸出入为治，着重育阴，佐以疏风。

三诊：诸症如前，牙龈肿痛未见减轻，更增口角生疮。揣度之余，恍然有悟，必须改弦易张，乃从"阴火"议治。处方：党参10克，白术10克、茯苓12克，甘草6克，生地黄12克，熟地黄12克，泽泻10克，牡丹皮10克，山药10克，肉桂4.5克，细辛1.5克，玄参30克，6剂。

四诊：牙龈肿痛明显减轻，口疮已愈。继服6剂以巩固疗效。

[蒋洁尘. 治阴火牙痛、口疮案. 中医杂志, 1983 (4): 21.]

按：牙龈肿痛常因胃火引起，治宜清热泻火。首诊、二诊医者据其牙龈肿痛，从胃火辨证，屡用寒凉而无效者，在于没有考虑到此火之缘由。本例素有肝胆疾患，肝病日久，必然传脾，脾气亏虚，中焦不运，致使阴火内生，治宜健脾益气，以促阴火消散，遵"火郁发之"，用辛温使郁火得发，则牙肿得消。

案例3：气郁痰阻误为胃火

镇江吴君季农，患齿痛龈肿。外科指为牙痛，用凉药清热，齿龈肿痛更甚，又加胸脘气闷，夜难平卧，汗出颇多。余诊其脉弦细。此外感风邪，引动湿痰，阻塞胃气不降，郁而化热。经云：火郁发之。邪解气通，其热自清。用冬桑叶钱半，陈皮一钱，半夏钱半，象贝母三钱，厚朴花八分，台乌药一钱，苡仁二钱，茯苓二钱，冬瓜子四钱，佛手五分。两剂即愈。

（清·费伯雄、费绳甫《孟河费氏医案》）

按： 此案记载虽少，但从其胸脘气闷，夜难平卧，脉弦细，结合以后用药，故知证属气郁痰阻。然前医仅据齿痛龈肿辨为牙痛，用凉药清热而无效，实属辨证错误。可知牙龈肿痛非只火热一端，四诊合参方能正确诊治。

案例4：消渴虚火上炎误从实辨

湖州庠友张君时泰，辛酉五月，骤发齿痛，十余日而愈。四月间，焦劳过多，齿痛大发，医用石膏、知母等药投之不效，用刀去齿间紫血，满口痛不可忍，齿俱摇动矣。至六七月间，饮食益多，小便如注，状如膏，肌肉尽削。至十一月，身不能起。冬末，用黄芪、地黄等药，稍能起立，然善食易饥如故，小便如膏亦如故。今年二三月愈甚，亦不服药，齿痛如故，当门二齿脱落，复加口渴昼夜不止。此中下二消证也，予为立后方，服未数剂而瘳。麦门冬五两，五味子三钱，黄连三钱，芦根五两，黄芪五钱，怀生地黄六钱，天门冬一两。用缫丝汤十碗，煎二碗，不拘时服。

丸方：于前药中加黄柏三两，牛膝五两，沙参六两，枸杞子四钱，五味子六两，蜜丸。常服，遂不复发。

（明·缪仲淳《先醒斋医学广笔记》）

按： 此例消渴齿痛证属虚火上炎，久治无效在于没有从其整体出发，针对其根本原因进行辨证治疗。患者善食易饥，小便如膏，口渴昼夜不止，乃中下二消证也，消渴是其本病，齿痛是其标症，不治其本，只治其标则难起效。

案例5：肾虚牙痛辨误

易思兰治一人患齿病，每遇房劳或恼怒，齿即俱长，痛不可忍。热汤凉水，俱不得入。发必三五日，苦状难述。竟绝欲、服补阴丸、清胃饮，俱不效。易诊其脉，上二部俱得本体，惟二尺洪数有力，愈按愈坚，乃曰：沉濡而滑者肾脉，洪数有力者心脉，今于肾部见心脉，是所不胜者侮其所胜，乃妻人乘夫，肾中火邪盛矣。清胃饮惟胃脉洪数者为宜。今胃脉平和，清之何益？肾主骨，齿乃骨余，火盛而齿长，补之何益？况有干姜，更非所宜。乃用黄柏三钱，以滋水泄火，青盐一钱为引，升麻一钱，升出肾中火邪。药入口，且漱咽，服后即觉丹田热气上升，自咽而出。再进二帖，病即全愈。

震按： 此案医理讲得最精，由于脉象诊得真，而更运以巧思，斯发无不中矣。清胃散之庸，诚不足责，即泛用滋阴药，亦难应手。只此三味，诠解甚明，信乎缺一味不可，多一味不必也。余乡有患齿痛数年，诸药不效者。叶天士先生用山萸肉、北五味、女贞子、旱莲草各三钱，淮牛膝、青盐各一钱而全愈。此取酸盐下降，引肾经之火归宿肾经，可与易公之方，并垂不朽，而其义各别。

（清·俞震《古今医案按》）

按： 此案为肾虚牙痛。其症每因房劳或恼怒而发。易氏从脉象详析其理，辨证精确，用药仅三味，效如桴鼓。然前医不察或从胃火，或投热药，故屡治不验。

五、目疾

眼为视觉器官，属五官之一。常见的眼部症状有眼花、目赤、视力减退、目翳、目障等。除了与眼睛局部有关外，目疾尚与脏腑和其他组织器官病变有密切关系。因此，目疾虽然繁多，但只要从整体观念出发，注意联系眼与脏腑、经络等关系，辨清病位及寒热虚实，就能做出全面正确的诊断。

【常见误诊分析】

1. 忽略目与脏腑的联系　临床上目疾独立成科，医者对于目系病证往往侧重于局部病变的诊断治疗，而忽略目与脏腑的联系。事实上中医将眼睛分为胞睑、两眦、白睛、黑睛和瞳神五个部分，分别内应于脾、心、肺、肝、肾五脏，命名为肉轮、血轮、气轮、风轮、水轮，总称五轮。如果脏腑、经络的功能失调，可以反映于眼部，甚至引起眼病。反之，眼部疾病也可通过经络影响相应的脏腑，以致引起全身性反应。临证应当细辨，否则容易造成局部与整体的判断失误。

2. 仅从肝病辨证　肝开窍于目，习惯上目疾多从肝辨证，忽视了眼睛与其他脏腑的联系。临床上应细审脉症，拓宽思路，才不会导致脏腑病位辨误。

3. 不辨寒热虚实　目疾有表里寒热虚实之分，其辨证的关键是对病史和症、舌、脉的综合分析。然医者常泥于常规，目赤多从热辨，责之肝火，目翳、目障皆从虚辨，责之肝阴肝血不足，则容易犯以偏概全的错误。

【案例分析】

案例1：阳虚眼疾误为风热

郝某，男，10岁，1977年4月4日初诊。

患儿于1977年4月1日眼睛发红，眼痛，但不甚厉害，照常上学。经某眼科诊治，处以荆芥、柴胡、菊花、牡丹皮、赤芍、桃仁、黄芩等发散、清热、活血药2剂。药后患儿症状加剧，白睛全部充血，畏光羞明，刺痛，饮食减退。

此患儿素体阳虚，经常四末不温，感冒后只能助阳解表，如单用发散则漏汗不止，遗尿。前治不知素体虚实，一味苦寒清解、通经活血，以致患儿肝肾阳气受损，故诸症反而加剧，宜以温补肝肾为治。党参15克，黄芪15克，菟丝子15克，锁阳15克，枸杞子9克，当归6克，白芍6克，五味子6克，牛膝4.5克。

1977年4月7日二诊：上方2剂后，患儿眼红丝退大半，可上学读书。原方加丹参6克以助活血通络，续服2剂，药后完全恢复正常。

[蒲志孝. 肝气肝阳虚简论. 新中医，1979（3）：4.]

按：本例眼红、眼痛，本不甚严重，用清热、发散、活血药反而症状加剧，其误诊误治之因在于忽视体质因素。患儿经常四末不温，阳虚之体已确。苦寒清解、活血发散，非其所宜。蒲氏从其体质，细辨其为阳气不足之证，故2剂而效。故此，辨证还应考虑到患者的体质因素，方为周密。

案例 2：目赤过用寒凉致误

王某，男，30 岁，农民，1966 年 3 月 3 日初诊。

患儿半年来双眼红肿，干涩羞明，视物模糊，易疲劳，经检查诊为"慢性结膜炎"，曾用酸银、沃古林、四环素、可的松等眼药水和长期内服黄连上清丸、龙胆泻肝丸等药，效果不显著，伴头昏神倦，思睡懒言，四肢无力，面色无华。检查：双眼白睛微红，舌质淡红，脉象缓弱。辨证：偏施寒凉，脾虚气损。治则：助阴活血，补中益气。处方：黄芪 15 克，防风 6 克，蔓荆子 10 克，升麻 2 克，柴胡 6 克，炙甘草 10 克，白芷 10 克，当归 10 克，桑白皮 10 克。

1966 年 3 月 7 日二诊：服 2 剂，自觉症状减轻。

继服 3 剂，病愈。嘱其服补中益气丸 10 丸，早晚各 1 丸，以此巩固疗效。8 年后随访未再复发。

(李纪源《李纪源医案》)

按： 眼目红肿为上焦热邪壅盛，用寒凉清热为之正治。但本案前医不辨其证，长期误服苦寒之品，造成热病未已，寒病复起。寒凉克伐胃气，清阳之气不能通达上窍而损伤其目。宗李果"无疼痛而癍涩难开，此服苦寒药太过，而真气不能通九窍也，故眼昏花不明，宜助阳和血补气"之意，选升阳活血汤加减，药证合拍向取显效。此虽一例，但说明了滥用寒凉之弊，并体现了治病必求于本及中医学整体观在临床医学的指导意义。

案例 3：厥阴目翳误从热辨

陈达夫治一患者，女，33 岁。患者于 41 天前左眼突然黑睛长白翳，初如针尖大小，很快扩大，疼痛目难睁，头部左侧掣痛，继而黄液上冲，视力仅存光感，曾先后服龙胆泻肝汤、犀角地黄汤、千金苇茎汤、托里排脓之品治之，配合西医治疗，疗效不显。现患者头顶闷胀疼痛，目痛不剧烈，流冷泪，畏寒肢冷，面色苍白，左眼视力光感，黑轮血丝满布而色淡红，风轮花翳灰白深陷，斜掩瞳神，面积约 7mm×5mm，深陷约 0.5mm，风轮夹层下方黄膜（前房积脓）1mm，舌质淡红，苔薄白，脉细微。此属厥阴目痛，是由于厥阴里虚寒所致，治拟通阳散寒，用白通汤（附片、生姜、葱白）治疗。服 2 剂，头痛减轻，其他症状同前，再加海螵蛸退翳。服 4 剂，脓已减少一半，气轮血丝大减，眼痛也减轻，已不怕冷，但流清涕，给予处方：附片、生姜、葱白、海螵蛸、桂枝（本应是吴茱萸温肝，但怕其太过，改用桂枝）、白芍。服 4 剂，痛至减轻，头已不痛，仅微昏，黄膜基本退尽，风轮花翳缩小。共用白通汤加味 20 剂后，症状基本消失。

(肖森茂、彭永开、廖声俊《百家验案辨治心法》)

按： 本案为厥阴目翳。其症见目痛不剧烈，流冷泪，畏寒肢冷，面色苍白，舌淡红，苔薄白，脉细微，则里虚寒证可辨。前医不参舌脉，不辨其证，但见目痛目翳，即从热辨，因而致误。

案例 4：阳虚感寒内障辨为肾阴不足

陈达夫治某患者，男，44 岁，双眼突然视力减退，如在阳光下视物则头微昏，起病已 5 天，视力 0.02，外眼、间质及眼底均未见异常，未做处理，曾服六味地黄丸加减治疗，服 5 剂无效。诊时见其舌脉无异常特殊，询问患者发病前一天午睡中梦遗，下午外出淋大雨，次晨起床后即感视觉模糊。此乃肾脉空虚，外感寒邪，乘虚直中少阴，闭塞目中玄府。证属少阴厥阴内障目病，治宜解表固里，方用麻黄附子细辛汤。服 6 剂，视力好转，头痛已解；改用桂枝加附子汤加减，服 18 剂，视力恢复至右眼 1.0，左眼 0.9，眼底除乳头颞侧颜色稍淡外，其余均恢复正常。

（肖森茂、彭永开、廖声俊《百家验案辨治心法》）

按： 本例双眼视力减退，白天视物则头微昏，舌脉无异常，故循常规从阴虚辨治，服六味地黄丸加减治疗无效。再诊时详问发病缘由，为肾精亏耗后淋雨而发病，乃阳虚感寒，直中少阴，闭塞目中玄府，证属少阴厥阴内障目病。通过追问病史，详察发病缘由，是正确诊断的关键。

第二节 外 科 病 证

一、疮疡

疮疡是各种致病因素侵袭人体后引起的体表化脓性疾病，包括急性和慢性两大类，是中医外科范围中最普遍最常见的疾病，常见的有疔、疖、疮、痈、疽、流注等。

疮疡的致病因素分外感（外感六淫、邪毒、外来伤害等）和内伤（情志内伤、饮食不节、房事损伤等）两大类。外邪引发的疮疡，尤以热毒、火毒、湿毒表现为最常见。内伤引起的疮疡，大多因虚致病，且属慢性者居多。

【常见误诊分析】

1. 疖、疔不分 疖是指肌肤浅表部位感受火毒，以局部红肿、热痛为主要表现的急性化脓性疾病。其特点是色红、灼热、疼痛，突起根浅，肿势局限，范围多在 3cm 左右，易脓、易清、易敛。疔是指发病迅速而且危险性较大的急性感染性疾病，主要因火热之毒为患，多发生在颜面和手足等处。若处理不当，毒邪易于扩散，有引起走黄的危险。二者病机、表现不同，若不注意区分，将导致治疗和预后判断失误。

2. 忽视发病部位 具有反复发作，此愈彼起，日久不愈特点者称为疖病。发生在头部的疖，常同时起 2～3 枚，并且相互之间相连，一处溃破未收，附近又发，或愈后肿块未散，数日后他处又起，缠绵日久不愈。生于项后发际部者称为"发际疮"，发于臀部者称为"坐板疮"。其发病部位不同，愈后转归也不同。疔疮若发生于鼻下口角的危险三角区内最为严重，如唇疔、人中疔等容易引起脓毒入里而"走黄"。手足部疔疮患于指尖顶端螺纹处及骨节等处者或患指一指通肿者容易伤筋损骨。若不辨部位，易造成误诊，也难以判断病情预后转归。

3. 忽略原发疾病 因患消渴、习惯性便秘等慢性病阴虚内热者易于染毒而致疖病，故在患疖病时也应详细询问检查是否患有全身疾病。尤其是早期，原发病不明显，应引起高度重视。若只重局部忽略全身疾病，则影响疔病治疗。

4. 忽视全身症状　疔疮突发寒战、高热、头痛、烦躁不安、舌红绛、苔黄糙、脉洪数者是为合并走黄之征象，应引起高度重视，不可误认为是由外感或其他病因引起的。另外，疔疮初起一般疼痛较甚者为顺。但若伴有麻木而坚肿色褐，或麻木而不知痛痒并伴有较重的全身症状者，是由于毒邪炽盛，常易走黄，不可认为麻而不痛是病情较轻的好现象。只注意局部，忽视全身症状的辨析，是外科常见的误诊原因。

5. 虚实辨误　疮疡初起多为内郁湿火，外感风邪，两相搏结，蕴阻肌肤所致，病证属实。如果处理不当，或体质虚弱，可反复发作，缠绵经年，累月不愈，易成变证。若未考虑发作时间、体质、证候特点，一味从热毒考虑，则易误诊。

【案例分析】

案例1：气虚感湿误为风热、实火

陆肖愚治徐邑宰，秋末冬初，遍身生疖，大小不一，红痛焮痒，黄水淋漓。或谓风热，用防风通圣散数剂不减；或谓诸痛疮疡皆属心火，用芩、连、山栀、生地等十剂，益甚，且饮食渐减。脉之浮按微数，沉按中按皆缓而弱。曰："凡风热，大都为瘾疹，未必为疮疖；至疮疡之为心火，经固言之，第脉微弱为多，此元气不足也，缓者湿也，数虽为热，而微数不可纯责之火。据今日之症，火为标，湿为本，原得病之由，又湿为标，元气不足为本。此必乘虚汗出澡浴，湿积内腠，久而热蚀为脓水，发为痛痒也。"用苍术、苡仁、茯苓燥湿为君，人参、白术、黄连、甘草补气为臣，连翘、蝉蜕清热为佐，葛根、白芷入阳明肌肉为使。二剂痛痒顿减，胃少开，十剂全愈。

（清·魏之琇《续名医类案》）

按：疮疖一病，常由湿火内郁，外感风邪，相为搏结，蕴于肌肤而成，当以祛风、清热、利湿为法。但病者之体质不同，其证候表现亦有不一，总宜详审脉证，不可一概而论。此案疮疖，本元气不足，感湿而成，法当扶正祛邪。然医失于察色按脉，误为风热，以防风通圣散作实证治之，故而无效。虽经谓诸痛疮疡皆属心火，然火亦有虚实之别，实者当以苦寒折之，虚者反以苦寒，则误也。故若为虚证，芩、连等下咽，不但其证增剧，反见食减等苦寒伤胃之变。陆氏以脉缓弱二字为辨证要点，断为元气不足为本，外感湿邪为标，投以补正祛湿之剂，恰合病情，故两剂而症减，十剂而平。

案例2：虚实辨误

黄某，男，41岁，医师，1984年11月7日初诊。

患者右侧后脑下患一小疖，色红肿，根浅突起，顶有黄白色脓头。昨经拔除疮顶头发，挤压去脓头，今日红肿热痛重，肿块倍增，其质较硬，颈项活动牵引作痛，舌淡红，苔薄白，脉弦滑。医用托毒透脓、清热解毒法，效《医宗金鉴》托里透脓汤，并且静滴抗生素。处方：炒党参15克，生黄芪30克，全当归10克，炒苍术12克，小青皮10克，白芷10克，升麻8克，炮山甲10克（先煎），皂角刺12克，半枝莲30克，重楼30克，金银花30克，生甘草6克。2剂，每日1剂。

1984年11月9日二诊：药后罔效，痈疡扩展，易医诊治。局部红肿热痛甚，肿块

4cm×3cm，质硬按痛，恶风无汗，舌淡红，苔薄白，脉弦滑。治法疏表祛邪，解毒消痈。方《外科正宗》七星剑，继用原来抗生素。处方：麻黄8克，荆芥10克，白芷12克，羌活12克，苍耳子12克，豨莶草10克，乳香5克，没药5克，天葵子10克，象贝母10克，连翘10克，重楼30克，皂角刺10克。2剂，每日1剂。

1984年11月11日三诊：药后无效，病症继增，头后右项烘热胀痛，剧烈难忍，有时刺痛，彻夜不眠，发热口干。外科要行十字形切开，患者惧怕手术而又寄望于消散治疗，来余处诊治。刻诊：脑后颈部焮热红肿，颈项活动受限，肿块8cm×5cm，质硬，触痛厉害，顶有单个白色粟样疮头，无波动感，舌边尖红，苔薄、根黄尖白，脉弦数。此乃初感湿热邪毒，气血郁滞，邪毒凝聚，血肉腐败，即为疖肿，后由拔发挤压误治，痈毒扩窜而成脑疽。治宜清热解毒，活血消痈。方选仙方活命饮增损，仍用原来抗生素……

1984年11月15日四诊：药后症除，唯患部皮下仅遗黄豆大结节，按之质中，微有压痛。治宜清解余毒，理气活血，消肿散结……脑疽获愈，未再复发。

[黄瑞彬．一例疖肿误治成脑疽．江西中医药，1990，21（1）：42.]

按：疖肿生于皮肤浅表，一般症状轻浅而易治，但如果脓未熟而妄挤压，再投补托之品，极易使痈毒扩散而痈疡加重。本例初诊投以党参、黄芪、当归，助长热毒，使邪毒更加扩散；二诊热毒正盛，病证属阳，医者见痈肿质硬，恶风无汗，而忽视了疖红肿热痛，邪热正炽的特点，进以麻黄、荆芥、白芷、羌活等辛温发表，使热毒扩窜而成脑疽；三诊详加辨证，抓住红肿热痛，尚未成脓之关键，治以清热解毒、理气活血、消肿散结之品，而脑疽获愈，未再复发。

案例3：火毒上攻，肠热燥结，辨证不全

赵某，男，10岁，学生，1992年2月17日初诊。

其母代诉：患疖疮2年余，反复发作，每于春、夏加剧。发作时头面小疖此起彼伏，先为红粒，继而化脓，脓出结痂，痒痛不已，搔抓频频，伴心烦，急躁，时而哭闹，夜寐不安，尿黄，便秘。曾辗转求治，外涂消炎止痒膏，内服清火解毒中成药，均欠佳效。刻诊：患儿前额发际及两侧颞部有多片散发粟粒状白头小疖，基底潮红，或已溃破，斑点状色素沉着夹于其中，除伴见上述诸症外，又见口干，且大便呈球状，已3日未行。舌红，苔薄黄而干，脉滑数。证属火毒上攻，肠热燥结。治宜泻火解毒，凉血通肠。药用：生大黄10克（后下），野菊花10克，金银花10克，青连翘10克，山栀子10克，天花粉10克，生甘草2克。5剂，水煎分3次，温服。嘱忌食辛辣油腻及鱼腥等发物，并用消毒棉球蘸温开水先擦患部，干后涂消炎止痒膏，每日2次。

二诊：药后大便通畅，每日一行，质软成形，疖疮消退，或结痂，或脱痂留痕，夜寐虽安，而心烦口干仍有，舌红，苔薄黄，脉滑。证属火毒未尽，再以原方去生大黄，加熟大黄5克，全瓜蒌15克，续进5剂。药后疖痂均退，唯留色素沉着斑，并时有口干，余无异常。再投清解之剂以善其后，后随访数月未见复发。

（常章富《颜正华临证验案精选》）

按：疖分为有头与无头两类，本案为有头疖。其本为小恙，治愈一般不难，而本例却缠绵2年多而不愈，缘由辨证不准，治疗不当。颜师不因恙小而马虎，经过详诊细察，准确判定其发病的原因除火毒上攻外，还有肠热燥结。疖肿一病，儿童、妇女为易感人群，尤其儿童素体阳热，多汗体虚。此患儿反复发作，大便秘结，热毒不能排除，热毒内蕴，伤津灼液，故见口干、燥结便秘。而燥屎内停又能助火生毒，火毒炽盛，上攻头面，即发有头疖，且春夏加重；内扰心神，即致心烦急躁，夜寐不安。前医只辨火毒，不辨燥结，寒热虽无大错，但只能暂折火毒，而腑气不畅，燥结不除，火毒势必复炽。颜师果断易法，在清解的同时又重用生大黄并后下，意在取其慓悍之气以泻热通腑，攻下燥结，导邪毒外出。可见辨证不全，则难以达到理想效果。

案例 4：疔毒误汗而致走黄

刘某，男，38 岁，1973 年 6 月 2 月初诊。

患者面生小疮，搔破挤压后随即恶寒不适。曾请医诊视，予解表发散药，疗效不显。翌日，热从里出，再诊，投清解之剂，热痛未减，转来就诊。患者面目浮肿，疮虽小而剧痛，且疮顶黑陷，周围皮色瘀暗，按之稍硬，畏寒已罢而壮热烦渴、出汗，神志不清，大便结，小便短赤，舌质红，苔黄焦，脉数实。此为火从风扇，迫毒内陷，疔毒走黄。治按凉血清热解毒法，用犀角地黄汤加味。处方：水牛角 30 克（磨汁），鲜生地黄 30 克，牡丹皮 9 克，赤芍 12 克，大青叶 9 克，黄连 9 克，紫花地丁 30 克，野菊花 30 克，金银花 30 克，生石膏 30 克（先煎），半枝莲 15 克。2 剂，每日 1 剂。服后疮敛，热退神清，再剂善后，痊愈。

（黄耀燊《老中医医案医话选》）

按：疔疮系火毒为患，是一种急性重证，若治法不及时或处理不当，有引起"走黄"的危险。此案误诊原因关键在于对恶寒一症的辨析不确，本例恶寒，非外感也，乃疔毒重证阴阳交争之兆，是邪盛正衰，邪毒内陷之征，此时仅有恶寒，没有发热。内科病常以恶寒为表证，用解表药取效，而外科表证虽亦间用防风、荆芥、白芷等药，但其目的不仅在于发散，而在于疏通经络以达到消肿散结。如只用解表发汗，则每每汗出而热不解，且汗出伤津，使热愈炽，故初方投之无效，翌日虽改投清解之剂，但亦欠缺活血消瘀一法，故纯以清解也无效。此案搔破挤压为"走黄"之诱因，热毒内陷营血，乃为疔毒走黄重证，当急以凉血、解毒、清热为首要，热毒虽炽热盛，终被大剂苦寒解毒、清心凉血药物所直折。中医药能治疗某些热病重证，此亦一例证。

案例 5：虚痰流注辨误

嘉善张卓，年未弱冠，患流注五年，自胁及腰腿连生七八孔，寒热不食，仅存人形。历年共服人参二三千金，万无生理……往视，半身几成枯骨，此乃虚痰流注。医者不能治其经络之痰，徒费重资，而一无中病者，则药之误，而非病之真无治也。余用大活络丹为主，而外敷拔管生肌之药。医者闻之，大笑曰：活络丹辛暴之药，岂可入口。盖彼惟知俗本所载乌头、蚯蚓之活络丹，而不知古方五十余味之大活络丹也。盖流注之痰，全在于络，故非活络丹不效。以后脓稀肉长，管退筋舒，渐能起立。不二年而肌丰肉肥，强健反逾于常。

（清·余听鸿《外证医案汇编》）

按：流注乃是发于肌肉深部的多发性脓疡，具有漫肿疼痛，皮色如常，好发于四肢躯干肌肉丰富的深处，并有此处未愈，他处又起的特点。气血虚弱者，又当佐以补益，并紧密结合外治法，审证求因，详辨而施治之。此案流注，年未弱冠，已患五载，本当扶正祛邪兼以外治，而前医纯从虚辨，不治其经络之邪，一味用人参滋补，以致邪恶不去，缠绵五载，身成枯骨，几无生机。此医之过，药之误也。徐洄溪辨为虚痰流注，证属虚实夹杂，施以攻补兼施，内治外治相结合，多年顽疾得愈在于辨证精，用药准。

案例6："脑后发"寒热辨误

李某，患"脑后发"数月不愈，颈后溃烂如碗口大小，脓水淋漓，疮面紫晦不鲜，僵卧床上，呻吟不止，痛苦万状。某日，日映时分，猝发神志昏昧，扬手掷足，躁扰不宁，面赤如妆，汗出如油，急延余诊治。吾观病情危笃，于匆忙之中但凭脉象躁疾，舌黑如墨，遂臆断为疮毒攻心、热陷营血，率书犀角地黄汤合护心散与之。诊毕返寓二时许，病家急来告之，言药后病情更现危重，神昏躁扰，大汗淋漓，四肢厥逆，牙关紧闭……余闻之愕然，窃思辨治未忒，何以至此？速往观之，病果如述。详诊其脉，虽躁疾而无根；撬口扪舌，不禁悚然，舌虽黑如墨，然滑如鱼体。至此方恍然大悟，愧当初之草草，疢辨治之有误。证非疮毒攻心、热陷营血，乃病延日久，真阴耗竭，屡用寒凉，虚阳上厥之危候。再按诊太溪，其脉不绝，知生机之犹存。遂改用参附汤合生脉散加童便，拟成一方投之。炮附子12克，红参9克，五味子9克，麦冬9克，童便1盅（兑服）。药成，撬开牙关，徐徐灌之，从暮至夜令3剂尽。迨子夜回阳之际，始见患者汗止，静卧，四肢渐温，其脉续出，安然入睡。嗣后调理月余而起。

（中医研究院广安门医院《医话医论荟要》）

按："至虚有盛候，大实有羸状。"虚实真假最易辨误。此案疮疡经久不愈，猝发神志昏昧，扬手掷足，躁扰不宁，面赤如妆，汗出如油，初诊但凭脉象躁疾，舌黑如墨，辨为疮毒攻心、热陷营血，而投清热解毒、泻火凉血之剂，药后病情更现危重，出现危候。再诊详察脉象，虽躁疾而无根，舌虽黑如墨，然滑如鱼体，方误乃病延日久，真阴耗竭，屡用寒凉，虚阳上厥之危候。此案说明，危急重证，察舌按脉，四诊合参，至为关键。

二、风疹、瘾疹

风疹是一种以皮肤出现细小稀疏的疹子，色淡红，瘙痒，此起彼伏为特征的皮肤病证；瘾疹是一种皮肤出现红色或苍白色风团，时隐时现的瘙痒性皮肤病。其相当于西医学的皮肤过敏或荨麻疹。二者的共同特点是皮肤上出现瘙痒性皮疹，发无定处，骤起骤退，消退后不留任何痕迹。

本病病因主要有禀性不耐，卫外不固；或因风寒、风热之邪客于肌表；或因肠胃湿热郁于肌肤；或因气血不足，虚风内生；或因情志内伤，冲任不调，肝肾不足，而致风邪搏结于皮肤，发生风团。本病除与脏腑功能失调有关外，还与个人特禀体质有关，如个体对食物、生物制品、感染病灶、肠道寄生虫等物质敏感，可诱发本病。

【常见误诊分析】

1. 不明皮疹特点　本病发作时，常是先感皮肤突然瘙痒，迅速出现小如米粒、扁豆，大如核桃、手掌的扁平风团。风团边界清楚，周围红晕，呈圆形或椭圆形，向四周扩大，可以彼此融合，自觉剧烈瘙痒、灼热，有的因手搔抓而见隆起划痕。皮损可局限也可泛发全身。发作快，数小时即可消退。重者此起彼伏，一日数发，急性者1周左右即可停止发作。慢性者可经年累月不断发作。若不了解其皮疹特点，容易造成误诊。

2. 辨证分型不详　风疹、瘾疹，根据其病因病机的不同，可分为各种不同的证型。分型不同，其皮疹特点各异。如风寒型，其疹色淡微红，以露出部位如头面、手足为重，吹风着凉更甚，得热则缓；风热型，其疹色红，遇热则剧，得冷则减，发于上半身被覆部位为多；血热型，症见晚间发作较重，先则皮肤灼热刺痒，搔后即随手起风团或条痕隆起；血虚型，常见于老年人或久病之后，疹色淡红，日轻夜重，或疲劳时加重；冲任不调型，常发于经前两三天，经行后渐轻或消失，以少腹、腰骶、大腿内侧为多。

3. 原发病的诊断　瘾疹虽为皮肤病，然其反复发作，与内在脏腑密切相关。瘾疹若伴有胃肠黏膜损害时，可有恶心呕吐、腹痛腹泻等症状；累及喉头黏膜，引起水肿时，则有窒息感，甚至昏厥；若伴有高热、寒战、血白细胞计数明显升高者，可能系邪毒内陷。当患者伴有这些严重并发症时，往往忽略了原发病的诊断而使风、瘾疹漏诊。诊病未详问病史，不从整体考虑，则易误诊误治。

4. 拘泥于从"风"辨证　风邪外袭是引发本病的主要原因之一，且本病皮疹时隐时现，发无定处，类似风邪"善行数变"之性，故祛风法是本病治疗的重要法则。但本病起因复杂，病机变化多端，若只执祛风一法治疗，忽略了辨证论治原则，则难收良效。

【案例分析】

案例1：气血不足误为外感风热

韩某，男，26岁，工人。

患者全身瘾疹，时发时愈，已5年余，发则疹形多样，隆出皮肤，瘙痒不已，心烦不安，失眠多梦，迭治不愈，十分苦恼，近日又发，遂于1982年11月8日来我处求治。刻下：见症仍如前述，舌质淡红，苔薄白，脉细。辨证为外感风热，郁于血分。治拟疏风清热，凉血活血。处方：金银花、净连翘各24克，蒲公英18克，青防风15克，粉牡丹皮、炒赤芍各12克，紫丹参、土红花、地肤子各10克，生甘草6克。10剂，每日1剂，水煎取汁，早晚分服。

1982年11月18日二诊：瘾疹不减，反趋加重，余症依然，为此追问病史，才知其素有胃脘不舒、畏食生冷等表现，苔脉如前。窃思其证为素体中阳亏弱，又值冬令，实为外受风寒，引动血热，发为瘾疹。治当益气凉血，祛风散寒。处方：炙黄芪24克，川桂枝、淡干姜、炒白芍各 10 克，紫丹参、桃仁泥各 12 克，青防风、地肤子、干蚕休各 15 克，生甘草、炙甘草各 6 克。5 剂，如前煎服。

1982 年 11 月 24 日三诊：全身瘾疹明显减轻，精神好转，舌质转红，脉呈缓。再予原方出入，计进 10 余剂，诸症悉除，随访 7 年未复发。

（张笑平《中医失误百例分析》）

按：本例瘾疹的主要表现为发则全身起疹，瘙痒不已，烦躁不安，失眠多梦，酷似外感风热内扰血分，然按此投治罔效。经详察脉症，追询病史，方知首诊有误。其证实为中阳素弱，化源不足，营血内亏，肌肤失养，复加卫外不固，易受风寒，内外相引，搏结肌肤，以致时发时止，缠绵不愈。即便发时，苔脉也皆呈虚象。治从益气凉血、祛风散寒，俾中阳得振，营卫得和，邪去正安，瘾疹自愈。

案例 2：湿热内伏误为风热外袭

梁某，男，34 岁。

患者自 1964 年 2 月初，遍体作痒发风疹块，并以头面部为甚，大的皮损如手掌样大，大部分皮损在 24 小时内隐退，小部分风团样损害要数天才能隐退，曾用西药片、打虫药及中药散风清利、凉血清热之剂治疗，症情仍然时发时止。且每遇暖或入晚必发，好发于颈、面、手及脚。舌尖红，苔黄腻，脉滑数。应用化湿清热之剂。1 剂后，当晚即停发新疹；3 剂后，皮疹全部隐退；为巩固疗效，又进 3 剂；随访 14 个月，未见复发。

（顾伯华《外科经验选》）

按：瘾疹常见原因为风热之邪外袭，但本病起因复杂，病机变化多端，若只执祛风一法治疗，忽略了辨证论治原则，则难收良效。前医仅从皮肤表现分析，未能从病情发作特点结合舌脉进行辨证。李灿东教授在中医诊断中强调"五辨"结合，本病不但要辨"症"，还需要从病情发作特点及舌脉中辨出"病机"。本例瘾疹反复发作，每遇暖或入晚必发，舌尖红，苔黄腻，脉滑数，说明湿热内伏。

案例 3：风寒束表误为风热

李某，男，7 岁。

患儿 1 个月前开始突然出现风疹块，全身性皮肤瘙痒，西医诊断为荨麻疹，曾服西药苯海拉明、异丙嗪、布克利嗪，中成药防风通圣丸等，效果不理想，请高师会诊。症见：皮肤风疹成片，皮肤瘙痒，遇风则甚，以头面、颈部为甚，局部皮肤红肿、发热，无脓疱及结痂，皮肤无破损及流水，饮食一般，大便正常。患儿感到鼻塞、喷嚏，周身不舒，见风则痒甚，无汗出，体质一般，发育正常，舌质淡，舌苔薄白，脉浮紧。高师认为，此为风寒束表，阳气不化，营卫不和，治宜散寒祛风、止痒，以麻黄汤加味治之。药用：麻黄 6 克，桂枝 4 克，杏仁 10 克，甘草 3 克，防风 10 克，忍冬藤 10 克，连翘 10 克，牡丹皮 10 克，蝉蜕 6 克，地肤子 12 克，生姜 3 片，大枣 5 枚。

患儿服药后，怕冷风感觉好转，痛痒亦减轻，然食欲仍差，舌脉如前。原方加焦三仙各 10 克，再进 3 剂。

服药后其瘙痒已基本消失，皮肤仍有红润斑块隐现，饮食正常，二便均可。原方加赤芍 10 克，红花 10 克，继服 3 剂而愈。

（高辉远《高辉远临证验案精选》）

按：本例风疹，从局部症状看，皮肤红肿、发热，风疹以头面、颈部为甚，证似风热。然结合全身症状尚有鼻塞、喷嚏，周身不舒，无汗出，脉浮紧，此系风寒束表之征象。由于风寒束表，营卫不和，阳气郁于肌表故作痒疹。因此，外科疾患只注意局部而忽视全身症状的辨析最易误诊。

案例 4：药疹误为风疹

吴某，女，9 岁。

现病史：患儿于 1963 年 5 月 23 日发现左下颌部结块，肿痛，伴有畏寒、发热、咽喉肿胀，于 5 月 26 日来本院外科门诊，当时体温 37.3℃，左颌下结块肿大如鸡卵，皮色不红疼痛，咽喉充血，扁桃体轻度肿大。予以中药疏风清热化痰之剂内服。药后患儿咽喉、左颌下肿胀反甚，体温增至 39.3℃，故于 6 月 1 日又来复诊。除继服中药外，另加服金霉素 125 毫克，每日 4 次，口服 2 天量。药后局部疼痛更剧，皮色转红。6 月 7 日下午，患儿两下肢突然发出成批鲜红斑片及瘀斑，自感轻度灼热，瘙痒，并伴有两膝关节酸楚，当日晚 9 时 30 分急诊入院。入院时体温 37.4℃，脉搏每分钟 84 次，呼吸每分钟 20 次，血压 94/52mmHg，颈项转侧，甲状腺不肿大，肺（－），心前区有 Ⅰ～Ⅱ 级柔和吹风样杂音，腹部柔软，肝脾未触及，四肢关节正常，膝腱反射正常，无病理反射。局部：左下颌部有一肿块，4cm×5cm，皮红，按之灼热，中软有波动感，触痛明显；两大腿下 1/3、小腿及足背等处有大小不等 100 余个鲜红色斑片，上有水疱渗出，疱内含有清亮液体，用手压之，斑疹褪色，皮损边清楚；两足背部并有 3cm×4cm 大小之瘀斑，压之不褪色，有压痛。诊断：①多形红斑样药疹（金霉素引起）。②左下颌部急性淋巴结炎。入院后当晚予凉血清热、解毒利尿之剂内服。处方：京赤芍 9 克，粉丹皮 9 克，净连翘 9 克，鲜生地黄 13.5 克，金银花 9 克，粉萆薢 12 克，泽泻 9 克，生甘草 3 克，制大黄 9 克，茯苓皮 12 克，车前子 12 克（包）。当晚服第一剂后，次日两下肢皮损未见减轻，两膝关节仍感酸楚，左颌下痰毒波动明显，予以切开引流，仍以原方再服。第二日红斑颜色由鲜红转为粉红色，部分水疱结有薄痂，两足背瘀斑由紫转为青紫，膝关节酸楚消失，皮损处仍有轻度瘙痒。第三日红斑转为黄色，红斑上水疱消失，灼热、瘙痒亦除。第四日皮疹全部消失，仅留色素沉着而出院。

（顾伯华《外科经验选》）

按：本例风疹发于服金霉素后，由于先有急性淋巴结炎，故医者误为是热入血分的表现，没有及时停用西药，致使斑疹更加严重。临床上用药过程中出现皮疹者应考虑到药物过敏的可能性，否则因误诊而延误治疗。